図解 薬理学

第2版

病態生理から考える
薬の効くメカニズムと治療戦略

越前宏俊 明治薬科大学・学長

医学書院

図解 薬理学

―病態生理から考える薬の効くメカニズムと治療戦略

発　行	2001年4月1日　第1版第1刷
	2007年4月1日　第1版第7刷
	2008年4月15日　第2版第1刷©
	2020年12月15日　第2版第7刷

著　者　越前宏俊(えちぜんひろとし)

発行者　株式会社　医学書院
　　　　代表取締役　金原　俊
　　　　〒113-8719　東京都文京区本郷1-28-23
　　　　電話　03-3817-5600(社内案内)

印刷・製本　アイワード

本書の複製権・翻訳権・上映権・譲渡権・貸与権・公衆送信権(送信可能化権を含む)は株式会社医学書院が保有します．

ISBN978-4-260-00451-0

本書を無断で複製する行為(複写,スキャン,デジタルデータ化など)は,「私的使用のための複製」など著作権法上の限られた例外を除き禁じられています．大学,病院,診療所,企業などにおいて,業務上使用する目的(診療,研究活動を含む)で上記の行為を行うことは,その使用範囲が内部的であっても,私的使用には該当せず,違法です．また私的使用に該当する場合であっても,代行業者等の第三者に依頼して上記の行為を行うことは違法となります．

JCOPY 〈出版者著作権管理機構　委託出版物〉
本書の無断複製は著作権法上での例外を除き禁じられています．複製される場合は,そのつど事前に,出版者著作権管理機構(電話 03-5244-5088, FAX 03-5244-5089, info@jcopy.or.jp)の許諾を得てください．

第2版序

　2001年に本書の初版を上梓して以来はやくも7年間の歳月が流れた．幸い初版は大方の読者から好意的な評価を受けることができたのであるが，「歳月人を待たず」の譬えの通り，その後の医学と薬物治療の進歩は速く，本書の内容にも多くの根本的な変更を迫られるようになった．本書の内容図版の一部は医学書院刊の「治療薬マニュアル」にも掲載されており，そちらの改訂は毎年行われてきたため，本家にあたる本書の内容との異同が著者としては気がかりになってきたのである．本書を教育に利用して頂いている方々に申し訳なく感じていた矢先，幸いにも医学書院の編集部から本書の大改訂への了解が得られ，著者は一念発起して今回の改訂を行うに至ったのである．

　今，初版の序を再読すると当時の執筆に当たり意図したところは現在でも十分に通用することに驚きを禁じ得ない．初版の序に当たり著者は薬物治療を多数の登場人物が活躍する大河小説になぞらえた．長編小説では，読者が物語の全体像を把握するのを助けるために，しばしば個々の登場人物の来歴や血縁関係を図式化して要所に掲載することがある．本書の意図するところは，錯綜する病態における薬物治療の全体像に対する理解を深めるために，個々の薬物の薬理作用を文章で記述するだけでなく簡略な図解を利用し，その中で同効薬との作用の相互関係をも示すことで学習者の薬物治療への理解を助けることにある．その後もこの必要性は益々増加している．その後の医学の進歩は，薬物治療という大河小説の登場人物を飛躍的に増加させ，さらに登場人物にはこれまで見かけることの少なかった分子標的薬なる一群も悪性腫瘍の治療を中心に大活躍を始めているからである．このような観点から，今回の改訂に際しては2007年末の時点での薬物治療関連の最新情報に基づいて収載薬物と記載内容を刷新した．

　初版から7年間の星霜を経て著者の身辺も当時とはいささか異なる状況が生まれた．著者を臨床薬理学の道に導き，その後も多大なる指導を頂いた石崎高志先生とMichel Eichelbaum先生は既に現役を退かれた．両先生は，その後も益々ご活躍であるが，気付けば著者自身が後進の指導を行う立場になっていたのである．もとより，浅学非才な著者に両先生のような役割を果たすことは不可能であるものの，何事かを次世代の方々に引き継いでいかねばならないのである．そのような思いも込めて，学生諸君の教科書としてはいささか異例ではあるが，重要な大規模試験などの記述には雑誌名と年号を附記する方式は前回から踏襲した．いささかでも薬物治療におけるEBMの重要さを示したかったためである．本書の意図するところが今回も好意的に受け止められることを祈っている．

2008年3月

越前　宏俊

初版序

　普段はあまり意識されないが，錯綜した物事の理解は散文的な表現を頭の中で視覚的なイメージに変換して覚えていることが多い．膨大な数の登場人物が登場する大河小説も，人物の縁戚関係を表す家系図や党派別に整理し，さらに人物間の利害関係や感情を図中に付記すると物語の全体像がよく理解できる．薬理学もまた同じである．気管支喘息や高血圧症などの日常遭遇する機会の多い疾患の薬物治療には覚えきれない程の多種多様な薬物が市場に導入されているが，それらの薬物の薬効と有害反応を説明する薬理機序について個々の薬物の添付文書を参照しても説明は散文的で理解が難しい．さりとて，医家向けの薬物治療の書籍などを紐解いても，薬物は喘息治療薬や降圧薬として薬効群別に十把一絡げにまとめられており満足な情報が得られないことが多い．また，従来の基礎薬理学の成書では，その記述の眼目が薬物の組織または細胞レベルでの薬理作用にあるため，臨床における薬物治療の視点から，ヒトにおける薬物体内動態や有害反応，さらには他の同効薬との比較の視点に立った記述に乏しかった．このような状況を背景に，本書は特定の疾患または症状の治療に用いられる数多の薬物の作用機序を薬効と有害反応との観点から一葉のイラストに図解し，複雑な薬物治療を読者がイメージとして理解できる手助けをすることを目的として企画された．この企画はまず医学書院刊の『治療薬マニュアル』で数種類の疾患に対して試みられたが，幸いにも好評を博したため，その対象疾患と症状とを薬物治療全体へと拡大するべく努力がなされたわけである．

　本書の読者は医師および薬剤師の学生とそれらの初期臨床研修者に設定した．従って，イラストに記載する対象薬物は出来るだけ網羅的であるように心掛けたが，国際的標準薬と見なし難いものについては割愛してある場合もあるのでご了承いただきたい．また，イラストの本文説明には，主として紙面の制限から同種同効薬中のごく一部を代表薬として収載したこともご了解いただきたい．また，本文中には医師向けには臨床薬理学的な記述を，また薬剤師向けには代表薬物の構造式を載せたので，それぞれの読者の利用目的に応じて活用していただければ幸いである．

　本書の校閲を終えて，その内容に些かの自負はあるものの，対象疾患と病態が広範であるだけに事実の誤認や記述の誤りが皆無とは断言出来ない．もとより，それらの全責任は筆者にあるが，今後も個々の薬物の治療上の位置づけは新たな薬物の出現や従来薬の長期大規模臨床試験の成績により大きく変わることが予想される．本書の内容については読者諸氏からのご指摘により不断に改善していくことができれば幸いである．

　最後に，筆者を臨床薬理学の道に導いていただいた熊本大学薬学部大学院　石崎高志先生，マルガレーテ・フィッシャー・ボッシュ臨床薬理研究所 Michel Eichelbaum 先生に感謝するとともに，研究上の交流を通じて多くの貴重な助言や知識を与えてくれた畏友と同僚諸子に感謝したい．

2001 年 2 月

越前　宏俊

目次

1 薬効の個人差 …………………………… 1
2 薬物のバイオアベイラビリティ ………… 3
3 薬物相互作用 …………………………… 5
4 痛み(鎮痛薬) …………………………… 8
5 炎症(副腎皮質ステロイド薬) ………… 11
6 中毒 ……………………………………… 14
7 感染症　1)化学療法における薬物投与計画
　　　　　　…………………………………… 17
8 感染症　2)中枢神経感染症 …………… 19
9 感染症　3)中耳炎, 歯性感染症, 上・下気道
　　　　　感染症, 尿路感染症 ………… 23
10 感染症　4)細菌性心内膜炎, 消化管感染症,
　　　　　性行為感染症 ………………… 29
11 感染症　5)抗生物質の作用機序：蛋白合成
　　　　　阻害薬, 核酸合成阻害薬 ……… 36
12 感染症　6)抗生物質の作用機序：
　　　　　細胞壁合成阻害薬 ……………… 43
13 感染症　7)真菌感染症 ………………… 50
14 感染症　8)ウイルス感染症 …………… 54
15 統合失調症 ……………………………… 60
16 気分障害(うつ病, 双極性障害) ……… 63
17 てんかん ………………………………… 67
18 不安障害, 睡眠障害 …………………… 71
19 アルツハイマー病 ……………………… 74
20 頭痛 ……………………………………… 76
21 パーキンソン病 ………………………… 79
22 重症筋無力症 …………………………… 82
23 眼疾患 …………………………………… 85
24 喘息 ……………………………………… 89
25 心不全 …………………………………… 95
26 虚血性心疾患 …………………………… 102
27 不整脈 …………………………………… 107
28 高血圧症 ………………………………… 113
29 利尿薬 …………………………………… 118
30 嘔気・嘔吐 ……………………………… 122
31 消化性潰瘍治療薬 ……………………… 125
32 便秘, 下痢 ……………………………… 130
33 膵炎 ……………………………………… 134
34 ウイルス性肝炎 ………………………… 137
35 貧血 ……………………………………… 144
36 動脈血栓症 ……………………………… 148
37 静脈血栓症 ……………………………… 152
38 脂質異常症 ……………………………… 157
39 糖尿病 …………………………………… 163
40 痛風 ……………………………………… 169
41 関節リウマチ …………………………… 172
42 骨粗鬆症 ………………………………… 176
43 甲状腺機能異常症 ……………………… 181
44 ホルモン ………………………………… 185
45 移植免疫 ………………………………… 190
46 癌　1)殺細胞性抗癌剤 ………………… 195
47 癌　2)ホルモン・サイトカイン療法 … 207
48 分子標的癌治療薬 ……………………… 212
索引 ………………………………………… 217

1. 薬効の個人差

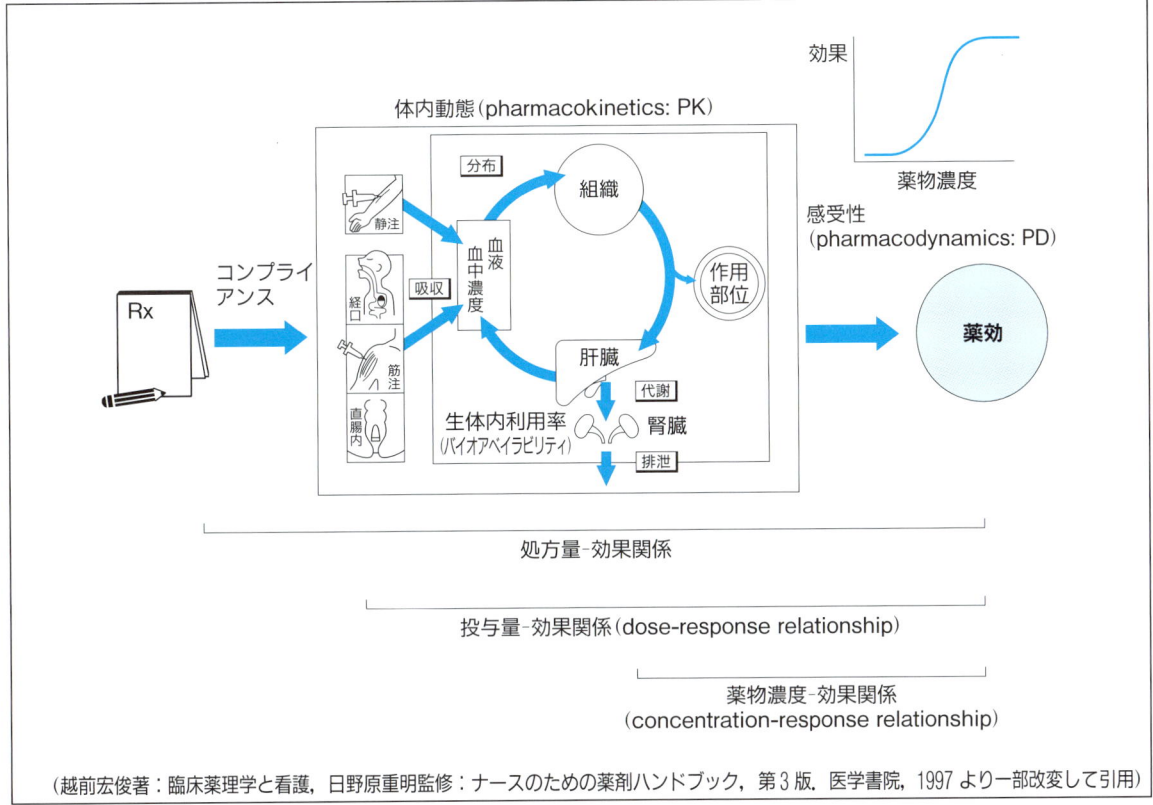

(越前宏俊著:臨床薬理学と看護,日野原重明監修:ナースのための薬剤ハンドブック,第3版.医学書院,1997より一部改変して引用)

　かつて薬物治療は「アート」であるとされ,医師はさじ加減の巧みさを誇ったものであった.その理由は,治療上重要な薬物の「投与量-効果関係」(dose-response relationship)には大きな個人差があり,画一的な常用量の投与ではすべての患者で満足できる治療効果が得られなかったためである.特に治療対象の患者が小児や高齢者であったり,肝または腎機能障害を合併する場合には至適な初期投与量の設定は困難であった.

　「投与量-効果関係」の概念で薬物治療を評価している限り,選択した薬物に対する薬物効果が不十分であったり,思いがけない副作用が発現した場合に,その原因を突き止めることは困難である.想定される原因には薬物選択自体の誤り,投与量や投与方法の不適切,患者側の薬物感受性の変化などが想定されるが,投与量-効果関係ではこれらを区別することはできない.そのため,薬物治療計画の不首尾はしばしば安易に患者側の薬物抵抗性に,副作用の発現はいわゆる特異体質として解釈される傾向があった.

　近年,臨床薬理学(clinical pharmacology)の確立により薬物効果の個人差の原因解明は大きく進歩した.同じ薬物を同一の用法・用量で投与しても得られる血中濃度の時間推移(体内薬物動態,pharmacokinetics: PK)には健常者の間でもかなりの個人差があり,加齢,肝・腎機能障害など要因が加わると薬物血中濃度の個人差はさらに増大することが判明している.多くの薬物の薬理効果(と副作用)の大きさと時間推移は作用臓器部位への薬物送達量を表す薬物血中濃度時間経過に密接に関係するので,患者の治療効果の個別化は「投与量-効果関係」よりも「血中薬物濃度-効果関係」(concentration-response relationship)の概念を用いて個別化するほうが合理的である.臨床薬理学は薬物効果の個人差を薬物動態の個人差と薬物感受性(pharmacodynamics: PD)の個人差に分離して解析することにより,薬物治療を,単に薬物選択の問題ではなく,薬物投与計画をも定量的に論じることを可能としたのである.現在約30種の薬物の血中濃度モニタリング(therapeutic drug monitoring: TDM)が薬物治療の個別化に利用されている.

　2001年にヒトゲノム解析計画が完了を宣言した.ヒトの遺伝子の実態である30億塩基が明らかになり,翻訳されている機能蛋白数も2万数千個であることが判明した.このため,薬物動態と薬物感受性の個人差要因を遺伝子レベルで論じることが可能となりつつある.薬物の体内動態に関連する機能蛋白である薬物代謝酵素と薬物トランスポーター遺伝子のクローニングはほぼ完了し,

それらの機能変化に関連する単塩基変異(single nucleotide polymorphism: SNP)も次々と報告されている．治療上有用なSNPを網羅的に検出するDNAチップのようなテクノロジーも，臨床的な応用が可能な段階となりつつある．現在，米国では約80種類の薬物(6-メルカプトプリン，アザチオプリン，イリノテカン，atomoxetine，ワルファリンなど)について，添付文書中に投与量の個別化に有用なゲノム情報の記述がなされている．薬物感受性の個人差に関係する受容体蛋白，細胞内情報伝達系蛋白等の研究は動態関連蛋白より遅れているものの近年長足の進歩を遂げている．現在，薬物治療に用いられている薬物の標的蛋白は500前後にすぎないとされるので，薬物応答性を遺伝情報を用いて個別化するゲノム科学(pharmacogenomics: PGX)が日常診療に応用される日も遠くないと期待されている．

一方，ある意味で薬物効果の個人差に関連する最重要因でありながらゲノム科学の網の目からも医師の観察からも見落されるのが患者の服薬上のノンコンプライアンス(服薬指示違反)である．患者の服薬ノンコンプライアンスの頻度は高く，しばしば30〜50%に及ぶ．医師から見た薬効と副作用は常に処方量-効果関係であり，ノンコンプライアンスを疑う場合には薬物血中濃度の測定などにより疑いを検証する必要がある．多くの研究は，結核あるいはヒト免疫不全ウイルス(HIV)の薬物治療失敗の最大要因はノンコンプライアンスであることを明らかにしている．

2. 薬物のバイオアベイラビリティ

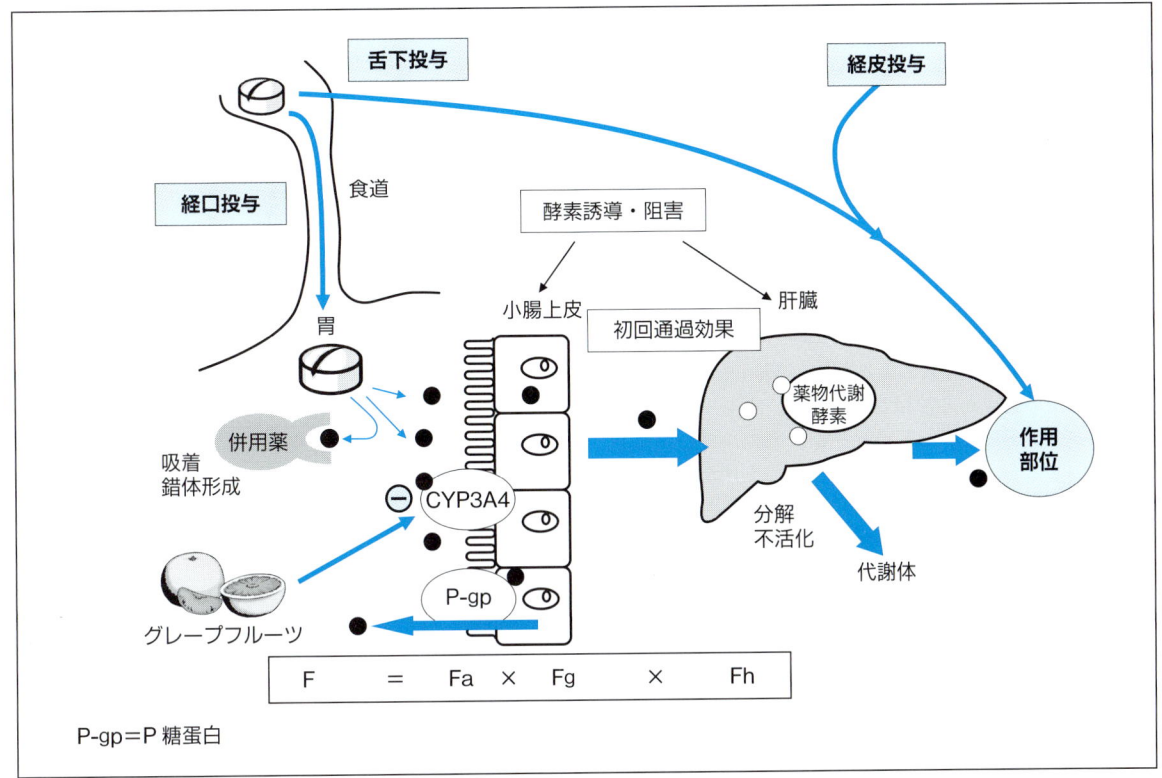

【投与部位から全身循環へ】
　静脈内投与以外の投与経路から投与された薬物は100％が全身循環に到達するとは限らない．静脈内投与により全身循環に入る薬物量を1.0として，同一量の薬物が静脈内以外の経路（経口など）で投与された場合に，全身循環に到達する割合を生体内利用率（バイオアベイラビリティ：F）と定義する．選択された投与経路（経口投与，経皮投与，坐薬投与など）の違いによりバイオアベイラビリティが異なる場合には，同一薬物でありながら投与経路により標準的な治療量に大きな差異が生じることがある．

【経口投与】
　臨床上最も頻繁に使用される薬物の投与経路は経口投与（p.o.）である．経口投与された薬物が全身循環に到達するまでにはいくつかの段階を経なければならない．すなわち，Fは消化管内腔から上皮細胞への移行率（Fa），消化管粘膜上皮の薬物代謝酵素による分解や薬物トランスポーター（P糖蛋白など）による消化管内腔側への能動的排泄により薬物が消化管粘膜を通過して門脈に移行する段階での途中除去の回避率（Fg），さらには門脈を経由して肝臓を灌流する際に受ける代謝除去の回避率（Fh）の積として表現される（$F = Fa \times Fg \times Fh$）．通常，薬物の経口投与後のバイオアベイラビリティが低い場合には，消化管粘膜吸収が悪い（Faが低い）ように考えられがちであるが，真の原因はむしろ消化管または肝臓における薬物の代謝除去（FgまたはFhが低い）により，薬物の全身循環到達量が減少することにあることが多い．経口投与後，薬物が全身循環に到達する以前に除去される過程を総称して初回通過効果（first-pass effect）という．狭心症治療薬であるニトログリセリンは肝代謝による初回通過効果が大きいためにバイオアベイラビリティが低く経口投与では薬物効果が期待できない．このため，初回通過効果を回避するために舌下投与または皮膚貼付剤として投与する．

《消化管内での吸収阻害》
　薬物が，消化管粘膜上皮を受動拡散により効率的に透過するためには，適度な脂溶性をもつ必要がある．このため，一般に消化液に溶解し，かつ粘膜細胞の脂質二重膜を通過することのできる適度な脂溶性をもつ薬物は経口投与後のFaが高い．しかし，単独投与ではFaが高い薬物でも，併用された薬物によって，消化管内腔で吸着あるいは不溶性の錯体化合物を形成する反応を生じ，バイオアベイラビリティが著明に減少することがある（表1）．

《消化管上皮での薬物代謝》
　近年，上部消化管粘膜上皮に発現しているチトクロー

表1 消化管吸収阻害(Fa低下)の相互作用

メカニズム	阻害薬	被阻害薬
吸着	コレスチラミンなどの陰イオン交換樹脂	ジゴキシン チアジド系利尿薬 キニジン チロキシン，他の弱酸性薬物
錯体形成	制酸剤〔Al(OH)$_3$/Mg(OH)$_2$〕，鉄剤などの2または3価の陽イオンを含む薬剤	ニューキノロン系薬 　ノルフロキサシン 　エノキサシン 　オフロキサシン 　レボフロキサシン等 テトラサイクリン セフジニル ミコフェノール酸モフェチル ビスホスホン酸薬

ム P450(CYP)3A4 酵素による薬物の初回通過効果が薬物相互作用の観点から注目されている．グレープフルーツジュース(GFJ)をジヒドロピリジン系カルシウム拮抗薬と併用すると，ジヒドロピリジン薬の血中濃度が単独投与時の2〜5倍程度増加し降圧効果が増強されることがある．そのメカニズムは，GFJに含有される天然成分(ジヒドロベルガモチンなどのフラボノイド)が小腸粘膜上皮のCYP3A4と結合して蛋白を不安定化し，酵素量が減少させるため，初回通過効果が減少するためである．GFJおよび他のCYP3A4阻害薬によるFgの増加やリファンピシンのようなCYP3A4誘導薬によるFgの減少が，薬物の経口バイオアベイラビリティにおける個人差の要因として重要であることが認識されるようになった．

《消化管粘膜の薬物トランスポーター》

従来，薬物の消化管粘膜通過は濃度依存的な拡散現象であり，消化管管腔から上皮細胞内へ一方向性に生じるものと考えられてきた．しかし，近年，薬物を能動的に細胞内から細胞外へ汲み出すP糖蛋白(P-gp)などの薬物トランスポーターが，消化管上皮表面に高濃度に発現しており，上皮内へ拡散浸透した薬物を再び消化管腔内へ汲み出す機序でFgを低下させることがあると判明した．免疫抑制薬であるシクロスポリンやタクロリムス等の薬物のバイオアベイラビリティの個人差には，この機能蛋白の活性の個人差が重要な要因であることが注目されている．

《肝臓での薬物代謝》

肝臓は体内最大の薬物代謝臓器である．肝臓の薬物代謝活性は薬物により1,000倍以上の差がある．肝細胞による代謝除去効率が高い薬物ではFhが低い(0.3以下)ので，静注や皮下投与の投与量と経口投与の投与量が大きく異なる．例えば，癌疼痛治療に用いるモルヒネの経口投与量と非経口(皮下，静注)投与量の間には肝初回通過効果のために約3:1の差がある(痛みの章を参照)．

表2 肝初回通過効果(Fh<0.3)を受けるためバイオアベイラビリティが低い代表的薬物

精神神経薬	循環器薬
三・四環系抗うつ薬 　アミトリプチリン 　ドキセピン 　イミプラミン クロルプロマジン ケタミン ネオスチグミン ニコチン ジヒドロエルゴタミン スコポラミン	イソプロテレノール ニトログリセリン 硝酸イソソルビド ラベタロール リドカイン 多くのβ遮断薬 　プロプラノロール 　メトプロロール等 カルシウム拮抗薬 　ベラパミル 　ニフェジピン，ニカルジピン ヒドララジン
鎮痛薬	
モルヒネ ナロキソン ペンタゾシン	
	抗癌薬
	5-FU 6-メルカプトプリン シタラビン ドキソルビシン
ステロイド薬	
テストステロン エストラジオール	

注)このリストは網羅的なものではない．したがって，このリストに記載がない薬物が必ずしも肝初回通過効果を受けないわけではない．

表2に，初回通過効果のためにバイオアベイラビリティが低い代表的薬物を示した．

肝初回通過効果が大きな薬物(例，F=0.1)の肝代謝を阻害する薬物を併用すると，バイオアベイラビリティが大幅に増加する．例えば，Fが0.1である薬物が代謝阻害の相互作用によりFが0.4に増加すると，経口投与後の血中濃度時間下面積(area under the curve: AUC)は4倍(0.1→0.4)も増加し，極めて重篤な相互作用を引き起こす可能性がある．代表的な事例としては，抗ウイルス薬ソリブジンの併用によりフッ化ピリミジン系抗癌剤(5-FU等)の代謝阻害が生じ，骨髄抑制による多数の死亡患者が発生したのは記憶に新しい．

3. 薬物相互作用

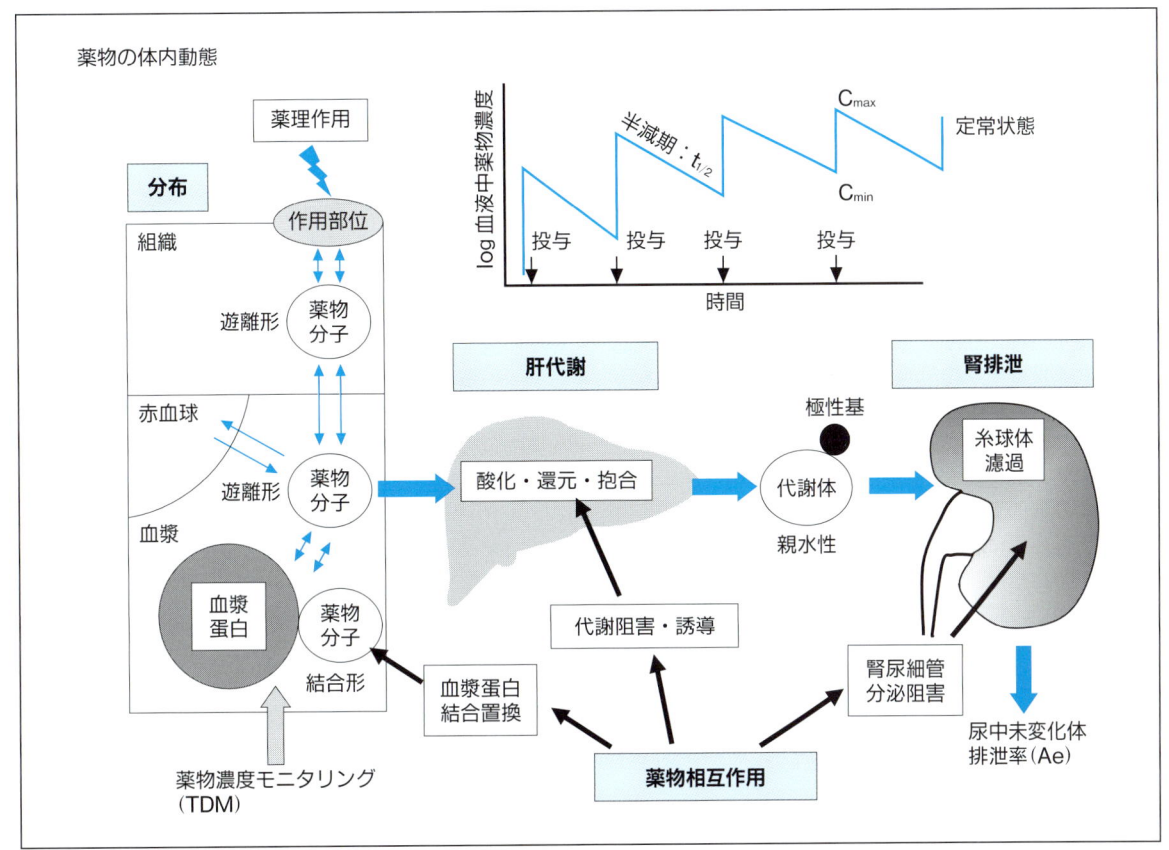

【血漿蛋白結合の競合】

薬物相互作用の理解と予測には薬物の体内動態の基礎知識が不可欠である．図に示すように，血漿中において薬物は，遊離形と血漿蛋白等に結合した結合形の薬物が動的平衡にある．平均的な薬物の分子量は300～500であるので，分子量が6万にも及ぶアルブミン等の血漿蛋白と結合した薬物は，細胞膜を通過して細胞内へ自由に拡散できないだけでなく，結合した巨大分子の表面凹凸が立体障壁となるので細胞表面の受容体とも自由に結合できない．このため，薬物の効果と副作用と関係するのは血漿中の遊離形薬物である．

近年，多くの薬物で薬物血中濃度モニタリング（TDM）を投与計画個別化の手段として利用しているが，ほとんどの場合除蛋白処理を施した血漿を測定試料とするため，測定された薬物濃度は，遊離形と結合形を合計した総薬物濃度である．このため，低アルブミン血症により薬物の結合容量が減少する場合や，併用薬によりTDMの測定対象薬が蛋白結合部位から追い出され蛋白結合分率が低下（遊離分率は増加）している場合には，TDMで測定した総薬物濃度の解釈には注意が必要である．すなわち，遊離形分率が増加している患者では測定された総薬物濃度に対応する遊離形薬物濃度が蛋白結合率の正常な患者よりも高いので，通常よりも低い総薬物濃度で治療効果が得られるのである．仮に，そのような患者で血漿蛋白結合率の低下を考慮せずに，通常の総薬物濃度で表示された治療域を目標に投与量を調節すると，対応する遊離形薬物濃度が血漿蛋白結合率の正常な患者より高くなり，薬効の過剰発現や有害反応を招く危険がある．

従来，血漿蛋白結合部位における薬物間での競合と追い出し（置換）が重要な薬物相互作用の原因になるとされた．事実，そのような記述は医薬品添付文書にも多く認められる．しかし，この機序による重大な薬物相互作用は現実にはほとんど生じない．その理由は以下の通りである．

比較的血漿蛋白結合率が高い薬物を服用している際に，その薬物の血漿蛋白結合部位で競合する薬物を併用すると，確かに結合部位からの追い出しにより遊離形薬物濃度の増加が生じるため血漿中の遊離形薬物濃度は増加する．もしも，この遊離形濃度増加が永続すれば重大な薬理作用の増強や中毒作用に結びつくだろう．しかし，一時的に増加した遊離形薬物は蛋白と結合していないため

組織へ自由に移行できる性質をもつ．ほとんどの薬物の分布容積は，標準的な体重(60 kg)の人で 20 L 以上であり血液容積(5 L)よりもはるかに大きいので，血漿中で生じた遊離形薬物濃度の増加は，分布容積全体への再分布により数分の 1 以下に希釈されてしまうのである．また，再分布後に残るわずかな遊離形薬物の増加も，その薬物に対するクリアランスが不変であればほどなく相互作用発現前の値に回帰する．なぜなら，血漿中の遊離形薬物濃度は投与量と遊離形薬物に対するクリアランス(血漿蛋白結合に依存しない，本来の薬物代謝酵素活性や腎糸球体濾過速度などにより決まる値)にのみ依存する値であるためである．結論として，蛋白結合置換を生じる併用薬の投与が継続されれば，追い出しを受ける薬物の遊離形分率(fu)は増加しているにもかかわらず，遊離形薬物濃度は相互作用前の値に復帰し，薬理効果も不変である．従って，投与量を変更する必要もない．ただし，遊離形薬物濃度(Cu)は不変で fu は増加しているため，総薬物濃度(Cu/fu)は蛋白結合置換の相互作用が始まる前よりも低下することには注意が必要である．蛋白結合の相互作用に関する添付文書の記載は，特定の薬物間に血漿蛋白結合部位での置換が生じるか否かの情報である．しかし，試験管内での蛋白結合実験系では，実際の患者体内で生じる遊離形薬物の組織への再分布による影響を評価できないため，血漿蛋白結合部位での薬物相互作用の臨床的意義を誤って過大評価しているのである．今後はこのような間違った見方を改めていかねばならない．

従来，血漿蛋白結合置換で説明されてきた薬物相互作用の実態のほとんど(例：フェニルブタゾン等の非ステロイド性鎮痛薬によるワルファリン効果の増強)は蛋白結合を阻害すると同時にワルファリンの肝代謝酵素活性の阻害が生じていたのである．例外は，肝クリアランスが大きな薬物を静注投与する場合の血漿蛋白置換相互作用であるが，臨床上該当する薬物はほとんどない．

【薬物代謝阻害】

薬物相互作用の 70〜80％は，薬物代謝部位における代謝阻害により生じるとされる．多くの薬物は肝臓の薬物代謝酵素系により，腎臓から尿中排泄されやすい水溶性代謝物へと変換される．この反応には酸化・還元・抱合などの数多くの酵素群が関与するが，基質特異性の広さと代謝活性の高さから，最も重要な酵素系はチトクローム P450(CYP)と総称される酸化酵素群である．

ヒトの CYP 酵素は，アミノ酸の相同性に基づき分類されている．全体として 18 種のファミリーと 42 種のサブファミリーから構成される巨大なスーパーファミリーであるが，ヒトの薬物代謝に関係する CYP 分子種は，CYP1，CYP2 および CYP3 の 3 ファミリーである．**表**にヒト CYP 分子種の分類と主要な基質および阻害薬物を示した．処方する薬物の肝代謝がどの CYP 分子種に関係するかの知識は薬物代謝の相互作用を予測する上で重要である．CYP 代謝部位における競合的な阻害作用は，その薬物の代謝酵素に対する親和性の強さに依存するので，極めて親和性の高い薬物は同一 CYP 分子種により代謝される他の薬物に対して阻害薬として働く．そのような薬物が阻害薬の欄に挙げられている．幸いなことに，薬物治療に頻繁に使用される薬物で，臨床的に重大な競合阻害の相互作用を生じる薬物はそれほど多くない．

近年，重大な薬物代謝阻害の相互作用の機序として注目されているのが mechanism-based inhibition(MBI)機構である．この機序の酵素阻害を生じる薬物は，CYP の基質として代謝を受ける際に反応性に富む中間体を生成する．そのため，その中間体が CYP 酵素のヘムやアポ蛋白と安定で解離しない複合体を形成することにより酵素活性を失活させる．MBI 機構による代表的な薬物阻害薬はマクロライド系抗生物質である．エリスロマイシンとクラリスロマイシンは CYP3A4 基質であるテルフェナジン，アステミゾール，シクロスポリン，カルバマゼピン，ミダゾラム等と併用すると，それらの薬物の濃度を 2 倍以上増加させることが報告されている．

CYP は活性中心に鉄原子を配位したヘム蛋白である．薬物の酸化反応は，薬物から奪われた電子をヘム鉄原子が受け取ることで成立するため，ヘム鉄に薬物が配位結合を形成すると他の薬物の代謝反応が阻害される．このような阻害機構を生じる薬物の代表は分子中にイミダゾール環を有するシメチジンや，抗真菌薬のイトラコナゾール，ケトコナゾールなどである．CYP 分子種はすべて活性部位にヘム鉄を有するため，上記の薬物は複数の CYP 分子種を阻害する．

【腎尿細管排泄阻害】

中性薬物またはその水溶性代謝体は腎糸球体で濾過されて尿中排泄される．一方，弱酸性および弱塩基性薬物は糸球体濾過だけでなく尿細管上皮細胞における能動輸送機構(トランスポーター)で尿中で排泄されることがある．痛風治療に用いるプロベネシドは酸性薬物(有機アニオン)トランスポーター(OAT)の阻害薬であり，ペニシリン等の尿中排泄を阻害する．また，アスピリン，イブプロフェン，ナプロキセン，スリンダク，ケトプロフェン等の酸性非ステロイド性抗炎症薬(NSAIDs)は，酸性薬物トランスポーターによる抗癌剤メトトレキサート(MTX)の尿中排泄を阻害するため，血中濃度を高め，MTX の副作用を増強することが知られている．

また，塩基性(有機カチオン)薬物の尿細管輸送には尿細管上皮刷子縁膜上の P 糖蛋白(P-gp)などが関係している．キニジン，ベラパミル，スピロノラクトン，アミオダロンなどの薬物は，このトランスポーターを阻害し，ジゴキシンの尿中排泄を阻害し，血中濃度を 2 倍程度増加させることが知られている．

3. 薬物相互作用

表 ヒトのチトクロームP450(CYP)スーパーファミリー分子種の分類と代表的基質および誘導薬と阻害薬

ファミリー	サブファミリー	分子種名	総CYP蛋白中比率(%)	基質	誘導薬	阻害薬
CYP1	CYP1A	CYP1A1	?	ベンゾピレン	多環芳香族炭化水素、喫煙、オメプラゾール、フェニトイン、リファンピシン	知られていない
		CYP1A2	13	アセトアミノフェン、カフェイン、フェナセチン、テオフィリン、メキシレチン、プロパフェノン、オランザピン		エノキサシンと他のニューキノロン系抗菌薬、シメチジン、フルボキサミン、パロキセチン、プロポフォール
CYP2	CYP2A	CYP2A6 CYP2A7	4	クマリン、ニコチン	知られていない	メトキサレン
	CYP2B	CYP2B6 CYP2B7	1	シクロホスファミド、イホスファミド、エファビレンツ、bupropion(未発売)、メサドン、タモキシフェン、セレギリン	フェノバルビタール、リファンピシン、カルバマゼピン	パロキセチン、チオテパ、チクロピジン、クロピドグレル
	CYP2C	CYP2C8	20	パクリタキセル	リファンピシン、フェノバルビタール	シメチジン、エトポシド、タモキシフェン、ベラパミル
		CYP2C9		トルブタミド、S-ワルファリン、NSAIDs、フェニトイン、ロサルタン、トラセミド		アミオダロン、スルファフェナゾール、シメチジン、プロベネシド、ベンズブロマロン、フルコナゾール、チクロピジン
		CYP2C19		S-メフェニトイン、ジアゼパム、ヘキソバルビタール、R-メホバルビタール、オメプラゾールと他のプロトンポンプ阻害薬、プログアニル、エトトイン		フルコナゾール、オメプラゾール、シメチジン、フルボキサミン
	CYP2D	CYP2D6	2	メトプロロールと他のいくつかのβ遮断薬、デキストロメトルファン、イミプラミンと他の三および四環系抗うつ薬、コデイン、フレカイニドと他のクラスIc抗不整脈薬等計50種以上	知られていない	キニジン、フルオキセチン、パロキセチン、ペルフェナジン、ハロペリドール、シメチジン
	CYP2E	CYP2E1	7	エタノール、クロルゾキサゾン、エンフルラン、イソフルラン、セボフルラン	慢性飲酒、イソニアジド	短期大量飲酒、クロロメチアゾール、ジエチルジチオカルバメート(ジスルフィラムの活性代謝物)
CYP3	CYP3A	CYP3A3/4	30～50	ニフェジピンと他のジヒドロピリジンCa²⁺拮抗薬、シクロスポリン、テストステロン、タクロリムス、エリスロマイシンと他のマクロライド系抗菌薬、リドカイン、トリアゾラム、キニジン、カルバマゼピン、その他多数の薬物(肝代謝型医薬品の50％ともいわれる)	リファンピシン、フェニトイン、カルバマゼピン、デキサメタゾン、エファビレンツ、アンプレナビル	ケトコナゾール、イトラコナゾール、ゲスタデン、ジルチアゼム、ベラパミル、エリスロマイシン、クラリスロマイシン、グレープフルーツジュース成分(フラノクマリン?)、リトナビル等のHIVプロテアーゼ阻害薬、エチニルエストラジオール
		CYP3A5				
CYP4	CYP4B	CYP4B1	?	知られていない	クロフィブラート	知られていない

注) 同一ファミリーに属する分子種は40%以上のアミノ酸相同性をもち、同一サブファミリーに属する分子種は55%以上のアミノ酸相同性をもつ。

4. 痛み（鎮痛薬）

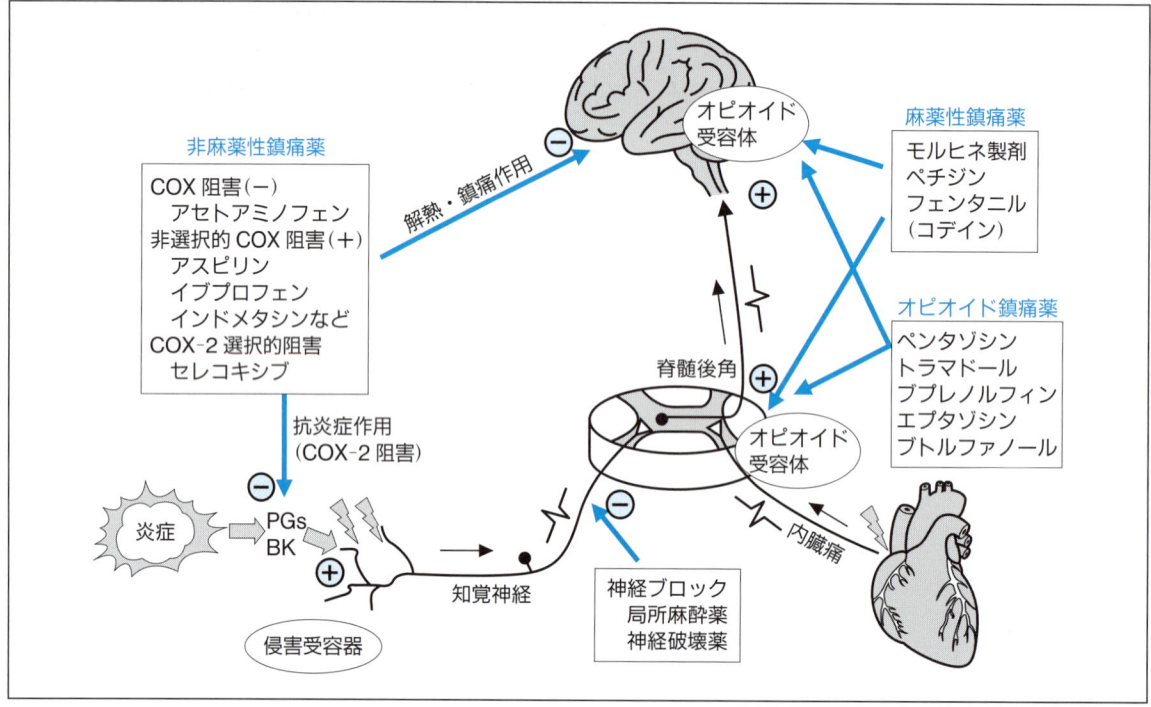

[病態生理] 末梢侵害受容器の物理的および化学的な刺激は求心性知覚神経（一次ニューロン）を興奮・発火させ、興奮を脊髄後角の二次ニューロンへと伝達する。次いで刺激は脳幹を経て視床に興奮を伝達し痛覚を生じる。脊髄後角および中枢における侵害受容器からの興奮伝達は内因性リガンドである$β$-エンドルフィンにより抑制的な影響を受けている。

臨床的に鎮痛薬の投与を必要とする慢性的な痛みの原因となるのは、局所の感染などに伴う炎症反応と悪性腫瘍の浸潤による侵害受容器刺激である。外傷、細菌などの炎症原因刺激が加わると細胞膜脂質からリン脂質加水分解酵素によりアラキドン酸が遊離される。この物質は、プロスタグランジン（PG）合成の律速酵素であるシクロオキシゲナーゼ（COX）により不安定なエンドペルオキシド（PGG_2、PGH_2）を中間代謝体として、最終的にPGE_2、プロスタサイクリン（PGI_2）、トロンボキサンA_2（TXA_2）などに変換され生物活性を発揮する。炎症の三主徴候である発赤・腫脹・痛みの発現には、炎症局所で合成されるPGE_2とPGI_2による血管透過性亢進・血管拡張作用とPGE_1による発痛物質であるブラジキニン（BK）の痛覚受容器刺激作用の増強作用が関係している。一方、アラキドン酸はリポオキシゲナーゼによりロイコトリエン（LT）の合成系へも導かれる。炎症の持続と組織破壊にはPGE_2とLTB_4の白血球走化性による白血球の集簇と、PG合成の不安定中間体であるエン

ドペルオキシドから生じる活性酸素ラジカルが関与すると考えられている。また、炎症巣の白血球などから産生されるサイトカイン〔インターロイキン-1、腫瘍壊死因子（TNF）など〕は視床下部近傍の脳血管に作用してPGE_2産生を促し、これが視床下部の体温調節中枢に作用して全身的な体温上昇を生じると推測されている。

治療戦略
① 痛覚刺激伝達の遮断または抑制
② 発痛物質産生の抑制

麻薬性（オピオイド）鎮痛薬→治療戦略①

【代表薬】
塩酸モルヒネ（塩酸モルヒネ®、アンペック®坐薬）

硫酸モルヒネ徐放錠(MS コンチン®)

モルヒネ・アトロピン(モヒアト®)
　塩酸モルヒネ
　＋
　硫酸アトロピン

塩酸ペチジン(塩酸ペチジン®, オピスタン®)

クエン酸フェンタニル(フェンタニル®注射液)

【臨床】現在使用可能な麻薬性鎮痛薬はモルヒネ，ペチジン，アヘンおよび，それらと抗コリン薬との配合薬である．癌性疼痛や心筋梗塞，胆石発作の疝痛，膵炎などの強い内臓痛は NSAIDs では抑制できないため，麻薬性鎮痛薬の投与が必要となることが多い．作用機序は中枢および脊髄におけるオピオイド受容体の刺激を介する痛覚刺激の選択的な伝達抑制である．適切な用量では，他の中枢機能(意識および他の知覚)を抑制することなく除痛効果を発揮できる．一方，過剰量では中枢抑制による催眠作用，呼吸抑制作用が生じるので投与量は個別の患者で必要十分量を見きわめる必要がある．また，麻薬は延髄の嘔吐中枢(chemoreceptor trigger zone: CTZ)のオピオイド受容体を刺激するため，投与後に血中濃度が上昇する際に嘔吐を生じることがある．そのため，投与開始時には制吐剤〔プロクロルペラジン(ノバミン®)

など〕を併用することもある．モルヒネは Oddi 括約筋などの消化管平滑筋の収縮作用があるため，胆石を合併する患者では，この作用が弱い合成麻薬であるペチジンかモルヒネと抗コリン薬の配合剤(モルヒネ・アトロピンなど)を使用する必要がある．癌性疼痛の長期治療には，1日1～2回で鎮痛効果が 24 時間持続する徐放性のオピオイド薬を基礎治療として，残存する痛みや新たに出現する痛み(突出痛)に対しては速放剤や注射剤のオピオイド薬でレスキュー(ドース)を行う．オピオイド薬としては，モルヒネ，オキシコドン，フェンタニルが利用できる．モルヒネの徐放製剤は，硫酸モルヒネとしてはMS コンチン®錠，ピーガード®錠，モルペス®細粒，MS ツワイスロン®，カディアン®カプセルが利用できる．塩酸モルヒネとしてはパシーフ®カプセルとアンペック®坐薬が利用できる．塩酸モルヒネと硫酸モルヒネには鎮痛効果の点で差はない．レスキューには吸収が速やかな(塩酸)モルヒネ散，モルヒネ水，オプソ®，塩酸モルヒネ®錠または，プレフィルド塩酸モルヒネシリンジ(プレペノン®1％シリンジ)を用いる．また，塩酸オキシコドンは徐放製剤のオキシコンチン®と速効性のオキノーム®さらに注射液の複合オキシコドン注射液(パビナール®)が利用できる．非アルカロイド系オピオイド薬としてはフェンタニルがあり，持続効果が期待できるパッチ製剤(デュロテップ®)と持続皮下投与用の注射液が利用できる．コデインの鎮痛作用はモルヒネより弱いが身体依存形成がほとんどないため，頭痛や軽度の頭痛に対する鎮痛薬として，さらに鎮咳薬としても用いられる．

非麻薬性オピオイド鎮痛薬→治療戦略①

【代表薬】
ペンタゾシン(ソセゴン®, ペルタゾン®, ペンタジン®)

塩酸ブプレノルフィン(レペタン®)

【臨床】麻薬と同様に中枢オピオイド受容体に作用し鎮痛効果を生じるが，身体依存形成が少ないため法的に麻

薬の指定を受けない．薬理学的には，これらの薬物はオピオイド受容体の作動薬(agonist)であるが，麻薬と併用すると麻薬に対しては拮抗的に働く(antagonist)ので，agonist-antagonist鎮痛薬と称される(純粋な麻薬の拮抗薬は麻薬中毒の治療などに用いるナロキソンである)．過剰量の投与では中枢抑制による呼吸抑制，精神症状(幻覚，昏迷など)が生じる．また，麻薬の規制を受けないため濫用される傾向もあり，長期の使用では身体依存形成が問題となることもある．頭蓋内圧亢進作用があるので，頭部外傷患者などでは慎重な投与が必要である．

非ステロイド性消炎鎮痛薬(nonsteroidal anti-inflammatory drugs: NSAIDs)→治療戦略②

【代表薬】
アスピリン(アスピリン®)

化学構造	代表的薬物
酸系薬物	
サリチル酸	アスピリン(アスピリン®)
アリール酢酸	インドメタシン(インダシン®，インテバン®)，ジクロフェナクナトリウム(サフラック®，ソファリン®，ナボールSR®，ボルタレン®)，スリンダク(クリノリル®)
プロピオン酸	イブプロフェン(ナパセチン®，ブルフェン®)，ナプロキセン(ナイキサン®)，ケトプロフェン(オルヂス®，カピステン®，メナミン®)
フェナム酸	メフェナム酸(ポンタール®)
ピラゾロン	ケトフェニルブタゾン(ケタゾン®)
オキシカム	ピロキシカム(バキソ®)，テノキシカム(チルコチル®)
COX-2選択的阻害薬	セレコキシブ(セレコックス®)
非酸系薬物	エピリゾール(アナロック®，メブロン®)，塩酸チアラミド(ソランタール®)

【臨床】NSAIDsの抗炎症効果は，*in vitro*で測定したCOXに対する薬物の阻害力価と相関するが，鎮痛・解熱効果には，PG合成阻害以外の作用機構も関与している可能性がある．なぜなら，COX阻害作用の弱いアセトアミノフェンや非酸性NSAIDsにも強い鎮痛・解熱

効果が認められるからである．また，PGは子宮筋の収縮作用も有するため，NSAIDsは生理痛にも効果がある．2007年にCOX-2選択的阻害薬であるセレコキシブ(セレコックス®)が発売された．詳細は関節リウマチの章で述べる．

代表的な副作用は，アルカリ分泌と血流の維持により粘膜保護因子として働いているPGE_1，PGE_2の胃粘膜細胞における産生を阻害するため，胃・十二指腸粘膜障害(びらん，潰瘍)を生じることと，腎血管拡張作用により腎血流量を維持している腎組織におけるPGE_2合成を阻害するため糸球体濾過率(GFR)を低下し，急性腎不全，高カリウム血症など種々の腎障害を生じることである．また，NSAIDsによるNa^+貯留作用は多くの降圧薬の効果を減弱する．また，小児(12歳未満)の発熱性急性ウイルス感染症患者にアスピリンを投与すると，まれに激烈な肝不全と脳症(ライ症候群)を発症する可能性が米国の疫学データから示唆されているので，小児のウイルス感染症での鎮痛・解熱目的にはアセトアミノフェンがよい適応となる．また，近年，インフルエンザ脳症の重症化との関連性が否定できないため，インフルエンザ感染症におけるジクロフェナクの投与が禁忌となった．また，アスピリン(および他のNSAIDs)により喘息が誘発される(アスピリン喘息)ことがある．NSAIDsのCOX阻害作用によりアラキドン酸カスケードがLT系の合成にシフトするため，気管支収縮作用のあるLTが過剰に産生されるためと推測されている．フルルビプロフェンとニューキノロン系抗生物質との併用による痙れん誘発が報告された．その機序はフルルビプロフェンによりニューキノロン系抗生物質のGABA受容体遮断作用が増強される薬物動力学(PD)上の機序らしい．

神経ブロック→治療戦略①

【臨床】鎮痛薬投与で十分な除痛効果がない場合には，神経ブロックを行うことがある．具体的には，硬膜外に局所麻酔薬を持続的に注入したり，アルコールを神経節に注入し神経を破壊するなどの手法がとられる．

5. 炎症（副腎皮質ステロイド薬）

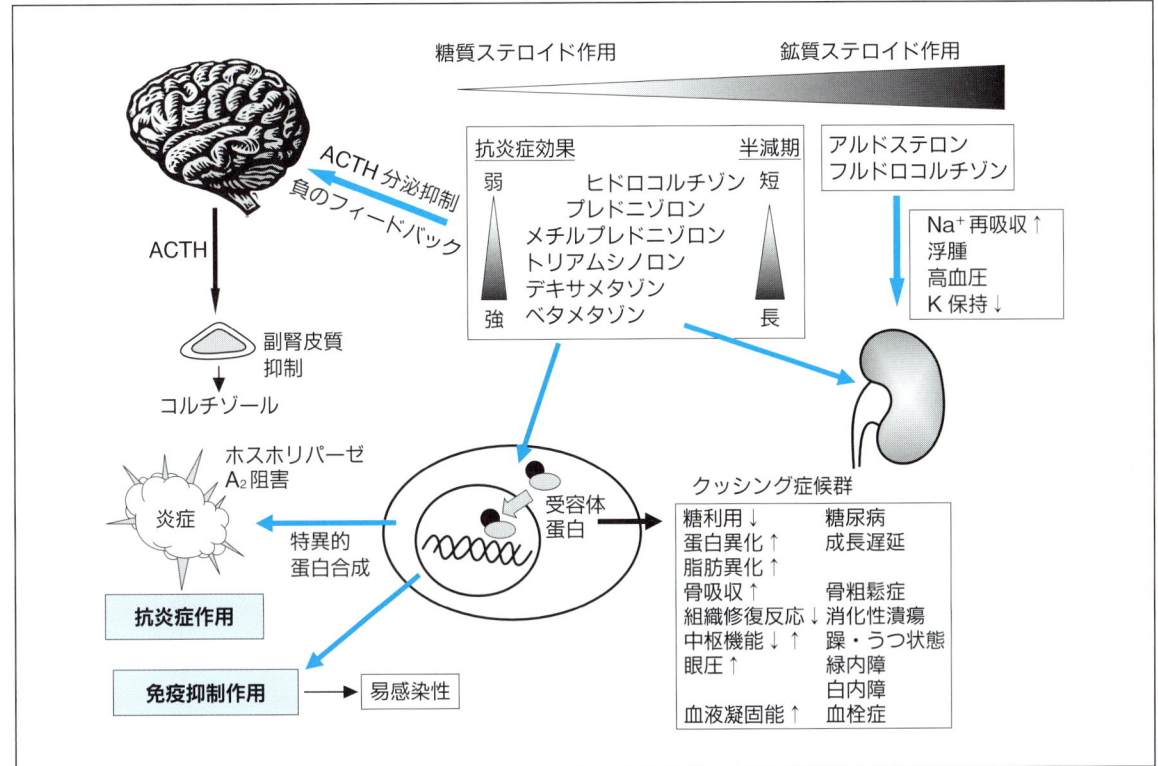

〔病態生理〕副腎皮質では多種のステロイドが合成・分泌されている．コルチゾールは最も分泌量が多く，生理的分泌量（10〜20 mg/日）では主に糖代謝を調節するため糖質ステロイドと呼ばれる．その分泌は脳下垂体から分泌される副腎皮質刺激ホルモン（ACTH）により刺激されており，朝高く夜低い日内変動を示す．コルチゾールなどの糖質ステロイド薬は細胞質中の糖質コルチコイド受容体と結合し，さらに核内に移動して多種の遺伝子の糖質コルチコイド反応要素（glucocorticoid response elements: GREs）に結合し，これらの遺伝子の発現調節を行うことにより作用を発揮する．薬用量のコルチゾールおよび糖質ステロイドの投与は，白血球遊走の抑制，抗原への反応性の低下，ホスホリパーゼ A_2 によるアラキドン酸代謝の抑制などの抗炎症作用の他に糖利用抑制と蛋白・脂肪異化の亢進，消化管 Ca^{2+} 吸収の抑制，骨代謝の亢進により，耐糖能障害（遺伝的素因をもつ患者における糖尿病の発症），小児の発育障害，骨粗鬆症などの有害反応を生じたり過剰な免疫抑制作用により易感染性が生じることがある．副腎皮質ではコルチゾールの他にも尿細管で Na^+ 再吸収促進作用（鉱質ステロイド作用）を有するアルドステロンが合成・分泌されている．このホルモンの分泌はレニン・アンジオテンシン・アルドステロン系により刺激される．内因性糖質ステロイドであるコルチゾールは，糖質ステロイド作用と鉱質ステロイド作用の両者を有するため抗炎症薬として高用量を用いる場合には浮腫や体液過剰による心不全などが投与量の規制要因となる．そのため，コルチゾールよりも糖質ステロイド作用が強力で鉱質ステロイド作用の弱い薬物がステロイド性抗炎症薬として開発されてきた．

治療戦略

① 抗炎症・免疫抑制作用
② 電解質バランス維持

糖質ステロイド→治療戦略①

【代表薬】
プレドニゾロン（プレドニゾロン®，プレドニン®）

表1 ステロイドの種類と作用の比較

一般名	商品名	抗炎症作用	生理的1日分泌相当量（mg）	鉱質ステロイド作用	生物学的半減期（時間）
ヒドロコルチゾン（コルチゾール）	コートリル®	1	20	1	8〜12
酢酸コルチゾン	コートン®	8	25	0.8	
プレドニゾロン	プレドニン®	4	5	0.3	18〜36
メチルプレドニゾロン	メドロール®	5	4	0	
トリアムシノロンアセトニド	ケナコルト-A®	5	4	0	
デキサメタゾン	デカドロン®	30	0.75	0	36〜54
酢酸パラメタゾン	パラメゾン®	10	2	0	
ベタメタゾン	リンデロン®	35	0.6	0	

【臨床】自己免疫疾患の治療において，全身性エリテマトーデス（SLE），皮膚筋炎，多発性動脈炎などには比較的大量（プレドニゾロンとして30〜60 mg/日）のステロイドが必要となることが多いが，関節リウマチや強皮症では比較的低用量（＜10 mg/日）で有効なことが多い．高用量になるにつれ，その薬物の鉱質ステロイド作用が顕在化するため浮腫，高血圧などの副作用が問題となる．さらに，通常の経口ステロイド投与量で反応しない重症の炎症病態に対して，短期間（3日間前後）に超大量の糖質ステロイドを投与するパルス療法が行われることがある．その場合には鉱質ステロイド作用がほとんどないメチルプレドニゾロン（1,000〜1,500 mg/日）やデキサメタゾン等を用いる．鉱質ステロイド作用がなく，糖質ステロイド作用の強い，デキサメタゾンやベタメタゾンは一見プレドニゾロンよりも優れたステロイド性抗炎症薬と思われるが，生物学的半減期がプレドニゾロンよりもはるかに長く，視床下部・下垂体系へ強力な負のフィードバック効果が持続するため，副腎皮質萎縮が強く生じる欠点がある．プレドニゾロンはそれほど抗炎症作用は強くないが，生物学的半減期が短く副腎皮質萎縮作用が比較的少ないため，現在でも最も広く使用される薬物である．表1に副腎皮質ステロイドの薬理学的な特長と生物学的半減期についてまとめた．

鉱質ステロイド薬→治療戦略②

【代表薬】
酢酸フルドロコルチゾン（フロリネフ®）

【臨床】副腎ステロイド合成酵素の先天的欠損により塩喪失型先天性副腎皮質過形成症を生じた小児や，副腎への癌転移，結核などの原因で副腎機能不全（アジソン病）を生じた成人患者，あるいは腫瘍などで副腎を摘出した患者ではアルドステロンによる鉱質ステロイド作用が失われるため，低ナトリウムおよび低カリウム血症を伴う循環血漿量低下，低血圧，ショックを生じる．その際にはフルドロコルチゾンの投与が適応となる．全般的な副腎機能不全が存在する場合には糖質ステロイドの併用も必要である．

糖質ステロイド外用薬→治療戦略①

【代表薬】
プロピオン酸クロベタゾール（デルモベート®）

【臨床】糖質ステロイドは全身投与だけでなく，接触性皮膚炎（湿疹），アトピー性皮膚炎などの多くの免疫反応が関与すると想定される皮膚病変に局所塗布の剤形で使用される．市販されているほとんどの薬物は軟膏，クリーム，ローションの3つの剤形のいずれかである．通常，軟膏は乾燥・湿潤病変に，クリーム，ローション，ゲルは乾燥病変に用いる．乾燥病変には直接病変に薬剤を塗布し，湿潤病変には薬剤をガーゼなどに塗って貼付する．
外用ステロイドの選択は病変の程度や広がり，部位（顔面，体幹など）を考慮して，導入時には適切な強度のものを選択し，病変が改善して維持療法に移る場合には強度のランクを下げることも副作用防止の観点から重要である．副腎皮質ステロイドの皮膚吸収性は高いので，

表2　ステロイド外用薬の薬効強度による分類

薬効	薬物名	商品名
Strongest	プロピオン酸クロベタゾール 酢酸ジフロラゾン	デルモベート® ジフラール®, ダイアコート®
Very strong	プロピオン酸デキサメタゾン ジフルプレドナート ジプロピオン酸ベタメタゾン ブデソニド	メサデルム® マイザー® リンデロン-DP® ブデソン®
	吉草酸ジフルコルトロン フルオシノニド アムシノニド ハルシノニド フランカルボン酸モメタゾン	ネリゾナ®, テクスメテン® トプシム®, シマロン® ビスダーム® アドコルチン® フルメタ®
	酪酸プロピオン酸ヒドロコルチゾン	パンデル®
Strong	吉草酸デキサメタゾン 吉草酸ベタメタゾン プロピオン酸ベクロメタゾン 吉草酸酢酸プレドニゾロン フルオシノロンアセトニド	ボアラ®, ザルックス® リンデロン-V®, トクダーム®, ベトネベート® プロパデルム® リドメックス® フルコート®, フルゾン®, フルベアン®
Medium	トリアムシノロンアセトニド ピバル酸フルメタゾン 酪酸ヒドロコルチゾン 酪酸クロベタゾン	ケナコルト-A®, トリシノロン®, レダコート® ロコルテン® ロコイド®, プランコール® キンダベート®
Weak	プレドニゾロン 酢酸ヒドロコルチゾン	プレドニゾロン®, プレドニン® コルテス®

very strong に分類される薬剤中に引かれた点線は，その上下で薬効の強度がやや異なることを示す．

強度の高いものを長期使用すると全身的内分泌・代謝副作用も出現しうる．また皮膚局所では皮膚の菲薄化や毛細血管拡張等が生じる．顔面，腋窩，陰股部では副作用が生じやすい．特に顔面は美容上の問題もあるため安易な長期投与は避けねばならない．表2に，外用ステロイドの強度分類を示す．ステロイド外用薬の抗炎症効果の強さは通常皮膚に薬物を塗布した後の皮膚の蒼白化（血管収縮作用）を指標として5段階に分類される．現在，strong群以下の作用強度をもつ薬物が非処方(OTC)薬として市販されているので，患者の自己判断による安易な使用には注意を促さねばならない．

6. 中毒

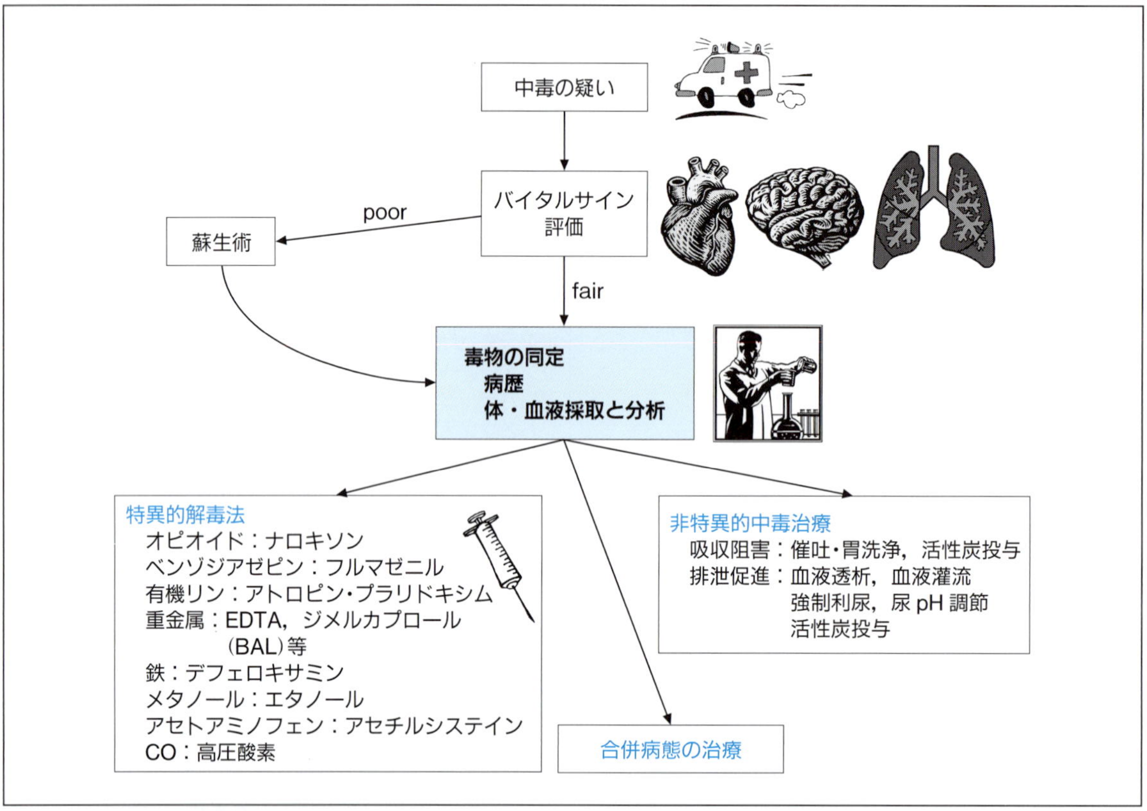

[フローチャート]
中毒の疑い → バイタルサイン評価
- poor → 蘇生術
- fair → 毒物の同定／病歴／体・血液採取と分析

→ 特異的解毒法
　オピオイド：ナロキソン
　ベンゾジアゼピン：フルマゼニル
　有機リン：アトロピン・プラリドキシム
　重金属：EDTA，ジメルカプロール（BAL）等
　鉄：デフェロキサミン
　メタノール：エタノール
　アセトアミノフェン：アセチルシステイン
　CO：高圧酸素

→ 非特異的中毒治療
　吸収阻害：催吐・胃洗浄，活性炭投与
　排泄促進：血液透析，血液灌流
　　　　　　強制利尿，尿pH調節
　　　　　　活性炭投与

→ 合併病態の治療

〔病態生理〕意図的（自殺企図）に，または過誤により薬物や毒物を摂取した場合，または薬物治療中に過量投与により中毒症状を生じることがある．薬物の過量摂取または毒物摂取の疑いがある場合には，たとえ受診時点で中毒症状が発現していなくても入院などによる慎重な経過観察が必要である．意図的な中毒患者でも入院して治療を受けた場合の死亡率は1%以下であるとする報告もある．中毒への対応はバイタルサインの評価に始まる．バイタルサインが不良の場合は，速やかな蘇生術の開始が必要である．次いで，患者本人および家人からの詳細な事情聴取により毒物の同定を試みる．自殺企図などの場合は複数の薬物を併用することもあるので注意が必要である．受診時点で患者の意識状態が低下していたり，小児のように正確な事情聴取ができない場合には，血液や尿などを試料とする毒物分析を開始する．

治療方針は臨床症状に対応した対症療法的なものと，毒物が特定されれば特異的な解毒薬の投与や，血液浄化療法などにより毒物の体外除去を促進することが可能となる場合がある．詳細は日本中毒学会のHP（http://web.jiho.co.jp/toxicol/）で入手できる．

治療戦略
① 特異的解毒薬の投与
② 毒・薬物の吸収阻害
③ 毒・薬物の体外除去促進
④ バイタルサイン維持のための支持療法

麻薬中毒を疑う場合→治療戦略①

【代表薬】
塩酸ナロキソン（塩酸ナロキソン注射液®）

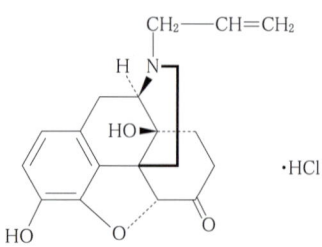

【臨床】麻薬またはオピオイド中毒の場合にはオピオイド受容体拮抗薬のナロキソンが有用である．麻薬中毒の

診断は病歴，注射痕，強い縮瞳，中枢抑制などが診断の鍵になる．

ベンゾジアゼピン中毒を疑う場合→治療戦略①

【代表薬】
フルマゼニル（アネキセート®）

【臨床】ベンゾジアゼピンの過量投与は中枢神経抑制により深い睡眠と時に呼吸抑制を招く．フルマゼニルはベンゾジアゼピン受容体の選択的拮抗薬であるため，ベンゾジアゼピン中毒に対する特異的な解毒薬となる．

有機リン農薬による中毒を疑う場合→治療戦略①

【代表薬】
硫酸アトロピン（硫酸アトロピン®）

ヨウ化プラリドキシム（パム®）

【臨床】有機リン農薬（パラチオン，EPN等）は入手が容易であるため日本で自殺目的に用いられることの多い毒物である．有機リン農薬はコリンエステラーゼに強く結合し，同酵素を不活化するため，強いコリン作動性症状が出現する．全身倦怠感に続いて，嘔気・嘔吐が出現し，唾液分泌過多，発汗，縮瞳を示す．より重症では，消化管平滑筋収縮による腹痛，下痢，筋の線維性れん縮，意識混濁，痙れん，呼吸麻痺が生じる．診断の決め手は血清および赤血球のコリンエステラーゼ活性値の低下である．アトロピンは受容体結合部位でアセチルコリンに拮抗し症状を緩和するが，有機リン農薬中毒例では効果を得るために極めて大量の投与が必要となることがある．プラリドキシム（PAM）はアセチルコリンに結合した有機リン化合物を加水分解し，酵素を再活性化する．1990年代にオウム真理教が起こした松本サリン事件や地下鉄サリン散布事件が多数の死傷者を出したが，サリンガスの毒性機序も有機リン中毒と同様であった．

重金属中毒を疑う場合→治療戦略①

【代表薬】
ジメルカプロール（バル®）

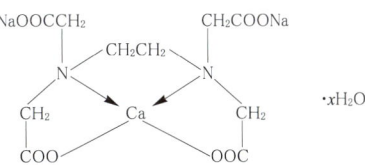

メシル酸デフェロキサミン（デスフェラール®）

エデト酸カルシウム・ニナトリウム（ブライアン®）

【臨床】鉛，水銀，クロム，亜鉛，マンガン，カドミウム，タリウム，鉄，セレン，バリウム，銅などの重金属はそれぞれ特徴的な急性または慢性中毒症状を生じる．症状発現前後の状況聴取，患者の身体所見を慎重に観察するとともに職業歴や生活環境を調査すると原因物質特定への鍵が得られることがある．確定診断は血液，尿，組織などの重金属濃度測定による．これらの重金属の体外除去はエデト酸カルシウム・ニナトリウム〔エチレンジアミン四酢酸（EDTA）カルシウム二ナトリウムと同義〕，ジメルカプロール（BAL）等の重金属キレート剤を用いて，重金属を組織の結合部位から遊離させ，キレート剤に結合させて尿中に除去することを試みる．鉄に対しては，特に親和性の高いデフェロキサミンを用いる．

メタノール中毒を疑う場合→治療戦略①

【臨床】メタノール中毒の臨床症状にはメタノールが肝臓で代謝されて生じるホルムアルデヒドとギ酸が関係する．100％メタノールを10 mL経口摂取すると失明し，30〜100 mL摂取すると致死的である．エタノールはメタノール代謝の律速酵素であるアルコールデヒドロゲナーゼでメタノール代謝を拮抗的に阻害し，またエタノール自身の酸化代謝で産生される酢酸はギ酸より毒性が低いことから，メタノール中毒の治療薬として用いられる．自動車の不凍液などに用いられるエチレングリコールも自殺目的で使用されることがあるが，この物質もアルコールデヒドロゲナーゼで代謝されシュウ酸を産生するため，エタノールやイソプロピルアルコール（アンチゾール®）を代謝拮抗薬として投与して毒性軽減を図ることがある．

アセトアミノフェン中毒を疑う場合→治療戦略①

【代表薬】
N-アセチルシステイン（ムコフィリン®）

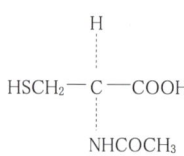

【臨床】常用量（<1.5 g/日）のアセトアミノフェン（タイレノール®などの商品名でOTC薬として市販されている）は主としてグルクロン酸抱合代謝により除去されるが，自殺目的などで大量（〜15 g）に服用すると，抱合代謝酵素の活性が飽和し，副経路である酸化代謝経路で産生される反応性に富むキノン中間代謝体の生成が増加する．この物質はグルタチオンなどの-SH供与体で無毒化されるが，その許容量を超えると肝細胞の蛋白などを傷害し強い肝毒性を発揮するため劇症肝炎を生じる．特に肝疾患を合併する患者ではわずか数gのアセトアミノフェン服用により重大な肝障害が生じることがあるので注意が必要である．アセトアミノフェン中毒の患者に対しては，投与直後であれば-SH基を有するN-アセチルシステインを投与することにより肝毒性を軽減することができる．

一酸化炭素中毒を疑う場合→治療戦略④

【臨床】一酸化炭素（CO）はヘモグロビンに対する親和性が酸素よりもはるかに高いため，ヘモグロビンとCOが結合すると解離せず，ヘモグロビンによる酸素運搬能が低下するため強い組織の低酸素血症が生じる．一酸化炭素中毒患者に対しては高圧酸素療法により血液中の溶存酸素濃度を増加させ組織への酸素供給を増加させる治療を行う．

毒物は不明だが経口摂取から時間が短い場合→治療戦略②

【臨床】毒物，特に薬物を大量に摂取し，かつ摂取後発見までの時間が短い場合には，薬物が未吸収で消化管内に残存することがある．その場合には，催吐薬・胃洗浄が吸収阻止の手段として有効である．

不明の毒物を経口摂取した場合→治療戦略②

【臨床】経口的活性炭投与の適応となる臨床状況は催吐薬や胃洗浄と同様である．未吸収の薬物・毒物を活性炭に吸着し体外に排泄する．また，胆汁排泄が盛んで腸肝循環をする薬物（フェノバルビタール等）では，吸収後であっても有効な場合がある．関節リウマチに適応となる免疫抑制薬レフルノミドが過量投与となった場合や，肺あるいは肝毒性が発現した場合には，活性体の酸性代謝物（A771726）が胆汁排泄されるためイオン交換樹脂コレスチラミンを投与することにより薬物除去を早めることができる．

血液透析，血液灌流→治療戦略③

【臨床】毒物が水溶性で，分布容積が小さいために体内薬物量のかなりの部分が血液中に存在し，かつ血漿蛋白結合率が低い場合には血液浄化処置（血液透析，血液濾過）が毒物の除去に有効なことがある．一方，薬物が脂溶性に富み，体内薬物の大部分が組織細胞中に分布する場合（例：ジゴキシン）には血液浄化法は毒物除去に無力である．中毒治療に血液透析を考慮する場合には浄化療法の有効性について中毒センターや臨床薬理専門家に照会するべきである．

強制利尿→治療戦略③

【臨床】尿量は腎糸球体濾過率（100 mL/分または150 L/日）よりも尿細管での電解質と水の再吸収（99％）の程度により規定されている．したがって，ループ利尿薬などによる強制利尿は，一見毒物の尿中排泄を著明に増加させるように見えるが尿細管におけるNa^+再吸収を阻害する機序で毒物の尿中濃度を数倍に薄めているのみである．糸球体濾過量自体を増加するわけではないので，毒物の尿中への排泄量自体には影響しないことが多い．

7. 感染症　1）化学療法における薬物投与計画

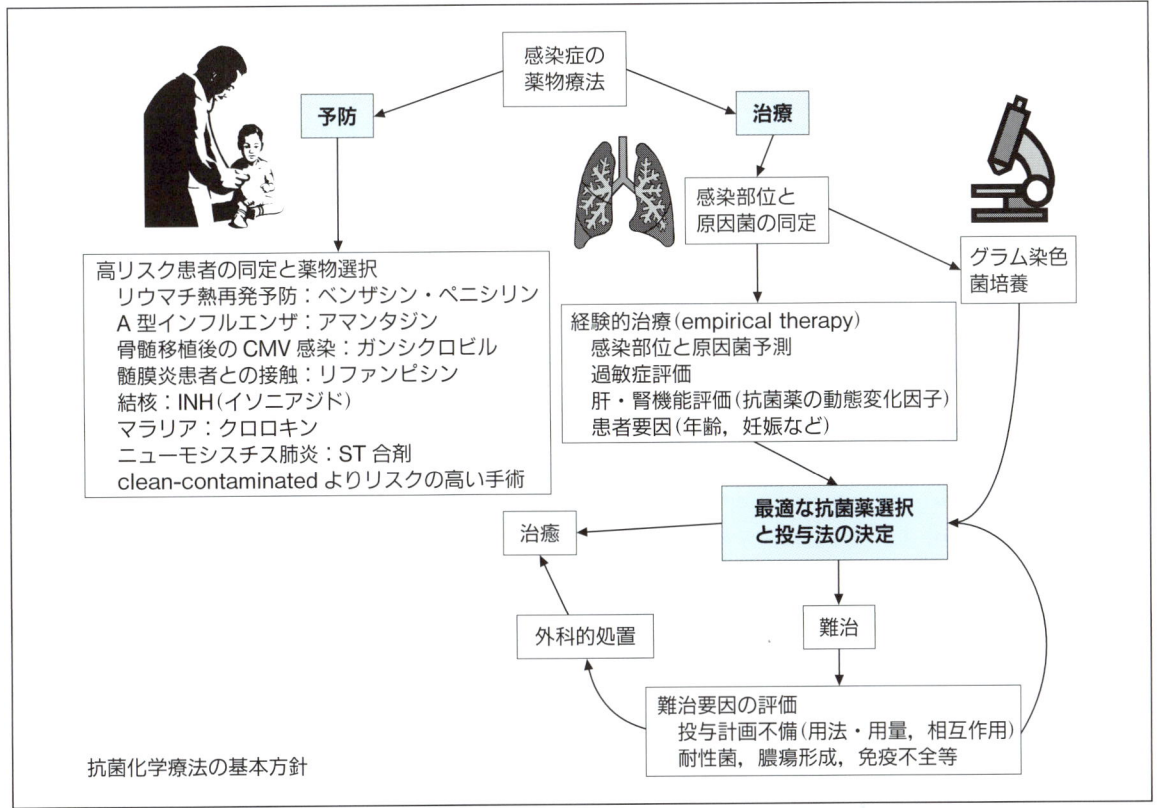

抗菌化学療法の基本方針

[病態生理] 抗生物質の適確な選択を行う前提条件は，原因菌の分離・同定が行われ，かつ原因菌の抗生物質に対する感受性が決定されることである．しかし，感染部位から採取した臨床検体を試料とする細菌培養の結果が判明するには通常24～48時間程度必要であり，また病原体の培養は常に成功するとは限らない．そこで，感染症の初期治療における抗生物質の選択と投与量は感染患者の臨床的情報（臨床経過，身体所見，臨床検査値，感染部位，免疫状態，海外渡航歴など）と感染成立の状況〔市中（community-acquired）または院内（nosocomial）感染の別〕に基づき，原因菌を予想して治療計画を策定する，いわゆる「経験的（empirical）」な治療法が重要となる．

抗生物質の選択

【臨床】最も一般的な細菌染色法であるグラム染色法に対する染色性により，細菌はグラム陽性菌とグラム陰性菌とに分類される．両者の抗菌薬感受性スペクトラムは大きく異なるため，グラム染色で原因菌の大まかな分類を知ることは重要である．また，感染成立の状況（誤嚥後の肺炎，子宮付属器炎などの婦人科感染症，腸管内容物漏出による腹膜炎など）から，嫌気性菌感染の関与が想定される場合には抗嫌気性薬物の併用が重要である．一般に，横隔膜より頭側の嫌気性菌感染である，*Bacteroides oralis*, *Fusobacterium* 等はペニシリン感受性であるため，誤嚥による嚥下性肺炎は，ペニシリンが選択となる．一方，腸管に常在する嫌気性菌である *B. fragilis* はペニシリン耐性なので，クリンダマイシン，第3世代のセフェム系薬などが選択となる．

抗生物質は感染症の原因菌に対して可能な限り特異的に作用する抗菌範囲の狭い薬物を選択することが原則である．いたずらに抗菌範囲の広い薬物を投与すると感染症の原因菌だけでなく他の常在菌も広く死滅させ，クロストリジウム属細菌や真菌などによる菌交代現象を引き起こす危険がある．近年の院内感染におけるメチシリン耐性黄色ブドウ球菌（MRSA）の増加には第3世代セフェム系薬の濫用が関与しているとされる．また，抗生物質の濫用は薬物アレルギーの発生にも関係する．

抗菌薬治療の失敗要因の検討

【臨床】原因菌と同定された細菌に感受性があると想定される抗生物質を投与しているにもかかわらず，期待される臨床効果が得られない場合がある．この場合には，無効の原因を臨床薬理的な観点から追求する必要がある．

例えば，検査室での抗菌薬感受性のみに基づく薬物選択と常用量の投与では，患者の薬物動態変化により投与量が不適切となる可能性がある．また，中枢神経感染症（髄膜炎など），慢性前立腺炎，膿瘍を形成した感染の治療では血液から感染巣までの薬物透過性障壁（血液脳関門など）の透過性を考慮に入れて薬物選択を行う必要がある．感染巣が膿瘍を形成した場合には外科的な排膿処置が必要となる．また，同様の理由で尿や胆汁の排泄経路（尿管，胆管，気管など）に，結石や腫瘍で閉塞された閉鎖腔に感染症が生じると抗生物質の効果は著しく低下する．また，異物（尿路カテーテル，中心静脈栄養カテーテルなど）が感染部位に存在すると，異物上に細菌がバイオフィルムを形成し抗生物質の進入を阻止するため，異物自体を除去しない限り感染を完治することは難しくなる．

投与方法の誤りにより効果が不確実になることがある．例えば，本来静注投与により確実に抗菌薬を投与すべき重症感染症患者に経口投与を行ったり，ショック状態で組織の血液循環が減少している患者に筋肉内投与を行うと効果が期待できない．抗菌薬を経口投与する場合には，薬物の消化管吸収（バイオアベイラビリティ）を低下させる薬物相互作用にも注意が必要である．テトラサイクリン，ニューキノロン系抗菌薬，セフジニルなどを多価の金属陽イオン（カルシウム，鉄，アルミニウム，マグネシウム）を豊富に含む食品（牛乳等）やマーロックス〔Mg(OH)$_2$/Al(OH)$_3$〕等の制酸薬（OTC薬でも市販されているので注意），鉄剤と同時に服用すると抗菌薬が金属イオンとキレートを形成し消化管吸収が低下することがある．

腎および肝機能障害患者での投与量補正

【臨床】投与された量の50％以上が未変化体として尿中に排泄される腎消失型薬物に対しては，腎機能障害時に体内抗菌薬の過剰蓄積と副作用発現を回避するため適切な減量が必要となる．表1に腎障害時に投与量の減量が必要な薬物を示す．

同様の理由で肝代謝または胆汁中への分泌が体外除去の主要な経路である薬物では，肝障害時の投与量減量が必要となる（表2）．

抗生物質の予防的投与

【臨床】患者側の要因（外科手術，先天性心臓弁膜症など）により，感染の危険が高く，かつ感染が生じると患者の臨床経過にとって重大な不利益を生じることが予測される場合には，抗生物質の予防的投与を行うことがある．しかし，利益のエビデンスが十分に確立していない臨床状況での安易な抗生物質の予防投与は，医療費の高騰，副作用の危険，菌交代現象・耐性菌の発生リスク増加などを招くので行ってはならない．清潔（clean）な手術術式では，術前30〜60分前にセファゾリンなどの第1世代セフェム系薬を静注すれば，術後の感染予防を目的とする術後の抗生物質投与を行う必要はないとされる．

表2 主要消失経路が肝代謝または胆汁排泄である薬物

セフォペラゾン	エリスロマイシン
クロラムフェニコール	メトロニダゾール
クリンダマイシン	リファンピシン
ドキシサイクリン	サルファ剤

表1 腎不全患者での減量が必要な代表的抗生物質と未変化体尿中排泄率

薬物群	薬物名	尿中未変化体排泄率（Ae, %）
アミノ配糖体系	ゲンタマイシン，トブラマイシン，アミカシン，ネチルマイシン等	>90
セファロスポリン系	セファクロル，セファドロキシル，セファマンドール，セファゾリン等	>75
ペニシリン系	アンピシリンとそのプロドラッグ，アモキシシリン，ベンジルペニシリン（ペニシリンG）	50〜75
	カルベニシリン	>75
他のβラクタム薬	アズトレオナム，イミペネムと他のカルバペネム薬	50〜75
フッ化キノロン系	シプロフロキサシン，ノルフロキサシンなど	50〜75
その他	バンコマイシン，テイコプラニン	>90
抗真菌薬	フルシトシン，フルコナゾール	>75
抗結核薬	ピラジナミド，エタンブトール	>75
抗ウイルス薬	アシクロビル，バラシクロビル，アマンタジン，アデホビル，ホスカルネット，ラミブジン，ザルシタビン	>50

注）この表は代表的薬物のリストであり，必ずしも網羅的ではないので，この表中に記載されていない薬物が腎排泄型でないとするものではない．

8. 感染症　2）中枢神経感染症

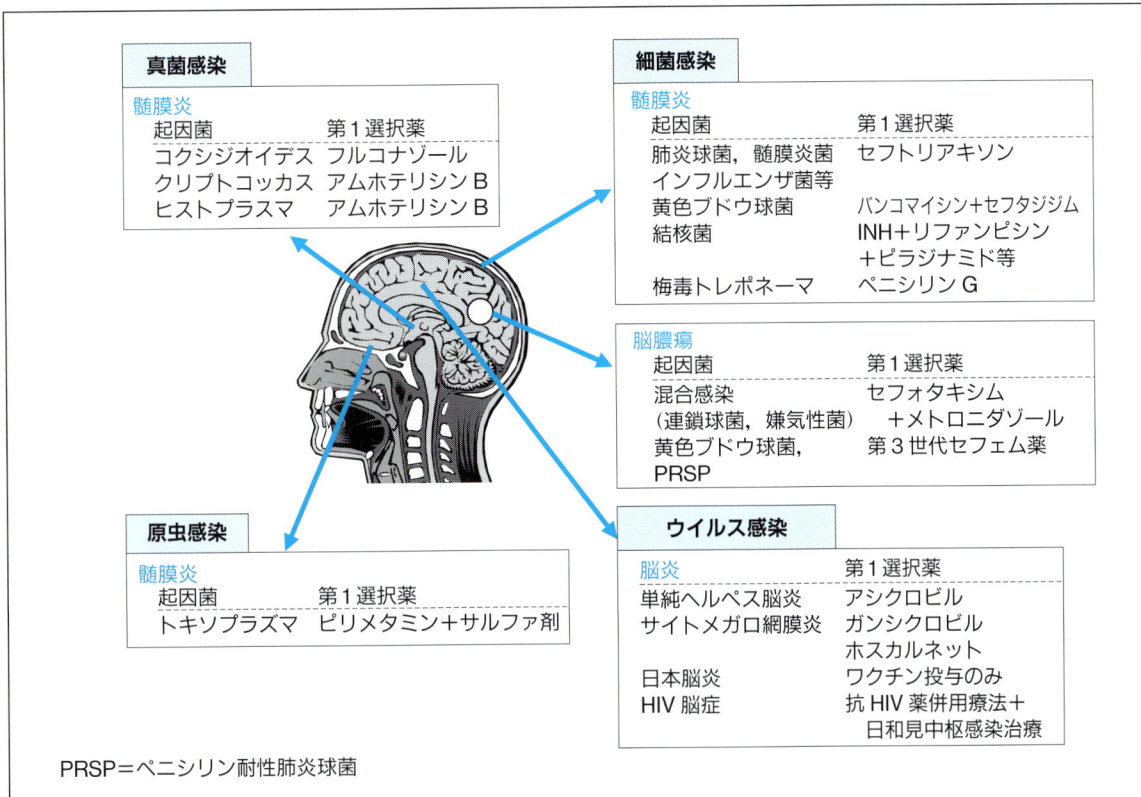

PRSP＝ペニシリン耐性肺炎球菌

〔病態生理〕中枢神経系の感染症は，脳実質に炎症が生じる脳炎（encephalitis）と，脳を覆う血管に富む髄膜に炎症が生じる髄膜炎（meningitis）に分類される．

脳炎はウイルスを原因とするものが多いが，予防が主体で発症後の薬物治療の有効性が確立しているものは単純ヘルペス脳炎等に限定される．ウイルス性脳炎は微熱，鼻炎症状，下痢などの前駆症状に続いて発熱，頭痛，項部硬直，痙れん，意識障害の症状で発症する．日本では蚊が媒介する日本脳炎がかつて夏季に流行したが，現在では散発的に年間10名以下の発症が認められる程度である．しかし，近年日本脳炎ワクチン接種率の低下などから再流行が懸念されている．2000年頃から蚊が媒介するウエストナイルウイルス脳炎が米国に流行しており，旅行者などによる日本への侵入が懸念されている．

抗菌薬による治療の対象となる主要な中枢神経感染症は細菌性髄膜炎であり，大部分は急性炎症の経過をとるが，結核性および梅毒性髄膜炎では慢性的な経過をとる．細菌性髄膜炎の原因菌が髄膜へ侵入する経路は血行性（髄膜炎菌では鼻粘膜のコロニー形成部位，インフルエンザ菌では呼吸器感染部位などから）と外傷・手術創部からの直接侵入の2経路がある．髄膜炎は先行する呼吸器症状や咽頭炎に続き，発熱と頭痛，嘔吐が生じる．小児では発熱と不機嫌，傾眠状態，昏睡などが主症状となる．髄膜炎菌敗血症を伴う髄膜炎では電撃的に症状が悪化し，脱水，ショックを生じることもある．髄膜の炎症性変化により髄膜と同部を通過する脊髄神経は髄膜の伸展運動に対して過敏となり，首を曲げようとしても前屈できない"項部硬直"症状や，仰臥位で患者の首を前屈すると患者の大腿と膝が不随意に屈曲する"ブルジンスキー徴候"，仰臥位で大腿部を90度曲げた状態からさらに膝関節を伸展しようとすると強い抵抗を感じる"ケルニッヒ徴候"が観察される．これらの所見を観察した場合には直ちに腰椎穿刺を行う．ただし，昏睡症状や，眼底で乳頭浮腫などの脳圧亢進症状が観察される場合にはCT検査を行い，脳圧亢進が存在する場合には安易な腰椎穿刺は脳ヘルニアを起こす危険があるので行うべきでない．細菌性髄膜炎があれば髄液圧は高く白血球は増加し（＞100/mm³），髄液は混濁する．さらに，髄液の遠心沈渣のグラム染色により髄膜炎菌，インフルエンザ菌，肺炎球菌，ブドウ球菌等の原因菌の約50～90％が推測可能である．培養による原因菌の同定がなされるまでは，この所見に基づき治療を開始する．

治療戦略

患者背景(年齢,免疫機能,外傷,感染状況等)と髄液のグラム染色により,起因菌を推定した経験的薬物選択を即座に行い,必ず静注投与で治療を開始する.髄液とともに血液培養も併せて行い原因菌が確定した時点で抗菌薬の選択を見直す.

① 経験的治療の対象となる頻度の高い化膿性髄膜炎原因菌:肺炎球菌(グラム陽性双球菌),髄膜炎菌(グラム陰性球菌),インフルエンザb型菌(グラム陰性桿菌)の3種で全体の約80%を占める.小児ではインフルエンザ菌と髄膜炎菌が多く,成人では髄膜炎菌と肺炎球菌が多い.
② 新生児(生後1カ月):BまたはD群の連鎖球菌,大腸菌,不明のグラム陰性菌などが多い.リステリア菌感染も考える.
③ 頭部外傷,中枢手術後の髄膜炎:肺炎球菌,黄色ブドウ球菌,緑膿菌等の関与を疑う.
④ 結核性髄膜炎:結核は1~5歳の小児に慢性の髄膜炎を生じる.発熱と絶え間ない頭痛,悪心,昏迷を生じる.
⑤ 中枢梅毒感染症:脳実質とともに脳底部髄膜炎が生じ,この部位を通過する脳神経を障害するため脳神経麻痺,瞳孔異常等を生じる.
⑥ 脳膿瘍:中耳,副鼻腔が原発巣となる場合もあるが,原発巣不明の場合も多い.通常,好気性菌と嫌気性菌の混合感染が多いので,両者に有効な抗菌薬の選択が重要である.
⑦ ウイルス性脳髄膜炎:原因となるウイルスは流行性の日本脳炎ウイルス,ポリオウイルス,コクサッキーウイルス,散発性の単純ヘルペス,帯状疱疹ウイルス,急性耳下腺炎(おたふく風邪)ウイルスなどである.髄液中には単球が増加し,糖量は正常,蛋白質濃度は軽度に増加し,細菌は培養されない.ヘルペス脳炎以外の治療は脳浮腫治療など対症的である.
⑧ 真菌性髄膜炎:亜急性の経過をとり,HIV感染者,糖質ステロイドや免疫抑制剤等の投与を受けている免疫機能障害が誘因となる.クリプトコッカス,カンジダ,ムコール菌,アスペルギルス等が原因となる.
⑨ トキソプラズマ脳炎:従来は妊娠中の初感染による胎児の先天性トキソプラズマ症が問題とされてきた.しかし近年,免疫不全患者,特にHIV感染者における潜伏性感染の再燃により脳炎を起こす症例が注目されている.
⑩ ワクチン:インフルエンザb型菌(Hib)に対するワクチンがついに2008年に発売される予定である.接種によりHibによる髄膜炎は100分の1程度に減少すると予測される.

セフトリアキソン,セフォタキシム→治療戦略①

【代表薬】

セフトリアキソンナトリウム(ロセフィン®,CTRX)

セフォタキシムナトリウム(クラフォラン®,セフォタックス®,CTX)

【臨床】第3世代セフェム系薬は血液脳関門の通過がβ-ラクタム系薬物中で最良で,グラム陰性菌に対する抗菌活性が高く,β-ラクタマーゼに安定で,抗菌範囲も広いため,化膿性髄膜炎の経験的治療選択薬および髄液所見から原因菌の推定が困難な場合に第1選択となる.現在では肺炎球菌の40~60%がペニシリン耐性菌であるのでペニシリンGやアンピシリンは選択できなくなった.

バンコマイシン+セフタジジム→治療戦略③

【代表薬】

塩酸バンコマイシン(塩酸バンコマイシン®)

セフタジジム(モダシン®)

【臨床】黄色ブドウ球菌感染でMRSAか否かの判定がつくまではセフタジジムに加えてバンコマイシンの投与も行う．

アンピシリン＋セフォタキシム→治療戦略②

【代表薬】
アンピシリン（ビクシリン®，ソルシリン®）

【臨床】新生児，免疫能低下患者や高齢者ではグラム陽性桿菌である *Listeria monocytogenes* 感染症が起こることがある．リステリア感染症の第1選択薬はアンピシリンであるので，リステリア感染も考慮される場合には初期治療に第3世代セフェム薬にアンピシリンを加える．

ペニシリンG→治療戦略⑤①

【代表薬】
ベンジルペニシリンカリウム（結晶ペニシリンGカリウム®）

【臨床】原因菌が梅毒トレポネーマまたはペニシリン感受性肺炎球菌，髄膜炎菌と判明した場合は投与の適応となる．ただし，血液脳関門の透過性が低いため大量投与が必要である．

クロラムフェニコール→治療戦略①

【代表薬】
クロラムフェニコール（クロロマイセチン®）

【臨床】理論的には患者に重度のペニシリン過敏症がある場合の代替薬となる．脂溶性が高く中枢移行性がよい．しかし，新生児ではこの薬物の代謝に関するグルクロン酸転移酵素活性が低いためGray baby症候群を生じるので投与は禁忌である．また，再生不良性貧血がまれ（40,000人に1人）に生じるため現実にはほとんど使用されなくなった．

セフォタキシム（セフトリアキソン）＋メトロニダゾール→治療戦略⑥

【代表薬】
メトロニダゾール（フラジール®）

【臨床】脳膿瘍は通常好気性菌と嫌気性菌の混合感染である．このため，好気性菌に対しては治療戦略①と同様に第3世代のセフェム系薬を選択するが，同時に嫌気性菌に抗菌活性が高く，中枢移行性がよい薬物として，メトロニダゾールが併用される．

アシクロビル→治療戦略⑦

【代表薬】
アシクロビル（ゾビラックス®）

【臨床】髄液所見から無菌性髄膜炎で，単純ヘルペスウイルスまたは帯状疱疹ウイルスが想定される場合に選択となる．

ガンシクロビル，ホスカルネット→治療戦略⑦

【代表薬】
ガンシクロビル（デノシン®）

ホスカルネットナトリウム（ホスカビル®）

【臨床】臓器（骨髄）移植と免疫低下等の背景がある患者でCMV（サイトメガロウイルス）による網膜炎などの中枢感染症が発症する際に選択となる．ただし，副作用は必発である．

抗真菌薬(アムホテリシンB, フルコナゾール)→治療戦略⑧

【代表薬】

アムホテリシンB(ファンギゾン®)

フルコナゾール(ジフルカン®)

【臨床】 抗真菌薬の項を参照.

ピリメタミン＋サルファ剤→治療戦略⑨

【臨床】 HIV感染患者などでトキソプラズマ脳炎を疑う場合の標準的治療である.

9. 感染症　3）中耳炎，歯性感染症，上・下気道感染症，尿路感染症

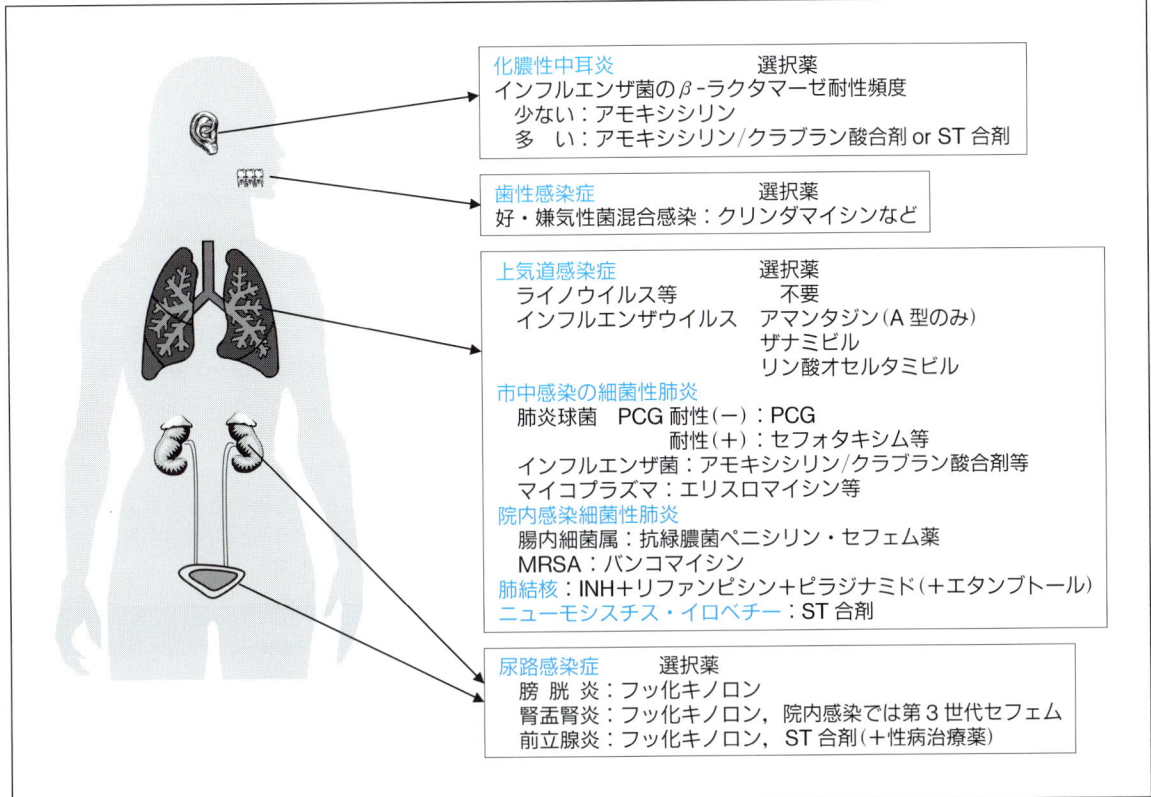

化膿性中耳炎　　　　　選択薬
　インフルエンザ菌のβ-ラクタマーゼ耐性頻度
　　少ない：アモキシシリン
　　多　い：アモキシシリン/クラブラン酸合剤 or ST合剤

歯性感染症　　　　　　選択薬
　好・嫌気性菌混合感染：クリンダマイシンなど

上気道感染症　　　　　選択薬
　ライノウイルス等　　　不要
　インフルエンザウイルス　アマンタジン(A型のみ)
　　　　　　　　　　　　　ザナミビル
　　　　　　　　　　　　　リン酸オセルタミビル

市中感染の細菌性肺炎
　肺炎球菌　PCG耐性(－)：PCG
　　　　　　　　耐性(＋)：セフォタキシム等
　インフルエンザ菌：アモキシシリン/クラブラン酸合剤等
　マイコプラズマ：エリスロマイシン等

院内感染細菌性肺炎
　腸内細菌属：抗緑膿菌ペニシリン・セフェム薬
　MRSA：バンコマイシン
　肺結核：INH＋リファンピシン＋ピラジナミド(＋エタンブトール)
　ニューモシスチス・イロベチー：ST合剤

尿路感染症　　　　　　選択薬
　膀胱炎：フッ化キノロン
　腎盂腎炎：フッ化キノロン，院内感染では第3世代セフェム
　前立腺炎：フッ化キノロン，ST合剤(＋性病治療薬)

■中耳炎

〔病態生理〕3歳以下の小児に多い．急性中耳炎の感染は，上気道炎の病原細菌またはウイルスが耳管を経由して中耳に進入して発症する．症状は発熱，急性の耳痛，耳内部の膨満感，聴力低下，耳漏である．外耳炎と異なり耳介を牽引しても痛みは増強しない．耳鏡による鼓膜の観察で発赤，膨隆，中耳の滲出液を認める．原因菌は年齢により異なる．新生児では大腸菌(*Escherichia coli*)等の腸内細菌(20%)が多いが，乳幼児以上では肺炎球菌(30%)，インフルエンザ菌(20%)等が多く，以下モラクセラ(ブランハメラ)・カタラーリス菌，溶連菌，ブドウ球菌が多い．ウイルス性の場合は臨床症状が軽症であることが多いので，発熱が軽微で鼓膜の膨隆がない場合には抗生物質の投与は不要である．

治療戦略
① ペニシリン感受性の細菌を対象とする治療
② 薬剤耐性のインフルエンザ菌を対象とする治療

アモキシシリン→治療戦略①

【代表薬】

アモキシシリン(サワシリン®，アモリン®，エフペニックス®など)

【臨床】中耳炎の原因菌である肺炎球菌にペニシリン耐性菌が増加(50%)しているが，まだ中等度耐性株が多く，アモキシシリン(AMPC)が第1選択である．アモキシシリンはアンピシリン(ABPC)と抗菌力は同等であるが，後者よりも消化管吸収がよく，食事により吸収が低下せず，かつ半減期が長いため，1日3回投与でよいという利点がある．適切な選択が行われれば2～3日の経過で症状は快方に向かうが完治には10日間が必要である．鼓膜の膨隆と症状が強い場合には耳鼻科医による鼓膜切開術が必要である．北欧での研究では6価の肺炎球菌ワクチンが2歳以下の小児の肺炎球菌による急性中耳炎を34%減少させるとの報告(N Engl J Med, 2001)があるが，

日本で利用できるワクチンは23価ワクチンのみである．

アモキシシリン/クラブラン酸合剤，セフォタキシム→治療戦略②

【代表薬】
アモキシシリン・クラブラン酸カリウム(クラバモックス小児用ドライシロップ®)

セフォタキシムナトリウム(セフォタックス®)

【臨床】インフルエンザ菌は小児の急性中耳炎で重要な病原菌であるが，薬剤耐性機構が2種類知られている．従来は，ペニシリンのβ-ラクタム環を開裂させて活性を失わせるβ-ラクタマーゼ陽性のインフルエンザ菌が抗菌薬耐性の主体であり15%前後の頻度であった．しかし，最近，β-ラクタマーゼ陰性でペニシリン結合蛋白の変異によりアンピシリン耐性を獲得したβ-ラクタマーゼ陰性(BLNAR)インフルエンザ菌が増加して問題となっている．β-ラクタマーゼ陽性のインフルエンザ菌に対してはβ-ラクタマーゼ阻害薬であるクラブラン酸とアモキシシリンを合剤にしたオーグメンチン®を選択する．従来，日本のオーグメンチン製剤のアモキシシリンとクラブラン酸の配合比率は2：1であったため薬物濃度が十分に上がらず，また下痢の副作用が多かったが，2006年から欧米と同じ14：1の配合比率としたクラバモックス小児用ドライシロップ®が発売されている．BLNARインフルエンザ菌はオーグメンチンにも耐性であるため，第3世代セフェム薬であるセフォタキシム(CTX)かセフトリアキソン(CTRX)を選択する．

■インフルエンザウイルス感染症

〔病態生理〕通常，秋から冬季に流行するウイルス性呼吸器感染症である．2日前後の潜伏期の後，突然悪寒と39℃の発熱が生じ，強い筋肉痛，虚脱感，頭痛，咳等が生じる．高齢者やハイリスク患者では二次的に細菌感染を併発し重症化する．咽頭ぬぐい液などを試料としてAおよびB型インフルエンザウイルス抗原を20分程度で迅速に診断できる免疫化学検査キットが利用できる．A型インフルエンザウイルスは大きな抗原変異が生じやすく世界的な大流行(パンデミック)を起こす．2003年以降，東南アジアを中心に，通常ヒトには感染しないとされる高病原性鳥インフルエンザウイルス(H5N1)に125人が感染し，64人の死者が発生した(2005年11月現在)．ヒトからヒトへの感染も少数であるが疑われており，新型インフルエンザウイルスによる世界的な流行の可能性が憂慮され，WHOが各国と連携して対策を講じている．高病原性の変異インフルエンザウイルスでは出血性気管支炎，肺炎や時に脳症を併発し高率に致死的となることもある．海外ではH5N1型のワクチンの臨床試験が実施され，副作用は少ないが中和抗体の力価上昇は弱く改良が必要であることが報告されている(N Engl J Med, 2006)．また，2004年から日本各地でも養鶏場の鶏にH5N2亜系の鳥インフルエンザの流行が確認され，養鶏業者にも抗体力価の上昇が認められたことから，政府はオセルタミビルの国内備蓄を進めている．

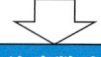

治療戦略
① 中和抗体の獲得による感染予防
② 抗ウイルス薬による治療

インフルエンザワクチン接種→治療戦略①

【代表薬】
インフルエンザHAワクチン(インフルエンザHAワクチン®，ビケンHA®)

【臨床】細菌の二次感染や重症の肺炎合併の高リスク者(慢性肺疾患患者，弁膜性心疾患患者，心不全患者，妊娠第3期の妊婦，高齢者，乳幼児等)に対しては流行前に予防接種を受けることが勧められている．65歳以上の高齢者では発症および死亡を予防する効果は70〜80%とされる．副作用は軽度のものが多く，微熱，悪寒，頭痛，注射部位の腫脹などである．副作用として，急性散在性脳脊髄炎が150万接種に1件以下の頻度で生じるとされる．予防接種のガイドラインについては厚労省のホームページからアクセスできる(http://www.mhlw.go.jp/topics/bcg/guideline/1.html　2007年11月現在)

アマンタジン→治療戦略②

【代表薬】
塩酸アマンタジン(シンメトレル®)

【臨床】 パーキンソン病治療に用いられるアマンタジンはA型インフルエンザウイルスの予防と治療に有効であったが，使用頻度の増加に伴い耐性ウイルスが増加し，現在では選択が推奨されない(抗ウイルス薬の項参照)．

ザナミビル，リン酸オセルタミビル→治療戦略②

【代表薬】
ザナミビル(リレンザ®)

リン酸オセルタミビル(タミフル®)

【臨床】 ザナミビルはAおよびB型インフルエンザのノイラミニダーゼを阻害する機序で(抗ウイルス薬の項参照)治療効果を発揮する．ザナミビルは特別なブリスターに封入されたドライパウダー剤を吸入器にて服用する．オセルタミビルは経口投与が可能である(抗ウイルス薬の項参照)．

■肺炎

〔病態生理〕 原因菌をエアロゾルとして吸引したり，咽頭に定着(コロニー化)した細菌を経気道的吸引し感染する．基礎肺疾患のない成人患者が病院外で感染する市中肺炎の原因菌は①肺炎球菌，②インフルエンザ菌，③マイコプラズマやクラミジア・ニューモニエなどの非細菌性病原体による非定型肺炎の順に多い．時に，④レジオネラ菌も原因となる．一方，院内感染の原因菌は50％以上が⑤グラム陰性桿菌(緑膿菌，クレブシエラ菌等)や⑥ブドウ球菌である．院内感染は市中肺炎より重症で致命率が15〜50％と高い．また，HIV感染患者では⑦ニューモシスチス肺炎のリスクが高い．

治療戦略
原因菌①〜⑦に応じた薬物選択

ベンジルペニシリンカリウム(PCG)→治療戦略の対象菌①

【代表薬】
ベンジルペニシリンカリウム(結晶ペニシリンGカリウム®)

【臨床】 代表的な市中肺炎である肺炎球菌による肺炎は突然発症し，悪寒，発熱，胸痛，湿性の咳，痰(血性の鉄錆の膿性痰)など強い全身症状を生じる．喀痰にはグラム陽性の双球菌が出現する．高齢者や基礎疾患のある患者では重症化すると呼吸困難が出現する．原則として入院治療が必要である．適切な抗菌薬治療がなされ合併症がなければ症状は48時間以内に改善する．入院治療での第1選択薬はベンジルペニシリンカリウム(PCG)の静注である(保険適応上は筋注)．ただし，近年，市中肺炎から分離される肺炎球菌にもペニシリン結合蛋白の変異によるペニシリン耐性株の比率が増加しており，わが国でも欧米でも50％前後に達する．したがって，投与量は高用量が望ましく，常用量の2〜4倍(日本呼吸器学会ガイドラインより引用)を投与する．ペニシリン高度耐性の場合は，第3世代セフェム系薬，フッ化キノロン薬(トスフロキサシン，モキシフロキサシン等)，最悪の場合はバンコマイシンの使用が必要となる．従来，キノロン薬は肺炎球菌などの呼吸器感染菌に対して抗菌力が弱かったが，これらの菌に抗菌力の強いニューキノロン薬が開発され，レスピラトリーキノロン(呼吸キノロン)薬と呼ぶことがある．代表薬としてスパルフロキサシン，トスフロキサシン，ガチフロキサシン，モキシフロキサシン，高用量のレボフロキサシンなどである．

肺炎球菌ワクチン→治療戦略の対象菌①

【代表薬】
肺炎球菌ワクチン(ニューモバックス®)

【臨床】 異なる肺炎球菌株の多糖抗原に対する多価肺炎球菌ワクチンが開発されており，慢性肺疾患，悪性リンパ腫，肝硬変，65歳以上の高齢者などの肺炎球菌性肺炎の高リスク群に接種が勧められている．

第2世代セフェム(セフロキシム), フッ化キノロン薬 → 治療戦略の対象菌②

【代表薬】
セフロキシムアキセチル(オラセフ®)

セフロキシムナトリウム

【臨床】グラム陰性桿菌のインフルエンザ菌による肺炎は1歳前後の幼児に多い．タイプbの抗原をもつ菌株(Hib)が最も有毒である．従来の第1選択はアンピシリンまたはアモキシシリンであったが，近年β-ラクタマーゼ耐性菌が20～30%に増加したため，上記薬が選択となる．海外ではタイプbのインフルエンザ菌に対するワクチンが利用でき，特に髄膜炎の減少に大きな効果を上げている．日本でも2008年に市販の予定である．

テトラサイクリン系薬(ドキシサイクリン), マクロライド系薬(クラリスロマイシン) → 治療戦略の対象菌③

【代表薬】
塩酸ドキシサイクリン(ビブラマイシン®)

クラリスロマイシン(クラリス®)

【臨床】マイコプラズマ肺炎は小児と若年成人に好発する．しつこい咳が特徴で胸部X線で下葉に斑状の気管支肺炎の像を示すが全身症状は比較的軽いため，walk-ing pneumoniaの別称がある．マイコプラズマは細胞壁をもたないためβ-ラクタム薬は無効である．小児ではテトラサイクリン系薬物は歯の着色などの副作用により禁忌であるため，マクロライド系薬(クラリスロマイシン，アジスロマイシン)を使用する．

アジスロマイシン, レボフロキサシン → 治療戦略の対象菌④

【代表薬】
アジスロマイシン(ジスロマック®)

レボフロキサシン(クラビット®)

【臨床】レジオネラ菌はビルや病院の空調装置ラジエータ等の湿度の高い場所に繁殖し空調を介して感染する．β-ラクタム薬は無効である．従来，エリスロマイシンとリファンピシン併用が標準であったが，最近では，アジスロマイシンが推奨される．

市中肺炎で原因菌が不明な場合(エンピリック治療) → 治療戦略対象菌の①から④をカバーする薬物を原因菌の同定ができるまで投与する

【代表薬】
β-ラクタマーゼ配合ペニシリン＋マクロライド薬
レスピラトリーキノロン薬

【臨床】喀痰のグラム染色が技術的にできない状況や，行ったが正確な判定ができない場合には，その地域における病原菌サーベイランスのデータなどに基づいて最も可能性の高い病原菌を想定して初期治療を行わざるを得ない．考慮すべき患者側の因子は，心臓や肺の基礎疾患の有無，年齢，身体所見から評価した重症度(入院の必要性のある中等度以上であるか)などである．市中肺炎の原因菌となる可能性の高い菌は網羅するような薬物の組み合わせを用いる．ただし，できるだけ早期に原因菌を同定し，その時点でより選択性の高い抗菌薬に変更する．

9. 感染症　3) 中耳炎，歯性感染症，上・下気道感染症，尿路感染症

ゲンタマイシン+ピペラシリンまたはセフタジジム→治療戦略の対象菌⑤

【代表薬】
硫酸ゲンタマイシン（ゲンタシン®）

硫酸ゲンタマイシンC_1 : R_1=CH_3　R_2=$NHCH_3$
硫酸ゲンタマイシンC_2 : R_1=CH_3　R_2=NH_2
硫酸ゲンタマイシンC_{1a} : R_1=H　R_2=NH_2

ピペラシリンナトリウム（ペントシリン®）

セフタジジム（モダシン®）

【臨床】院内感染の肺炎は慢性疾患や白血球減少病態を有する患者に合併するため重症化しやすく致命率は25〜50％にのぼる．代表的な原因菌はクレブシエラ菌，エンテロバクタ属，大腸菌，セラチア菌，プロテウス属，アシネトバクタ属等の腸内細菌属と緑膿菌である．アミノ配糖体（ゲンタマイシン等）と抗緑膿菌活性のあるβ-ラクタム薬（ピペラシリン）またはイミペネム，アズトレオナム，抗緑膿菌活性を有するセフェム系薬（セフタジジム）を併用し治療する．

バンコマイシン→治療戦略の対象菌⑥

【代表薬】
塩酸バンコマイシン（塩酸バンコマイシン®）

【臨床】ブドウ球菌は院内肺炎の10〜15％の原因菌である．この菌は感染部位での組織破壊性が強く容易に膿瘍を形成する傾向がある．致命率が30〜40％と高い．黄色ブドウ球菌はペニシリナーゼを産生し，さらにメチシリン耐性黄色ブドウ球菌株（MRSA）も増加している（入院患者から分離される菌の65％がMRSAであるとされる）．メチシリン感受性株に対してはオキサシリン，ナフシリン等のペニシリナーゼ耐性ペニシリンを投与し，MRSAに対してはバンコマイシンを投与する．

ST合剤→治療戦略の対象菌⑦

【代表薬】
スルファメトキサゾール・トリメトプリム（バクタ®，バクトラミン®）

【臨床】ニューモシスチス肺炎はAIDS患者の診断の契機となる臨床症状の60％を占める．亜急性の経過をとり，細菌と異なり間質性肺炎の像を示し，胸部X線像が一見正常でも強い低酸素血症を生じることがある．ST合剤が第1選択であるがAIDS患者では40〜50％で薬疹，好中球減少，血小板減少，発熱等の過敏症状が出現する．その場合にはイセチオン酸ペンタミジンを投与する．

なお，この肺炎は以前ニューモシスチス・カリニ肺炎という名であったが，ニューモシスチス・イロベチーが原因と判明したため，現在の呼び名となった．また，イロベチーは遺伝子解析の結果，原虫ではなく真菌に分類されることとなった．

■尿路感染症

〔病態生理〕尿路は腎盂，尿管，膀胱，尿道，前立腺（男性のみ）から構成される．尿道から膀胱までが下部尿路，尿管と腎盂が上部尿路である．下部尿路感染症では頻尿，排尿痛，尿意切迫，下腹部不快感があるが，発熱等の全身症状は少なく，時に無症候性である．女性は尿道が男性よりも短いため30倍も尿路感染の頻度が高い．リスク因子として性行為，妊娠，分娩，閉経などがある．尿

は混濁し，悪臭がある．上部尿路に感染が及び腎盂腎炎を生じると，悪寒，発熱，悪心，嘔吐等の強い全身症状と特徴的な肋骨脊柱角部(costovertebral angle: CVA)の叩打痛を生じる．

治療戦略

感染の部位と背景により状況を以下の3場面に分けて治療を考える．
① 単純性下部尿路感染症(膀胱炎)
② 上部尿路感染症(腎盂腎炎)
③ 複雑性尿路感染症

ニューキノロン薬の短期投与→治療戦略①

【代表薬】
シプロフロキサシン(シプロキサン®)

【臨床】成人で特に合併症のない単純性尿路感染症の原因菌としては大腸菌と Staphylococcus saprophyticus (腐性ブドウ球菌)が大部分を占める．フッ化キノロン薬の経口3日間投与は極めて有効だが，この薬物の濫用を憂慮し第1世代(セファレキシンなど)または第2世代のセフェムを推奨する専門家もいる．また，米国での第1選択はST合剤であるが，日本では保険適応上，他剤が無効または使用できない場合の投与に限定されているため使用しにくい．

ニューキノロン薬の長期投与→治療戦略②

【代表薬】
ノルフロキサシン(バクシダール®)
塩酸シプロフロサキシン(シプロキサン®)

【臨床】単純性上部尿路感染症の原因菌は下部感染症とほぼ同じであるが，腎盂腎炎に対しては抗菌薬の短期投与では不十分であり10～14日間の投与を行う．中等症で外来治療を行う場合はニューキノロン薬の経口投与を選択するが，重症の場合は入院してアンピシリン＋ゲンタマイシン，もしくは第2または第3世代のセフェム系薬(セフォタキシム，セフトリアキソンなど)の静注投与を行う．解熱すれば経口投与への変更も可能である．

アンピシリン＋ゲンタマイシンまたはイミペネム→治療戦略③

【代表薬】
アンピシリン(ビクシリン®，ソルシリン®)

硫酸ゲンタマイシン(ゲンタシン®)
イミペネム・シラスタチンナトリウム(チエナム®)

【臨床】尿路の先天異常，尿路結石，カテーテル留置，前立腺肥大，神経性膀胱排尿障害等を合併している患者に発症する複雑性尿路感染症では，大腸菌は原因の約20%にすぎず，抗菌薬耐性が強いグラム陰性桿菌である緑膿菌と腸球菌がそれぞれ20%前後を占めている．そのため，上記の薬物が選択となる．

10. 感染症　4) 細菌性心内膜炎，消化管感染症，性行為感染症

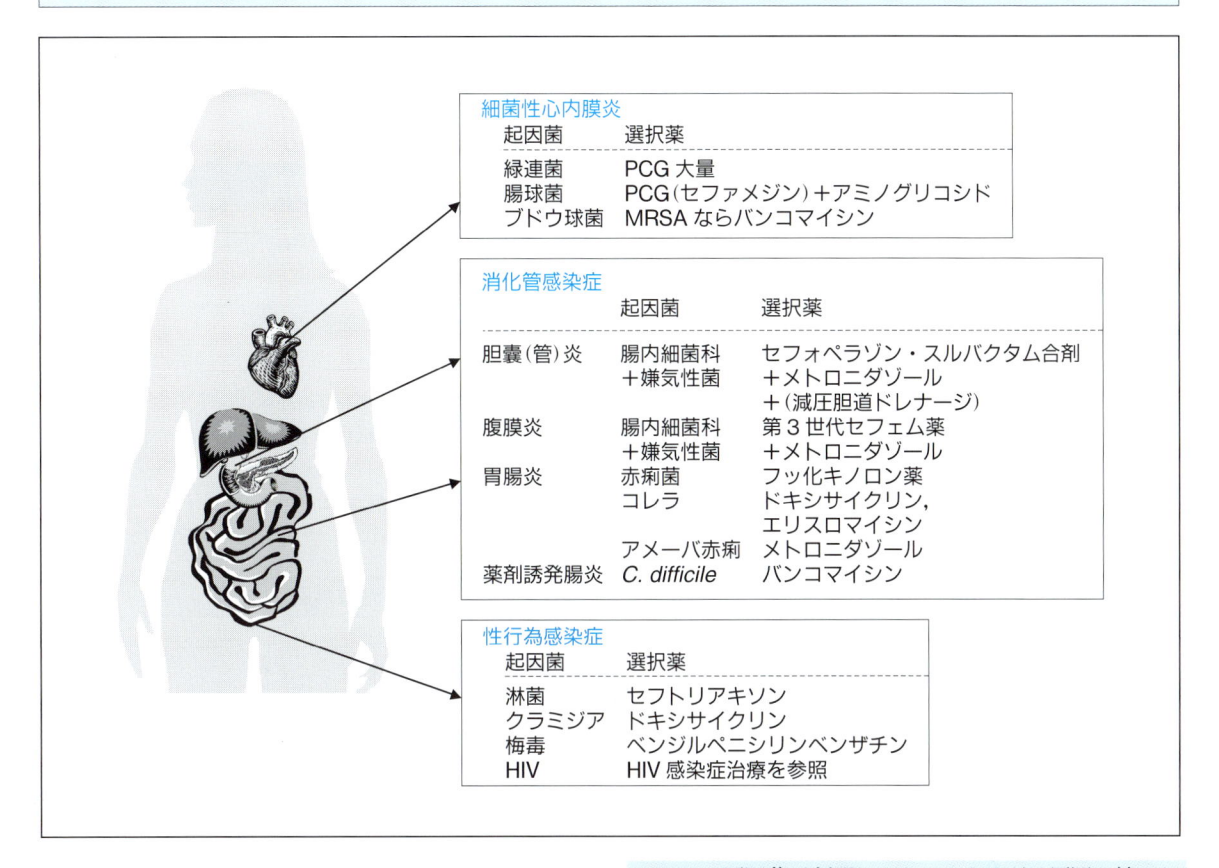

細菌性心内膜炎

起因菌	選択薬
緑連菌	PCG 大量
腸球菌	PCG(セファメジン)＋アミノグリコシド
ブドウ球菌	MRSA ならバンコマイシン

消化管感染症

	起因菌	選択薬
胆嚢(管)炎	腸内細菌科＋嫌気性菌	セフォペラゾン・スルバクタム合剤＋メトロニダゾール＋(減圧胆道ドレナージ)
腹膜炎	腸内細菌科＋嫌気性菌	第3世代セフェム薬＋メトロニダゾール
胃腸炎	赤痢菌	フッ化キノロン薬
	コレラ	ドキシサイクリン，エリスロマイシン
	アメーバ赤痢	メトロニダゾール
薬剤誘発腸炎	C. difficile	バンコマイシン

性行為感染症

起因菌	選択薬
淋菌	セフトリアキソン
クラミジア	ドキシサイクリン
梅毒	ベンジルペニシリンベンザチン
HIV	HIV 感染症治療を参照

■感染性心内膜炎

〔病態生理〕歯磨きや，抜歯，消化管内視鏡検査，膀胱鏡検査，カテーテル検査などの侵襲的な処置の後には一時的な菌血症が生じる．健常人では細菌は速やかに血液中から除去されるが，心臓の弁膜異常(リウマチ性心内膜炎，僧帽弁逸脱など)や心室中隔欠損症を有する患者では病変に伴う乱流やジェットにより弁膜の内皮に傷害が生じ，血栓が形成されやすい．血栓には血液中の細菌が生着しやすく，コロニーを形成するとフィブリンの析出と炎症細胞の集積により疣贅(ゆうぜい)を形成する．上記のリスク因子をもつ患者に原因不明の発熱が持続する場合には，必ず感染性心内膜炎(IE)を鑑別診断のリストに入れなければならない．診断には改訂された Duke 診断基準が用いられる．原因菌は，口腔内常在菌の緑色連鎖球菌(*Streptococcus viridans*)が最多で，他の連鎖球菌，黄色ブドウ球菌，腸球菌，グラム陰性桿菌なども原因となる．時に，増殖が遅いグラム陰性菌である HACEK グループ(*Haemophilus sp., Actinobacillus sp., Cardiobacterium sp., Eikenella sp., Kingella sp.*)の細菌が原因となることもある．抗菌薬を開始する前に，必ず時間を変えて3回以上の血液培養を行う．90%以上で培養が陽性となるので，原因菌が判明したら，できるだけ原因に絞った抗菌活性がある薬物に変更する．ただし，培養は好気性菌と嫌気性菌をセットで行うものとする．通常経過は慢性的で，数週間にわたる倦怠感と体重減少が主症状であるが，弁の破壊が進行すると心雑音が生じ，弁機能不全により心不全が生じる．また，病変部位に形成される菌体を含む血栓が崩壊し血液に輸送され脳梗塞，腎障害を生じることもある．

　人工弁置換術患者では，術後6〜12カ月頃に感染性心内膜炎を生じる危険が高い．原因菌は，コアグラーゼ陰性ブドウ球菌(*Staphylococcus epidermidis* 等)，黄色ブドウ球菌，グラム陰性菌，真菌などが多い．臨床経過は急性で弁破壊が進行すると外科的な弁膜交換が必要となる．

治療戦略

① 原因菌判明前の経験的治療

自然弁IEで亜急性の経過：ベンジルペニシリン（1,800万単位/日）＋ゲンタマイシン→治療戦略①

自然弁IEで急性の経過：セファゾリン＋ゲンタマイシン→治療戦略①

人工弁IE：バンコマイシン＋ゲンタマイシン＋リファンピシン→治療戦略①

【代表薬】
ベンジルペニシリンカリウム（結晶ペニシリンGカリウム®）

硫酸ゲンタマイシン（ゲンタシン®）

硫酸ゲンタマイシンC_1：$R_1=CH_3$　$R_2=NHCH_3$
硫酸ゲンタマイシンC_2：$R_1=CH_3$　$R_2=NH_2$
硫酸ゲンタマイシンC_{1a}：$R_1=H$　$R_2=NH_2$

セファゾリンナトリウム（セファメジンα®）

【臨床】初期の経験的治療は想定される原因菌に対して抗菌力をもれなく発揮するように2剤を併用する．特に，腸球菌（*Enterococcus sp.*）に対しては第3世代セフェム系薬の抗菌活性が弱いことに留意し，原因菌が不明な段階で同薬は使うべきでない．メチシリン感受性ブドウ球菌（MSSA）に対しては，諸外国ではMSSAに限定されたペニシリナーゼ耐性のオキサシリン，クロキサシリン，ジクロキサシリンを投与する．しかし，日本では現在オキサシリンは市販されておらず，後2薬物はアンピシリンとの配合薬としてしか入手できない．また，ビクシリンS®（アンピシリンとクロキサシリン配合剤）は，クロキサシリンの配合比が50％でしかなく，十分な効果の発揮は期待できない．そこで，セファゾリンを代替薬として選択する．ただし，入院患者でMRSA保菌者の場合，セファゾリンはMRSAには活性がないのでバンコマイシンに選択を変更する．原因菌は疣贅組織深部に生息しているので，到達する抗菌薬濃度を高めるために血液中の薬物濃度を十分に高くする必要がある．したがって，抗菌薬は静注投与するのが原則である．コアグラーゼ陰性ブドウ球菌と黄色ブドウ球菌が想定される人工弁IEでは，抗菌効果を高めるためにリファンピシンを併用する．

治療戦略
② 原因菌判明後の特異的治療

ペニシリンG→治療戦略②

【代表薬】
ベンジルペニシリンカリウム（結晶ペニシリンGカリウム®）
【臨床】培養の結果が緑色連鎖球菌で，ペニシリンに感受性が高いことが判明した場合には，ペニシリンG 200万単位を4時間毎に静注（1,200万単位/日）に変更する．通常，臨床効果があれば治療期間は4週間前後である．

バンコマイシン→治療戦略②

【代表薬】
塩酸バンコマイシン（塩酸バンコマイシン®）

【臨床】原因菌がMRSAと判明した場合の選択である．

治療戦略
③ 予防的抗菌薬投与

アモキシシリンまたはアンピシリン＋ゲンタマイシン→治療戦略③

【代表薬】
アモキシシリン（サワシリン®，アモリン®など）

硫酸ゲンタマイシン(ゲンタシン®)

【臨床】感染性心内膜炎の予防抗菌療法に関する米国心臓病学会ガイドラインは2007年に改訂された．心内膜炎の高リスク患者(人工弁置換術後，特定の先天性心奇形，細菌性心内膜炎の既往，弁膜症を発症した心臓移植レシピエント)では歯科処置などに際してはアモキシシリン2g単回経口投与を処置の30分～1時間前に投与する．

■胆囊(管)炎

〔病態生理〕胆囊内胆石症は女性に多く，50％以上は無症候である．健康診断(人間ドック)で超音波検査法を行うと3～5％の頻度で発見される．径10mm以上の胆石が胆囊頸部に嵌頓すると胆汁の流出障害を起こし，胆囊内圧が高まるため心窩部痛(極めて強く疝痛という)，悪心，嘔吐を生じる．胆管の十二指腸への開口部であるファーター乳頭部のOddi括約筋の閉鎖不全があると，腸内細菌が胆汁へ逆流し，腸内細菌による感染症を生じ，胆囊炎を合併するため，発熱，悪寒戦慄を生じる．原因菌は腸内細菌属であるグラム陰性腸内細菌(大腸菌，クレブシエラ菌，エンテロバクタ属等)，腸球菌，嫌気性菌である．胆石が総胆管に嵌頓して生じる胆管炎ではグラム陰性菌の敗血症によりDICやショックを生じやすく，経皮的あるいは外科的に胆道ドレナージを行う必要がある．

治療戦略
① 原因菌判明前の経験的抗菌薬治療

セフォペラゾンとスルバクタム合剤(＋メトロニダゾール)→治療戦略①

【代表薬】
セフォペラゾンナトリウム・スルバクタム合剤(スルペラゾン®)
メトロニダゾール(フラジール®)

【臨床】疝痛発作に対しては鎮痙薬(臭化ブチルスコポラミン：ブスコパン®)，鎮痛薬として非麻薬性オピオイド(ペンタゾシン：ペンタジン®)等を用いた保存的治療を行う．抗菌療法としては，胆管炎では比較的培養陽性率は高いが，胆囊炎では低いので，初期治療としては想定される原因菌を広くカバーする薬物を併用せざるを得ない．薬物選択の条件としては，胆汁への移行性がよく，グラム陰性菌に活性のあるβ-ラクタム薬で，腸管細菌のβ-ラクタマーゼに抵抗性であるかβ-ラクタマーゼ阻害薬であるスルバクタムとの合剤(アンピシリンとの合剤：ユナシン-S®，セフォペラゾンとの合剤：スルペラゾン®)，腸管の嫌気性菌(バクテロイデス・フラジリス)に強い活性のある薬物(第3世代セフェム，メトロニダゾール，クリンダマイシン等)であることである．感染症が治癒した後の根治的治療は外科的胆囊摘除術または腹腔鏡胆囊摘除術が行われる．

■消化管感染症

〔病態生理〕ウイルスまたは細菌による急性消化管感染症は悪心，嘔吐，腹痛と下痢を生じる．嘔吐や下痢による水分と電解質の喪失は健康な成人では通常問題とならないが，幼児や高齢者では電解質異常(低カリウム血症等)と代謝性アシドーシスを生じやすいので，水分補給とともに電解質補給が重要である．

細菌性食中毒とは，病原菌に汚染された食物や飲料水を摂取して感染するか，その菌の産生した毒素を摂取することにより嘔吐や下痢を生じる疾患の総称である．しばしば夏季に集団で発生する．患者からの二次感染はまれなので，隔離の必要はない．毎年3～4万人程度の発症があり多数の原因菌が関係するが，頻度的にはサルモネラ菌と腸炎ビブリオ菌が多い．通常，抗菌薬の適応とはならず水・電解質の補給で自然治癒する．一方，赤痢，腸チフス，コレラ，出血性大腸菌O-157などは感染性が強く，抗菌薬治療と患者隔離の必要があるため食中毒とは区別して扱う．

下痢を病態から分類すると3種に分類される．第1群は赤痢菌，サルモネラ菌，腸管出血性大腸菌のように，腸管組織を傷害し，炎症性下痢を生じるタイプ，第2群はコレラのように細菌自体には組織侵入性はないが，腸管の粘膜細胞の電解質と水の能動分泌を刺激する菌体外毒素を産生するため下痢を生じるタイプ，第3群は腸管ウイルス感染症のように，小腸粘膜上皮絨毛を傷害し上皮に発現しているα-ガラクトシダーゼなどの消化酵素活性を消失させる結果，消化されない炭水化物が腸管内の浸透圧性を亢進させ浸透圧性下痢を生じるタイプである．第1群の腸管感染症では悪寒，発熱，腹痛，下痢，血便が生じる．一方，第2と3群の下痢は白色水様である．第3群の代表的な病原体はロタウイルスやノロウイルスで，冬季に小児で流行する乳児下痢症を生じる．消化管感染症には感染症予防・医療法により届け出義務があるものがあるため便培養の結果は必ず確認する．

治療戦略
① 水と電解質の補充
② 原因菌判明前の経験的抗菌薬治療
③ 原因菌判明後の特異的抗菌薬治療
④ 感染予防措置

経口補水塩(oral rehydration salt: ORS)→治療戦略①

【代表薬】
経口補水塩製剤(オーエスワン®)
内服用電解質剤(ソリタT顆粒®)

【臨床】嘔吐と下痢による生体への影響は水分喪失だけでなく電解質(Na^+, Cl^-, K^+, HCO_3^-)喪失の影響が大きい。下痢に伴う脱力感や筋力低下感は主として電解質異常の症状である。かつて、日本では下痢の民間治療として飲水も含めた経口絶食が推奨されたため、特に水・電解質バランスの調節能が低い乳幼児や高齢者では強い脱水と電解質異常、代謝性アシドーシスを生じて死亡することもあった。消化管からの水の吸収は消化管上皮細胞への Na^+ 吸収により形成される細胞内外の浸透圧勾配に従う受動輸送であるため、水分を消化管から効率的に吸収させるためには、Na^+ の吸収を促進することが重要である。消化管には Na^+ 依存性グルコース共輸送体(SGLT-1)が存在するので、経口補液としては Na^+ だけでなく適度な濃度のグルコースを添加する必要がある。この理論に基づいてWHOのORSが作成され、開発途上国の小児下痢症の治療に多大な効果を上げた。日本でも、類似の組成をもつオーエスワン®(OS-1)が病者用食品として市販されている。小児用にグルコースを含まない経口補液剤(ソリタT顆粒®)も利用できる。スポーツ飲料(ポカリスエット®等)でORSを代用することも可能であるが、糖濃度が過剰なのが欠点である。脱水が重症であれば点滴治療が必要である。

フッ化キノロン系薬→治療戦略②、③

【代表薬】
塩酸シプロフロキサシン(シプロキサン®)

トシル酸トスフロキサシン(オゼックス®)

【臨床】腸チフス感染は、流行地に旅行した患者が経口感染し、1～2週間の潜伏期の後、徐々に発熱し頭痛、関節痛、腹痛、下痢を生じることが多い。数日後に熱は40℃前後に上昇し稽留する。10%の患者では特徴的なバラ疹が皮膚に出現する。細菌は粘膜侵入性であり、治療が遅れると、腸に潰瘍を形成し、出血、腸穿孔、菌血症を合併する。まれに無症候性保菌者がいるが、その場合は飲食業につくことを禁じられる。非チフス性サルモネラ感染症は重症例や幼児、高齢者、AIDS患者などを除いて症状が軽く、通常抗菌薬の投与は不要である。赤痢は赤痢菌による直腸からS状結腸を中心とする腸管感染症で、菌が強い腸管侵入性をもつため、直腸粘膜を中心に強い炎症を生じ、激しい腹痛と粘血便、直腸粘膜の刺激症状であるテネスムス(しぶり腹)が生じる。

通常の診療で遭遇する腸管感染症はほとんどが自然治癒するので抗菌薬の投与は不要であるが、臨床症状等から上記の病原菌による炎症性下痢を否定できない場合には、便培養の結果が判明するまで抗菌薬の投与を行うことも多い。上記の原因菌に抗菌活性のある、フッ化キノロン薬(トスフロキサシン、シプロフロキサシン等)を3～5日間投与する。腸管侵襲性細菌感染を疑う場合には、腸管運動を抑制するロペラミドなどの止瀉薬(下痢止め)を投与すると症状が悪化することがあるので安易に投与すべきでない。

テトラサイクリン系薬→治療戦略③

【代表薬】
塩酸テトラサイクリン(アクロマイシン®)

塩酸ドキシサイクリン(ビブラマイシン®)

【臨床】ビブリオ・コレラ菌O-1またはO-139の腸管感染は、嘔吐と大量の水様性下痢(米のとぎ汁様と形容される)を生じ、重症例では便量は1時間当たり1Lにも及ぶため強い脱水と電解質異常を起こし、適切な治療がなされないと乏尿と循環不全を招き致命的となることがある。アジアへの旅行中に感染することが多く、近年では年間15例前後が発症している。治療には十分な輸液が最も重要である。抗菌薬としては小児と妊婦を除いてはテトラサイクリン系薬(ドキシサイクリンなど)の単回投与が40年以上第1選択であった。近年耐性の報告があり、その場合にはエリスロマイシン3日間投与が推奨される。最近、半減期の長いアジスロマイシンの単回投与の有効性も報告されている(N Engl J Med, 2006)。コレラを含む海外渡航者のための感染症情報は厚生労働省

検疫所の運営するFORTH（http://www.forth.go.jp/）に詳しい．

メトロニダゾール→治療戦略③

【代表薬】
メトロニダゾール（フラジール®）
【臨床】アメーバ赤痢による大腸炎は一般に緩徐な発症経過をとり粘血便やテネスムスを生じる．男性同性愛患者に多い．輸入感染症の例も多いので渡航歴に注意する．肝膿瘍を合併することもある．診断は便中に栄養虫体またはシストを検出すれば確定する．大腸粘膜生検の組織像や血清抗体価も参考になる．治療にはメトロニダゾールを用いるが，投与量は保険適応のトリコモナス腟炎の3〜4倍量（1日1,500〜2,225 mg）を5〜10日経口投与する必要がある．このため悪心などの消化器系副作用が発症することが多い．また，アンタブース様のアルコール不耐性を副作用として生じるので飲酒は禁ずる．

バンコマイシン→治療戦略③

【代表薬】
塩酸バンコマイシン（塩酸バンコマイシン®）
【臨床】入院患者で広域抗生物質の投与を受けている患者に下痢が生じた場合には，芽胞形成性のグラム陰性嫌気性菌である *Clostridium difficile*（クロストリジウム・デフィシル）菌の過剰増殖により産生された毒素による抗生物質誘発性の偽膜性大腸炎の可能性がある．*Klebsiella oxytoca* による急性出血性腸炎も重要である．本疾患を疑う場合には，まず原因と疑われる抗菌薬を中止する．次いで必要に応じてバンコマイシンの経口投与を行う．欧米ではメトロニダゾールを推奨することも多い（日本では保険適用外）．最近，米国を中心にフッ化キノロン薬に対して耐性変異をもつデフィシル菌の罹患と死亡の増加が報告されている（N Engl J Med, 2005）．

ホスホマイシン→治療戦略④（③）

【代表薬】
ホスホマイシン（ホスミシン®）

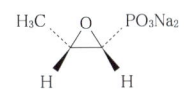

$$\begin{array}{c} H_3C \quad O \quad PO_3Na_2 \\ \diagdown \diagup \\ H \quad H \end{array}$$

【臨床】腸管出血性大腸菌O-157（時にO-26，O-111）に汚染した飲水や食事から経口摂取すると，4〜8日後に下痢が始まり1〜2日で血性下痢となる．1割程度の患者，特に小児や高齢者では出血性尿毒症症候群（hemolytic uremic syndrome: HUS）を発症し，3%が死亡する．夏季に集団発生することが多い．診断は便の培養と便中のベロ毒素の検出である．ORSによる体液管理が重要であり，腸管運動を抑制するロペラミドやコデインなどは，ベロ毒素を腸管内に滞留させるため投与は禁忌である．抗菌薬治療については賛否両論である．欧米の成書では菌体からの毒素遊離を助長するので禁忌とするものもある．原因菌は感染後数日で腸内から消失するため溶血性尿毒症発症後の抗菌薬投与は不要であるとする意見も多い．EBMの観点からは，可否を判断するに十分な臨床試験データも少ないのが実情である．日本では抗菌薬治療を選択する場合には小児ではホスホマイシン，成人ではフッ化キノロン薬が推奨されている．家庭などでの一次および二次感染の予防には排便後や食事前の手洗いの励行，食品の十分な加熱，台所やまな板の除菌などが重要である．

ウイルス性下痢症→治療戦略④

【臨床】ウイルス性下痢症は冬季の小児下痢症の主要な原因で，発熱，腹痛，下痢を主症状とする．血便を生じることはない．ロタウイルス，ノロウイルスとアデノウイルスが病原体として重要で，両者とも便中のウイルス抗原を検出することにより診断が可能である．便および吐物中のノロウイルス遺伝子の検査が2007年から可能となった．治療はORSである．最近，長らく待たれた安全なロタウイルスワクチンの臨床試験の結果が異なる2グループから報告され，90%前後の有効率があり腸重積などの有害反応もないことが報告された（N Engl J Med, 2006）．

■腹膜炎

〔病態生理〕腸管内細菌叢は好気性および嫌気性菌から構成されている．したがって，腹部外傷，外科手術，虫垂炎，癌や手術後の腸管癒着による腸管イレウスや炎症性腸疾患に伴う腸管小穿孔で腸管内容物が腹膜腔に漏出したり，女性外性器感染症の原因細菌が卵管を介して腹腔内に侵入した場合に発症する腹膜炎は基本的にグラム陰性好気性菌と嫌気性菌の混合感染である．女性の生殖器から波及する腹膜炎は骨盤内に限局することが多く，骨盤内感染症（pelvic inflammatory disease: PID）といわれることもある．肝硬変患者では臨床的に検出できる腸管穿孔がないにもかかわらず腹膜炎を発症することがあり，特発性細菌性腹膜炎（spontaneous bacterial peritonitis: SBP）と呼ばれる．腎不全患者で腹膜透析療法（continuous ambulatory peritoneal dialysis: CAPD）を施行している患者では，皮膚表面と腹腔が透析カテーテルで連絡されているため表皮の常在細菌により腹膜炎を発症する危険が大きい．腸管内容物の漏出量が少ないと限局した膿瘍を形成するが（虫垂炎等），多い場合には腹腔内全体に炎症が波及し（汎腹膜炎），敗血症，DIC，ショックを起こす．臨床症状としては，強い腹痛，悪心・嘔吐，発熱が見られ，身体所見では筋性防御や反跳痛を伴う腹痛，蠕動音消失が観察される．検査では白血球増加，腹部X線写真で横隔膜下のフリーエアー像，腸管閉塞により拡張した腸管腔に液面形成を伴うニボー（niveau）像が見られる．

治療戦略
① 原因菌判明前の経験的治療 ② 外科的処置

第3世代セフェム薬(セフトリアキソン等)+メトロニダゾール→治療戦略①

アンピシリン・スルバクタム合剤→治療戦略①

【代表薬】
セフトリアキソンナトリウム(ロセフィン®)

メトロニダゾール(フラジール®)
アンピシリン・スルバクタム合剤(ユナシン-S®)

【臨床】腹膜炎の原因菌は腸管内細菌叢に由来するため、腸内細菌科、特に好気性腸内グラム陰性細菌と嫌気性菌(特にバクテロイデス属)に十分な抗菌活性をもつ薬物を併用することが多い。上記の併用療法を静注で行う。

閉塞病変の切除とドレナージ→治療戦略②

【臨床】腹膜炎の原因となった消化管穿孔の部位が特定できる場合や、虫垂炎等のように原因病変を外科的に摘除可能な場合には速やかに外科的処置を行い、ドレナージを実施する。

■腹膜透析患者の腹膜炎

〔病態生理〕CAPD患者では平均して1年間に1回程度腹膜炎を生じる。腹痛、発熱が生じ、透析液が白濁すると腹膜炎を疑い、透析液の培養で診断を確定する。表皮に常在するコアグラーゼ陰性ブドウ球菌が腹膜炎の原因となることが多い(60%)。

治療戦略
① 原因菌判明前の経験的治療 ② 原因菌に特異的な抗菌薬治療

残存尿量>100 mL/日:セファゾリン+セフタジジムの透析液内投与→治療戦略①

残存尿量<100 mL/日:セファゾリン+トブラマイシンの透析液内投与→治療戦略①

【臨床】国際腹膜透析学会の成人腹膜透析腹膜炎に対する経験的治療ガイドライン(2000年)では、残存腎機能により抗菌薬の選択を変えている。残存尿量がある場合には、それ以上の腎機能障害を避けるため、アミノグリコシド薬を選択しない。選択された薬物はいずれも腎排泄型薬物なので、セファゾリンとセフタジジムは1gを1日1回腹膜透析液内に投与する。

CAPD腹膜炎の原因菌が判明した後の治療→治療選択②

【代表薬】
コアグラーゼ陰性ブドウ球菌→アンピシリン・スルバクタム合剤(ユナシンS®)
黄色ブドウ球菌→MSSAならセファゾリン、MRSAならバンコマイシン
腸球菌→アンピシリン+ゲンタマイシン
緑膿菌→レボフロキサシン+セフタジジム

【臨床】詳細な投与量については上記のガイドラインを参照すること。

■性行為感染症

〔病態生理〕古典的な性行為感染症(sexually transmitted disease: STD)は、淋病、梅毒、軟性下疳、性病性リンパ肉芽腫、鼠径部肉芽腫であるが、現在では、その他の疾患(HIV感染症、クラミジア感染症、ヘルペス、毛ジラミ、B型肝炎ウイルス等)が実数では古典的な性病を上回ると推測されている。淋菌性尿道炎を発症した男性患者では排尿時の尿道不快感、灼熱感、頻尿、膿性分泌物が生じる。女性では尿道炎や子宮頸管炎を生じても臨床症状は男性より軽い。患部の膿性分泌物のグラム染色で白血球内に貪食されたグラム陰性双球菌が観察されれば、培養を待たなくとも診断はほぼ確実である。分泌物中の淋菌抗原の検出も診断に利用できる。クラミジア(Chlamydia trachomatis)は淋病よりも潜伏期が長く症状は軽く、女性では特に症状が軽い。放置すれば男性では副睾丸炎、尿道狭窄、女性では卵管炎から骨盤内感染症、卵管狭窄から不妊症を合併することがある。感染女性から生まれる新生児にはクラミジア眼炎が生じる。クラミジアは培養が困難であるため、初尿を検体とするPCR法による特異的核酸増幅法やクラミジアザイムなどによる病原体の抗原検出により診断する。尿道炎症状を示すが、淋菌もクラミジアも検出されない例では、ウレアプラズマやマイコプラズマの感染が原因であることがある。梅毒トレポネーマ感染では、感染から3週間前後で感染部位の皮膚に小丘疹が生じ、自壊して無痛性潰瘍(硬性下疳)を形成する。潰瘍部にはトレポネーマが存在し感染源となるが自然に治癒する。感染局所のリンパ節は無痛性に腫大する(第1期)。感染3カ月前後に80％の患者で鮮紅色のバラ疹が出現する。皮疹は手掌、足底に顕著で、口腔や咽頭に赤い暈をもつ灰白色円形粘膜斑とびらん病変を形成する。外陰部、肛門周囲、腋窩、乳房下の皮膚には湿潤性の疣状あるいは扁平隆起性病変(扁平コンジローマ)が出現し感染源となる。その後病変は2～3年間消長を繰り返す。脱毛や全身性のリンパ節

腫大を生じることもある（第2期）．さらに，未治療のまま放置すると約30％の患者で感染後3〜10年後に身体各部で肉芽腫性変化（ゴム腫）を生じる．鼻粘膜などに生じると鼻中隔の破壊と鼻の変形を残す．骨膜炎を生じると強い痛みを感じる．大動脈壁に炎症を生じると大動脈瘤や大動脈弁閉鎖不全を生じる．また，未治療患者の5％は神経梅毒を生じる．脳底部の髄膜炎により同部を通過する脳神経障害（脳神経麻痺，瞳孔異常）を生じ，脳実質が侵されると進行性麻痺を発症する．脊髄の病変は運動失調と下肢の電撃痛を生じる．診断には梅毒血清検査（STS）を利用する．STSが擬陽性になる病態では特異性の高いTPHA等の検査が必要である．STDの治療には患者のセックスパートナーの治療が不可欠である．また，性嗜好の変化によりSTD病原体による口腔，咽頭，肛門・直腸部の病変も日常化しているので見逃さないよう注意が必要である．

治療戦略
① 尿道炎原因菌判明前の経験的初期治療
② 原因菌に対する特異的治療

セフトリアキソン＋ドキシサイクリン（またはアジスロマイシン）→治療戦略①

【代表薬】
セフトリアキソンナトリウム（ロセフィン®）
塩酸ドキシサイクリン（ビブラマイシン®）

【臨床】 性病には重複感染が多い．尿道炎を主症状とし淋菌性尿道炎を疑う場合でも初期治療にはクラミジアの重複感染を考慮した対応が必要である．米国CDCの2006年治療ガイドライン（http://www.cdc.gov/std/treatment/2006/rr5511.pdf）では，核酸増幅法によりクラミジア感染が否定できる場合を除いて，尿道炎は淋菌とクラミジアの混合感染を想定して治療すべきであるとしている．初期治療としては，淋菌にはセフトリアキソン125 mg筋注1回を投与し，クラミジアに対してアジスロマイシン1 g経口投与1回かドキシサイクリン100 mg経口投与1日2回，7日間を推奨している．妊娠女性にはドキシサイクリンは禁忌なのでエリスロマイシンを使用する．

ベンジルペニシリンベンザチンまたはアモキシシリン→治療戦略②

【代表薬】
ベンジルペニシリンベンザチン（バイシリン®）

アモキシシリン（サワシリン®）

【臨床】 梅毒の治療にはすべての病期でペニシリンGが第1選択である．*Treponema pallidum*のペニシリン感受性は高いため組織濃度は低濃度でよいが，6〜8日その濃度を維持することが必要である．欧米では徐放性の筋注剤形であるベンザシン・ペニシリンG 240万単位を1回筋注するのが標準的治療である．しかし，日本では同剤形が発売中止になったため，ベンジルペニシリンベンザチンまたはアモキシシリンで代用せざるを得ない．投与期間は第1期では2〜4週間であるが，感染後1年以上経過した患者には中枢病変を併発している可能性が高いため，第2期では4〜8週間，第3期以降で8〜12週間とする．早期梅毒をペニシリンで治療すると50％の患者で投与後6〜12時間に全身倦怠，発熱，頭痛，梅毒病変の一時的悪化（Jarisch-Herxheimer反応）を生じるので，あらかじめ患者に薬物の副作用ではないことを説明しておく必要がある．

クラリスロマイシン→治療戦略②

【代表薬】
クラリスロマイシン（クラリス®）

【臨床】 成人男子の尿道炎の70％は非淋菌性尿道炎であるが，そのうち30〜40％ではクラミジアが検出されないので非クラミジア性非淋菌性尿道炎と診断される．原因病原体はウレアプラズマやマイコプラズマと想定されており，クラリスロマイシン等の2週間投与が推奨されている．

抗HIV薬→治療戦略②

【臨床】 HIV感染症の項を参照されたい．

11. 感染症　5）抗生物質の作用機序：蛋白合成阻害薬，核酸合成阻害薬

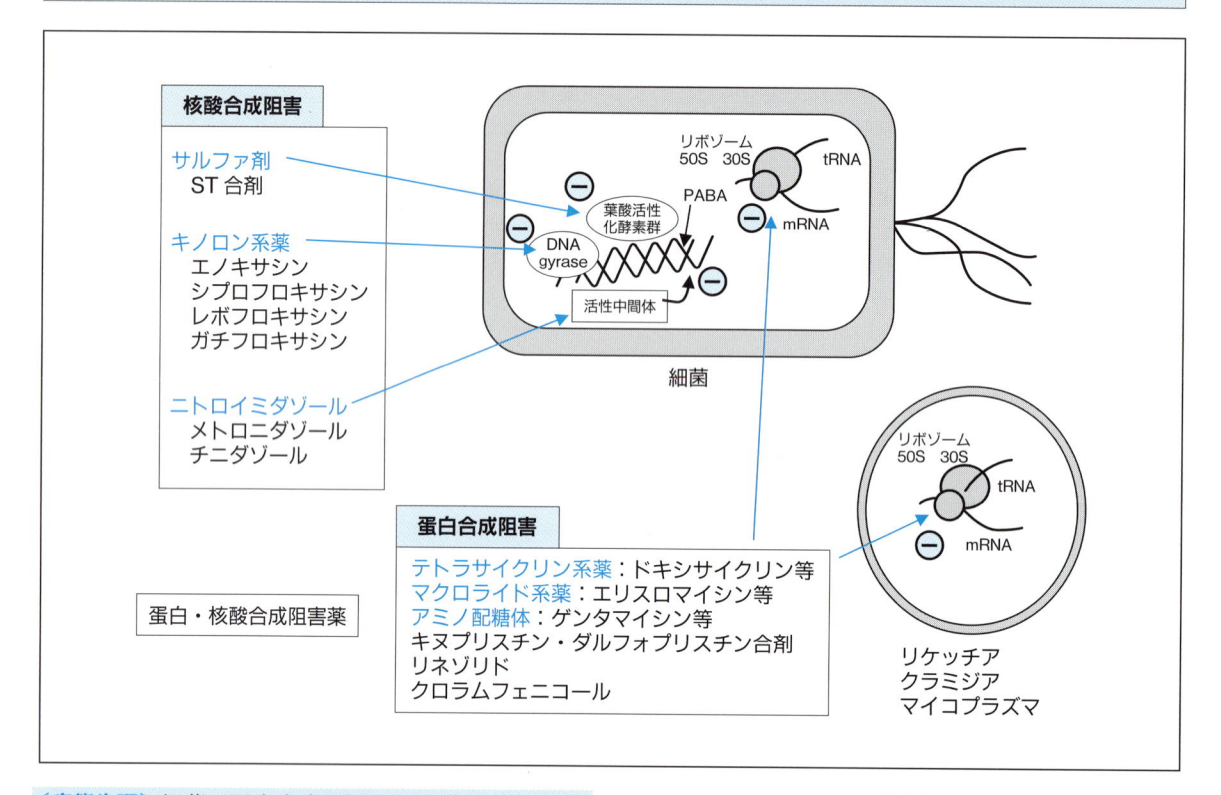

核酸合成阻害

- サルファ剤
  - ST合剤
- キノロン系薬
  - エノキサシン
  - シプロフロキサシン
  - レボフロキサシン
  - ガチフロキサシン
- ニトロイミダゾール
  - メトロニダゾール
  - チニダゾール

蛋白・核酸合成阻害薬

図中ラベル：リボソーム 50S 30S、tRNA、mRNA、PABA、葉酸活性化酵素群、DNA gyrase、活性中間体、細菌

蛋白合成阻害

- テトラサイクリン系薬：ドキシサイクリン等
- マクロライド系薬：エリスロマイシン等
- アミノ配糖体：ゲンタマイシン等
- キヌプリスチン・ダルフォプリスチン合剤
- リネゾリド
- クロラムフェニコール

リケッチア
クラミジア
マイコプラズマ

〔病態生理〕細菌の蛋白合成に働くリボソーム（50Sと30S）はヒトと異なった遺伝子構造をもつので，細菌のリボソームに選択的な抑制効果を発揮する化学物質が抗菌薬として用いられる．また，ヒトは核酸合成の補酵素として必要なビタミンである葉酸を食事から摂取するが，細菌は外来性の葉酸を利用できず，自らの菌体内でp-アミノ安息香酸（PABA）から葉酸を合成している．この点を利用して，細菌の葉酸合成酵素を阻害する機序で細菌に対する選択毒性を発揮することも可能である．また，原核生物である細菌では，DNAの複製過程でDNA gyrase（ジャイレース）が，弛緩型閉環状DNA分子に負の超らせん構造を導入するが，真核生物であるヒトでは同様の反応にトポイソメラーゼが関与している．したがって，細菌のDNA gyraseに特異的な阻害薬は細菌に選択的な毒性を発揮することが期待できる．クラミジア，マイコプラズマは細菌と異なりペプチドグリカンからなる細胞壁をもたないため，β-ラクタム薬などの細胞壁の合成を阻害する機序の抗菌薬は無効であるが，リボソームは細菌と類似しているため細菌の蛋白合成を阻害する抗菌薬は細菌とリケッチアともに抗菌活性が期待できる．リケッチアはグラム陰性の細胞壁をもつがβ-ラクタム薬は無効である．

治療戦略

① 細菌の蛋白合成阻害
② 葉酸合成阻害
③ 細菌DNA合成阻害

フッ化キノロン系→治療戦略③

【代表薬】

塩酸シプロフロキサシン（シプロキサン®）

・HCl・H$_2$O

ノルフロキサシン(バクシダール®)

【作用機序】細菌の DNA の超らせん構造形成に働く DNA ジャイレースを阻害する DNA 複製阻害作用をもつ．抗菌効果は殺菌的濃度依存的で PAE(post-antibiotic effect)がある．キノロン系抗生物質の抗菌範囲は大きく 4 世代に分けられる．第 1 世代のナリジクス酸等は大腸菌等の好気性グラム陰性桿菌にのみ弱い抗菌効果があるので尿路感染症などに使用された．第 2 世代はキノロン骨格にフッ素が導入されグラム陰性桿菌に対する抗菌活性が高くなるとともに緑膿菌等にも活性が広がった．第 3 世代のフッ化キノロンであるレボフロキサシン(通称，呼吸器キノロン)，スパルフロキサシン，トスフロキサシンはグラム陽性球菌(連鎖球菌や肺炎球菌)にも抗菌活性を獲得し呼吸器感染症にも適応が可能となった．第 4 世代のガチフロキサシンはグラム陰性菌に対して第 3 世代薬よりも抗菌範囲がさらに広がり，インフルエンザ菌やモラクセラ・カタラーリス菌にも有効となるとともに嫌気性菌にも有効となった．日本では第 2 世代以降の薬物をニューキノロン系薬と総称しているが化学的にはフルオロキノロンまたはフッ化キノロンが好ましい呼称である．

【臨床】主要な臨床適応は抗菌活性範囲から考えて，尿路感染症(大腸菌)，消化管感染症(サルモネラ，赤痢菌，キャンピロバクタ菌等)，市中肺炎(肺炎球菌，インフルエンザ菌)などである．シプロフロキサシンはバイオテロリズムへの利用が懸念される炭疽菌や院内感染の緑膿菌にも活性が高い．薬物動態的には，フッ化キノロン薬は消化管吸収が 70% 以上と良好で，個人差が少ないため，尿路・呼吸器感染症の外来診療において経口抗菌療法を行う際に有用である．半減期は 3〜7 時間と短いため 1 日 2〜3 回の投与が必要である．主要消失経路は腎排泄であるので腎機能がクレアチニン・クリアランスとして 40 mL/min 以下になれば減量が必要となる．

副作用は少ないが，悪心，高齢者での中枢性症状(眠気，頭痛，不穏)，光線過敏(特にスパルフロキサシン)，骨・関節障害，アキレス腱周囲炎や断裂，心電図 QT 時間の延長などが報告されている．最近，ガチフロキサシンが高齢者で高および低血糖のリスクを増加させることが報告されて注目されている(N Engl J Med, 2006)．妊婦・授乳婦，小児では骨形成障害のために禁忌である．薬物相互作用としては，キノロン薬は Mg^{2+}，Fe^{2+}，Al^{3+} などの多価陽イオンを含む薬物と併用すると消化管内で錯体を形成し吸収が阻害されるので同時併用は不可である．ノルフロキサシンやエノキサシンは薬物代謝酵素 CYP1A2 分子種の活性を阻害する機序でテオフィリンの血中濃度を増加させる．高齢者でフルルビプロフェン等の NSAID を服用している患者に併用すると不穏状態や痙れんを生じる事例が報告されている．NSAID がキノロン薬の中枢 GABA 受容体遮断効果を数百倍増強するためとされる．

マクロライド系→治療戦略①

【代表薬】
エリスロマイシン(エリスロマイシン®)

クラリスロマイシン(クラリス®)

アジスロマイシン(ジスロマック®)

【作用機序】エリスロマイシンを始めとするマクロライド系抗生物質は，細菌の 50S リボゾームに結合し RNA 依存性の蛋白質合成を阻害する機序で静菌的な抗菌作用を発揮する．ヒトのリボゾームは細菌と構造が異なるため，細菌への選択毒性が発揮される．化学的には炭素数 14〜16 個の大きな員環構造をもつ．最近，低用

量のマクロライド薬の長期投与が抗炎症作用をもち，びまん性汎細気管支炎の治療に有効であることが示唆され広く使用されるようになった．

【臨床】従来マクロライド系抗菌薬はペニシリンとほぼ抗菌範囲が重複し，アレルギーがほとんどないため，ペニシリン過敏症のある患者でペニシリン代替薬として用いられた．また，β-ラクタム薬が無効な非定型肺炎の第1選択薬(マイコプラズマ，クラミジア肺炎の原因となる *Chlamydia pneumoniae, C. trachomatis*)でもあった．さらに百日咳の原因菌である *Bordetella pertussis* とジフテリアの原因菌である *Corynebacterium diphtheriae* にも抗菌力が高く，治療と予防に第1選択である．その後開発された，クラリスロマイシンはレジオネラ菌肺炎にも有効であり，重症例ではリファンピシンとの併用が近年第1選択として推奨されている．新しいマクロライド系薬であるクラリスロマイシンとアジスロマイシンは従来のマクロライド系薬と比べて抗菌範囲はほぼ同じであるがインフルエンザ菌の抗菌力が増加した．また，これらの薬物は AIDS 患者の非定型抗酸菌に対して他の抗結核薬との併用で第1選択となりつつあり，また，クラリスロマイシンは，消化性潰瘍の原因に関係するヘリコバクター・ピロリ感染で，プロトンポンプ阻害薬(PPI)とアモキシシリンとの3剤併用が標準的除菌療法になっている．

薬物動態的にはエリスロマイシンなどのマクロライド薬は酸に不安定であり，胃内で分解するため，経口投与ではバイオアベイラビリティが低かった．クラリスロマイシンとアジスロマイシンは酸に安定なのでこの欠点が改善した．マクロライド薬は組織分布が良好で，特にアジスロマイシンは肺組織，白血球等の細胞内濃度は血液中濃度よりも 10〜100 倍高い．主要な消失経路は肝代謝である．アジスロマイシンは消失半減期が 60 時間と長いため，他の薬物では1週間前後の投与が必要な場合でも3日間の投与で十分である利点がある．

副作用は嘔気，嘔吐，下痢などの消化器症状が主体で，過敏症はほとんどないのが特徴である．エリスロマイシンやクラリスロマイシンは肝薬物代謝酵素 CYP3A4 分子種を阻害する機序で多くの薬物と相互作用を生じる．高用量のエリスロマイシン投与後に QT 時間が延長することがある．

ケトライド系→治療戦略①

【代表薬】
テリスロマイシン〔ケテック®(発売中止)〕

【作用機序】ケトライド系抗菌薬はエリスロマイシンと類似した化学構造をもち，作用機序と抗菌範囲も類似している．感受性のある細菌において 70S リボゾームの 50S サブユニットの 23 SrRNA ドメイン V と II のヌクレオチド残基に結合し，蛋白合成を阻害する．

【臨床】半減期が 10 時間と長いため，1日1回投与が可能である．マクロライド薬耐性菌に対しても効果があるので，今後，口腔連鎖球菌による歯性感染症，マクロライド薬に耐性の肺炎球菌による呼吸器や副鼻腔感染症で価値が認められる可能性がある．重大な副作用としては，発売後約1年の時点で累計15例の原因不明の意識消失発作が報告され，うち4例が自動車運転中の事故に関係していたので，運転や機械操作などの危険な作業を行う患者には投与すべきでない．その他，中枢性の視調節異常，霧視も報告されている．循環器系では，QT 時間延長作用が報告されている．欧米白人では重症の肝障害の報告がある(Ann Intern Med, 2006)ので肝機能障害者での投与は慎重に行うべきである．また，重症筋無力症の患者に投与したところ症状が悪化したとの報告がある．薬物相互作用ではエリスロマイシンと同様に CYP3A4 の基質薬物の代謝を阻害するので併用薬には細心の注意を払う必要がある．特に QT 時間延長作用のあるシサプリド(2000年発売中止)，ピモジドなどの併用は禁忌である．

テトラサイクリン系→治療戦略①

【代表薬】
塩酸ドキシサイクリン(ビブラマイシン®)

塩酸ミノサイクリン(ミノマイシン®)

【作用機序】テトラサイクリン系薬は細菌のリボゾーム30S分画に結合し，aminoacyl t-RNAがm-RNA・リボゾーム複合物と結合するのを妨げ蛋白合成を阻害する．作用は濃度依存的で静菌的である．

【臨床】テトラサイクリン系薬は1950年代に登場した，グラム陽性および陰性菌，嫌気性菌，さらにはリケッチア，マイコプラズマ，クラミジア，レジオネラ菌，梅毒スピロヘータ，マラリア，炭疽菌に及ぶ真に広域な抗生物質である．しかし，初期の濫用により多くの感受性菌に耐性が獲得されたため現在での適応症は当初と比べてはるかに限られたものとなった．テトラサイクリン系薬が第1選択となる感染症はリケッチア感染症〔発疹チフス，ツツガムシ病，ロッキー山紅斑熱(Rocky Mountain spotted fever)等〕とクラミジア感染症(オウム病，クラミジア肺炎，トラコーマ結膜炎，C. trachomatis 尿道炎)である．

ドキシサイクリンがこのクラスの代表薬である．この薬物は消化管吸収がほぼ100%なので，経口投与でも静注と遜色ない血中濃度が得られる．また，消失半減期が約12時間と長いので1日1〜2回投与が可能である．消失経路には肝代謝と胆汁排泄が50%ずつ関与するので腎障害患者でも投与量補正は不要である．ミノマイシンはめまい，嘔気などの前庭神経障害が多い．テトラサイクリン薬は共通して骨・歯組織に沈着し変色を生じるので妊婦と8歳以下の小児には投与すべきでない．光線過敏症にも注意が必要である．

アミノ配糖体系抗生物質→治療戦略①

【代表薬】
トブラマイシン(トブラシン®)

硫酸アミカシン(アミカマイシン®，ビクリン®，硫酸アミカシン®)

硫酸アルベカシン(ハベカシン®)

【作用機序】アミノ配糖体(アミノグリコシド)系抗生物質(aminoglycoside)は好気性グラム陰性菌の30Sおよび50Sリボゾームに不可逆的に結合し蛋白合成阻害効果を発揮する．結合が不可逆的なため，薬物濃度が低下しても一定時間抗菌作用が持続する post-antibiotic 効果(PAE)を発揮する．また，作用は濃度依存的で，殺菌性(bactericidal)である．長年使用されているにもかかわらず耐性菌は少ない．ただし，嫌気性のグラム陰性菌と好気性グラム陽性菌には無効である．

【臨床】アミノグリコシド薬は，好気性のグラム陰性桿菌が関係する敗血症，呼吸器感染症，複雑尿路感染症，腹膜炎，骨髄炎などに適応となる．トブラマイシンやゲンタマイシンが代表薬である．特に，緑膿菌感染ではセフタジジムとの併用が抗菌効果に相乗作用があるので標準的治療である．セラチア属，緑膿菌，シトロバクター属，エンテロバクター属等は，β-ラクタム薬に耐性を示すことがあるので，これらの菌による重症感染症ではβ-ラクタム薬とアミノグリコシドを併用する．腸球菌属(Enterococcus faecalis が代表的)ではアンピシリンとアミノグリコシドを併用する．ストレプトマイシンは結核の治療に用いる．

アミノグリコシド薬は水溶性が高く，経口吸収されないため注射製剤のみが利用できる．また，体外消失は

100％腎糸球体濾過である．したがって，腎機能障害患者では投与量の減量が必要である．また，組織移行性が悪いため，中枢感染症や膿瘍を形成した感染症でも効果が少ない．抗菌効果を高めるためには投与後のピーク濃度を対象菌のMIC以上とする必要があるが，トラフ（最低）濃度の増加は第8脳神経機能障害（聴覚低下，めまい，嘔気）や腎障害を生じるというジレンマがある．腎障害はしばしば非乏尿性腎不全であるので尿量のみで腎毒性作用を評価してはならない．腎機能正常者のアミノグリコシド消失半減期は2〜3時間と短いので，腎機能正常患者に対する1日2〜3回投与では体内蓄積はないが，腎機能障害者，高齢者，新生児・乳児では半減期が延長し重大な体内蓄積が生じることがあるので，薬物血中濃度モニタリングが必要である．ゲンタマイシンとトブラマイシンの血漿トラフ濃度は耳および腎毒性予防の観点から $2\mu g/mL$ 以下とすべきとされている．最近，従来の1日3回投与法ではなく，1日量1回投与法（once-daily regimen）が副作用を軽減する方法として注目されている．また，1日3gのアスピリン投与がアミノグリコシド誘発性難聴の予防に有効であるとの興味深い報告があるが（N Engl J Med, 2006）が，今後の検証が必要である．

リンコマイシン系→治療戦略①

【代表薬】
塩酸クリンダマイシン（ダラシン®）

【作用機序】細菌のリボゾームの50Sに結合し蛋白合成を阻害する機構で静菌的な抗菌効果を発揮する薬物である．グラム陽性球菌に対してはエリスロマイシンに類似した抗菌スペクトラムを有する薬物であるが，嫌気性菌に対しては極めて強い抗菌力を有する．ただし，クロストリジウム・デフィシル（*Clostridium difficile*）には無効である．

【臨床】現在でのこの薬物の主な存在意義は，嫌気性菌，特にバクテロイデス・フラジリス（*Bacteroides fragilis*）感染症の治療である．消化管損傷を伴う腹腔内感染症，婦人科感染症等で好気性菌と嫌気性菌の混合感染が想定される場合に選択となる．また，骨組織への移行もよいので骨髄炎の治療に用いることもある．剤形的には経口および静注製剤が利用できるが，経口吸収率が90％と高いので経口投与でも十分に高い血中濃度が期待できる．主要消失経路は肝代謝である．消失半減期は2〜3時間と短いので，1日2〜4回投与が必要となる．副作用としては，まれにクロストリジウム・デフィシル増殖による下痢や偽膜性腸炎を生じることがある．QT時間延長作用により torsades de pointes を生じることがあるので，静注投与する際には点滴スピードが速くなりすぎないよう注意する．

ニトロイミダゾール系→治療戦略①

【代表薬】
メトロニダゾール（フラジール®）

【作用機序】微生物細胞内でこの薬物のニトロ基が還元されると反応性の高い中間体が産生され微生物のDNA合成阻害を介して作用を発揮する．嫌気性細菌，特にバクテロイデス・フラジリス，クロストリジウム・デフィシルに強い抗菌活性を有する．また，原虫（ランブル鞭毛虫，赤痢アメーバ，トリコモナス）にも有効である．

【臨床】日本では経口剤と腟錠が利用できる（欧米で利用できる静注剤はない）．ただし，経口吸収は90％前後と高いので十分高い血中濃度が期待できる．腹腔内感染症，女性の骨盤内感染症等での好気性菌と嫌気性菌の混合感染では β-ラクタム薬との併用で第1選択となる．また，β-ラクタム薬などによる抗生物質誘発性大腸炎で，クロストリジウム・デフィシルが原因となる偽膜性腸炎の治療ではバンコマイシンと同等の効果があり，より安価であるので第1選択薬となりうる．トリコモナス，ガルドネレラ等による腟炎に対してはゲル剤として投与する．副作用は嘔気などの消化器症状と，まれに四肢のしびれなど末梢神経障害を生じることがある．また，体内でエチルアルコールから生成するアセトアルデヒドを代謝するアセトアルデヒド脱水素酵素を阻害するためアルコール不耐性（アンタブース様作用）を生じるので服用中は禁酒を指導する．ワルファリンの代謝を阻害し抗凝固作用を増強することもあるので注意が必要である．

サルファ剤→治療戦略②
【代表薬】
スルファメトキサゾール・トリメトプリム(ST合剤，経口錠と顆粒はバクタ®，バクトラミン®，注射剤はバクトラミン注®)

スルファメトキサゾール

トリメトプリム

【作用機序】還元された葉酸はプリン環の生合成反応等で1炭素基の転移反応の補酵素として働くため核酸代謝に重要である．ヒトは葉酸を食事から摂取するが，細菌は，p-アミノ安息香酸(PABA)を基質として合成している．サルファ剤はPABAと化学構造が類似しているため，細菌体のPABAからの葉酸合成を競合的に阻害する．スルファメトキサゾール(SMX)はPABAからジヒドロ葉酸への変換を阻害し，トリメトプリム(TMP)はジヒドロ葉酸からテトラヒドロ葉酸への反応を阻害するため，SMXとTMPを5：1の比率で含むST合剤(SMX 400 mg/TMP 80 mg)は，細菌内での連続する2段階の葉酸代謝を阻害するため抗菌作用は相乗的となり，殺菌的な作用を発揮する．グラム陽性球菌(肺炎球菌，ブドウ球菌)および多くのグラム陰性腸管細菌属(大腸菌，サルモネラ菌，赤痢菌)，インフルエンザ菌，ブランハメラ菌に対して活性がある．また，ニューモシスチス・イロベチー，リステリア菌，エルシニア菌，ノカルジア菌にも活性がある．嫌気性菌と緑膿菌には無効である．
【臨床】女性の単純性下部尿路感染症(膀胱炎)の原因菌はほとんどが大腸菌と他の腸内細菌属である．ST合剤は，これらの菌すべてに強い活性をもつので，欧米では膀胱炎治療の第1選択薬となっている．しかし，日本ではなぜか添付文書で，「血液障害，ショック等の重篤な副作用が起こることがあるため他剤が無効または使用できない場合のみ投与を考慮」との警告がついているため使いにくい．AIDS患者のニューモシスチス肺炎の予防と治療や，土壌中の腐生微生物である好気性グラム陽性菌であるノカルジアにより生じる肺病変，皮膚病変，転移性脳膿瘍では第1選択である．ニューモシスチス肺炎の治療では注射剤を用いる．組織浸透(移行)性が高いため，男性の慢性前立腺炎に有効な数少ない薬物でもある．体外消失経路は80％が腎排泄であるのでクレアチニン・クリアランスが30 mL/min以下の患者では50％減量する．半減期は10時間程度なので1日2回投与である．副作用は消化管症状が多いが，3〜4％の患者で皮疹が生じる．時にスティーブンス・ジョンソン症候群等の重症な過敏症も生じる．HIV感染患者では過敏症の頻度が高い(約50％)ので注意が必要である．また，腎尿細管でのクレアチニン分泌を阻害する機序で血清クレアチニン値が増加するが，これは腎機能が悪化したわけではないので心配無用である．血清カリウム濃度を増加させることがあるので注意が必要である．

ストレプトグラミン系→治療戦略①
【代表薬】
キヌプリスチン・ダルホプリスチン(シナシッド®)

キヌプリスチン

$R_1=CH_2CH_3, R_2=N(CH_3)_2$

ダルホプリスチン

【作用機序】この薬物は，新規かつ複雑な構造をもつ化合物であるキヌプリスチンとダルホプリスチンを3対7の比率で含む配合薬である．両成分ともに細菌リボゾームの50Sに結合し蛋白合成を阻害するが，ダルホプリスチンが50Sに結合することで，キヌプリスチンの作用を増強し相乗的に抗菌作用を増強する．
【臨床】この薬物は，近年増加しているバンコマイシン耐性腸球菌(VRE)と黄色ブドウ球菌に効力のある抗菌薬として開発された．したがって，適応はバンコマイシン耐性の腸球菌である*Enterococcus faecium*感染症のみである．同じ腸球菌属でも*Enterococcus faecalis*には無効である．VRE治療の最後の砦であるので，対象菌が不明確な段階で安易に使用しないよう注意する必要がある．注射剤のみが利用できるが，薬物濃度が高くなる

とQT時間延長作用が出現するので，投与の際には急速静注はせず，必ず60分以上かけて点滴投与する．また，注射液への溶解は5％グルコースまたは注射用水で行う．電解質を含む生理食塩水で溶解したり，ヘパリンを混合すると沈殿を生じる．主要な消失経路は肝代謝であり，腎機能障害による投与量補正の必要がない．組織刺激性が強い薬物であるので，点滴部位の血管と周囲組織に炎症，浮腫を30％の頻度で生じる．その他関節痛（4％），悪心（4％），肝機能障害などが生じる．相互作用では，CYP3A4の阻害作用があり，ピモジド，キニジンなどと併用するとQT時間を延長するので禁忌である．また，スパルフロキサシンと併用すると薬力学的な相互作用でQT時間を延長し危険な心室性不整脈を生じる．

オキサゾリジノン系→治療戦略②

【代表薬】
リネゾリド（ザイボックス®）

【作用機序】細菌リボゾームでの翻訳過程の70S開始複合体の形成を妨げ，細菌の蛋白合成を阻害する．
【臨床】保険適応は，バンコマイシン耐性の腸球菌である *Enterococcus faecium* 感染症のみである．リネゾリドはキヌプリスチン・ダルホプリスチンと異なり *Enterococcus faecalis* にも抗菌効果があるにもかかわらず保険適応はない．いずれにせよ，VRE治療の最後の砦であるので，対象菌が不明確な段階で安易に使用しないよう注意する必要がある．経口吸収はほぼ100％であり，経口用錠剤と注射剤がともに利用できる．主要消失経路は肝臓での非CYP酵素による代謝で，腎機能障害時にも全身動態に影響がない．副作用は骨髄抑制（特に血小板減少），末梢神経障害，味覚障害などである．

クロラムフェニコール→治療戦略②

【代表薬】
クロラムフェニコール（クロロマイセチン®）

【作用機序】細菌のリボゾームの50S分画に結合し蛋白合成を阻害する機序で静菌性（bacteriostatic）の抗菌効果を発揮する．しかし，高濃度では哺乳類の骨髄細胞のミトコンドリアの蛋白合成を阻害し，貧血を生じるなど血液毒性が比較的高い．グラム陽性および陰性の好気性，嫌気性菌，さらにリケッチア，クラミジアにも有効な広域抗菌スペクトラムを有する最初の合成抗菌薬であり，50年前には広く使用された．
【臨床】経口錠，腟錠，注射製剤が利用できる．クロラムフェニコールは，まれに（1/40,000）再生不良性貧血を生じるので，現在ではごく限定された臨床状況を除いて使用されない．この薬物は中枢移行性がよく，髄膜炎の原因菌（肺炎球菌，インフルエンザ菌，髄膜炎）に殺菌的に作用するので，強いβ-ラクタム薬過敏症のある患者での髄膜炎治療には使用される可能性がある．新生児ではこの薬物の肝代謝に関係するグルクロン酸転移酵素が未発達なため，過剰の蓄積からGray baby症候群を生じるため投与すべきでない．

12. 感染症　6) 抗生物質の作用機序：細胞壁合成阻害薬

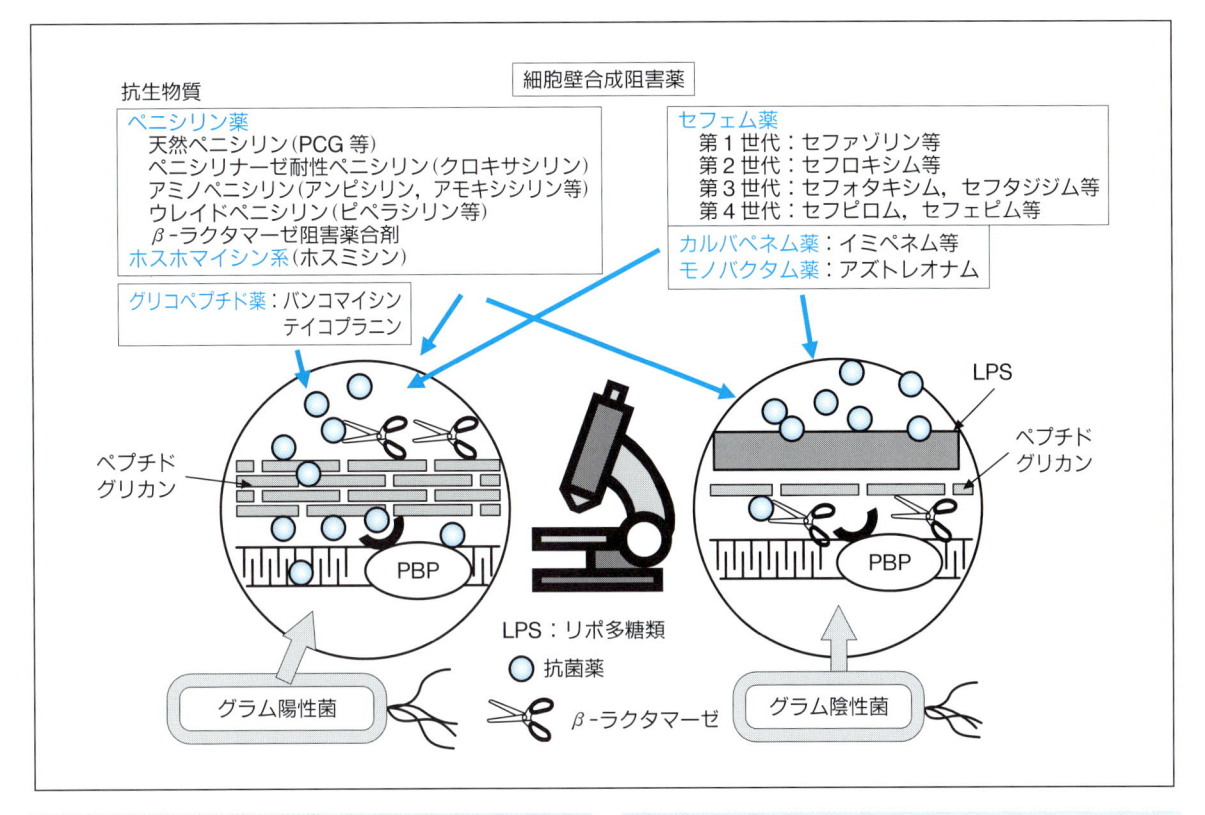

細胞壁合成阻害薬

抗生物質
- ペニシリン薬
  - 天然ペニシリン(PCG 等)
  - ペニシリナーゼ耐性ペニシリン(クロキサシリン)
  - アミノペニシリン(アンピシリン, アモキシシリン等)
  - ウレイドペニシリン(ピペラシリン等)
  - β-ラクタマーゼ阻害薬合剤
- ホスホマイシン系(ホスミシン)
- グリコペプチド薬：バンコマイシン, テイコプラニン
- セフェム薬
  - 第1世代：セファゾリン等
  - 第2世代：セフロキシム等
  - 第3世代：セフォタキシム, セフタジジム等
  - 第4世代：セフピロム, セフェピム等
- カルバペネム薬：イミペネム等
- モノバクタム薬：アズトレオナム

LPS：リポ多糖類
○ 抗菌薬
✂ β-ラクタマーゼ

グラム陽性菌　／　グラム陰性菌

〔**病態生理**〕病原微生物の薬物治療の基本的な戦略は，ヒト細胞と微生物の細胞内生化学反応の差異を利用して，微生物に選択的な毒性を発揮することである．ヒトの細胞膜と異なり，細菌細胞の外壁には堅固な細胞壁が存在するが，特にグラム陽性菌の細胞壁はペプチドグリカンと呼ばれる 50～100 層の三次元的なアミノ糖の網目構造体で構成されている．ペニシリン，セフェム系薬などの β-ラクタム構造をもつ抗菌薬は，ペプチドグリカン生成の最終過程に作用する酵素（ペニシリン結合蛋白群：PBP）に結合し活性を阻害する機序で抗菌作用を発揮する．β-ラクタム薬の存在下で合成された細菌の細胞壁は脆弱化し，細菌の細胞内圧により容易に破綻（溶菌）し，細菌は死滅する．一方，グラム陰性菌の細胞外壁のペプチドグリカンは 1～2 層とグラム陽性菌よりはるかに薄く，その外側にリポ多糖(LPS)からなる厚い外層が存在する．グラム陰性菌に対する β-ラクタム薬の抗菌活性がグラム陽性菌に対するそれより一般に弱い理由は，グラム陰性菌外層のリポ多糖層が薬物浸透の障害となるためである．また，グラム陽性菌には β-ラクタム薬を不活化する β-ラクタマーゼがペプチドグリカンの外側に存在するが，グラム陰性菌では抗菌薬の浸透の障壁となるペプチドグリカン層の内側に存在するため，その作用がより効果的であることも一因とされている．グラム陰性菌の死滅により血液中に遊離するリポ多糖は DIC や敗血性ショックの原因物質となるので，グラム陰性桿菌の重症感染症治療に当たっては，治療開始後 DIC が発生することがあるので注意が必要である．

治療戦略
① 細菌膜合成阻害
② 細菌の蛋白合成阻害
③ 葉酸合成阻害
④ 細菌 DNA 合成阻害

ペニシリン系薬→治療戦略①

【**作用機序**】ペニシリンは代表的な β-ラクタム薬で，thiazolidine 環と β-ラクタム環を有する．その作用機序は病態生理で述べた通りである．しかし，ペニシリン薬には抗菌範囲などの特性に大きな差異があるので以下にクラス別に解説する．ペニシリン薬の作用機序は PBP への結合に依存するので，抗菌効果は薬物が MIC 以上の濃度に維持された時間に依存する（時間依存性効果）．したがって，投与方法は 1 回当たりの投与量を増加させて最高濃度を増加させるよりも，投与回数を分割

してMIC以上の時間を延長するよう配慮する．細菌以外のマイコプラズマ，リケッチア，クラミジア，真菌には無効である．

1) 古典的ペニシリン（ペニシリンGとその耐酸性薬）
【代表薬】
ベンジルペニシリンカリウム（注射剤：結晶ペニシリンGカリウム®，経口剤：バイシリン®）

フェネチシリンカリウム〔シンセペン錠®（発売中止）〕

【抗菌作用の特徴】天然型のペニシリン（ペニシリンG：PCG）は，未だに多くのグラム陽性菌（肺炎球菌，A群溶血性連鎖球菌），髄膜炎に対して強い効果を有している．しかし，黄色ブドウ球菌のようにβ-ラクタム環を開裂させるβ-ラクタマーゼ（ペニシリナーゼ）を有する菌には無効である．スピロヘータ感染症である梅毒，レプトスピラ病には有効である．

【臨床】注射剤のPCGは，日本の添付文書上では筋注投与が唯一の用法となっている．しかし，欧米では同じ製剤を点滴で使用しており，日本でも緑色連鎖球菌（*Streptococcus viridans*）の心内膜炎，髄膜炎菌による髄膜菌，A群溶血性連鎖球菌による壊死性筋膜炎（俗称：人食いバクテリア感染症）などの重症感染症の治療では確実に高い血中最高薬物濃度を得るためにPCGを点滴投与で用いることが多い．そもそも本剤を筋注すると局所痛が強いため，欧米では筋注を避けるよう記載がある．PCGの消失半減期は30分程度と極めて短いため頻回の投与が必要である．添付文書では1日2～4回とされているが，サンフォード等の欧米成書では4時間毎または持続点滴投与を推奨している．投与量について，添付文書では1回30～60万単位を1日2～4回（1日量として60～240万単位）とされているが，この投与量では不十分である．上記の重症感染症に対しては，成人で1日量1,800～3,000万単位の大量が必要となることも多く，ペニシリン感受性の肺炎球菌肺炎の治療に対する少量投与でも1日300～600万単位が必要とされる．PCGは酸に不安定なので経口投与後のバイオアベイラビリティは20％程度と低く経口投与は推奨されない．フェネチシリンカリウムは天然型ペニシリンの耐酸性を改善した薬物で吸収率はPCGよりもよい．A群溶血性連鎖球菌による咽頭炎などの軽症感染症治療に経口投与で用いられる．最近，PCGに耐性をもつ肺炎球菌が増加している．ペニシリンに対する耐性度によりペニシリン低感受性菌（PISP）とペニシリン耐性菌（PRSP）に分類されるが，患者から分離される肺炎球菌の30～50％が耐性菌であるので，使用する際には必ず感受性試験を行うべきである．

ベンザシン・ペニシリンGはPCGを水に難溶なアンモニウム塩とした筋注用のデポ剤形で，高い血中濃度は必要としないが長期間抗菌薬血中濃度を持続させる必要があるリウマチ熱などの再発予防や梅毒治療に欧米で用いられている．梅毒治療には240万単位を1回投与で良いので重宝される．日本ではこの薬物が既に発売中止となっており使用できないのは残念なことである．

ペニシリン服用患者の5％前後に発疹が出現するが，アナフィラキシー反応は10万人当たり1～50人（最大2,000人に1人）とはるかに少ない．ペニシリンの過敏反応の抗原は主としてペニシリンの代謝物と考えられている．日本では，多くのβ-ラクタム薬の投与前に低濃度の皮内反応用薬を用いて過敏症の有無を検査することが慣行とされていたが，皮内反応の擬陽性率が高く，皮内反応によりアナフィラキシーを予知できるとのエビデンスがない等の理由で，2004年に日本化学療法学会から「慎重な問診により，過敏症の既往がない患者には皮内テストを実施する必要がない」とする提言がなされた．明確な過敏症の既往があれば皮内反応自体も危険なので行うべきではない．したがってペニシリン投与前の皮内反応は既往歴から過敏症が疑わしい場合にのみ慎重に行うべきである．PCGはカリウム塩であり，100万単位当たり1.7 mEqのカリウムを含有する．仮に1日量2,000万単位投与すると34 mEqのカリウム負荷となるので腎機能障害のある患者では高カリウム血症に注意が必要である．

2) ペニシリナーゼ耐性（抗黄色ブドウ球菌）ペニシリン
【代表薬】
アンピシリン・クロキサシリンナトリウム（ビクシリンS®）

アンピシリン

クロキサシリンナトリウム

【抗菌作用の特徴】このクラスの薬物は黄色ブドウ球菌等が産生するβ-ラクタマーゼに分解されにくい性質がある．この群のプロトタイプ薬はメチシリンであったが，間質性腎炎を起こしやすいためかなり以前市場から消え

去った．しかし，現在でもこの群の薬物に感受性のある黄色ブドウ球菌をメチシリン感受性ブドウ球菌(methicillin-sensitive *Staph. aureus*: MSSA)という．その後，黄色ブドウ球菌にはPBPの変異によりこの群の薬物に耐性を獲得した菌が出現し，メチシリン耐性黄色ブドウ球菌(MRSA)として猛威を振るっている．

【臨床】MSSAが原因となる皮膚化膿症(とびひ，せつ，よう)や軟部組織の蜂窩織炎に適応となるが，日本ではこの群のペニシリンは，クロキサシリンとジクロキサシリンがアンピシリンと重量比で2：1あるいは1：1の配合薬としてしか入手できないので，現在では第1世代のセフェム薬(セファゾリン)を使用せざるを得ない．残念なことである．

3) アミノペニシリン(広域ペニシリン)
【代表薬】
アンピシリン(ビクシリン®，ソルシリン®)

アモキシシリン(サワシリン®，アモリン®，ワイドシリン®)

【抗菌作用の特徴】抗菌範囲を一部のグラム陰性菌(大腸菌，インフルエンザ菌など)に広げた薬物群である．当初は広域性が強調されたがインフルエンザ菌にペニシリナーゼ産生菌が増え，グラム陰性菌に対するより広域で強力な抗菌薬が出現したため，抗菌範囲の広域性では見るべきものがなくなった．

【臨床】耐性のない腸球菌に対しては他薬よりも活性が強いので，腸球菌による心内膜炎ではゲンタマイシンとの併用が第1選択となる．また，乳幼児，妊婦，高齢者，免疫不全患者で経口的に菌を摂取した後2～6週間の潜伏期の後，発熱，筋肉痛，髄膜炎，敗血症を生じるリステリア感染症では第1選択薬である．静注剤ではアンピシリンが代表薬である．経口薬では，アンピシリンより吸収がよく，食事により吸収が低下しない，アモキシシリンが代表薬である．上気道感染症，急性副鼻腔炎，中耳炎等で適応となる．アンピシリンの消化管吸収を改善するためバカンピシリンなどのプロドラッグ(体内で代謝されアンピシリンに変換される)も開発されている．EBウイルス感染により発熱，皮疹，咽頭炎，肝脾腫，末梢血異型リンパ球が出現する伝染性単核症患者ではペニシリンアレルギーが高率に出現するので，溶連菌などによる咽頭炎と誤診して投与することのないよう注意が必要である(添付文書では禁忌である)．

4) 抗緑膿菌ペニシリン
【代表薬】
ピペラシリンナトリウム(ペントシリン®)

【抗菌作用の特徴】緑膿菌と腸内細菌科のグラム陰性桿菌に対して抗菌力がある薬物である．ただし，グラム陽性菌に対する抗菌力はPCGなどに劣る．嫌気性菌にも活性があるが特徴とはならない．

【臨床】この薬物が選択となるのは重症の緑膿菌感染症で，アミノグリコシド薬と併用で用いる．消失半減期は1.5時間程度と短いのでMIC以上の薬物血中濃度の時間を長く維持するためには頻回投与が必要である．添付文書の用法・用量では通常成人に1日量2～4gを2～4回に分割して静注投与(重症感染症での最大投与量は8g)とされているが，欧米では1日量8～24gを4～6回に分割が標準的であり，臨床薬理的な観点ではこちらが正しい．

5) β-ラクタマーゼ阻害薬配合ペニシリン
【代表薬】
アモキシシリン・クラブラン酸カリウム(オーグメンチン®)

アモキシシリン

＋

クラブラン酸カリウム

アンピシリンナトリウム・スルバクタムナトリウム（ユナシン-S®）

アンピシリンナトリウム

＋

スルバクタムナトリウム

ピペラシリン・タゾバクタム（タゾシン®）

【抗菌作用の特徴】β-ラクタマーゼ産生菌に対抗するために、β-ラクタマーゼに結合し不活化する作用をもつクラブラン酸とスルバクタムが開発された。これらをアモキシシリンなどのペニシリン薬と配合した製剤が発売されている。従来のアモキシシリン・クラブラン酸カリウム（オーグメンチン®）の配合比率は2：1であったが、ペニシリン耐性の肺炎球菌（PRSPやPISP）の増加により、より高濃度のアモキシシリンを得るために配合比を14：1とした新製剤（クラバモックス®）が2005年に登場した。

【臨床】β-ラクタマーゼ産生菌の増加によりアモキシシリン耐性となった感染症疾患、例えばインフルエンザ菌による中耳炎などが適応である。アモキシシリン・クラブラン酸カリウムの新配合薬（クラバモックス®）では従来よりも副作用として下痢の頻度が下がったとされる。

セフェム系薬→治療戦略①

セフェム系抗菌薬は化学構造上β-ラクタム環にジヒドロサイアジンが結合したセフェム核を基本骨格とする薬物である。セフェム核の側鎖修飾は化学的に容易で、かつ抗菌活性を増強し、β-ラクタマーゼ安定性が増し、さらに構造修飾により半減期を延長できるため、多くの薬物が開発された。セフェム系抗菌薬の抗菌機序はペニシリンと同様にPBPの阻害である。静注セフェム系薬はその抗菌範囲に基づき3世代に分類されている。最も新しいセフェピム、セフピロム、セフォブプランを第4世代と称することもある。世代による分類は便利な反面、誤解を生む点もあるので各論で注意を促す。経口可能なセフェム薬、特に第3世代セフェム系薬は極めて広い抗菌範囲と抗菌活性を有するが、反面MRSAなどの多剤耐性菌の出現を生んだ元凶と目されており、その適正使用が求められている。

1）第1世代

【代表薬】
セファゾリンナトリウム（セファメジンα®、オーツカCEZ注-MC®）

【抗菌作用の特徴】この群の薬物はブドウ球菌や連鎖球菌に強い抗菌力を有する。しかし、同じグラム陽性菌でも腸球菌、リステリア菌には無効である点がアンピシリンなどのペニシリンと異なる。大腸菌、クレブシエラ菌などの一部のグラム陰性菌にも抗菌作用がある。

【臨床】この世代の薬物では、セファゾリンの消失半減期が2時間と最長であるため、8時間毎の投与が可能である。ブドウ球菌が原因となる皮膚や軟部組織の感染症、骨髄炎、心内膜炎などで適応となる。また、術後感染の原因菌も皮膚のブドウ球菌が多いので、清潔または準清潔手術に際する術前感染予防投与でも適応となる。中枢移行は不良なので髄膜炎には使用できない。消失経路は腎排泄である。副作用は皮疹などの過敏症である。

2）第2世代

【代表薬】
セフロキシムナトリウム

セフォキシチンナトリウム

【抗菌作用の特徴】この世代の薬物は、第1世代薬よりもグラム陰性桿菌に対する抗菌力が広くなった。多くの腸内細菌属のグラム陰性菌（大腸菌、プロテウス属、クレブシエラ菌など）に有効であるが、緑膿菌、セラチア（霊菌）には無効である。他のグラム陰性菌では、インフルエンザ桿菌、モラクセラ菌、髄膜炎菌にも有効である。腸球菌を除くグラム陽性球菌（連鎖球菌など）に有効である。さらに、ペニシリン耐性の肺炎球菌に有効である。

【臨床】抗菌作用の特徴から、セフロキシム等は基礎疾患がない成人患者での市中感染の細菌性肺炎の原因菌と

なる肺炎球菌，インフルエンザ菌などに対する抗菌力が高く，原因菌が同定されるまでの1次治療薬として選択できる．また，血液脳関門の透過性もよいので，髄膜炎治療にも選択となる．

3) セファマイシン系
【代表薬】
セフブペラゾンナトリウム（ケイペラゾン®）

【抗菌作用の特徴】β-ラクタム環の水素をメトキシ基で置換した構造をもつため，化学構造上はセファロスポリン系ではなく，セファマイシン系である．従来，便宜的に第2世代薬に分類されているが，抗菌活性は他の第2世代薬と異なる独特のものがあるので，独立した群と考えたほうがよい．この群の薬物は腸管内のグラム陰性菌と嫌気性菌，とくにバクテロイデス・フラジリス（*B. fragilis*）に強い抗菌力をもつ．

【臨床】腸管のグラム陰性菌および嫌気性菌の重複感染が疑われる腹部感染症，婦人生殖器（骨盤内）感染症，糖尿病患者の下肢潰瘍など第1選択となりうる．ただし，*B. fragilis* で耐性菌も報告されるので，メトロニダゾールやβ-ラクタマーゼを配合したペニシリン（ピペラシリン・タゾバクタムなど）が使用できない場合の代替薬であろう．また，グラム陽性菌には他の第2世代薬より活性が低いので，市中肺炎の治療などでは選択薬にならない．

4) 第3（+4）世代セフェム系
【代表薬】
セフォタキシムナトリウム（クラフォラン®，セフォタックス®）

セフトリアキソンナトリウム（ロセフィン®）

スルバクタムナトリウム・セフォペラゾンナトリウム（スルペラゾン®）

セフタジジム（モダシン®）

塩酸セフェピム（マキシピーム®）

【抗菌作用の特徴】この群の薬物はグラム陰性桿菌に対する抗菌力が第1世代薬よりさらに強力となり，他のβ-ラクタム薬に耐性のあるセラチア（霊菌），腸内細菌属（大腸菌，クレブシエラ，プロテウス属）などの菌種にも有効でありながら，グラム陽性菌の肺炎球菌（ペニシリン耐性菌を含む），溶連菌への抗菌力も高い．嫌気性菌への活性も高い．第3および第4世代のセフェム系薬は抗緑膿菌活性の有無で2群に大別する．抗緑膿菌活性の高い薬物は，第3世代セフェム薬のセフタジジムと第4世代のセフェピム，セフピロムである．このグループの中でセフタジジムはグラム陽性菌（肺炎球菌，ブドウ球菌など）に効果が弱いので市中肺炎には選択できない．

【臨床】グラム陰性桿菌やペニシリン耐性肺炎球菌に強い活性をもち，血液脳関門透過性は高いが抗緑膿菌活性が弱いセフォタキシム，セフチゾキシム，セフトリアキソンは重症グラム陰性桿菌感染症，髄膜炎，重症市中肺炎，重症尿路感染症などの切り札となる．特に，セフトリアキソンは半減期が8時間と，他の薬物の1～2時間に比べて長いため，1日1～2回投与が可能である（他の薬物は1日2～3回投与）．一方，抗緑膿菌活性の高いセフタジジムとセフェピム，セフピロムは緑膿菌の関与が濃厚である院内感染肺炎，院内の尿路感染に切り札的な選択となる．このグループの薬物は癌の化学療法などで顆粒球減少状態にある患者の発熱時などにアミノグリコシド薬と併用で用いられる．抗緑膿菌活性のある第3，4世代のセフェム薬は軽々しく市中感染症に使うべきでない薬物である．

第3世代セフェム薬には多くの経口薬が発売されている．しかし，本来第3世代薬は重症感染に静注投与で使うべき薬物で，外来診療で濫用すると耐性菌を生むリスクを増すだけなので安易な第3世代経口薬の使用は慎むべきである．

カルバペネム系→治療戦略①

【代表薬】
イミペネム・シラスタチンナトリウム(チエナム®)

イミペネム

+

シラスタチンナトリウム

メロペネム三水和物(メロペン®)

ファロペネムナトリウム(ファロム®)

【抗菌作用の特徴】カルバペネム系薬はβ-ラクタム環を有する抗菌薬群である．抗菌機序はペニシリンと同様に細菌のPBPの阻害である．カルバペネム薬はβ-ラクタマーゼに耐性があり，かつβ-ラクタム系薬物の中で最も広い抗菌範囲(グラム陽性・緑膿菌を含むグラム陰性菌，嫌気性菌)と高い活性を有する．弱点は腸球菌，MRSAに抗菌活性が弱いことである．この群のプロトタイプ薬であるイミペネムは腎尿細管細胞のジヒドロペプチダーゼにより分解されて生成する代謝物に腎毒性があるため，この酵素を阻害するシラスタチンを配合してある．

【臨床】高度耐性菌や他に選択薬のない重症感染症の治療のために切り札に温存するべき薬物である．医療機関によっては使用が院内感染症委員会などにより管理されていることもある．院内感染の肺炎，敗血症，骨髄炎，皮膚蜂窩織炎，尿路感染症，腹腔内・骨盤内感染症等の重症感染症で，通常の第1選択薬が何らかの原因で使用できない場合，抗癌剤治療などで好中球減少状態の患者に生じた発熱で原因菌が未確定な状況でアミノグリコシドと併用される．注射剤のみが利用できる．半減期は1時間程度なので，1日2～3回の投与が必要である．腎排泄型薬物であり，腎機能障害患者に減量しないで用いると痙れんなどの中枢刺激症状を生じるのでクレアチニン・クリアランスに応じた減量が必要である．薬物相互作用としては，カルバペネム薬を抗てんかん薬のバルプロ酸服用患者に併用するとバルプロ酸の血中濃度が50％以上低下し，てんかんコントロールが失われる事例が報告されている．

アズトレオナム→治療戦略①

【代表薬】
アズトレオナム(アザクタム®)

【抗菌作用の特徴】アズトレオナムとカルモナムは単環構造のβ-ラクタム環を有するため，構造上モノバクタムと呼ばれる．したがって，β-ラクタム薬と同様に細菌壁のPBPに結合し膜合成を阻害する機序で抗菌作用を発揮する．グラム陽性菌や嫌気性菌には無効で，ほとんど選択的にグラム陰性菌に効果を発揮する．ペニシリンと構造に相違があるが，β-ラクタマーゼ耐性である．
【臨床】抗菌範囲はアミノグリコシドと同じでありながら，アミノグリコシド系薬で問題となる耳・腎毒性がない利点を有する．注射剤のみが利用でき，主要消失経路は腎排泄である．したがって，緑膿菌を含むグラム陰性菌感染症で，アミノグリコシドによる腎毒性を回避したい場合にアミノグリコシドの代替薬として選択される．また，ペニシリンと交差過敏症性をもたないので，ペニシリンアレルギーの患者にも代替薬として投与できる．

グリコペプチド系→治療戦略①

【代表薬】
塩酸バンコマイシン(塩酸バンコマイシン®)

テイコプラニン(タゴシッド®)

テイコプラニン A₂₋₁: R₂=H
テイコプラニン A₂₋₂: R₁=H

テイコプラニン A₂₋₁: R₂=COCH₂CH₂CH=CHCH₂CH₂CH₂CH₃
テイコプラニン A₂₋₂: R₂=COCH₂CH₂CH₂CH₂CH₂CH₂CH(CH₃)₂
テイコプラニン A₂₋₃: R₂=COCH₂CH₂CH₂CH₂CH₂CH₂CH₂CH₃
テイコプラニン A₂₋₄: R₂=COCH₂CH₂CH₂CH₂CH₂CH₂CH(CH₃)CH₃
テイコプラニン A₂₋₅: R₂=COCH₂CH₂CH₂CH₂CH₂CH₂CH₂CH(CH₃)₂

【抗菌作用の特徴】バンコマイシンとテイコプラニンは分子構造中にアミノ糖(グリコシド)を有するため、グリコペプチド系と呼ばれるグループである。この薬物は毒性の観点などから、アミノグリコシド系抗菌薬と類似の薬物と誤解されるが、化学構造上および抗菌機序は全く異なる薬物である。バンコマイシンはβ-ラクタム系薬とは異なる機序で細菌の細胞壁合成を阻害しグラム陽性菌である黄色ブドウ球菌とコアグラーゼ陰性ブドウ球菌(皮膚常在菌の S. epidermidis が主体)に殺菌性抗菌作用を発揮する。腸球菌にも有効である。グラム陰性菌には無効であるが、偽膜性腸炎の原因となる嫌気性菌クロストリジウム・デフィシル(C. difficile)には有効である。抗菌効果は時間依存性であり、薬物濃度が MIC 以上に維持された時間が抗菌効果に関係するので、TDM では通常トラフ値(次回投与前の最低血中濃度)をモニターする。テイコプラニンの作用機序と抗菌範囲はバンコマイシンに類似している。

【臨床】バンコマイシンはそのユニークな抗菌活性から、MRSA の治療に静注投与で第1選択となる。その際、バンコマイシンをアミノグリコシドとリファンピシンと併用して抗菌作用の相乗効果を利用することもある。腸球菌感染にも適応がある。消化管吸収がほとんどないため、全身感染症には静注投与する。投与速度が速すぎると、皮膚の肥満細胞からヒスタミンを遊離させ、患者の上半身を中心とする発疹、かゆみ、発熱などの「red man 症候群」を生じることがある。この副作用は過敏症ではないので、投与速度を遅くし抗ヒスタミン薬を併用することで投与は継続できる。広域抗生物質による腸内細菌叢の変化により引き起こされたクロストリジウム・デフィシルの過増殖による偽膜性大腸炎の治療には経口投与する。主要消失経路は腎排泄であるので、腎機能障害患者では大幅な減量が必要である。正常腎機能患者での消失半減期は 16 時間程度であるが、透析患者では 160 時間程度に延長する。投与量調節には、Moellering らのノモグラムが塩野義製薬のバンコマイシン添付文書に掲載されているので参考にするとよい。副作用は腎毒性、耳毒性であるが、これは 50 年前の夾雑物が多かった製剤使用による事例が多く、現在の製剤ではよほど高濃度にならないと生じないとされる。薬物血中濃度モニタリングの対象となり、最高血中濃度は 20〜40 μg/mL、最低濃度は対象菌の MIC によるが 5〜10 μg/mL とされる。中毒濃度は 60 μg/mL 以上である。従来、クロストリジウム・デフィシル関連下痢症は院内発症が主体であったが、米国ではヒスタミン H_2 遮断薬やプロトンポンプ阻害薬(PPI)の服用者での市中発症が増加している(JAMA, 2005)。

テイコプラニンは MRSA による感染症に限定された適応がある。主要消失経路は腎排泄であるが、半減期は 50 時間前後と長いため、投与開始後速やかに治療濃度を獲得するために投与初日は負荷投与量である1日量 400 または 800 mg を 2 回に分割して点滴し、以後は維持量の1日1回 200 または 400 mg を投与する。腎障害患者では投与量を的確に調節するために薬物血中濃度モニタリングを行い、トラフ濃度が 5〜10 μg/mL(重症感染では 10 μg/mL 以上)となるように投与量を調節する。

ホスホマイシン系 → 治療戦略①

【代表薬】
ホスホマイシン(経口剤:ホスミシン®錠・ドライシロップ, 注射剤:ホスミシン S®)

【抗菌作用の特徴】ホスホマイシンは細菌の細胞質膜の能動輸送系によって菌体内に取込まれた後、細胞壁のペプチドグリカン生合成を初期段階で阻害することにより殺菌的な抗菌作用を示す(β-ラクタム系抗生物質は最終段階で阻害する)。抗菌範囲は大腸菌、緑膿菌などを含み広い。

【臨床】欧米では市販されていないため臨床データが乏しく評価は難しい。日本では腸管出血性大腸菌(O-157)感染症でのみ使用が推奨される薬物である。

13. 感染症　7）真菌感染症

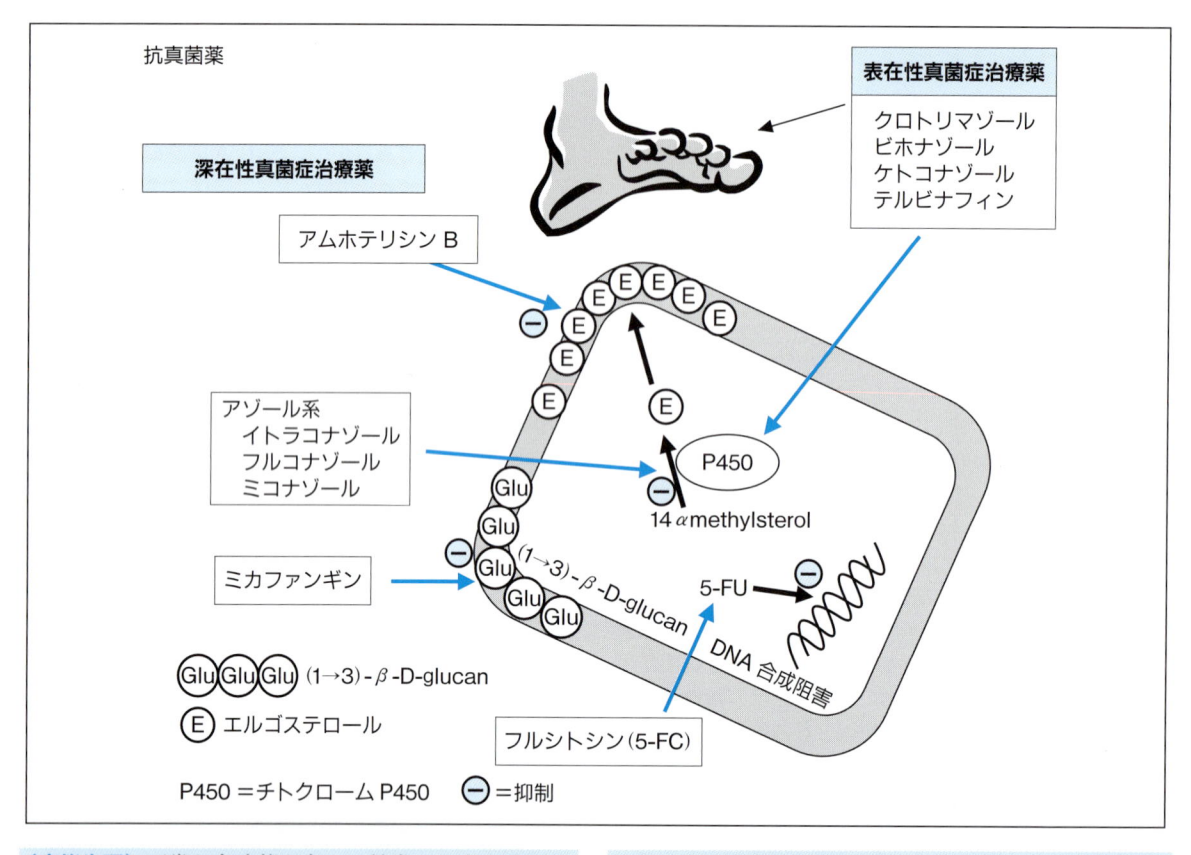

抗真菌薬

表在性真菌症治療薬
クロトリマゾール
ビホナゾール
ケトコナゾール
テルビナフィン

深在性真菌症治療薬

アムホテリシンB

アゾール系
イトラコナゾール
フルコナゾール
ミコナゾール

ミカファンギン

Glu Glu Glu　(1→3)-β-D-glucan
E　エルゴステロール

P450＝チトクローム P450　　⊖＝抑制

フルシトシン（5-FC）

〔病態生理〕正常な免疫能を有する健常人の市中感染で真菌が深部感染症を引き起こすことはまれである．しかし，抗癌剤，副腎皮質ステロイド，免疫抑制剤等を投与されている患者や，放射線治療を受けている患者，AIDS 患者，糖尿病患者，好中球減少を伴う血液疾患患者等のように免疫能が低下した患者では病原真菌による深在性感染症はまれでない．米国の統計ではカンジダ属は院内感染敗血症の第4番目の病原菌となっている．慢性の細菌感染症で広域スペクトラム抗菌薬を投与されている患者などでは菌交代現象により二次的に真菌による日和見感染を生じることもある．真菌は細菌とは異なる膜構造と代謝酵素を有するため細菌に対する抗生物質は無効である．全身的真菌感染症の原因菌は，カンジダ，アスペルギルスが多く，次いでクリプトコッカス，ムコール等がある．上記の深在性真菌症の高リスク患者で抗生物質不応性の発熱やショックが観察された場合に真菌感染症の診断を疑う．確実な診断は血液または組織試料からの真菌の培養であるが，陽性率は高くないので，血清中の真菌特異的あるいは関連抗原（カンジダに対するカンジテック®やβ-D-グルカン）を免疫法で検出する手法や，病原真菌遺伝子を遺伝子増幅（PCR）法などの手法で検出した結果を総合して診断をつける．

　カンジダ属真菌，特に *Candida albicans* は健常者の皮膚に常在する真菌である．通常は病原性を示さないが，湿疹などで防御能の低下した皮膚（例：乳児の殿部おむつかぶれ），妊婦の外陰腟部，口腔内等に，紅斑性皮膚粘膜病変の上にクリーム状の白斑を有する表在性病変を生じる．爪周囲炎を起こすこともある．免疫不全状態のある患者（特に AIDS 患者）では，口腔・咽頭・食道粘膜に広範囲のカンジダ感染症が生じる．また，カンジダが静脈内カテーテル留置部位などから侵入し敗血症を生じることもある．全身性感染症はしばしば致死的である．アスペルギルス属の真菌はありふれた環境中の真菌である．外耳道の感染症を生じたり，慢性気管支炎，気管支拡張症，肺結核病変をもつ患者で原病の抗菌療法の後などに日和見感染を生じ，肺組織に特有の球状の菌塊（アスペルギルス腫）を形成する．免疫不全患者では時に全身性敗血症を生じる．クリプトコッカス（*Cryptococcus neoformans*）は肺に一次病変を形成するが，二次病変として髄膜炎を生じるのが特徴的である．頭痛，混乱，視力減退，精神症状などを生じる．AIDS 患者で多く認められる．「改訂　深在性真菌症の診断と治療に関するガイドライン」は 2007 年に真菌症フォーラムから公表されているので参照されたい．

皮膚糸状菌感染症は皮膚の表皮や皮膚付属器（爪，毛）などに繁殖する *Microsporum* や *Trichophyton* などの糸状真菌により生じる疾患である．湿潤した皮膚（足の趾間，陰部など）は特に感染を生じやすい．足趾間に生じる足白癬は俗に"水虫"，股部白癬は俗に"いんきんたむし"として知られる．皮膚は発赤し，小水疱を伴うこともある．かゆみが強いため，搔破すると二次的に細菌感染を生じる．

治療戦略

① 真菌膜変性
② 真菌の核酸合成阻害
③ 真菌脂質合成阻害
④ 真菌膜合成阻害

ポリエン系抗生物質→治療戦略①

【代表薬】
アムホテリシンB（ファンギゾン®）

リポソーマル　アムホテリシンB（アムビゾーム®）

【作用機序】アムホテリシンBは真菌細胞膜のエルゴステロールに結合すると，膜を変性し細孔を形成する機序で殺菌的な抗菌活性を発揮する．$0.1 \sim 0.8 \mu g/mL$ の濃度でカンジダ，ヒストプラズマ等の病原性真菌を死滅させる．細菌の細胞膜にはエルゴステロールが存在しないため抗細菌活性はない．

【臨床】アムホテリシンBは現在使用されている抗真菌薬の中で全身真菌症に対して最も有効な薬物であり，すべての全身性真菌症に第1選択となる．しかし，この薬物は副作用のために最も使用が難しい抗真菌薬でもある．アムホテリシンBは消化管での吸収がほとんどないため，深在性感染症では静注投与が必要である．静注投与後ほぼ全例で悪寒戦慄，悪心・嘔吐，頭痛を生じる．この副作用は投与量を一時的に減量したり，抗ヒスタミン薬，アセトアミノフェン，ステロイド等を前投与することで軽減することができる．アナフィラキシー様の血圧低下を生じることもあるため，初回投与時には$1 \sim 5 mg$を$200 mL$の5％ブドウ糖溶液に混合し（生理食塩液では析出・沈殿を生じる），$4 \sim 6$時間で観察下に投与する．以後，毎日$5 mg$ずつ投与量を増加し，最終的には$0.5 mg/kg/$日の投与量を$6 \sim 12$週，または必要に応じてそれ以上の期間投与する．アムホテリシンBは血液中で90％以上が蛋白結合しており，中枢への移行は不良である．したがって，髄膜炎の治療には髄腔内投与が必要となる．主要消失経路は腎排泄であるが，その速度は極めて遅く投与後1週間までに5％が未変化体として尿中排泄されるにすぎない．このため腎障害または肝障害は1カ月程度観察した薬物濃度時間曲線にはほとんど影響しない．通常の真菌感染治療期間に投与された薬物は，ほとんどが組織に蓄積される．

投与量の規制因子となる副作用は腎障害である．腎血管収縮を介して腎糸球体濾過速度を減少させ，BUN，クレアチニンを上昇させる．また，尿細管障害を生じるため尿中カリウム喪失を招き，低カリウム血症と低マグネシウム血症を生じる．クレアチニン・クリアランスが$30 \sim 60 mL/$分程度に低下している患者ではアムホテリシンBの投与間隔を2日に延長し，$30 mL/$分以下の患者では使用しないことが望ましい．腎毒性のある薬物（シクロスポリン，アミノグリコシドなど）との併用は特に注意する．貧血，肝障害を生じることもある．アムホテリシンBを単層リポソーム膜に封入し，ヒト細胞膜への遊離形アムホテリシンの接触を減らすことによって腎障害や悪寒・戦慄などの副作用を軽減したリポソーマル製剤（アムビゾーム®）が，日本でも2006年に発売となった．

フルシトシン→治療戦略②

【代表薬】
フルシトシン（アンコチル®）

【作用機序】フルシトシン（5-flucytosine: 5-FC）の抗真菌効果の機序は，5-FCが真菌細胞中で脱アミノ化されて生成する5-FUが核酸合成阻害作用を生じるためである．ヒトの細胞には上述の活性化酵素がないため真菌に選択的な毒性が発揮される．

【臨床】フルシトシンは消化管吸収が良好で経口投与可能な抗真菌薬である．中枢移行もよく，脳脊髄液中の薬物濃度は血清濃度の$60 \sim 80$％に達する．しかし，大量を長期使用するとヒトの体内でも5-FCから少量の5-FUが産生され，骨髄抑制，脱毛，悪心を生じることがある．欠点は容易に耐性菌を生じることであり，長期の単独投与はできない．全身性カンジダ症，クリプトコッカス症，またクリプトコッカス髄膜炎に対してアムホテリシンBと併用される．主要消失経路は腎排泄である．

アゾール系抗真菌薬→治療戦略③

【代表薬】
イトラコナゾール(イトリゾール®)

ミコナゾール(フロリード F®)

フルコナゾール(ジフルカン®)

ホスフルコナゾール(プロジフ®)

ボリコナゾール(ブイフェンド®)

【作用機序】真菌のチトクローム P450(CYP)であるステロール 14αデメチラーゼは真菌細胞膜の主要構成脂質であるエルゴステロールの生合成に関与している．アゾール系の抗真菌薬は，真菌の CYP を阻害して膜合成を障害する機序で抗真菌活性を発揮する．

【臨床】アムホテリシン B と比較した場合のアゾール系抗真菌薬の優位点は，経口投与が可能であることと副作用が少ないことである．しかし，抗真菌活性ではアムホテリシン B に劣る．イトラコナゾールを例外としてアスペルギルス属には無効である．ミコナゾールは最も早く登場したアゾール系抗真菌薬であり，日本では現在も注射，経口，外用剤形が利用できるが，米国ではもはや外用でしか発売されていない．日本でも既にスイッチOTC(非処方)薬として皮膚糸状菌(水虫)治療薬として発売されているし，ミコナゾールを含有するシャンプー(!)も市販されている．

フルコナゾールは注射および経口剤が利用できる．*Candida albicans* に対して有効であり副作用が少ない点でアムホテリシン B に勝る．しかし，近年増加している *C. albicans* 以外のカンジダ種(*C. glabrata*, *C. krusei*)は既に 50% 程度耐性となっている．フルコナゾールの主要消失経路は腎排泄であるので腎機能障害では減量が必要である．ホスフルコナゾールはフルコナゾールのリン酸化プロドラッグで注射剤として開発された薬物で，血液中で速やかにフルコナゾールに分解されて活性を発揮する．ホスフルコナゾールはフルコナゾールよりも輸液中での溶解性が高いため，薬物の溶解液量を減らすことが可能で，負荷量を使用すれば投与開始 3 日後から薬物濃度を定常状態濃度に到達させることができる．イトラコナゾールは抗菌作用が強くアスペルギルス属とカンジダ属に有効である．ただし，消化管吸収は食事の影響を受け，空腹時の消化管吸収は食後投与の約 50% に低下するので，食後に服用するよう指導する．制酸剤と併用投与すると吸収が 3 分の 1 程度に低下するので併用は避ける．血漿蛋白結合率が高く(99.8%)，中枢への移行性は悪い．主要消失経路は肝代謝である．

ボリコナゾールは最も新しいアゾール系薬物で，カンジダ属，アスペルギルス，クリプトコッカス，フサリウム，スケドスポリウムに有効である．静注および経口製剤が利用でき，侵襲性アスペルギルス症，真菌感染症を疑う顆粒球減少症患者での発熱に対して効果の点でアムホテリシン B と同等で，副作用の観点では勝るとの報告がある．主要消失経路は肝代謝で，遺伝多型のある CYP2C19 が代謝に関係するため CYP2C19 の PM (poor metabolizer)ではクリアランスがホモ接合 EM (extensive metabolizer)の 1/5 に低下するので血中濃度が 5 倍程度高くなる．日本人には CYP2C19 の PMは 20% 前後存在し，ボリコナゾールの血中濃度と肝障害リスクには相関関係があることからこの問題は臨床的に重要である．特有な副作用として羞明などの可逆的な視覚障害が 25% に生じるが永続的な障害は残さないとされる．

アゾール系抗真菌薬はヒトの代表的な酸化薬物代謝酵素であるチトクローム P450(特に CYP3A4，CYP2C9)を強力に阻害する．CYP3A4 または CYP2C9 により代謝される多くの薬物(シクロスポリン，テルフェナジン，フェニトイン，トルブタミド，ワルファリン等)の肝代謝を阻害し血中濃度を増加させる薬物相互作用を生じる．相互作用の事例はとてもすべて記憶できないので，アゾ

ール系の抗真菌薬を使用する前には併用薬との相互作用の可能性を必ずチェックする．2001年には米国FDAからミコナゾールの腟クリームや坐剤でも使用者にワルファリンの作用増強の可能性があることが警告された．

キャンディン系抗生物質→治療戦略④

【代表薬】
ミカファンギンナトリウム（ファンガード®）

【作用機序】真菌細胞壁の主要構成成分である 1,3-β-D-glucan の生合成を阻害し，カンジダ属に対しては殺菌的であり，アスペルギルス属には発芽抑制および伸長抑制作用を示す．クリプトコッカス属には無効である．主要消失経路は肝代謝である．副作用としては5％前後にALT/AST上昇が生じる．

【臨床】アムホテリシンBは副作用が強く，フルコナゾールは耐性真菌の増加により適応が制限される状況を背景として登場した新しい構造をもつ抗真菌薬である．アムホテリシンBとカンジダ属に対して同等の効果があり，副作用が少ないためアムホテリシンBのよい代替薬となる可能性がある．類似構造をもつcaspofungin はリポソーマルアムホテリシンBと効果・副作用で同等の報告があるが，ミカファンギン自体のデータは少ない．

外用抗真菌薬→治療戦略③

【代表薬】
塩酸テルビナフィン（ラミシール®）

ケトコナゾール（ニゾラール®）

【臨床】皮膚には角質のケラチンを好む真菌である皮膚糸状菌が感染する．表在性真菌感染症は感染部位により頭部白癬（しらくも），体部・股部白癬（いんきんたむし），足白癬（水虫），爪白癬などに分類される．治療には患部を清潔に保ち乾燥させ，抗真菌薬を外用塗布する．外用目的の抗真菌薬は1976年にクロトリマゾールが発売されて以後，特に1990年代に続々とイミダゾールおよびトリアゾール系薬の新薬（ラノコナゾール，ケトコナゾール，ネチコナゾール，ビホナゾール，ミコナゾール，イトラコナゾール）が市場に導入され，現在では多くの薬物がスイッチOTCとして薬局でも発売されている．通常，外用塗布で病変は軽快するが，角質増殖性の足白癬や重症の爪白癬などではイトラコナゾールなどのアゾール系抗真菌薬の長期経口投与（6カ月）が必要となることもある．

14. 感染症　8) ウイルス感染症

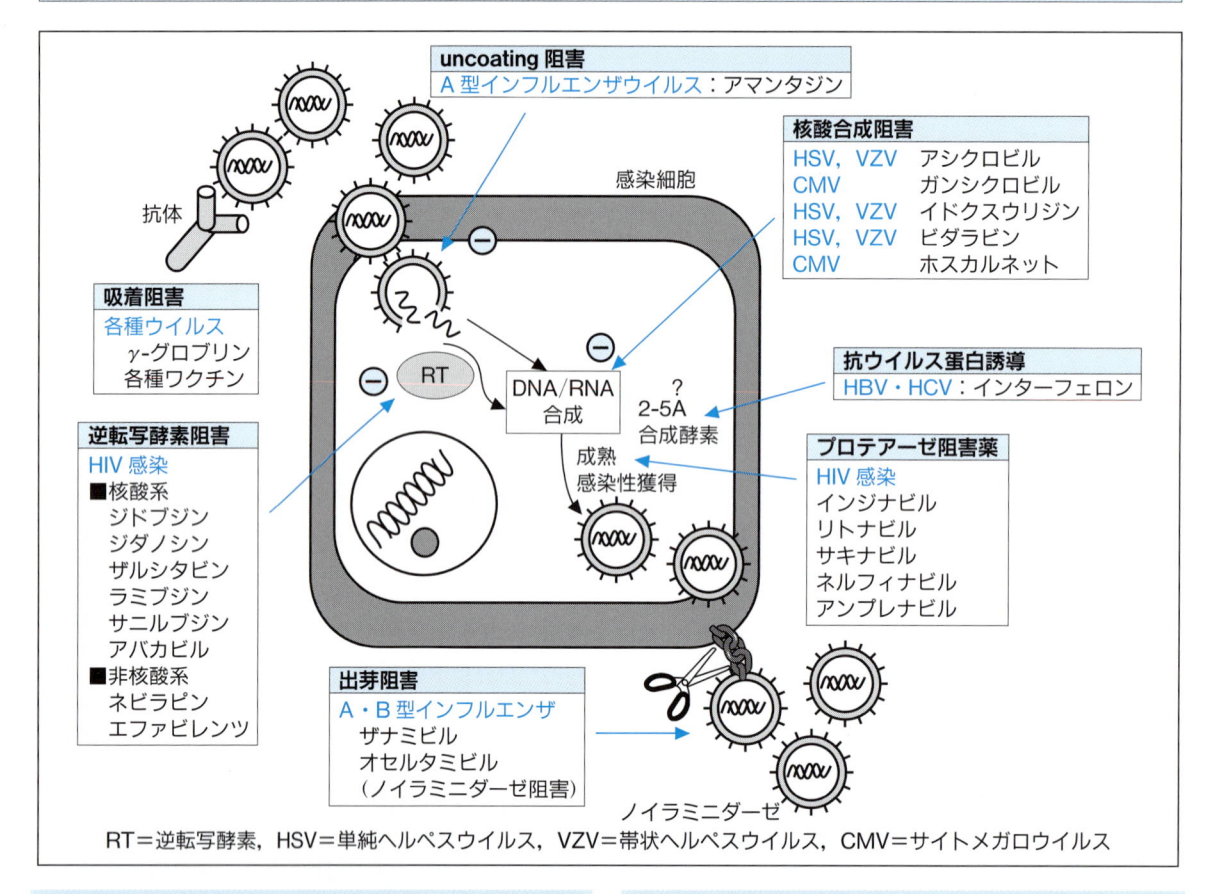

uncoating 阻害
A 型インフルエンザウイルス：アマンタジン

核酸合成阻害
HSV, VZV	アシクロビル
CMV	ガンシクロビル
HSV, VZV	イドクスウリジン
HSV, VZV	ビダラビン
CMV	ホスカルネット

吸着阻害
各種ウイルス
γ-グロブリン
各種ワクチン

抗ウイルス蛋白誘導
HBV・HCV：インターフェロン

逆転写酵素阻害
HIV 感染
■核酸系
ジドブジン
ジダノシン
ザルシタビン
ラミブジン
サニルブジン
アバカビル
■非核酸系
ネビラピン
エファビレンツ

プロテアーゼ阻害薬
HIV 感染
インジナビル
リトナビル
サキナビル
ネルフィナビル
アンプレナビル

出芽阻害
A・B 型インフルエンザ
ザナミビル
オセルタミビル
（ノイラミニダーゼ阻害）

RT＝逆転写酵素，HSV＝単純ヘルペスウイルス，VZV＝帯状ヘルペスウイルス，CMV＝サイトメガロウイルス

〔病態生理〕病原ウイルスに対する抗生物質の開発が病原細菌に比較して困難である理由は，第1に，ウイルスがその増殖機構を宿主の代謝機構に依存しているため，病原細菌などのようにウイルス独自の代謝・酵素機構が少なく，ウイルスに選択毒性をもつ薬物を開発することが困難なためである．第2に，多くのウイルス疾患ではその最大の増殖が臨床症状発現時またはそれ以前に起こっているので，抗ウイルス薬の効果を十分に発揮するためには薬物を無症状の潜伏期または感染成立のごく早期に投与する必要があるためである．ウイルス感染機構の解明は，その各段階における薬物治療の可能性を開いた．病原ウイルスは，①感受性のある標的作用に吸着し内部に取り込まれると，②ウイルス被殻を脱殻し(uncoating)，③DNA ウイルスであれば感染細胞でウイルス DNA を鋳型として mRNA の翻訳とウイルス蛋白を合成する．RNA ウイルスの場合はウイルス自身の RNA ポリメラーゼを用いてウイルス RNA を増幅するか，ウイルス RNA 自身を mRNA として宿主リボゾームで蛋白合成を行う．④また，レトロウイルスと呼ばれる RNA ウイルス（HIV 等）では，ウイルスは宿主細胞内で自らの逆転写酵素(RT)によりウイルス RNA に相補的な DNA を合成した後，ウイルス DNA を宿主ゲノムに組み込み，宿主の DNA 翻訳に乗じてウイルス RNA を合成する．ウイルス構成蛋白は，⑤種々の蛋白修飾（プロテアーゼ等）を受けて感染性のあるウイルス粒子を作り，⑥宿主細胞から出芽し，周囲の未感染細胞に感染を伝播する．抗ウイルス薬はこのようなウイルス生活環の各段階を可能な限り選択的に阻害するよう作られている．また，インターフェロンは，⑦ウイルスの増殖抑制蛋白を誘導する機序で抗ウイルス作用を発揮する．

治療戦略

① ウイルス吸着阻害
② ウイルスの脱殻(uncoating)阻害
③ ウイルスの核酸合成阻害
④ RNA ウイルスの逆転写酵素阻害
⑤ ウイルスのプロテアーゼ阻害
⑥ ウイルスの出芽阻害
⑦ 抗ウイルス蛋白誘導
⑧ 抗ウイルス T 細胞活性増加

ワクチン→治療戦略①

【代表薬】
インフルエンザ HA ワクチン（インフルエンザ HA ワクチン®），経口生ポリオワクチン，乾燥弱毒生麻しんワクチン，乾燥弱毒生風しんワクチン，乾燥弱毒生おたふくかぜワクチン，乾燥弱毒生水痘ワクチン，日本脳炎ワクチン，組換え沈降 B 型肝炎ワクチン，乾燥組織培養不活化 A 型肝炎ワクチン

【作用機序】ワクチンは患者自身に特異的なウイルス抗原に対する抗体を産生させる機序で能動免疫を獲得する方法である．ウイルス特異的な抗体はウイルス表面の標的抗原に結合し，ウイルスの宿主細胞への吸着を阻止するとともに血液中からの除去を促進する．

【臨床】ワクチンには生ワクチンと不活化ワクチンがある．生ワクチンは野生型の感染力の強いウイルスを弱毒化して感作抗原として用いるもので，現在ポリオ（セービン・ワクチン），麻疹，風疹，ムンプス，水痘ワクチンが用いられている．少量で長時間持続する強固な免疫が得られるが，感染に伴う副反応が現れることが欠点である．麻疹ワクチン接種率の低下と，流行の減少による免疫のブースター効果の低下により，麻疹抗体価が低い成人が増加した．このような背景で 2006～2007 年に大学生などに麻疹の大流行が発生したため，2008 年からは定期接種としてワクチンの 2 回接種が行われるようになった．最近，長らく待望されてきた小児の冬季下痢症の原因となるロタウイルスの生ワクチンの有効性と安全性の報告がなされた（N Engl J Med, 2006）．不活化ワクチンは，ホルマリンなどで感染性を失わせたウイルスを感作抗原とするもので，日本脳炎，狂犬病，ウイルスの感染防御抗原の産生を促すコンポーネントワクチン（インフルエンザ，B 型肝炎）などがある．副反応は少ないが，予防効果は生ワクチンほど強力でない．

ウイルス特異性抗体→治療戦略①

【代表薬】
ヒト免疫グロブリン
抗 HBs 人免疫グロブリン
パリビズマブ（遺伝子組換え）（シナジス®）

【作用機序】予防対象となるウイルスに対する免疫能のない患者に対して抗ウイルス抗体を直接投与して受動的に免疫能を付与する方法である．

【臨床】ヒト免疫グロブリンは A 型肝炎ウイルスに対する抗体を含むため A 型肝炎ウイルスまん延地域への短期間（2 カ月程度）旅行などに際して有効である．長期の場合には HA ワクチンが必要である．抗 HBs 人免疫グロブリンは，献血者のなかで抗 HBs 抗原抗体の力価の高い血清から調製した血液抗体製剤である．針刺し事故などで HBs 抗原陽性血液の汚染を受けた後の肝炎発症予防や HBs 抗原陽性の HBV キャリア妊婦から出生した新生児に対する感染予防に B 型肝炎ワクチン接種と併用で用いる．これらのヒト血液由来の生物製剤に対して，肝炎ウイルスや HIV などの病原微生物のスクリーニングは行われているが，スクリーニング対象外のヒトパルボウイルス B 19 感染を起こす可能性を否定できない．感染した場合には，発熱と急激な貧血を伴う重篤な全身症状を生じる．パリビズマブは RS ウイルスが宿主細胞に接着・侵入する際に重要な役割を果たす F 蛋白質に対する特異的な抗体をマウスミエローマ細胞を使用して作成したヒト化モノクローナル抗体であり，血液中でウイルスに結合し（中和）し標的細胞への侵入を阻害する．RS（respiratory syncytial）ウイルス感染流行の初期において早産児で免疫力が弱い新生児や気管支肺異形成症（BPD）の治療を受けた 24 カ月齢以下の小児における RS ウイルスによる重篤な下気道疾患の発症予防が適応である．

抗インフルエンザ薬→治療戦略②または⑥

【代表薬】
塩酸アマンタジン（シンメトレル®）

ザナミビル水和物（リレンザ®）

リン酸オセルタミビル（タミフル®）

【作用機序】アマンタジンは A 型インフルエンザウイルスが細胞内に取り込まれてからエンベロープを脱殻（uncoating）する過程を抑制するとされる．ザナミビルとオセルタミビルはインフルエンザウイルス表面のノイラミニダーゼ（NA）の阻害薬である．細胞表面の糖蛋白のシアル酸残基は A 型または B 型インフルエンザウイルスの受容体であるため，ウイルスが感染細胞から効率的に出芽・遊離するためにはウイルス表面のノイラミニダー

ゼがウイルスと感染細胞表面のシアル酸結合を切断する必要がある．したがって，上記の薬物はウイルスが感染細胞から周囲の未感染細胞に拡散するのを抑制する．

【臨床】アマンタジンはA型インフルエンザウイルス感染の予防および治療に有効である．ただし，アマンタジン投与患者で急速に耐性ウイルスが生じるのが欠点で，2005年の時点で米国および日本では90％以上のA型インフルエンザウイルスがアマンタジン耐性となってしまったため，もはや治療には推奨できなくなった．主要消失経路は腎排泄であり，過量投与では不眠，構語障害，めまい，運動失調，痙れんなどの中枢症状が生じるため，高齢者，腎障害患者では適切な減量が必要である．

ザナミビルとオセルタミビルはインフルエンザAおよびB型感染者の自覚症状改善とウイルス消失促進に有効である．ただし，発症早期(2日以内)に投与しないと効果がない．咽頭ぬぐい液等を試料とするAおよびB型インフルエンザ抗原検出法を利用して早期診断することが重要である．ザナミビルは経口吸収が悪いためドライパウダー吸入剤として市販されている．オセルタミビルは経口吸収が良好でカプセルとシロップ剤が利用できる．オセルタミビルは肝臓で加水分解を受け活性代謝体となる．活性代謝体はほぼ100％腎消失であるので，クレアチニンクリアランスが30 ml/min以下の患者では投与量は50％減量する．2005年ころから高病原性トリインフルエンザ(H5N1)のヒトへの感染の可能性が認識されるようになり，国際的な社会的不安が広がった．オセルタミビルは高病原性トリインフルエンザ(H5N1)に有効であるため，日常診療で濫用される傾向が指摘されている．小児服用者で精神・神経症状(意識障害，異常行動，譫妄，幻覚，妄想，痙れん等)を発症し，飛び降り事故を起こしたとの症例報告がなされて注目されている．平成19年度末に厚生労働省研究班から因果関係を否定する予備的な調査報告があったが，添付文書にて10歳以上の未成年者には原則として投与しないとの警告は解除されていない．

ヘルペスウイルス感染症治療薬→治療戦略③

【代表薬】
アシクロビル(ゾビラックス®)

塩酸バラシクロビル(バルトレックス®)

ビダラビン(アラセナ-A)

【作用機序】アシクロビルはヘルペスウイルスに感染した細胞で特異的に発現しているヘルペスウイルスのチミジンキナーゼによりリン酸化されアシクロビル3リン酸に変換されると，デオキシGTP(dGTP)と競合してウイルスDNA合成を阻害する．ヒトのチミジンキナーゼに対するアシクロビルの親和性は低いためヒト細胞への毒性は少ない．バラシクロビルはアシクロビルのプロドラッグであり，経口投与後体内で加水分解を受けアシクロビルに変換される．ビダラビンは細胞内でリン酸化されるとウイルスのDNAポリメラーゼを阻害する．

【臨床】アシクロビルは単純ヘルペスウイルス(herpes simplex virus: HSV)感染症，帯状疱疹ウイルス(HZV)感染症に対して経口薬，静注薬，局所用軟膏薬が使用できる．経口投与の場合は半減期が短いため，1日4～5回の投与が必要である．骨髄移植患者，免疫抑制患者，新生児における播種性ヘルペス感染症，ヘルペス脳炎等の重症感染治療には静注製剤を用いる．バラシクロビルは経口剤のみが利用できるが，体内代謝で徐々にアシクロビルに変換されるため1日2回投与が可能である．両薬ともに主要な消失経路は腎排泄であるので腎機能障害患者では減量が必要である．過量投与では中枢神経症状が出現する．また，腎排泄でプロベネシド，ミコフェノール酸モフェチルと競合するため，併用すると血中濃度が増加するので注意が必要である．

ビダラビンは単純ヘルペス感染症に有効である薬物として最初に登場した薬物である．点眼薬としてヘルペス角膜炎に有効であり，静注投与で単純ヘルペス脳炎の治療に用いると死亡率を79％から28％に低下させる．免疫不全患者での全身性帯状疱疹ウイルス感染症にも有効である．ただし，両適応症ともに後発のアシクロビルと比較すると副作用の点で劣るため現在では第1選択薬とならない．高用量では骨髄毒性，肝毒性が発現する．

サイトメガロウイルス治療薬→治療戦略③

【代表薬】
ガンシクロビル(デノシン®)

バルガンシクロビル塩酸塩(バリキサ®)・HCl 及びC*位エピマー

ホスカルネット水和物(ホスカビル®)

【作用機序】ガンシクロビルはサイトメガロウイルス(CMV)に感染した細胞に移行するとCMVのリン酸化酵素によりガンシクロビル1リン酸となり、次いで宿主細胞のリン酸化酵素によりガンシクロビル3リン酸へと変換されると、ウイルスDNAの合成過程でdGTPと競合してウイルスDNA合成を阻害する。ホスカルネットはヘルペスウイルスのDNAポリメラーゼに対してヒトのDNAポリメラーゼよりも100倍親和性が高く結合し、その機能を阻害するため抗ウイルス効果を発揮する。

【臨床】CMVはヘルペスウイルス属の一種で、急性感染では発熱、肝炎、肺炎、新生児の重症の脳炎等の原因となる。成人では無症候性キャリアが多いので、未感染者が手術などでCMVを含む血液を輸血されると灌流後症候群の原因となる。また不顕性CMV感染症を有する患者が臓器移植後に免疫抑制治療を行うと全身的CMV感染症を発症したり、AIDS患者の終末期に網膜炎、脳炎、消化管の潰瘍性病変を生じることがある。ガンシクロビルは静注剤としてのみ利用可能でAIDS患者で発症するCMV網膜症に対して85%の有効性があるが、投与を中止するとCMVは再発することが多い。副作用の頻度は高く、白血球減少(40%、ジドブジンとの併用を困難とする)、血小板減少(20%)、腎障害、痙れんなどが問題となる。30%の患者では副作用のため投与中止に至る。主要消失経路は腎排泄であり、腎不全患者で投与量を減ずる必要がある。近年、ガンシクロビルに耐性のCMVも出現している。バルガンシクロビルはガンシクロビルのプロドラッグで経口吸収が良好なため経口投与が可能である。ホスカルネットはガンシクロビルと効果では同等であるが、腎障害と低カルシウム血症の副作用が強い欠点がある。

HIV逆転写酵素阻害薬→治療戦略④

【代表薬】
〈ヌクレオシド(核酸)系薬物：NRTI〉
ジドブジン(ZDV，レトロビル®)

サニルブジン〔d 4 T，ゼリット®(発売中止)〕

ラミブジン(3 TC，エピビル®)

エムトリシタビン(FTC，エムトリバ®)

フマル酸テノホビル ジソプロキシル(TDF，ビリアード®)

〈非ヌクレオシド（非核酸）系薬物：NNRTI〉
エファビレンツ(EFV，ストックリン®)

ネビラピン(NVP，ビラミューン®)

【作用機序】2007年末現在，8種のNRTIおよびそれらの合剤が承認されている．これらの薬物は五炭糖の3'位に水酸基を欠く修飾ヌクレオシドである．宿主細胞のチミジンキナーゼによりリン酸化されると活性型であるヌクレオチド型となり，HIVの逆転写酵素により伸張しつつあるウイルスDNA鎖に組み込まれると，五炭糖の3'位に水酸基がないため伸張反応を停止させる．NNRTIはヌクレオチド構造をもたないがHIVの逆転写酵素の活性部位近傍に結合し活性を阻害する薬物である．現在3種が承認されている．

【臨床】現在，標準的なHIV治療は強力なレトロウイルス療法(HAART)であり，HIV増殖を抑制し，感染者のAIDS症状の悪化を防止し，生存期間を延長することができる．HARRTの開始はHIV感染患者のCD4陽性Tリンパ球数が$200/\mu L$以下となるかAIDS発症した時点である．標準的なHAARTの組み合わせは，NRTI2剤とプロテアーゼ阻害薬(PI)1～2剤の併用か，NRTI2剤とNNRTI剤1剤の併用，あるいはNRTI3剤を組み合わせる処方である．HAARTは服用錠数が多い(1日10錠以上もまれでない)ので複数のNRTIを合剤として服用錠数を減らす試みがなされている．例えば，ジドブジンとラミブジンの合剤であるコンビビル®，エムトリシタビンとテノホビルの合剤であるツルバダ®などである．HAARTの治療効果は薬物のコンプライアンス(最近は患者の自発的意志を尊重するアドヒアランスという用語を用いるべきとされる)に強く依存するため，抗ウイルス活性だけでなく，1日1回投与が可能な薬物，消化管吸収に食事の影響のない薬物，長期投与で重篤な副作用が少ない薬物が推奨される．

そのような条件を満たす推奨療法として，2007年現在では，EFV＋FTC＋TDF(FTC＋TDF合剤も利用できる)とEFV＋3TC＋TDFの組み合わせがある．

HIV治療薬は，どの組み合わせでも30～60％の頻度で副作用を発症する．NRTIはミトコンドリアのDNAポリメラーゼγ活性を阻害するため乳酸アシドーシスを生じることがあり，特にザルシタビン，ジダノシン，サニルブジンなどに多い．NNRTIまたはPIを含むHAARTでは高コレステロール血症や高トリグリセリド血症などの脂質代謝異常が生じる．長期間抗HIV治療薬を服用している患者にリポアトロフィーと呼ばれる体脂肪の分布異常(腹部内臓脂肪の増加と四肢・顔面の皮下脂肪の減少)が生じることがある．HAARTにより強力な抗HIV治療を行うと，それまで機能不全に陥っていた患者の免疫機能が回復するため病原微生物に対する免疫反応が回復し，抗HIV治療後に見かけ上ニューモシスチス肺炎などに対する免疫反応が増強する結果，感染症が悪化するように見えることがある(免疫再構築症候群)．NNRTIは薬物代謝酵素であるチトクロームP450(CYP)を阻害する作用があり，併用薬物と相互作用を生じるため，使用前には添付文書などを熟読する必要がある．その他，ZDVでは骨髄抑制による貧血，顆粒球減少，血小板減少や悪心，嘔吐などの消化管症状，筋肉痛，肝機能障害，頭痛，不穏などの中枢神経症状も問題となる．ラミブジンは単独で投与すると1～2カ月で耐性が生じるため，常に他の抗HIV薬と併用する．NRTIとNNRTIの主要な消失経路は腎排泄であるので，腎障害患者では投与量の減量が必要である．エムトリシタビンはラミブジンに類似した作用と毒性をもつ薬物である．

HIVプロテアーゼ阻害薬(PI)→治療戦略⑤

【代表薬】
リトナビル(RTV，ノービア®)

メシル酸ネルフィナビル(NFV，ビラセプト®)

ロピナビル(少量のリトナビル含有)(LPV/r, カレトラ®)

硫酸アタザナビル(ATV, レイアタッツ®)

【作用機序】HIV の機能蛋白は前駆体蛋白として合成され，HIV 自身がコードするプロテアーゼにより切断されることで活性を発揮し，感染性をもつウイルス粒子を形成する．PI はこの酵素を阻害する機序でウイルス増殖を阻害する．2007 年末現在，9 種の薬物が承認されている．

【臨床】プロテアーゼ阻害薬の単独投与では耐性獲得が生じるため，NRTI または NRRTI と併用される．どの薬物も脂質異常症，リポアトロフィー，皮疹の副作用が多い．通常皮疹は自然軽快することが多いが，アバカビル(ABC)では重篤な過敏症(5%)を生じるため即座に投与を中止する必要がある．PI(特にリトナビル)は肝薬物代謝酵素CYP3A4 に対して極めて強力な阻害作用を有するため，Ca 拮抗薬，ダプソン，トリアゾラム，キニジン，テルフェナジン，クリンダマイシンなどの血中濃度を増加し副作用を生じる．リトナビルは PI 作用発現のためには 1,200 mg/日前後が必要で，消化器副作用も強いため使用頻度は減少した．しかし，低用量のリトナビルは消化管忍容性が高く，かつ CYP 阻害効果が発揮されるので，少量のリトナビルをロピナビルと配合した製剤(LPV/r，カレトラ®)を作ることにより，ロピナビルの代謝を阻害し血中濃度を高く維持し抗ウイルス効果を増強することができる(ブースター効果)．同様の目的でダルナビルエタノール付加物錠(プリジスタ®)がリトナビルとの併用で 2007 年 11 月に承認された．いずれにせよ PI はいずれも CYP3A4 阻害作用が強いので，常に併用薬の薬効変化に注意する必要がある．

インターフェロン→治療戦略⑦

【代表薬】
インターフェロンベータ(IFNβ®, フエロン®)
インターフェロンアルファ-2b(イントロンA®)
ペグインターフェロン アルファ-2a(遺伝子組換え)(ペガシス®)
ペグインターフェロンアルファ-2b(遺伝子組換え)(ペグイントロン®)

【作用機序】インターフェロンは，宿主ゲノム上の DNA の発現調節を介して 20 種あまりの蛋白の発現を誘導する．特に，2-5A 合成酵素(2'-5'-oligoadenylate synthetase)は肝炎ウイルスの二重鎖 RNA と結合すると活性化され，二次的に宿主の RNA 分解酵素を活性化し，ウイルス RNA の分解を促進する機序で抗 C 型肝炎ウイルス(HCV)作用などを発現する．

【臨床】ウイルス性肝炎の項で詳述する．

抗ウイルス免疫増強薬→治療戦略⑧

【代表薬】
イノシンプラノベクス(イソプリノシン®)

【作用機序】詳細は不明であるが，特に，T リンパ球に作用して phytohemagglutinin(PHA)等に対するリンパ球の分裂反応を促進する．また，抗体産生を増強するとされる．

【臨床】亜急性硬化性全脳炎(SSPE)は変異麻疹ウイルス感染後にまれに(100 万人に 10 人前後)発症する遅発性ウイルス感染症で，ウシ海綿状脳症(BSE)等と類似の病態を示す．長い潜伏期の後緩徐に発症し進行性で認知能低下を示す疾患である．イノシンプラノベクスは SSPE 患者の生存期間を延長することが証明されたオーファン薬物である．急性ウイルス感染症には効果がない．副作用としては本薬イノシンが尿酸に代謝されるため，高尿酸血症が 20% の患者で生じる．

15. 統合失調症

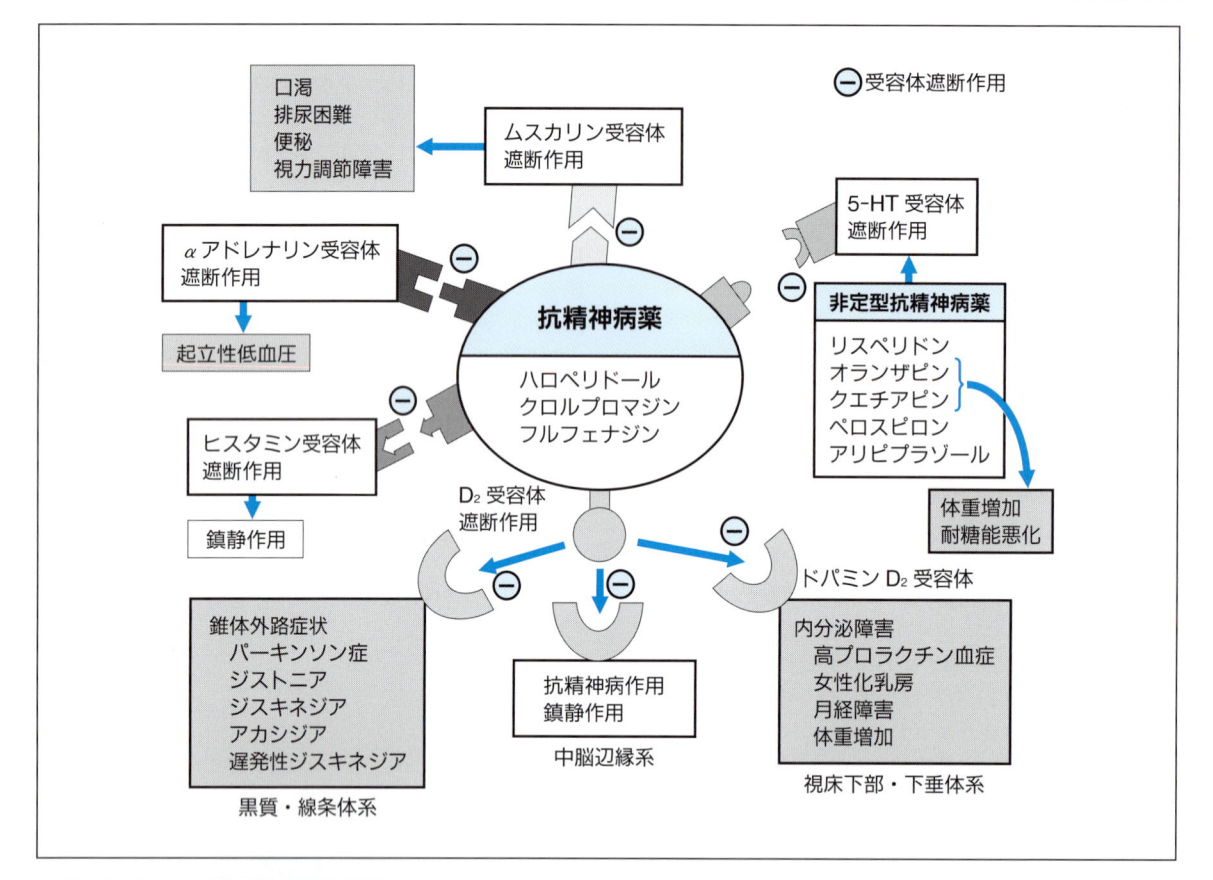

```
⊖ 受容体遮断作用
```

ムスカリン受容体遮断作用 → 口渇／排尿困難／便秘／視力調節障害

αアドレナリン受容体遮断作用 → 起立性低血圧

ヒスタミン受容体遮断作用 → 鎮静作用

抗精神病薬：ハロペリドール／クロルプロマジン／フルフェナジン

5-HT受容体遮断作用

非定型抗精神病薬：リスペリドン／オランザピン／クエチアピン／ペロスピロン／アリピプラゾール → 体重増加／耐糖能悪化

D₂受容体遮断作用

- 黒質・線条体系：錐体外路症状（パーキンソン症、ジストニア、ジスキネジア、アカシジア、遅発性ジスキネジア）
- 中脳辺縁系：抗精神病作用／鎮静作用
- 視床下部・下垂体系：ドパミンD₂受容体 → 内分泌障害（高プロラクチン血症、女性化乳房、月経障害、体重増加）

〔**病態生理**〕統合失調症の患者は幻聴（他人が自分の噂をしているのが聞こえるなど）や幻覚を伴う正常人には理解できない奇妙な妄想（誰かが電波で私を操っている等の被害妄想が多い）や思考伝播（自分の考えが他人に知られてしまうと感じる）を訴える．健常者は五感の入力情報を脳（特に大脳辺縁系）で整理・理解し，正しい関連づけを行い，適切な反応を選び出す働きを無意識に行っているが，統合失調症患者ではこの関連づけ過程に障害が生じているのである．患者の精神世界は感覚の鋭敏化と変調（幻聴・幻覚）により，情報の洪水状態となっており，時に昏迷と興奮から被害妄想に基づいて暴力的行動をとることもある．これらの症状は思春期以後に発症することが多く，薬物により症状は寛解するが，生涯にわたる治療が必要となる．

その病態に対しては，中脳辺縁系のドパミン神経系の過剰興奮が関係するとするドパミン仮説が有力であった．その根拠は，1) 現在使用される抗精神病薬のほとんどがドパミン D_2 受容体の遮断作用があること（非定型抗精神病薬は除く）．また抗精神病薬の in vitro 実験系におけるドパミン D_2 受容体遮断活性と薬物の常用投与量の間にはよい相関関係があること，2) 中枢ドパミン受容体作動薬（レボドパなど）は，副作用として統合失調症様の症状を生じることがあること，3) 患者の脳の剖検組織ではドパミン受容体の増加が観察され，またPET（ポジトロンCT）検査により患者脳でドパミン受容体数の増加が観察されること等である．しかし，最近セロトニン受容体遮断作用を主な薬理作用とする新しい抗精神病薬が広く臨床に使用されるに至り，セロトニン・ドパミンアンバランス説も提唱されている．統合失調症の発症には遺伝素因が関係するが特定の遺伝子変異の同定には至っていない．

薬物治療の効果はポジティブ症状（妄想，幻覚，思考異常）には強いが，潜在性に発症する感情の平坦化などのネガティブ症状（思考の貧困化，無関心，社会からの引きこもり，感情鈍麻または平板化，意欲の低下）には弱いとされる．

治療戦略
① 中脳辺縁系のドパミン作動刺激過剰状態の抑制
② セロトニン受容体遮断

(定型的)抗精神病薬→治療戦略①

【代表薬】

フェノチアジン系：**クロルプロマジン**(ウインタミン®，コントミン®)

ブチロフェノン系：**ハロペリドール**(セレネース®，ケセラン®，ハロステン®，リントン®)

チオキサンチン系：**チオチキセン**

【臨床】
抗精神病薬のプロトタイプ薬であるクロルプロマジンは，開発当初は抗ヒスタミン薬として開発されていたが，偶然に統合失調症患者に投与が行われたところ，独特の強い抗精神病作用があることが発見された．この経緯からもうかがえるように，この群の薬物は多種の中枢および末梢受容体遮断作用を有している．これらの薬物は中脳辺縁系のドパミン神経系における遮断作用で抗精神病作用を発揮するのみならず，黒質・線条体系のドパミン受容体遮断作用による錐体外路系障害，視床下部・下垂体系のドパミン作動神経遮断作用による種々の内分泌障害を生じる．さらに，これらの薬物は中枢性ヒスタミン受容体遮断作用により鎮静効果を，末梢ムスカリン受容体遮断作用により口渇，視力調節障害，便秘，排尿困難を，さらに血管の α アドレナリン受容体遮断作用により起立性低血圧を生じる．投与開始早期(数日以内)に典型的に生じる副作用としては，斜頸，しかめ面，反弓緊張，無動症(アキネジア)を症状とする急性ジストニアが重要である．また，high-potency 抗精神病薬(ハロペリドール，フルフェナジン)では薬物誘発性パーキンソン病様症状と静坐不能症状(アカシジア)を生じることがある．また，抗精神病薬の長期投与中には重症の錐体外路系症状と発熱，発汗，高血圧，昏迷，横紋筋融解症を生じる悪性症候群(neuroleptic malignant syndrome：NMS)が約1.4%の頻度で生じる．NMSは気づかず放置すると死亡率は22%と高いので早期発見が重要である．治療は原因薬物の中止と筋弛緩作用のあるダントロレンの投与である．近年，抗精神病薬のQT延長作用と催不整脈作用が突然死との関連で重要視されている．

抗精神病薬は肝代謝が主要消失経路である．活性代謝物をもつ薬物もある(例：ハロペリドールに対する還元体ハロペリドール，チオリダジンに対するメソリダジン)．半減期は，10～36時間と比較的長いので有効量確定後は，どの抗精神病薬も就寝前の1日1回投与が可能である．治療により30%の患者は症状がほぼ寛解するが，何らかの精神症状(感情の起伏の減少)などを残すことが多い．再発を防止するためには薬物治療の継続とカウンセリング，社会的援助が重要である．抗精神病薬の投与は低用量の分割投与で開始し，1週間単位で反応を観察しながら30%前後の増量を行い最終的投与量を決定する．投与された用量での最大効果は6～8週間で見られる．また，急性症状が寛解すれば，低用量で維持療法を行うことが多い．フルフェナジンのデポ(depot)製剤を用いれば，2週間毎の5～25 mg筋注投与で治療が可能であり，コンプライアンスの向上が期待できる．用量反応関係は個人差が大きく，TDMの有効性は十分に確認されていない．薬物治療の中止により約10%/月の頻度で再発するとされるので，薬物治療に対する長期のコンプライアンス維持が重要である．

非定型抗精神病薬→治療戦略②

【代表薬】

リスペリドン(リスパダール®)

オランザピン(ジプレキサ®)

フマル酸クエチアピン(セロクエル®)

塩酸ペロスピロン水和物(ルーラン®)

アリピプラゾール(エビリファイ®)

【臨床】これらの薬物は従来の標準的な抗精神病薬と異なりドパミン D_2 受容体遮断作用が極めて弱いにもかかわらず，標準的な抗精神病薬が無効な統合失調症患者にも有効であるため，非定型抗精神病薬と呼ばれる．薬理作用は複雑であり，複数のセロトニン受容体遮断作用（$5-HT_2$，$5-HT_3$，$5-HT_{2c}$），ムスカリン M_1 遮断作用，D_2 以外の複数のドパミン受容体遮断作用が関係すると推測されている．最も新しいアリピプラゾールは中枢のドパミン D_2 受容体およびセロトニン $5HT_{1A}$ と $5HT_{2A}$ 受容体に対して部分アゴニストとして作用する特異な薬物である．この群の薬物は陽性症状には従来型と同等の効果をもちつつ，陰性症状には従来型に勝る効果を発揮する．副作用の面では，ドパミン受容体遮断作用が弱いため，錐体外路系症状は従来型よりも少なく（ペルフェナジン 8% vs 非定型薬 2〜4%），遅発性ジスキネジアの発現頻度も低い（リスペリドン 0.6% vs ハロペリドール 2.7%）．高プロラクチン血症は少なく，QT 延長についてもリスペリドン，オランザピンでは高用量でも影響がない．さらに，再発防止効果で従来型に勝り，コンプライアンスも従来薬よりも高い．以上のような事実から，すでに米国では抗精神病薬の処方の 90% は非定型抗精神病であるとされる．ただし，オランザピン，クエチアピン，アリピプラゾール服用患者では体重増加と糖尿病症状の悪化（高血糖と糖尿病性ケトアシドーシスによる死亡例）が報告されているので口渇，多飲などの症状を見逃さない注意が必要である．

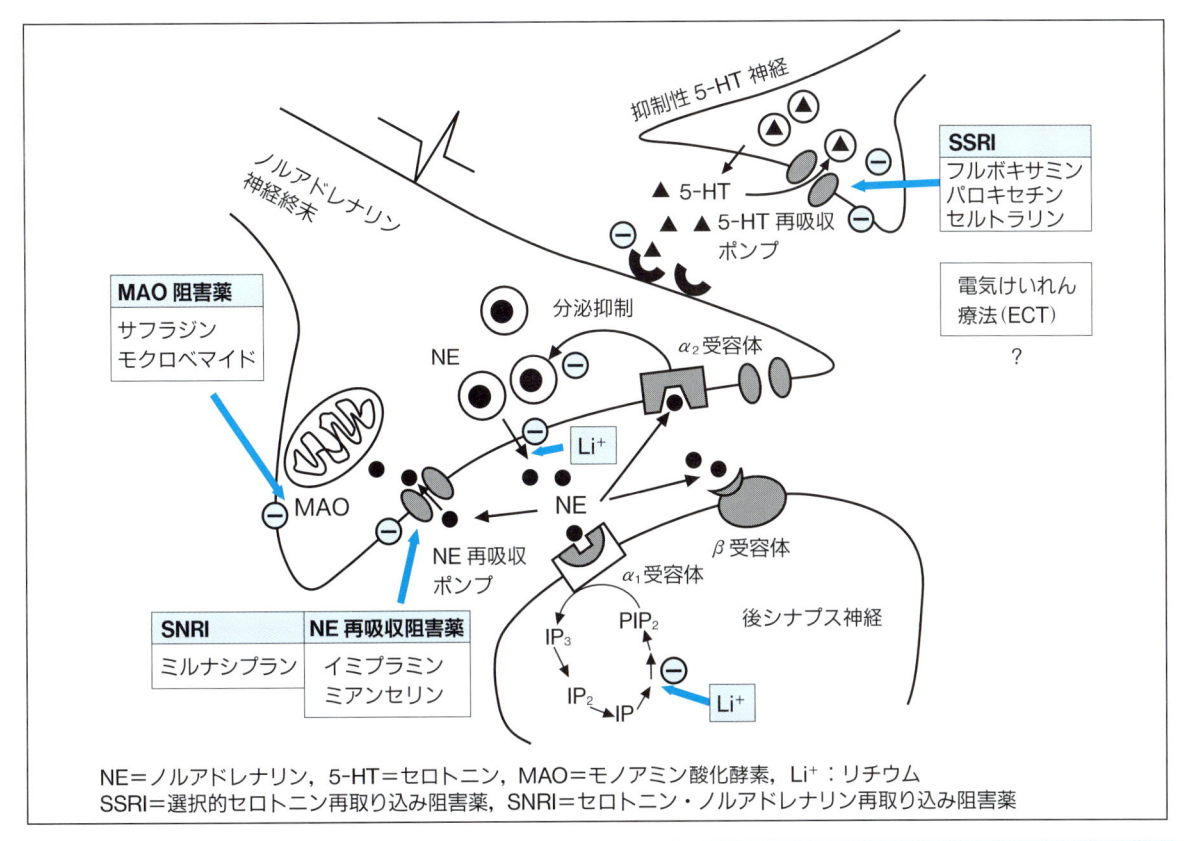

16. 気分障害（うつ病，双極性障害）

抑制性 5-HT神経

SSRI
フルボキサミン
パロキセチン
セルトラリン

▲ 5-HT
5-HT 再吸収ポンプ

電気けいれん療法（ECT）
?

MAO阻害薬
サフラジン
モクロベマイド

ノルアドレナリン神経終末

分泌抑制
NE
α_2受容体
MAO
Li^+
NE
NE再吸収ポンプ

SNRI
ミルナシプラン

NE再吸収阻害薬
イミプラミン
ミアンセリン

β受容体
α_1受容体
IP_3　PIP_2
IP_2　IP
Li^+
後シナプス神経

NE＝ノルアドレナリン，5-HT＝セロトニン，MAO＝モノアミン酸化酵素，Li^+：リチウム
SSRI＝選択的セロトニン再取り込み阻害薬，SNRI＝セロトニン・ノルアドレナリン再取り込み阻害薬

〔病態生理〕うつ病は20代以降に発病することが多く，有病率約5～6％，生涯罹患率10％と頻度の高い疾患である．生活上の出来事に関係なく気分の抑うつが過度にかつ持続的に出現する病態で，気分障害（mood disorder）と総称される．また，うつ病では気分の抑うつのほかに，食欲不振，不眠，体重減少などの身体所見がしばしば合併する．軽度の症状は本人にもまた医師にも見過ごされることが多い．未治療の場合，うつ状態は6～24カ月間続き，その後回復するが，いずれ再発することが多い．うつ病患者は年間100人に1人の割合で自殺企図を行い，重症うつ病患者の15％が最終的に自殺するとされる．このため，うつ病の早期診断と治療は若年者の自殺を回避するために重要である．

遺伝要因がうつ病の病因に関与することは古くから指摘されているが，原因遺伝子の同定はされていない．神経化学的病態としては，中枢神経組織内のカテコールアミンを枯渇させる薬理作用のある降圧薬レセルピンの服用により，高頻度にうつ状態が生じることから，モノアミン仮説が提出された．事実，現在うつ病の薬物治療に用いられている薬物のほとんどは中枢モノアミン神経伝達物質の再取り込みトランスポーターの阻害薬である．しかし，この仮説は抗うつ薬の効果発現には投与開始から2～4週間かかる事実を説明できず，中枢モノアミン受容体の脱感作などの関与も取りざたされている．

双極性障害は，うつ病相と躁病相を反復する病態（躁うつ病）で，生涯罹患率は1％とうつ病よりも少ないが，躁病相が軽度な場合には的確な診断が困難で，しばしば単極性うつ病と誤診される．躁病相では精神運動機能の亢進状態が主症状であり，落ち着きなく，衝動的かつ多弁で，思考が飛躍すること多いが，気分の不快感や抑うつ感を伴い，易怒性や攻撃性を示すこともまれではない．自己の能力を過大に評価する誇大妄想（delusional grandiosity）が出現することもある．睡眠時間は減少し，一日中休みなく動き回る．重症になると，焦燥と攻撃的敵意をもつこともまれではない．その極期には妄想を含む過剰な興奮状態（せん妄性躁病：delirious mania）を生じることもあり，統合失調症と鑑別が困難であることもある．軽度の躁状態は，多幸症（euphoria）といわれる．

治療戦略

① モノアミン再吸収阻害
② NE・セロトニン再吸収阻害薬（SNRI）
③ 選択的セロトニン再吸収阻害（SSRI）
④ モノアミン酸化酵素（MAO）阻害
⑤ モノアミン受容体の細胞内刺激伝達系の調節？

古典的複素環系抗うつ薬→治療戦略①

【代表薬】

塩酸イミプラミン（トフラニール®，イミドール®）

塩酸アミトリプチリン（トリプタノール®）

塩酸ミアンセリン（テトラミド®）

【臨床】古典的な複素環系抗うつ薬は，イミプラミン，アミトリプチリン等の三環系抗うつ薬（tricyclics antidepressant：TCA）と，マプロチリン，ミアンセリンなどの四環系抗うつ薬からなる．両群ともほぼ同等の抗うつ効果を有し，うつ病患者の70％で有効であるとされる．これらの抗うつ薬は共通してノルアドレナリン（とセロトニン）作動神経から放出された刺激伝達物質の再吸収を阻害する作用があるが，投与を継続すると持続的なノルアドレナリン受容体刺激亢進によりシナプス後神経細胞側のβ受容体数が減少し，前シナプス神経興奮に対応するシナプス後細胞のcAMP量増加が減少する脱感作（down-regulation）現象が生じる．複素環系抗うつ薬の臨床的抗うつ効果の発現のピークは投与開始後約1カ月後であるため，これらの薬物の抗うつ作用の機序は，モノアミン再吸収阻害よりもむしろ受容体の脱感作機構によるモノアミン神経伝達の抑制にあるとも推測されている．一方，複素環系抗うつ薬の薬理作用はモノアミン再吸収阻害作用に選択的ではなく，他の受容体遮断作用が多彩な副作用を生む．ムスカリンM_1受容体遮断（抗コリン）作用は，口渇，便秘，排尿障害，緑内障の悪化，視力調節障害を生じ，α受容体遮断作用は高齢者で起立性低血圧を生じ，ヒスタミンH_1受容体遮断作用は鎮静や眠気を，キニジン様のNaチャネル遮断作用はQT時間の延長や催不整脈作用を生じるので心伝導障害のある患者では注意が必要である．

複素環系抗うつ薬の主要消失経路は肝代謝であり，特にチトクロームP450（CYP）2D6分子種が関与している．白人ではCYP2D6の活性低下に関係する変異アレルの頻度が高く，活性欠損者（poor metabolizer：PM）が約5％存在する．PMでは常用量投与後の血中濃度が著しく高くなるため副作用の頻度が高まる．また，白人ではこの遺伝子の重複により酵素活性が増加したultrarapid metabolizer（UM）も存在する．UMでは抗うつ効果を得るために標準量よりも2〜3倍多い複素環系抗うつ薬の投与が必要となることがある．東洋人ではCYP2D6のPM頻度は0.4％と低いので臨床的に問題となる頻度は低い．

セロトニン・NE再吸収阻害薬（SNRI）→治療戦略②

【代表薬】
塩酸ミルナシプラン（トレドミン®）

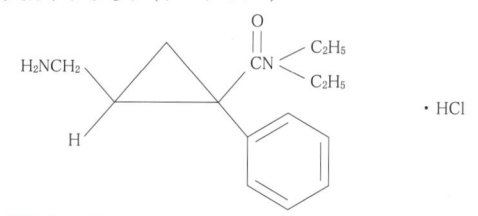

【臨床】化学構造的には三または四環構造をもたない薬物である．中枢神経でセロトニンとノルアドレナリン（NE）再吸収抑制作用をもつ．抗うつ効果は三または四環系抗うつ薬と同等であるが，副作用による脱落率は低い．NE再取り込み抑制により前立腺肥大がある患者などでは排尿障害（尿閉）を悪化させる（禁忌事項に記載あり）ので注意が必要である．

選択的セロトニン再吸収阻害薬
（selective serotonin reuptake inhibitor：SSRI）→治療戦略②

【代表薬】
マレイン酸フルボキサミン（デプロメール®，ルボックス®）

塩酸パロキセチン水和物(パキシル®)

塩酸セルトラリン(ジェイゾロフト®)

【臨床】三および四環系抗うつ薬の欠点である抗ムスカリン(抗コリン)作用による口渇，排尿障害，抗ヒスタミン作用による鎮静，末梢α受容体遮断作用による低血圧を克服すべく開発された新しいタイプの薬物である．現在では抗うつ薬の第1選択となった．この薬物の作用機序は，ノルアドレナリン神経に対して抑制性の作用を有するセロトニン神経末端に選択的な伝達物質再吸収阻害作用を発揮することにより，ノルアドレナリン神経抑制作用を増強することにある．欧米ではこのクラスの薬物(日本で発売されている薬物の他に fluoxetine, 商品名はプロザック)の処方は実に抗うつ薬の90％を占めるとされる．日本ではフルボキサミン，パロキセチン，セルトラリンおよびトラゾドン(正確には，セロトニン-ノルアドレナリン再取り込み阻害薬：SNRI)が市販されている．一方，このクラスの薬物に特有な副作用として焦燥，静座不能〔アカシジア(akathisia)〕，発汗，高血圧，下痢，四肢クローヌスを主症状とするセロトニン症候群が問題とされている．SSRI単独でも生じるが，麻薬，リネゾリド，モノアミン酸化酵素阻害作用を有する薬物との併用で報告が多い．米国FDAは2006年に企業から報告されたパロキセチンに関するメタ解析に基づき，パロキセチン服用者(特に若年者)はプラセボ服用者よりも回復過程で自殺念慮や企図のリスクが高い(0.32％ vs 0.05％, $p<0.05$)ことを公表し注目されている．

モノアミン酸化酵素(MAO)阻害薬→治療戦略③

【臨床】MAOは神経細胞内でのノルアドレナリンやセロトニンの不活化に関係している酵素である．したがって，MAO阻害薬は細胞内モノアミン量とその放出量を増加させる．その後の，受容体系の二次的変化と抗うつ効果の発現は複素環系抗うつ薬のそれと同様と想定されている．ヒトのMAOにはA型とB型の2種類が存在し，A型MAOはノルアドレナリンとセロトニンの代謝に関係し，B型MAOはドパミンの酸化代謝に関係している．したがって，うつ病に対する薬効が期待できるのはA型MAOの阻害薬である．従来のMAO阻害薬はこれら2種類に選択性がなく，また酵素阻害効果が不可逆的であったため，患者がモノアミン(チラミンなど)を含有する食品(チーズ等)を摂取すると，これらのアミンの代謝も阻害されるため，これらの食事性モノアミンが交感神経末端からノルアドレナリンを追い出し強度の高血圧症を生じることがあった．わが国ではかつて非選択的MAO阻害薬としてサフラジンが市販されていたが，現在は製造中止となっている．海外ではMAO阻害作用がA型MAOに選択的でかつ阻害作用が可逆的であるため，従来のMAO阻害薬より安全なMAO阻害薬(モクロベミド)が市販されている．

炭酸リチウム→治療戦略④

【代表薬】炭酸リチウム(リーマス®)

【臨床】双極性障害の治療に用いられる．リチウムの作用機序は未だに不明であるが，細胞内二次メッセンジャーである PIP_3 (ホスファチジルイノシトール3リン酸)とDAG(ジアシルグリセロール)の細胞膜前駆体である PIP_2 (ホスファチジルイノシトール2リン酸)の合成を阻害し，PIP_3 やDAGを介する神経伝達過剰を是正するとの仮説が提出されている．リチウムは双極性障害の治療と予防に有効であるが，その作用は気分変動を安定化させることにあるため，気分安定化薬(mood-stabilizing drug)と称するべきである．最大限の薬理効果発現には投与開始後約7〜10日を要する．したがって，躁病の興奮状態が強い場合には，治療初期にベンゾジアゼピンなどの鎮静薬やハロペリドールなどの抗精神病薬の併用が必要となる．リチウムは未変化のまま95％が腎排泄される．したがって，腎機能障害患者および高齢者では適切な減量が必要である．胎児毒性(心奇形)のため妊娠初期の妊婦には禁忌である．また，母乳中に血漿濃度の1/3程度が排泄されるため授乳も禁止すべきである．リチウムのTDMは治療の個別化に有用であり，治療血漿濃度は $0.6〜1.4$ mEq/L である．リチウムの副作用には四肢の振戦，運動失調，甲状腺機能低下症，腎性尿崩症，痤瘡様発疹等がある．また，近位尿細管でのリチウム再吸収過程は Na^+ と同一なのでリチウム服用患者が Na^+ 再吸収が亢進する脱水状態となったり，利尿薬(特にサイアザイド系利尿薬)またはNSAIDs(インドメタシン，イブプロフェンなど)を併用されると血中リチウム濃度が増加し，中毒を生じることがある．双極性障害の気分安定化薬としてはバルプロ酸やカルバマゼピンが使用されることもある．

電気痙れん療法(ECT)

【臨床】1930年代に開発された治療法である．当時，て

んかん患者は統合失調症になりにくいという学説があった（現在では否定されている）ため，頭部の通電により人為的に痙れんを起こすと精神疾患が改善すると考えられた．現在から見ると全く誤った仮説であったが，後に比較対照試験でECT（electroconvulsive therapy）はうつ病に対して抗うつ薬と同等またはそれ以上の効果があり，かつ抗うつ効果発現も薬物治療より速いことが証明された．当初はECTが患者の虐待や人権をないがしろにした使い方がされたため，この治療法は一時全く用いられなくなった（1975年米国映画の「カッコーの巣の上で」に詳しい）．しかし，最近では実施前に患者の同意を取り，麻酔医による全身麻酔と筋弛緩剤投与を行い，かつ痙れんを生じない安全な修正型の無痙れん電気療法（m-ECT）が開発されたため，現在では本人の同意が取捨できる自殺念慮の強い患者，薬物治療が無効な患者ではよい選択として再評価されている．

17. てんかん

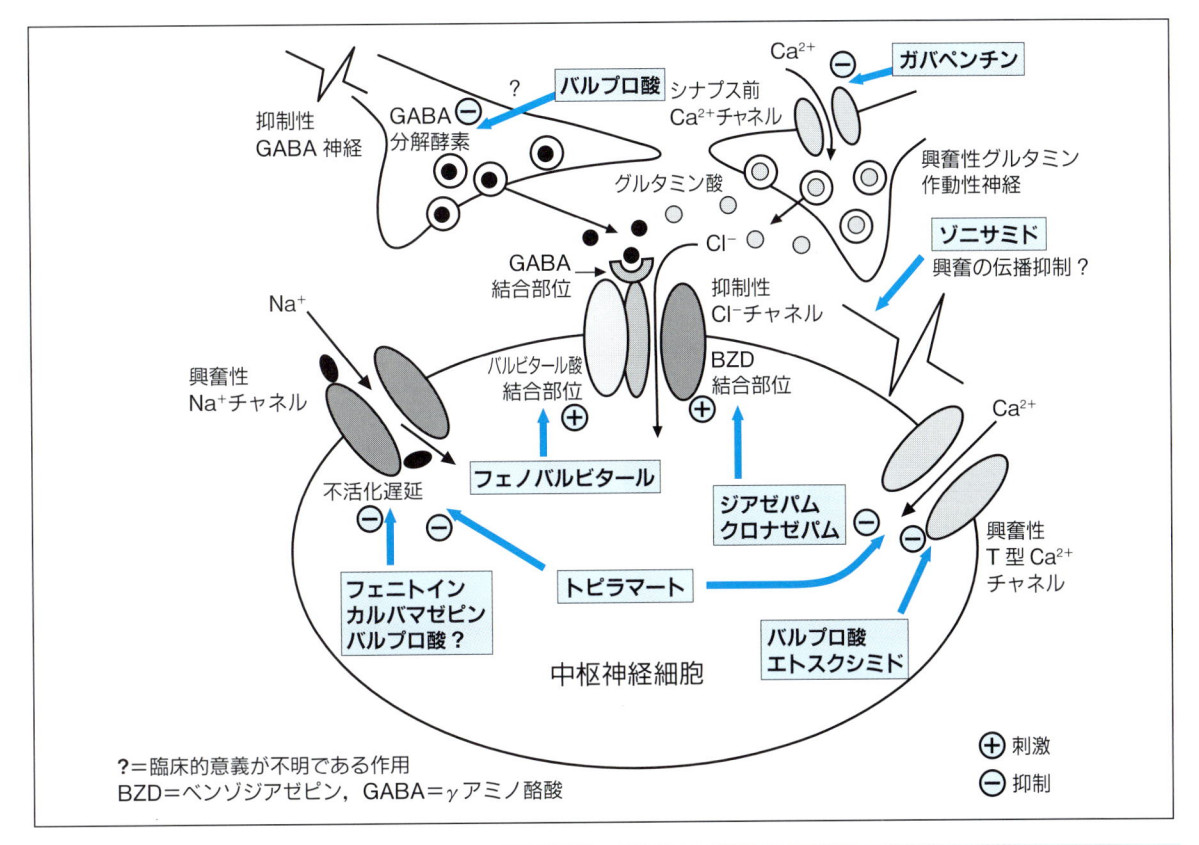

[病態生理] てんかんの有病率は人口の1％弱と比較的高い．発症は5歳以下で多い．てんかんに共通する病態は中枢ニューロンの局所あるいは全体的に同期した興奮である．この病態は脳波 (EEG: electroencephalogram) 検査により「てんかん」に特有な棘波 (スパイク) として検出される．最近ではビデオ撮影による身体運動モニターと脳波モニターを同期させて観察することで発作型の診断が確実になった．脳波の興奮異常が脳の特定の局所に限局する場合には意識は保たれ，発生部位の機能局在に対応した異常症状が出現することがある〔部分発作 (partial seizures)〕．大脳皮質の運動野が焦点となる場合には手足を投げ出すような異常運動を生じたり，情動や記憶に関係する海馬，扁桃核など大脳辺縁系が存在する側頭葉に焦点が生じると，複雑部分発作 (いわゆる側頭葉てんかん) が生じ，異常な体性感覚 (無感覚，内臓感覚，浮遊感)，特殊感覚〔既視感 (déjà vu)，再体験 (flashback)，強制思考 (forced thinking)，哄笑，強い恐怖感等〕等が生じることがある．さらに，脳波の異常が焦点から皮質全体に及ぶと，従来精神運動発作と呼ばれた意識が混濁した状態での自動行動 (automatism：衣服をつまむ，歩き回る，舌を打つ等) を生じることもある．

一方，ニューロンの異常興奮が大脳深部に発生し発作時から皮質全体に波及すると完全な意識消失をきたす〔全般発作 (generalized seizures)〕．従来，小発作 (petit mal) または欠神発作 (absence seizures) と呼ばれた病型では，発作時に患者の動作が突然映画のコマが止まったように姿勢を保持したまま数秒止まり (この間患者の意識は消失している)，発作が終わると何事もなかったように以前の行動を再開する．脳波には発作時に特徴的な3 Hz 周期の棘徐波 (spike and wave) が出現する．また，従来 grand mal (グラン・マル) または強直-間代性発作 (tonic-clonic seizures) と呼ばれた病型では，発作前にしばしば自覚的な前兆 (aura：アウラ) を伴い，発作を生じると患者は意識を失うとともに全身の筋肉を硬直させ大声をあげて倒れ (強直期：10～30秒)，次いで筋肉が律動的に収縮する (間代期：30～50秒) 症状を呈する．失禁を伴い，唾液の過剰分泌により口から泡を吹く．痙れん発作終了後に患者は深い眠りに入り，発作前後の記憶は失われる (逆行性健忘)．脳波では大脳皮質全体にわたる棘波が認められる．

てんかんの発症にかかわるニューロンの過剰興奮の分子機構については，一部の家族性てんかんにおける K^+ チャネル (*KCNQ 2* 等) の変異が報告されているが大部

分の患者では未だに不明である．一説ではニューロンに対する抑制性神経伝達物質（γ-アミノ酪酸：GABA）の活動減少等が関与する可能性があるとされ，これがGABA作動性神経作用の増強を目的とする薬物治療の根拠となっている．

てんかん治療の薬物選択は発作の病型により異なるが，単剤が原則である．80％の患者は単剤療法で好ましいコントロールが得られる．多剤併用は，必ずしも有効性を増さないが，副作用頻度は確実に増加させる．副作用の増加は，長期投与が原則となる抗てんかん療法ではノンコンプライアンスの増加の観点からも好ましくない．また，多剤治療はコストの増加に結びつく．抗てんかん薬の新薬はバルプロ酸以降久しくなかったが，2006年以降ガバペンチンとトピラマートが相次いで市場に登場した．

濃度依存的な副作用には眼振，運動失調，構語障害等がある．一方，必ずしも投与量に依存しない副作用として，葉酸欠乏性巨赤芽球性貧血，歯肉増殖，多毛症，ビタミンD欠乏性低カルシウム血症，発疹，スティーブンス-ジョンソン症候群などの表皮剝離性皮膚炎（時に致死的）等がある．サプリメントであるセイヨウオトギリソウ（セントジョーンズワート）の服用はフェニトインの代謝を誘導し血液濃度を低下させる．フェノバルビタール，プリミドン，カルバマゼピンなどの抗てんかん薬は肝薬物代謝酵素を誘導するため，本薬だけでなく他の抗てんかん薬（バルプロ酸，ベンゾジアゼピン薬）や，ステロイド，テオフィリン，ワルファリンなどの肝代謝を促進し臨床効果を減ずる相互作用を生じる．

治療戦略

① 電位作動性 Na^+ チャネルの抑制
② 抑制性 GABA 作動性神経刺激の増強
③ 興奮性 Ca^{2+} チャネルの抑制

フェニトイン→治療戦略①

【代表薬】
フェニトイン（アレビアチン®，フェニトインN®，ヒダントール®）

【臨床】フェニトインは，電位作動性 Na^+ チャネルに結合すると興奮後の不応期を延長し，てんかん発作の焦点から周囲の正常ニューロンへの興奮伝播を抑制すると考えられている．フェニトインは全般または部分発作，複雑部分発作と多種の病型に有効であり，治療域で鎮静作用が少ない利点がある．主要な消失経路は肝代謝である．体内動態上の特長として治療濃度域で代謝が飽和するため，治療域付近でのわずかな投与量増量に対応する血中濃度の増加が大きい．したがって，投与量の増量は慎重に行わねばならない．治療濃度域は 10～20 μg/mL とされる．本薬の血漿中蛋白結合率は 90％と高いため，結合蛋白であるアルブミン濃度が低下する病態（肝硬変，ネフローゼ症候群，腎不全等）では遊離形分率（遊離形濃度ではなく，総濃度に対する割合）が増加するので，薬物血中濃度測定（TDM）で得られる総（結合形＋遊離形）薬物濃度に対応する遊離形薬物濃度はアルブミン濃度が正常な患者よりも高くなることに注意して TDM の結果を解釈する必要がある．

カルバマゼピン→治療戦略①

【代表薬】
カルバマゼピン（テグレトール®，テレスミン®，レキシン®）

【臨床】平面上の化学構造式からはわかりにくいが，カルバマゼピンの三次元的構造はフェニトインに類似しており，作用機序も類似している．多くの専門家が全般または部分運動発作の第1選択と考えている．また，この薬物はクロルプロマジン等と類似の三環構造を有しているため，躁病や双極性障害の躁相，統合失調症の興奮状態の治療にも適応がある．三叉神経痛にも有効である．主要な消失経路は肝代謝であるが，代謝酵素活性（CYP3A4）の誘導作用があるため，約1カ月の投与でカルバマゼピン自身の全身クリアランスは倍増する．したがって，投与開始1～2週間で治療濃度を得ても約1カ月後に TDM を再度行って適切な維持投与量を設定し直す必要がある．血漿濃度治療域は 4～12 μg/mL である．8 μg/mL 以上では濃度依存的な副作用として，眼振，複視，構語障害，悪心，認知障害，低ナトリウム血症などが生じる．濃度非依存的な副作用として発疹（5～15％），時に顆粒球減少，スティーブンス-ジョンソン症候群などの重症の副作用を生じることがある．

バルプロ酸→治療戦略②

【代表薬】
バルプロ酸ナトリウム（デパケン®，エピレナート®）

【臨床】バルプロ酸の作用機序は十分解明されていない．作用の一部は治療戦略①に帰される可能性もあるが，中枢の抑制性 GABA 濃度の増加も関係すると想定されている．バルプロ酸は GABA 合成を促進し，分解を抑制

する．小発作，ミオクローヌス発作，強直-間代性発作と複雑部分発作を除く発作型に有効である．治療域で鎮静作用，認知機能への悪影響がほとんどない．血漿濃度と効果の関係は必ずしも明確ではないが，治療域は50～100 µg/mLとされている．濃度依存的な副作用としては，悪心，嘔吐，振戦が重要である．3歳以下の小児で時に強い脂肪肝の組織像を示す劇症肝炎と高アンモニア性脳症を生じることがある．長期投与で体重増加が生じやすい．

カルバペネム系抗菌薬を併用すると本薬の代謝が亢進し，血中濃度が著しく低下する相互作用がある．本薬はエポキシド加水分解酵素を阻害するため，カルバマゼピンの活性代謝体であるエポキシド体の濃度を増加させる．

ゾニサミド→治療戦略①?

【代表薬】
ゾニサミド(エクセグラン®)

【臨床】作用機序は十分に解明されていない．わが国で開発された他の抗てんかん薬と構造の異なる薬物である．現在では米国でも承認されている．部分および複雑部分発作，全般発作に適応がある．消失経路には肝代謝(60%)と腎排泄(40%)がともに関与する．半減期が60時間と長いので，1日1回投与が可能である．血漿中の有効濃度域は10～40 µg/mLとされる．副作用は倦怠感，眠気，めまいなどがあるが，特有な副作用として発汗減少(oligohidrosis)があるので，夏季高齢者などでは熱中症の注意が必要である．欧米での臨床試験では尿路結石の副作用が問題となった．サルファ基を有するので投与前の過敏症の既往聴取は慎重にとるべきである．

フェノバルビタール→治療戦略②

【代表薬】
フェノバルビタール(フェノバール®，フェノバルビタール®)

【臨床】フェノバルビタールおよびバルビツール酸誘導体はGABA-ベンゾジアゼピン受容体複合体に結合し，GABA受容体刺激によるCl⁻チャネル開口を延長する機序でニューロンを過分極させ興奮性を抑制すると想定されている．かつては部分および全般発作ともに用いられたが，治療域での鎮静効果が強いため就学期の患者では学習障害を生じやすく，使用頻度は減少した．しかし，幼児期から小児期の早期に発熱に伴い起こる単発性または反復性の全般運動発作(ひきつけ)である熱性痙れんの予防では現在でも使用されることがある．熱性痙れんは人口の約4%にみられるが，概して良性の経過をたどり，成人の真性のてんかんに移行することはまれである．副作用としては鎮静，眼振，運動失調，集中力障害，巨赤芽球性貧血等がある．

エトスクシミド→治療戦略③

【代表薬】
エトスクシミド(ザロンチン®，エピレオプチマル®)

【臨床】エトスクシミドの作用機序は視床ニューロンの興奮性T型Ca^{2+}チャネルの抑制である．かつては小発作の第1選択とされたが，バルプロ酸の登場以後は代替薬とされることが多い．治療濃度は60～100 µg/mLとされる．投与量または血液濃度依存的な副作用としては，嘔気等の消化管症状がある．

プリミドン→治療戦略①③

【代表薬】
プリミドン(プリミドン®)

【臨床】プリミドンは体内で肝代謝により活性代謝体であるフェノバルビタールとphenylethylmalonamide (PEMA)に変換されるが，作用機序としてはむしろフェニトインに近いとされる．部分および全般強直-間代性発作に有効であるが，現在第1選択とはなることはまれである．血漿濃度8～12 µg/mLが治療域とされる．副作用は鎮静作用である．

ジアゼパム→治療戦略③

【代表薬】
ジアゼパム(セルシン®，ホリゾン®)

【臨床】てんかん発作が30分以上持続したり，意識回復がないままに発作が連続する病態をてんかん重積状態

(status epilepticus)という．未治療での死亡率は高く（小児で90％，成人でも75％）医学的緊急状態である．薬物治療では，まずジアゼパム（成人では最大限20～30 mg）を呼吸抑制に注意しながら静注し，発作が停止したら，時を移さずフェニトインなどの抗てんかん薬を投与する．

トピラマート→治療戦略①，②，③

【代表薬】
トピラマート（トピナ®錠）

【臨床】トピラマートはフルクトピラノース骨格にスルファメート構造を有する，従来の抗てんかん薬とは全く構造的に類似性をもたない薬物として2007年に市場に登場した．電気生理学的には電位依存性ナトリウムチャネルおよびL型カルシウムチャネルを抑制するとともに抑制性のGABA_A受容体機能の増強，興奮性のAMPA/カイニン酸型グルタミン酸受容体抑制作用等複数の作用機序をもつ．他の抗てんかん薬で効果が不十分な部分発作（ただし二次性全般化発作を含む）に併用療法で適応となる．用法・用量は，通常1日1または2回50 mgの経口投与で開始し，1週間以上の間隔で50 mg毎増量し，標準的な投与量である1日200～400 mgに至る．国内試験では他の薬物で効果が不十分なてんかん患者（n＝127）にトピラマートを追加投与することで発作頻度を更に20％減少させることが示された．この薬物の利点は他の抗てんかん薬と併用しても他の薬物の動態に相互作用を生じないこと，比較的消失半減期が長い（約30時間）ため1日1回投与が可能なこと，他薬よりも血液または肝障害が少ないことである．欠点としては比較的精神神経系の副作用が多い（傾眠，めまい10％以上，頭痛，思考力低下，会話障害が5～10％）．他に特徴的な副作用として本薬では弱い炭酸脱水酵素阻害作用があるため，尿路結石症（3％），（高クロール性）代謝性アシドーシス（2％），乏汗症が報告されている．また，まれに閉塞隅角緑内障を誘発することがある．消失経路は腎消失が60％，肝代謝（CYP3A4）が40％である．腎機能がクレアチニン・クリアランスとして70 mL/min以下に低下した場合には投与量の減量が必要となる．血漿蛋白結合率は低く（約20％），分布容積も40～50 L/60 kgと小さいため血液透析で良好に除去される．肝疾患による動態への影響は腎疾患よりも小さい．

ガバペンチン→治療戦略②，③？

【代表薬】
ガバペンチン（ガバペン®錠）

【臨床】ガバペンチンは抑制性神経伝達物質であるGABA（γアミノ酪酸）と構造的に類似した薬物であるが，GABA受容体および主要なイオンチャネルとは結合せず，その抗てんかん作用は不明である．電位依存性カルシウムチャネルの抑制作用や脳内GABA濃度増加作用をもつが抗てんかん作用との関係は明らかでない．臨床適応は，他の抗てんかん薬で十分な効果が認められない部分発作（二次性全般化発作を含む）に対する他の抗てんかん薬との併用療法である．用法・用量は，通常成人に対して1日目600 mg，2日目を1,200 mgを3回に分けて経口投与する．3日目以降は1日1,200～1,800 mgを3回に分けて経口投与する．最大量は1日2,400 mgである．日本での臨床試験で，ガバペンチンの追加投与は他薬で十分コントロールできなかったてんかん患者（n＝209）の発作を約25％減少させた．この薬物の利点は副作用が少ない点である（海外では49 gを服用した症例があるが眠気の他に重大な障害はなかった）．最も多い副作用は眠気（34％），めまい（16％），頭痛（9％）などである．他の抗てんかん薬との薬物相互作用もない．消失経路はほぼ完全に腎消失である．したがって，腎障害患者では減量が必要である（投与量補正の目安は表の形で添付文書に掲載されている）．

18. 不安障害, 睡眠障害

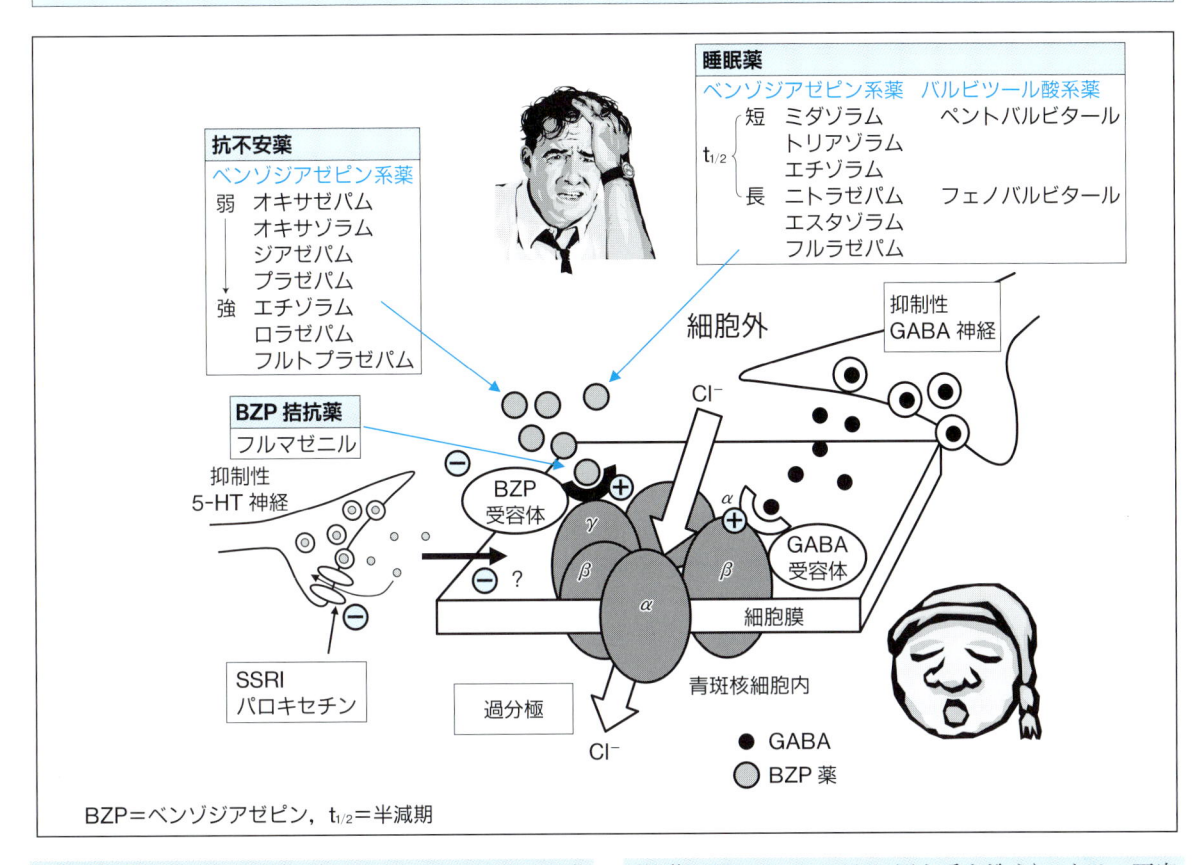

抗不安薬
ベンゾジアゼピン系薬
弱　オキサゼパム
　　オキサゾラム
　　ジアゼパム
　　プラゼパム
強　エチゾラム
　　ロラゼパム
　　フルトプラゼパム

BZP拮抗薬
フルマゼニル

睡眠薬
　　　　ベンゾジアゼピン系薬　　バルビツール酸系薬
短　　ミダゾラム　　　　　　　ペントバルビタール
$t_{1/2}$　トリアゾラム
　　　エチゾラム
長　　ニトラゼパム　　　　　　フェノバルビタール
　　　エスタゾラム
　　　フルラゼパム

細胞外
抑制性GABA神経
Cl⁻
抑制性5-HT神経
BZP受容体
GABA受容体
SSRI パロキセチン
過分極
青斑核細胞内
細胞膜
Cl⁻
● GABA
○ BZP薬

BZP=ベンゾジアゼピン, $t_{1/2}$=半減期

〔病態生理〕不安は, 外界からのストレスに対する正常な生理反応である. 精神的には短気, 神経過敏, 優柔不断, 無能力感, 心配, 恐怖などの反応を生じ, 身体的には, 震え, 発汗, 動悸, 便秘, 下痢, 筋緊張, 頭痛などの症状を発現させる. これはすべての動物に共通した生存に必要な反応である. しかし, これらの反応が特に理由なく, 持続的に生じ, 日常機能を妨げるほどの身体症状を伴う場合には治療対象となり, 不安障害と総称される. 米国精神医学会の診断基準であるDSM-Ⅳでは, 不安障害を全般性不安障害, パニック障害, 強迫性障害, 特定の恐怖症, 社会恐怖, ストレス障害, その他に分類することを提唱している. 添付文書では(不安)神経症という用語が適応症に用いられることが多い.

全般性不安障害は特定の対象のない過剰な不安と心配が起こる日が起こらない日よりも多い状態が6カ月以上持続する状態であり, パニック障害(panic disorder)は理由のない強い恐怖感から呼吸困難, 動悸, 震え, 失神などの身体症状が生じ何もできなくなるような発作を3週間に3度以上起こす状態である. 特定の恐怖症は社会(赤面)恐怖症, 広場恐怖症などの不安の対象が明確である状態であり, 強迫性障害は患者自身が不合理と理解できるにもかかわらず自制できない強制行動を行う状態(細菌が恐いので, 1日50回も手を洗う)である. 不安障害の有病率は4〜8%とされ, 生涯罹患率は16%ともいわれる. 若い女性に多い.

不安症の神経生化学的異常は不明である. 青斑核は代表的な中枢ノルアドレナリン作動性神経核であるが, この神経核は外界ストレスに対して敏感に反応する. また, この神経核の活動性を減少させる薬物(例:ベンゾジアゼピン系薬物)は抗不安作用があり, 同神経核の活動性を増加させる薬物(例:カフェインなど)は催不安作用があるため, 不安神経症の病因には同神経核の活動異常が関係するとする仮説がある. また, ノルアドレナリン作動性神経に抑制性作用をもつGABAまたはセロトニン作動性神経系の異常も病因として示唆されている.

睡眠障害には, 明らかな医学的原因(痛み, 夜間頻尿など)が存在することもあるが, 大部分の患者で病因は不明である. 米国の統計では成人全体の35%は不眠に悩んでおり, その半数は問題が深刻であると自覚している. 高齢の女性で特に頻度が高く, 精神的悩みや不安を伴う. しかし, 深刻な不眠患者の85%は, 処方薬あるいは市販薬(OTC薬)による適切な治療を受けていない.

治療戦略
① GABA 神経細胞の $GABA_A$-Cl^- チャネルの賦活化
② セロトニン再吸収阻害によるセロトニン作動作用の強化
③ 不安を生むストレスの除去

ベンゾジアゼピン系薬→治療戦略①

【代表薬】

ジアゼパム(セルシン®, ホリゾン® など)

ニトラゼパム(ネルボン®, ベンザリン® など)

トリアゾラム(ハルシオン®)

オキサゼパム(発売中止)

ロラゼパム(ワイパックス®)

【臨床】現在市販されている抗不安薬(anxiolytics)はほとんどがベンゾジアゼピン系薬物である．また，ベンゾジアゼピン薬は抗不安・睡眠薬の中で最も処方頻度が高い．ベンゾジアゼピン系薬物が好まれる理由は，かつて使用されたバルビツール酸，グルテチミド，メプロバメートなどの同効薬と比べて安全性が高いためである．健常者での急性致死量は 0.05～0.5 g/kg(2.5～25 g/50 kg)と臨床常用量(ジアゼパムなら通常1日5～10 mg)よりはるかに高いため，成人が誤って過量服用により意識障害を起こしても死亡することは少ない．しかし，高齢者，衰弱者，閉塞性肺疾患(肺気腫，慢性気管支炎など)，肝硬変患者では同薬物に対する呼吸抑制・血圧低下作用の感受性は健常者より高く，治療量でも呼吸抑制を生じることがあるので注意が必要である．

ベンゾジアゼピン系薬物の作用は大脳，特に皮質に高濃度に存在する $GABA_A$ 受容体のサブユニットに存在するベンゾジアゼピン受容体への結合により発揮されると考えられている．$GABA_A$ 受容体と Cl^- チャネルは機能的に共役する複合体を形成しており，ベンゾジアゼピン系薬物が受容体に結合すると $GABA_A$ 受容体を介して Cl^- チャネルの開放度を増加させ，細胞内への Cl^- イオンの流入を増加させる．その結果，神経細胞内電位は過分極となり興奮性が抑制される．この作用が，臨床的な鎮静および抗不安作用に関係すると考えられている．低用量のベンゾジアゼピンでは，まず抗不安作用と鎮静作用が現れ，高用量では催眠作用が生じる．自殺企図などの中毒時の治療には，ベンゾジアゼピン受容体に対する特異的アンタゴニスト(遮断薬)であるフルマゼニルを治療に用いる．

ジアゼパムは作用発現が速やかで，かつ半減期が長く(～40時間)，24時間を通じて安定した血中濃度と抗不安作用を期待できるため，しばしば抗不安薬の第1選択となる．また，睡眠障害治療薬としても，ベンゾジアゼピン系薬物は，正常のノンレム睡眠期とレム睡眠期が交代する睡眠サイクルを乱さず，最も広く使用されている．脳内移行性が比較的迅速で，消失半減期が24時間前後と同系薬では中間的なニトラゼパム等が選択となることが多い．ベンゾジアゼピンの睡眠作用，筋弛緩作用には速やかに耐性が生じるため，投与量が漸増し，身体的依存が形成されることもあるので注意が必要である．また，長期のベンゾジアゼピン服用を突然中断すると，離脱症候群(不眠，神経過敏，震え，嘔吐，ときに痙れんなど)が生じることがある．また，超短期作用型で力価の高い

トリアゾラムやゾルピデムなどの高用量投与後には一定時間の記憶形成が損なわれる前向性健忘を生じたり，時に奇異反応(paradoxical reaction)と呼ばれる，不安増強，不眠，興奮，昏迷状態が生じ，犯罪を生じる事例が海外で報告されている．

【薬物動態】ベンゾジアゼピン系薬物の主要消失経路は肝代謝である．多くのベンゾジアゼピン系薬物は肝臓のチトクロームP450(CYP)薬物代謝酵素(とくにCYP2C19)で酸化反応を受ける．また，この反応で，活性代謝物を生じるものもある．酸化代謝物は，さらにグルクロン酸抱合を受け尿中に排泄される．活性代謝物の半減期は親薬物の半減期より長いことが多く，薬物効果持続時間に影響する．一方，ベンゾジアゼピン系薬物でも分子中に水溶性官能基を有する薬物(オキサゼパム，ロラゼパムなど)では，酸化代謝を受けず，直ちにグルクロン酸抱合反応を受けた後に腎排泄される．

ベンゾジアゼピン系薬物の肝代謝クリアランスは非代償性肝硬変で著明に減少する．特に，肝性脳症を生じるような重症の肝硬変患者では中枢神経抑制薬に対する感受性も亢進しているため，常用量のベンゾジアゼピン薬により高度の鎮静作用を生じることがある．肝硬変患者における体内動態への影響は，酸化代謝型ベンゾジアゼピン系薬物(ジアゼパム，ニトラゼパム等)に高度に現れるが，抱合代謝を受ける薬物(オキサゼパム，ロラゼパム等)には比較的影響が少ない．

また，高齢者(特に75歳以上)では，酸化代謝型ベンゾジアゼピン系薬物の代謝クリアランスが低下する．したがって，長半減期型のベンゾジアゼピン系薬物(ジアゼパム，フルラゼパム等)の投与は，親薬物と活性代謝物両者の蓄積が高度に生じ，アルツハイマー病と誤認するような昏迷・精神運動障害・運動障害等が出現することがある．高齢者では呼吸抑制作用も青壮年患者より低用量で出現するので，大腸内視鏡検査等で前投薬として用いる場合に標準量を使用する際にも注意が必要である．

最も重要な薬物相互作用は，他の中枢神経抑制薬，特にエタノール(アルコール)と薬力学(PD)上の相加作用をもつことである．両者の併用が時に致命的となることもある．

SSRI→治療戦略②

【臨床】パロキセチンとセルトラリンはSSRIであるが，比較対照試験でパニック障害に対する有効性が確認され，わが国でも臨床適応が認められている．三環系抗うつ薬では，塩酸クロミプラミンとイミプラミンが有効とするデータがあるが保険適応とはなっていない．

非薬物療法→治療戦略③

【臨床】不安神経症や不眠症の治療には非薬物治療である精神療法や行動療法も補助的に用いられる．特に，不安症の原因が器質的疾患(心筋梗塞，不整脈，悪性腫瘍など)に関係する場合には，原因疾患の適切な治療や精神的カウンセリングが重要である．

19. アルツハイマー病

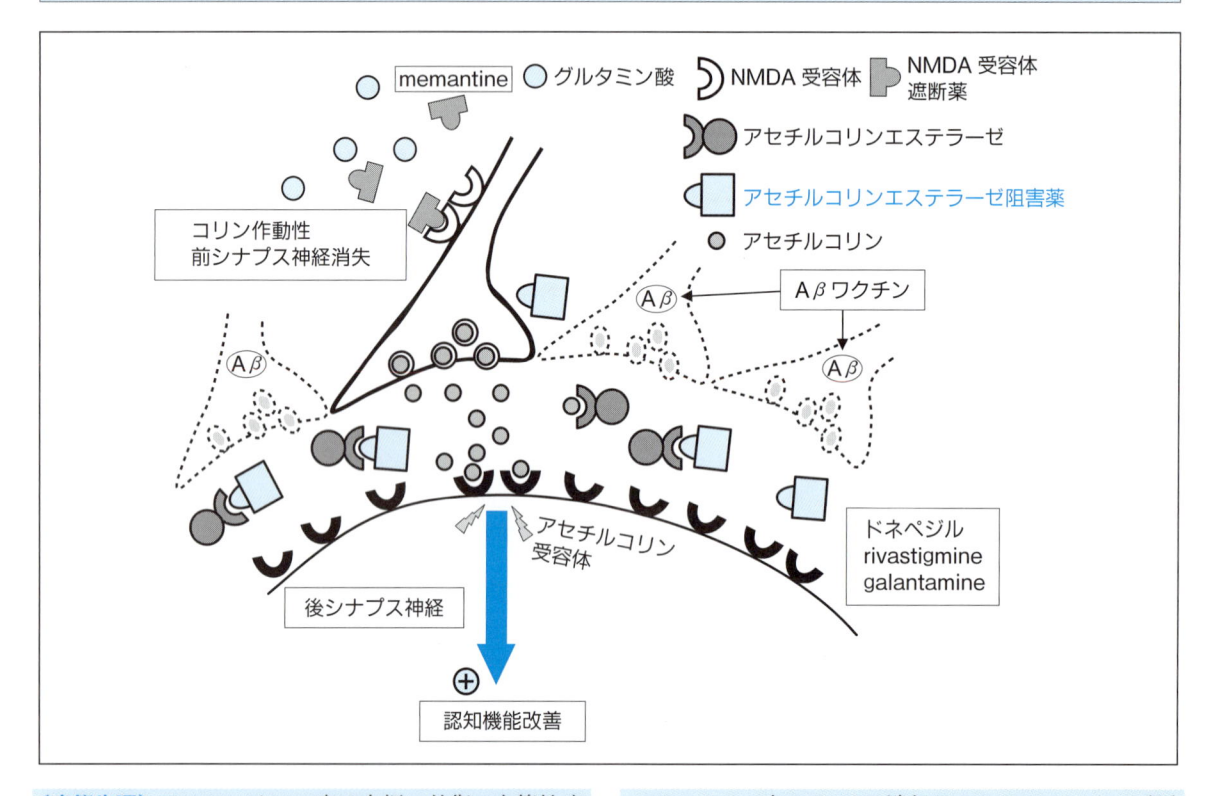

凡例:
- memantine
- グルタミン酸
- NMDA 受容体
- NMDA 受容体遮断薬
- アセチルコリンエステラーゼ
- アセチルコリンエステラーゼ阻害薬
- アセチルコリン
- Aβワクチン
- ドネペジル rivastigmine galantamine

コリン作動性前シナプス神経消失
アセチルコリン受容体
後シナプス神経
認知機能改善

〔病態生理〕アルツハイマー病は中枢に外傷，血管性病変，代謝性障害などの認知症の原因となりうる病変をもたない65歳以下に発病する初老期認知症と65歳以上で発症するアルツハイマー型老年認知症の総称である．発病頻度は加齢に伴い上昇し65歳では2%であるが，85歳以上では47%に増加する．初期には物忘れ，記銘力（短時間記憶）の低下や言語障害（名前を思い出せない：失名症など），うつ状態，不安症状等が主症状で生理的な加齢現象との鑑別が困難であるが，進行すると金銭計算の困難や，見当識の低下など高度な認知機能障害をきたし，妄想，徘徊などの症状も現れる．末期には，運動神経系の障害も生じ植物状態となる．CTやMRIの画像では大脳，特に前頭葉，頭頂葉，側頭葉の皮質に強い萎縮性変化が生じ，脳溝と脳室が拡大する．

脳の病理所見では，大脳皮質神経細胞の変性と脱落，アミロイド（老人）斑の出現，神経原線維変化等が主要な所見である．これらの変化は記憶の形成と保持に関係が深い海馬に強い．アミロイド斑の実態は42〜43アミノ酸からなるアミロイドβペプチド(Aβ)集積であるが，Aβは神経細胞に対する毒性を有するため，この物質の蓄積がアルツハイマー病の病因に関係するとされている（アミロイド仮説）．Aβは常染色体21番の長腕にコードされているアミロイド前駆蛋白(APP)がγおよびβセクレターゼにより切断されて産生される．家族性のアルツハイマー病ではAPP遺伝子またはセクレターゼ活性を増加させるプレセニリン1および2遺伝子の変異が発見されている．また，最近では理化学研究所の研究グループがAPP分解酵素であるネプリライシンを発見し，マウスでこの遺伝子をノックアウトすると脳内Aβ濃度が上昇し，アデノウイルスベクターを利用したネプリライシン遺伝子導入は蓄積したAβを減少させることを報告した．この機構は孤発性アルツハイマー病の病因にかかわる可能性がある．神経原線維変化は，神経細胞軸索内の微小管結合蛋白であるタウ蛋白がリン酸化を受け沈着したものである．この変化は神経細胞の形態変化と変性に関係すると推測されている．最近，神経細胞の興奮性アミノ酸（グルタミン酸）の過剰興奮が神経傷害に関係する可能性が示唆され，グルタミン酸受容体の1つであるNMDA受容体の遮断がアルツハイマー病患者で神経保護的に働く可能性が指摘されている．

生化学的には，患者の大脳皮質，海馬でのアセチルコリン合成酵素，コリンアセチルトランスフェラーゼ(choline acetyltransferase: CAT)の活性は正常の50%以下に低下しており，マイネルト(Meynert)基底核から皮質へのコリン作動性神経の投射経路の障害が特に重要とされる．アルツハイマー型認知症患者のコリン作動性神経細胞は変性・脱落しているが，後シナプス神経のムスカリン受容体はほぼ正常に保たれているため，同受容

体の刺激を薬物により増強することによりアルツハイマー病の症状を軽減できる可能性がある．

治療戦略

① 中枢神経から放出されたアセチルコリンを分解する酵素の阻害
② 興奮性グルタミン酸受容体（NMDA 受容体）の遮断
③ 抗 Aβ 抗体産生ワクチン（臨床試験段階）
④ Aβ 産生や分解に関係する酵素活性の調節（基礎研究段階）

アセチルコリンエステラーゼ阻害薬→治療戦略①

【代表薬】
塩酸ドネペジル（アリセプト®）

【臨床】アルツハイマー病の認知症症状と中枢アセチルコリン作動神経の活動性の低下が関係すると推測されるため，種々の方法でこの神経伝達物質濃度の脳内濃度を高める試みがなされた．コリンなどの前駆体物質の大量摂取は比較臨床研究で有効性を認めなかった．中枢神経細胞からの放出後のアセチルコリン分解に関与するアセチルコリンエステラーゼ阻害薬である physostigmine（日本では未発売）の投与は記銘力の軽度改善を生じたが，血中半減期が 20 分と短いため頻回投与（例えば 2 時間毎）が必要であり実用的ではなかった．その後，より長い半減期を有するアセチルコリンエステラーゼ阻害薬が探索され，tacrin（タクリン；日本では未発売）がプラセボ対照無作為化二重盲検試験でアルツハイマー病患者の記銘力と異常行動に軽度の改善作用があることが証明された．しかし，この薬物は高頻度（約 15％）に肝障害を生じるため，副作用の少ない次世代薬が探索され，日本でドネペジルが発見された．

ドネペジルは軽から中等症のアルツハイマー病に適応がある．治療初期には末梢性ムスカリン受容体刺激作用に関係すると考えられる消化器症状（嘔気，嘔吐など）が 20％前後の患者に生じるため，3 mg/日から開始し 2 週間かけて維持量の 5 mg/日まで増量する．ドネペジルの薬効評価の臨床試験に用いられた ADAS-cog スコアは単語再生，口頭言語能力，言語の理解などを多数の項目の評価により認知機能を総合的に評価するもので，得点の範囲は 0（正常）〜70 点（高度認知症）である．ドネペジルはプラセボと比較して平均 3 ポイントの低下抑制効果を示したが，その効果は，示された図形と同じものが描けるか，当日の曜日がわかるかなどの極めて低いレベルでの認知機能の改善で評価して 3 項目の差異に相当する進行阻止効果であり，統計的には有意な効果ではあるが，家族から見て認知機能に大幅な改善が認められるほどの効果ではない．効果は 2〜3 年は持続すると考えられている．2006 年に Lancet 誌上で重症のアルツハイマー病患者に対しても小さいが有意な効果があることが報告された．ドネペジルの薬理作用に関係する用量依存的な有害反応として，コリン作動性症状がある．迷走神経刺激増強により徐脈や心ブロックが生じる可能性の高い洞不全のある患者や，胃酸分泌が病態を悪化する可能性のある消化性潰瘍の患者では慎重な投与が必要である．

ドネペジルの主要消失経路は 90％前後が肝代謝である．代謝にかかわる薬物代謝酵素はチトクローム P 450（CYP）2 D 6 と 3 A 4 の 2 分子種である．病態によるドネペジル消失動態に対する影響は代償期のアルコール性肝硬変と腎不全患者（Ccr＜20 mL/min）で検討されたが，前者でクリアランスが 20％程度低下するのみであった．肝代謝部位での相互作用については，ドネペジルのクリアランスに対する CYP 3 A 4 阻害薬ケトコナゾール，CYP 分子種非選択的な阻害薬であるシメチジンの影響が検討されたが，後者でクリアランスが 20％低下する程度で臨床的意義は少ない．また，ドネペジル自身の他薬に対する代謝阻害効果についてもテオフィリン（CYP 1 A 2 が関与），ワルファリン（CYP 2 C 9 が関与）について検討されており，何ら有意な阻害作用を認めなかった．日本の添付文書にこの情報が盛り込まれていないのは残念なことである．ドネペジルに続いて欧米では rivastigmine，galantamine などのアセチルコリンエステラーゼ阻害薬が開発され市場に導入されている．

Memantine→治療戦略②

2003 年に米国で興奮性アミノ酸中枢伝達物質であるグルタミン酸受容体の一つである NMDA 受容体に対する拮抗薬である memantine がアルツハイマー病の治療に認可された．日本では未発売である．

抗 Aβ 抗体ワクチン→治療戦略③

アルツハイマー病モデルマウスに抗 Aβ 抗体ワクチンを投与すると中枢の Aβ 量が減少し，神経症状も改善した．しかし，その後のヒトでの臨床試験では Aβ 量の低下は認めたものの 5％前後の患者で免疫機序による脳炎を生じたため試験は途中で中止された．現在，より安全性の高いワクチンの開発が進行中である．

20. 頭痛

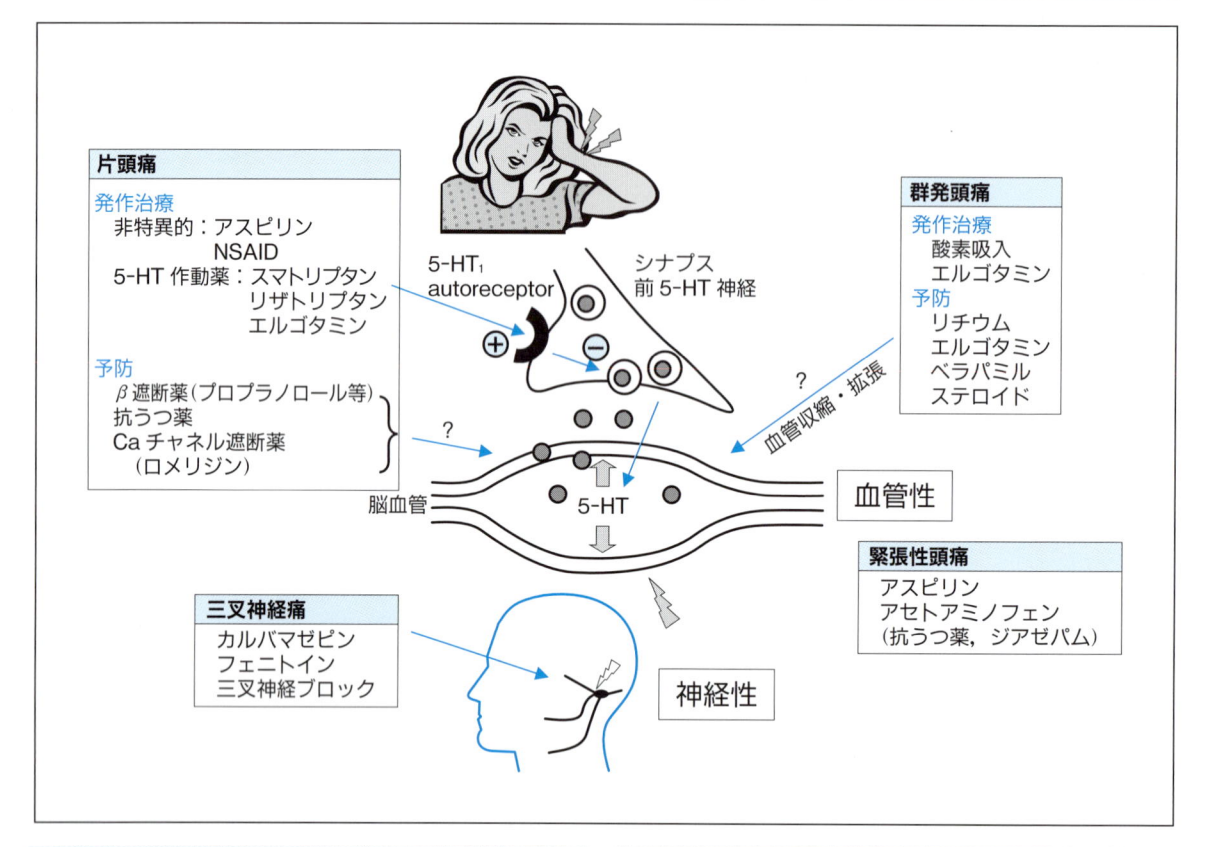

片頭痛
- 発作治療
  - 非特異的：アスピリン
    NSAID
  - 5-HT作動薬：スマトリプタン
    リザトリプタン
    エルゴタミン
- 予防
  - β遮断薬（プロプラノロール等）
  - 抗うつ薬
  - Caチャネル遮断薬
    （ロメリジン）

群発頭痛
- 発作治療
  - 酸素吸入
  - エルゴタミン
- 予防
  - リチウム
  - エルゴタミン
  - ベラパミル
  - ステロイド

緊張性頭痛
- アスピリン
- アセトアミノフェン
  （抗うつ薬，ジアゼパム）

三叉神経痛
- カルバマゼピン
- フェニトイン
- 三叉神経ブロック

5-HT$_1$ autoreceptor
シナプス前5-HT神経
脳血管
血管収縮・拡張
血管性
神経性

〔病態生理〕頭痛は最もありふれた臨床症状でありながら，その病態は十分に解明されていない．臨床病型から，一次性頭痛として片頭痛（migraine），緊張型頭痛，群発頭痛などと，頭部の外傷やくも膜下出血などの器質的変化に伴う二次性頭痛に分類される．頭痛の発現は頭蓋内外の組織に存在する侵害受容器の刺激によると考えられる．これらの受容器は，頭蓋内の動脈血管（特に中硬膜動脈，硬膜など）に分布しており，これらの器官の位置偏位や拡張などが痛覚刺激を発生する．頭蓋外では，頭皮，頭部の筋肉，三叉神経，および大・小後頭神経が痛覚に敏感である．

片頭痛は頭痛の10～20％を占める．比較的若い女性に多く（20代では約20％），家族歴を有することが多い．ほぼ半数の患者が月に1回程度の発作がある．頭痛は通常片側性で拍動性であり，発作中に嘔気，光や音過敏症状を伴う．15％前後の患者が発作前に視覚性の前兆症状（閃輝暗点など）を訴える．片頭痛の病態は，ストレス，求心性の感覚刺激，その他の不明な原因により誘発される中枢動脈のれん縮が引き金になると想定され，その結果生じる局所の脳組織虚血が片頭痛患者の前兆症状発生に関係するとされる．血管収縮が解消した後には，著明な拍動性の血管拡張を生じ，侵害受容器を強く刺激するため，片頭痛の症状が生じる．片頭痛発作の契機となる動脈のれん縮に関係する血管作動性物質には，従来からセロトニン，プロスタグランジン，ノルアドレナリンなどが想定されており，セロトニン受容体作動薬であるトリプタン薬が発作に著効することもこの仮説を支持している．一方，近年血管拡張作用と髄膜肥満細胞からの炎症誘発物質遊離に関連する内因性物質としてCGRP（カルシトニン遺伝子関連ペプチド）が注目されている．臨床試験段階であるがCGRP受容体遮断薬の有効性が報告された（N Engl J Med, 2004）．群発性頭痛にも片頭痛と同様の血管れん縮が関与する所見があるが，関係する血管作動性物質については不明な点が多い．三叉神経痛は中年以降に生じる，1～2分以内の短時間に生じる電撃性の強い三叉神経支配領域の痛みである．三叉神経領域の特定部位に頭痛誘発帯が存在することがある．緊張型頭痛は最も頻度が高いタイプであり，両側性の持続する圧迫感や締めつけ感を訴えることが多い．病態には不明な点が多い．慢性頭痛の診療ガイドラインは日本頭痛学会のHP（http://www.jhsnet.org/）で閲覧できる．

治療戦略

① プロスタグランジン合成阻害
② セロトニン受容体（5-HT_{1B}，5-HT_{1D}）刺激
③ 血管拡張薬？
④ 血管収縮薬？
⑤ 三叉神経興奮性の抑制？

非ステロイド性消炎鎮痛薬→治療戦略①

【代表薬】
アスピリン（アスピリン®）

アセトアミノフェン（カロナール®，ピリナジン® など）

【臨床】軽症の片頭痛の治療と予防には非ステロイド性消炎鎮痛薬（NSAID）であるアスピリン等が用いられる。シクロオキシゲナーゼの阻害により，脳内動脈のれん縮に関係するプロスタグランジン産生を抑制する機序で作用すると想定される。また，血小板凝集抑制作用により，凝集した血小板によるセロトニン放出も阻害する可能性がある。アセトアミノフェンは欧米では鎮痛・解熱薬として最も広く使用される薬物である。わが国では処方薬としては長らく粉末と坐薬の剤形でしか利用できなかったが，2004年から錠剤，細粒，シロップの剤形でも利用できるようになった。ただし，アセトアミノフェンはシクロオキシゲナーゼ阻害作用が弱いので鎮痛作用の機序については不明な点が多い。

トリプタン系薬物→治療戦略②

【代表薬】
コハク酸スマトリプタン（イミグラン®）

ゾルミトリプタン（ゾーミッグRM錠®）

臭化水素酸エレトリプタン（レルパックス®）

安息香酸リザトリプタン（マクサルト®）

【臨床】トリプタン系薬はセロトニン受容体のうち5-HT_{1B}，5-HT_{1D} サブタイプに特異的な作動薬である。中枢セロトニン受容体の中でも5-HT_{1B}，5-HT_{1D} はセロトニンおよび他の血管作動物質放出神経の放出に抑制的に働くシナプス前 autoreceptor であるとされる。したがって，スマトリプタンおよびエルゴアルカロイドの抗片頭痛作用は，これらの autoreceptor 刺激による血管収縮性物質の放出抑制であるとする説がある。急性期片頭痛発作に対する治療効果において，トリプタン系薬はNSAIDおよびエルゴタミンに勝る。スマトリプタンは注射，点鼻，経口剤（錠）が利用できるので，重症発作では注射剤が選択できる。他の薬物はすべて経口用錠剤か口腔内速溶錠である。副作用には末梢血管平滑筋の収縮により生じる病態が関係するので，狭心症や心筋梗塞の既往のある患者，コントロールされていない高血圧，妊娠中，MAO阻害薬服用中の患者には禁忌である。また，片頭痛をくも膜下出血の頭痛と誤診しないよう投与前には十分な診察が必要である。

エルゴタミン→治療戦略②

【代表薬】
酒石酸エルゴタミン・無水カフェイン（カフェルゴット®など）

【臨床】 エルゴアルカロイドは非選択的なセロトニン作動薬であり、αアドレナリン受容体遮断作用も有するため、その薬理作用と抗片頭痛作用との関係は複雑である。一説には、片頭痛の病態は脳内の動静脈吻合の拡大による動脈血流のシャントにより生じる脳虚血が関与するとされるので、エルゴタミンは、動静脈吻合部の血管に存在するセロトニン受容体を刺激し、血管収縮を生じる機序によりシャント血流を減少させるため、片頭痛の発作症状を改善するという。副作用は末梢血管の収縮に起因する高血圧、虚血性心疾患誘発、四肢の循環不全であり、狭心症や心筋梗塞の既往のある患者、妊婦では禁忌である。長期連用者では胸膜、後腹膜などに線維症を生じる報告がある。

カルシウムチャネル遮断薬→治療戦略③

【代表薬】
塩酸ロメリジン（テラナス®、ミグシス®）

塩酸ベラパミル（ワソラン®）

【臨床】 Caチャネル遮断薬はその血管拡張作用により、片頭痛開始時の血管収縮を抑制する機序で発作予防に有効であるとされる。海外の臨床試験でニフェジピン、ベラパミル、ニモジピン、ジルチアゼム、フルナリジン（発売中止）が効果を証明されているが、日本で保険適応があるのはロメリジンのみである。

酸素吸入→治療戦略④

【臨床】 酸素吸入は中枢血管の強い収縮作用を生じる。群発性頭痛発作に対して、マスクを用いて100％酸素を7 L/分の流量で15～20分投与すると、症状回復に有効であるとされる。

三環系抗うつ薬→治療戦略②?

【代表薬】
塩酸イミプラミン（トフラニール®、イミドール®）

【臨床】 三環系抗うつ薬は、片頭痛の予防に有効であるとされている。作用機序は不明であるが、これらの薬物はノルアドレナリン、セロトニンなどの血管作動性物質の再吸収抑制作用を有するため、この作用が片頭痛予防作用に関与する可能性もある。ただし、保険適用はない。

カルバマゼピン→治療戦略⑤

【代表薬】
カルバマゼピン（テグレトール®、テレスミン®）

【臨床】 三叉神経痛の詳細な病態は不明である。カルバマゼピンは作用機序が不明であるものの、約75％の患者で三叉神経痛発作を予防する効果があるとされている。薬物治療が不首尾の場合は三叉神経ブロックなどの外科的治療が必要となる。

21. パーキンソン病

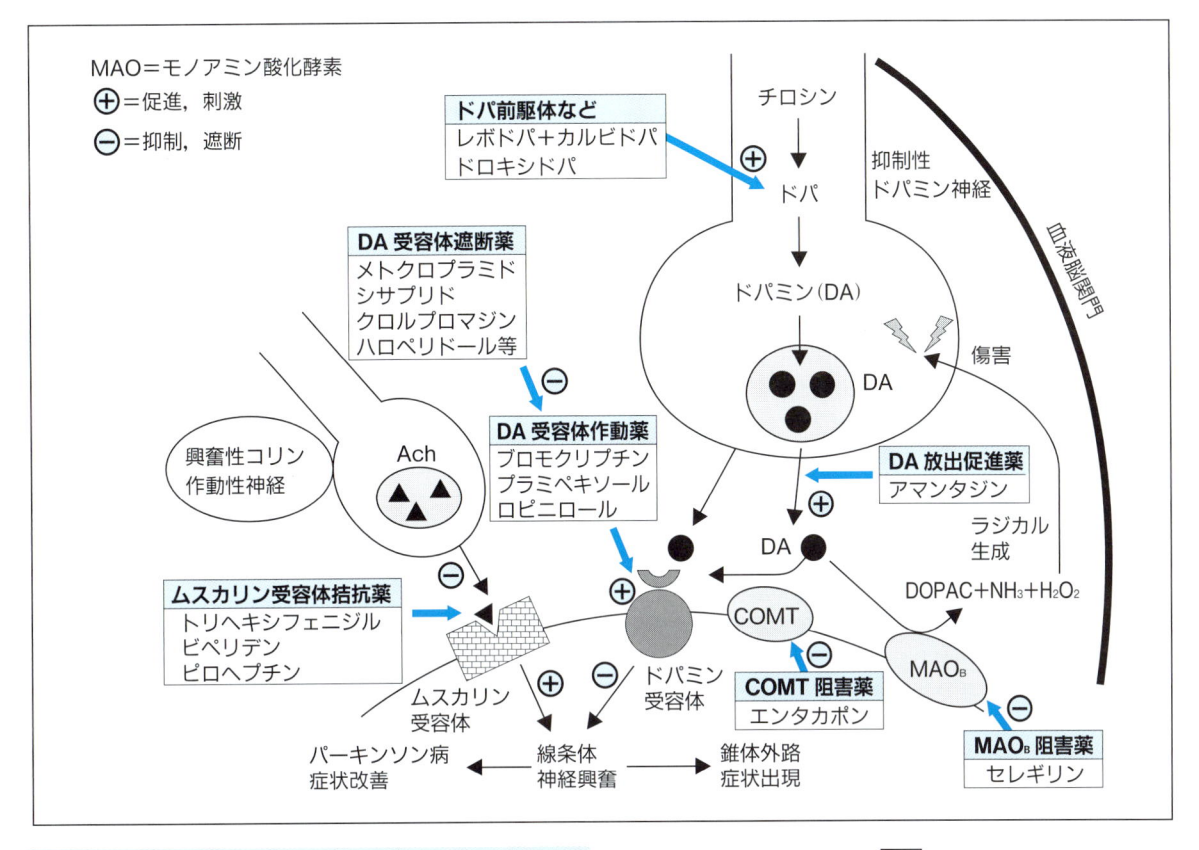

MAO＝モノアミン酸化酵素
⊕＝促進，刺激
⊖＝抑制，遮断

ドパ前駆体など
レボドパ＋カルビドパ
ドロキシドパ

DA受容体遮断薬
メトクロプラミド
シサプリド
クロルプロマジン
ハロペリドール等

DA受容体作動薬
ブロモクリプチン
プラミペキソール
ロピニロール

DA放出促進薬
アマンタジン

ムスカリン受容体拮抗薬
トリヘキシフェニジル
ビペリデン
ピロヘプチン

COMT阻害薬
エンタカポン

MAO$_B$阻害薬
セレギリン

チロシン → ドパ → ドパミン（DA）
抑制性ドパミン神経
興奮性コリン作動性神経
Ach
ムスカリン受容体
ドパミン受容体
パーキンソン病症状改善 ← 線条体神経興奮 → 錐体外路症状出現
ラジカル生成
DOPAC＋NH$_3$＋H$_2$O$_2$
血液脳関門
傷害

〔病態生理〕パーキンソン病は55歳以上の約1％に発症し徐々に進行する神経変性疾患である．丸薬を丸めるような指の安静時振戦(tremor, 周期4〜6Hz)，筋固縮(鉛管現象，歯車様固縮)，動作開始困難(hypokinesia/akinesia)，姿勢反射異常(突進現象)，無表情(仮面様顔貌)等の錐体外路系症状，便秘，脂漏性顔貌などの自律神経障害が主症状である．初発症状は片側性であるが進行すると両側性となる．発症時には認知機能は正常であるが，経過中に約40％の患者がうつ傾向を生じ，約20％が認知機能に低下を生じる．

神経病理・化学的な病態は脳の黒質-線条体系のドパミン神経の選択的変性と脱落によるドパミン放出量の減少と，ドパミン作動性刺激に拮抗するコリン作動性刺激の相対的過剰である．ドパミン神経変性の原因は不明であるが，ドパミン代謝に伴い生成されるラジカルによるドパミン神経傷害や環境中のドパミン神経毒等の関与が想定されている．一部の患者では神経細胞蛋白のαシヌクレイン遺伝子変異が注目されている．一酸化炭素中毒や重金属中毒が原因となることもある．また，中枢ドパミン受容体遮断作用のある薬物が原因(薬物誘発性パーキンソン病様症状)または症状悪化の原因となることもあるので患者の服用薬に注意する．

治療戦略

① ドパミン受容体刺激の増強
② 相対的なコリン作動性刺激過剰の抑制
③ ドパミン神経変性機序の抑制
④ パーキンソン症状増悪併用薬の除去

ドパミン前駆体の補充薬→治療戦略①

【代表薬】

レボドパ(ドパストン®，ドパゾール®，ドパール®)

ドロキシドパ(ドプス®)

【臨床】ドパミン神経の刺激伝達物質であるドパミンは，

血液脳関門(BBB)の透過性が低いため，末梢血管に投与してもパーキンソン病には無効である．したがって中枢神経でのドパミン神経活性を亢進させるためには，BBB の透過性が高いドパミンの前駆体であるレボドパを投与する．レボドパは特に無(寡)動症，筋固縮症状の治療に有効である．しかし，経口投与されたレボドパは末梢組織での分解により中枢移行率は投与量の 1％と低いためグラム単位での投与が必要である．また，嘔吐中枢のドパミン受容体刺激に伴う悪心・嘔吐，血管平滑筋拡張による起立性低血圧，線条体以外のドパミン受容体刺激による不随意運動，幻覚・興奮などの精神症状の副作用頻度が高い．この欠点を補うため，中枢移行性のないレボドパ代謝酵素(ドパ脱炭酸酵素)の阻害薬(カルビドパ)をレボドパと配合剤とした製剤(ネオドパストン®，メネシット®)が開発された．この剤形の開発によりレボドパの投与量は 1/5 となった．それでも投与初期には嘔気(延髄の化学受容器引き金帯の刺激による)，ジスキネジア(四肢の不随意運動)が生じることもあるが投与量の減量で対処できる．しかし，長期(5 年程度)服用すると，薬理効果の持続時間が短縮する wearing off(すり切れ)現象が生じ，増量すると妄想などの副作用が発現したり，効果の急激な日内変動(on-off 現象)が生じるため治療が困難となる例がある．レボドパの投与はドパミン合成を亢進させ症状を緩和するが，同時にドパミン代謝の過程で発生するラジカル産生も増加させるためドパミン神経変性を加速させる可能性も指摘されている．

ドロキシドパは中枢神経内でノルアドレナリンに変換され効果を現す．すくみ足に効果があるとされ，日本では 1989 年から市販されていた．米国ではパーキンソン病治療薬としてではなく 2007 年に神経性起立性低血圧や失神の治療にオーファンドラッグとして認可された．

ドパミン放出促進薬→治療戦略①

【代表薬】
塩酸アマンタジン(シンメトレル®)

【臨床】アマンタジンは，本来 A 型インフルエンザウイルスの抗ウイルス薬として用いられたが，高齢者での投与に際して偶然にパーキンソン病の治療効果が発見された．作用機序は神経終末からのドパミン放出量の増加とされるが，抗パーキンソン効果は他の薬物より弱く，軽症患者にレボドパ等の併用薬として適応となることが多い．

ドパミン受容体刺激薬→治療戦略①

【代表薬】
メシル酸ブロモクリプチン(パーロデル®，パルキゾン®)

カベルゴリン(カバサール®)

塩酸タリペキソール(ドミン®)

塩酸プラミペキソール(ビ・シフロール®)

塩酸ロピニロール(レキップ®)

【臨床】パーキンソン病患者の黒質-線条体組織中のドパミンは欠乏しているが，その受容体は残存している．したがって，ドパミン D_2 受容体作動薬を投与すれば臨床症状の改善が期待できる．理論的な利点として，効果発現にドパミン合成の亢進を介さないため，ラジカル発生がなくドパミン神経保護的に作用するとの説があるが臨床試験での実証的データには乏しい．古くは麦角アルカロイド薬(ブロモクリプチン，ペルゴリド，カベルゴリン)が使用されたが，最近では非麦角系の化学構造をもつタリペキソール，プラミペキソールも用いられる．麦角系薬物ではまれにレイノー現象や胸膜または腹膜線維症などの副作用が発現する．また，最近麦角系薬物を使用している患者に 20％前後の高率で心弁膜傷害が生じることが報告され注目されている(N Engl J Med, 2007)．非麦角系薬物ではプラミペキソールなどで服用患者の約 1％で突発性睡眠を生じることが注目されている．副作

用はレボドパと同様で，嘔気，嘔吐，低血圧などである．

ドパミン神経細胞移植→治療戦略①
【臨床】諸外国では胎児脳組織の黒質ドパミン細胞を患者の黒質部位に移植する試みが試験的段階にある治療法として行われている．

抗コリン薬→治療戦略②
【代表薬】
塩酸トリヘキシフェニジル（アーテン®，セドリーナ®など）

【臨床】黒質-線条体系におけるムスカリン受容体の刺激は，ドパミン作動性刺激に対して抑制的に働く．パーキンソン病患者ではドパミン神経の脱落により，相対的にコリン作動性刺激は過剰状態にあるため，ムスカリン受容体遮断作用のあるトリヘキシフェニジル，ビペリデン等の投与は，パーキンソン病症状，特に振戦を改善する．しかし，これらの薬物は黒質-線条体以外の中枢および末梢組織における抗コリン作用を介して口渇などを生じ，大量投与では昏迷，幻覚，緑内障悪化，尿路閉塞（前立腺肥大の男性で）などの副作用を生じやすい．重症のパーキンソン病患者では，抗コリン薬の投与によって認知・思考障害が出現することもあるので注意が必要である．

B 型モノアミン酸化酵素（MAO_B）阻害薬→治療戦略③
【代表薬】
塩酸セレギリン（エフピー®）

【臨床】米国で不法に自家合成した麻薬を使用した若年者にパーキンソン病様症状が発現し，その原因が合成麻薬の副産物であるドパミン神経毒（MPTP）によることが発見された．これを契機に，自然発症のパーキンソン病においてもドパミン神経毒作用のある未知の環境物質が病因に関連している可能性が推測されている．MAO（モノアミン酸化酵素）はドパミン神経内での MPTP 活性化やドパミン代謝に伴う神経傷害性ラジカル発生に関与するため，B 型 MAO（MAO_B）阻害薬のセレギリンを，未知のドパミン傷害物質産生抑制を目的として使用することがある．しかし，長期臨床試験では効果は 1 年前後と短く，その後の病勢進行速度は投与前と変わらないため当初期待されたドパミン神経保護作用は否定的である．

併用薬調査→治療戦略④
【代表薬】
ハロペリドール（セレネース®，ケセラン®，ハロステン®，リントン®）

【臨床】臨床的に使用される薬物の中で薬理作用としてドパミン受容体遮断作用を有するものは多い．自然発症型とは異なる急激な左右対称的なパーキンソン様症状の発現は薬物誘発性パーキンソン病を疑う所見である．併用薬の同定とその薬理作用とパーキンソン症状誘発の可能性の文献調査を行う．ハロペリドールは代表的な薬物誘発性パーキンソン症候群の原因薬である．

COMT 阻害薬→治療戦略①
【代表薬】
エンタカポン（コムタン®）

【臨床】エンタカポンは末梢性のカテコール O-メチル転移酵素（COMT）阻害剤であり，レボドパ・カルビドパまたはレボドパ・塩酸ベンセラジドの投与により日内変動が大きい患者の症状の改善を目的として追加投与で用いられる．作用機序は，この薬物がレボドパが COMT により代謝される経路を阻害するので，末梢組織でのレボドパの消費を抑制し，血中レボドパの脳内移行を増加させるためである．エンタカポン自体には抗パーキンソン病効果はない．主要な消失経路は肝代謝であり代謝物は胆汁排泄される．副作用としては，レボドパの作用を増強する機序で起立性低血圧を生じたり，ジスキネジア症状を悪化させることがある．薬物相互作用では CYP2C9 の阻害作用があるのでワルファリンなどと併用する場合には慎重に行う．

22. 重症筋無力症

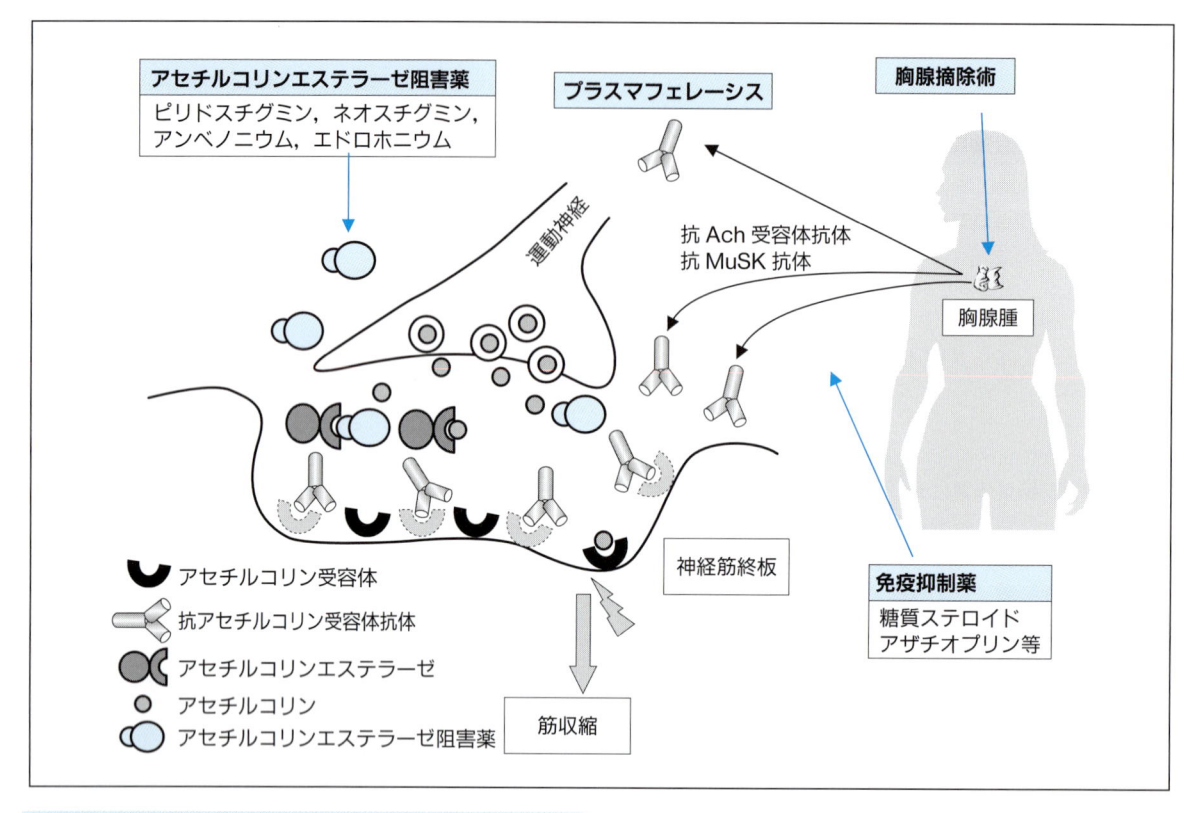

〔病態生理〕

重症筋無力症は有病率が10万人に約5人とまれな疾患である．骨格筋の易疲労性，脱力を主要な症状とする．初発症状は外眼筋麻痺による眼瞼下垂，複視などであるが，進行すると四肢の骨格筋，呼吸筋の筋力低下症状が出現する．筋力低下症状は運動の反復により増悪し，安静により回復する特徴がある．骨格筋の運動神経末端の神経筋終板における神経刺激伝達物質はアセチルコリン（Ach）である．患者では特異的に感作されたヘルパーT細胞依存的に，Ach受容体（AchR）に対する自己抗体が産生され，受容体に結合するため筋収縮が妨害されている．日本では抗AChR抗体が証明されない患者が約25％存在するが，その中に抗MuSK（筋特異的チロシンキナーゼ）抗体をもつ者がいる．AchRと自己抗体の結合は，受容体蛋白の崩壊を促進するため，患者の神経終板のAchR数は著明に減少している．

治療戦略

① 神経終板におけるアセチルコリン濃度増加
② 抗アセチルコリン受容体自己抗体の産生抑制
③ 抗アセチルコリン受容体自己抗体の除去

アセチルコリンエステラーゼ阻害薬→治療戦略①

【代表薬】

臭化ピリドスチグミン（メスチノン®）

臭化ネオスチグミン（ワゴスチグミン®）

塩化アンベノニウム（マイテラーゼ®）

塩化エドロホニウム（アンチレクス®）

【臨床】アセチルコリンエステラーゼ阻害薬は，神経筋終板におけるAchの加水分解反応を阻害する機序でAch濃度を増加させ，患者の筋力を回復する．作用時

間が短いピリドスチグミン(持続時間3〜6時間)やネオスチグミン(持続時間2時間)が臨床的に使いやすいが, 重症例では効き目が弱いことがある. 至適投与量の決定は, 比較的低用量から投与を開始し, 効果を観察しながら漸次増量して行う. アンベノニウムの持続時間は3〜8時間と他の薬物より長い. 最大効果は, 診断に使用する短時間作用性のアセチルコリンエステラーゼ阻害薬であるエドロホニウムの投与によりさらなる症状改善が認められなくなるのを目安に行う. 投与量を増加すると, 消化管等のムスカリン受容体刺激作用により腹痛, 流涎(よだれ), 嘔気, 下痢などが生じ, 投与量増加の制限因子となる. そのような場合には, 抗コリン薬であるアトロピンや臭化プロパンテリンの投与が有効である. また, 下痢にはロペラミドが有効である.

　患者の臨床症状には個人差が大きく, また同一患者でも日間変動が大きいため, 治療は症状に合わせた治療計画の個別化が必要である. また, 筋無力症状が悪化した場合に, その症状変化が疾患自体の重症化によるものか, それとも治療薬であるアセチルコリンエステラーゼ阻害薬の投与量が過剰になった場合に生じるcholinergic crisis(コリン作動性クライシス)によるものかを適切に鑑別することが重要である. 重症筋無力症の増悪は感染などを契機に起こることが多い. 一方, コリン作動性クライシスでは, 原病の悪化と同様に筋力が低下するが, その病態は過量のAchによる神経筋終板の強い脱分極状態である. したがって, コリン作動性クライシスの治療では, アセチルコリンエステラーゼ阻害薬を減量せねばならない.

免疫抑制薬→治療戦略②

【代表薬】
プレドニゾロン(プレドニン®, プレドニゾロン®)

タクロリムス(プログラフ®)

アザチオプリン(イムラン®, アザニン®)

シクロスポリン(サンディミュン®)

【臨床】自己免疫機序によるアセチルコリン受容体に対する自己抗体の産生を抑制するために免疫抑制薬が用いられる. 副腎皮質ステロイドの投与は, 症状改善に有用であるが, 長期のステロイド投与は種々の副作用を生じるため, 投与量の適切な設定が必要である. 通常, プレドニゾロン15〜25 mg/日程度の比較的低用量より開始し, 至適量まで増量する. 重症の患者ではシクロスポリンまたはアザチオプリンをステロイドと併用することにより, ステロイドの投与量を減量することができる. 急性増悪に対してはステロイドパルス療法を行う. 通常メチルプレドニゾロン1,000 mg/日点滴静注3日間を1クールとして1〜3クールを行う. ステロイド以外の免疫抑制薬としてはタクロリムスとシクロスポリンに保険適用がある. アザチオプリンとシクロホスファミドには有効性を支持する臨床データがあるが保険適用はない.

胸腺摘出→治療戦略②

【臨床】AchR抗体の産生には胸腺が関与しており, 重症筋無力症の患者の75%に何らかの胸腺異常が合併している. 胸腺の病理所見は通常過形成であるが, 40歳以上の患者では胸腺腫瘍である可能性も高くなる. 患者の胸腺組織中にはニコチン受容体を有する筋細胞様の細胞も観察され, この細胞が自己抗体産生の対象抗原となっている可能性も指摘されている. 外科的な胸腺摘出により, 最終的に85%の患者が何らかの症状改善を生じ, 35%の患者では薬物投与の必要性がなくなるとされる. ただし, 胸腺摘出の効果発現には数カ月かかることもある. 神経筋終板でクラーレ様の非脱分極性筋弛緩作用のある薬物は, 重症筋無力症患者の症状を悪化するので術後管理の薬物治療には注意が必要である. 特に, アミノ配糖体系抗生物質, テトラサイクリン, ポリミキシンB, コリスチン, クリンダマイシン, 全身麻酔薬などに注意する.

プラスマフェレーシス（血液浄化療法）→治療戦略①

【臨床】重症筋無力症の病態にはγグロブリン分画のAchR抗体がかかわっているため，血液中からの自己抗体除去は理論的に患者の症状の改善に繋がるはずである．現在はγグロブリンを特異的に吸着除去する免疫吸着療法が行われる．適切なプラスマフェレーシスによる自己抗体の除去は，短期的な症状改善をもたらす．したがって，この治療法は重症の筋無力症クライシスの患者，または手術前の症状改善に適応となる．

23. 眼疾患

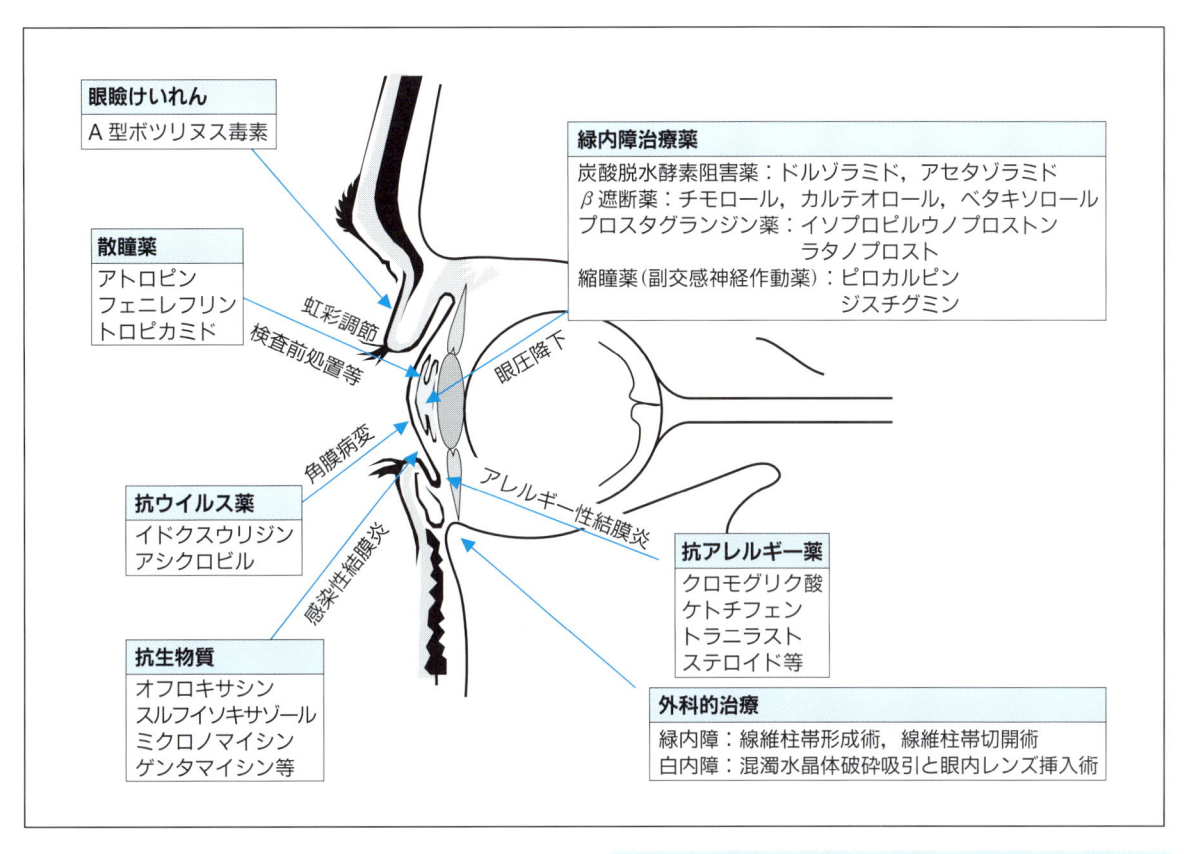

眼瞼けいれん
A型ボツリヌス毒素

散瞳薬
アトロピン
フェニレフリン
トロピカミド

抗ウイルス薬
イドクスウリジン
アシクロビル

抗生物質
オフロキサシン
スルフイソキサゾール
ミクロノマイシン
ゲンタマイシン等

緑内障治療薬
炭酸脱水酵素阻害薬：ドルゾラミド，アセタゾラミド
β遮断薬：チモロール，カルテオロール，ベタキソロール
プロスタグランジン薬：イソプロピルウノプロストン
　　　　　　　　　　　ラタノプロスト
縮瞳薬（副交感神経作動薬）：ピロカルピン
　　　　　　　　　　　　　　ジスチグミン

抗アレルギー薬
クロモグリク酸
ケトチフェン
トラニラスト
ステロイド等

外科的治療
緑内障：線維柱帯形成術，線維柱帯切開術
白内障：混濁水晶体破砕吸引と眼内レンズ挿入術

（虹彩調節／検査前処置等／眼圧降下／角膜病変／アレルギー性結膜炎／感染性結膜炎）

■緑内障

〔病態生理〕緑内障は眼圧亢進により視神経が圧迫・傷害され，二次的に視野欠損や視力障害が生じる疾患である．成人の約5％が罹患し，糖尿病に次ぐ成人失明の第2位の原因疾患である．緑内障は閉塞隅角緑内障と開放隅角緑内障に大別される．閉塞隅角緑内障は緑内障全体の5～10％を占めるが，ときに眼内圧の上昇は急性で50 mmHgに及ぶ（正常人の眼圧は通常10～20 mmHg）．急性の眼圧上昇は，結膜充血，激しい眼痛，霧視と眼迷走神経反射を介して，悪心，嘔吐，徐脈などの症状を生じる．放置すれば数日で失明に至る救急疾患である．一方，開放隅角緑内障は緑内障全体の約90％を占める病型であり，発症は潜在的であることが多く，数カ月から年余で自覚症状がないままに徐々に周辺視野の欠損が進行する．欧米人と比べて日本人では，視神経乳頭部の陥凹所見と視野欠損により診断が確定する時点で眼圧が正常範囲（＜22 mmHg）である患者（正常眼圧緑内障）が多い．緑内障による眼内圧の上昇は，ほとんどが房水流出抵抗の増大により生じるとされる．房水は後房部の毛様体で産生され（1 mL/分），前房部隅角の線維柱帯のシュレム管を通過して，眼外に流出する．閉塞隅角緑内障患者では隅角部に外傷などの物理的な房水流出障害の機序が観察されることがある．一方，開放隅角緑内障患者では，隅角部の観察で何ら閉塞機転が見出せないので，線維柱帯内部に外部から観察できない何らかの流出抵抗増大の病態が存在すると想定されている．

閉塞隅角緑内障の患者では，瞳孔の散大による虹彩辺縁の前方隆起が房水流出を妨害し，発作を誘発することが多い．したがって，瞳孔散大作用を有する抗コリン薬，アドレナリン作動性薬，サクシニルコリンなどは投与すべきでない．一方，開放隅角緑内障では，これらの薬物が眼内圧を上昇させることは少ない．また，副腎皮質ホルモンの点眼投与は眼内圧を上昇させるので，事前に緑内障を除外する注意が必要である．この作用はステロイド薬の抗炎症作用に比例しており，局所投与は全身投与よりも影響が大きい．

治療戦略

① 房水産生抑制
② 房水流出促進
③ 房水量の減少

副交感神経作動薬→治療戦略②

【代表薬】
塩酸ピロカルピン（塩酸ピロカルピン眼軟膏®，サンピロ®，ピロリナ®）

【臨床】 虹彩のムスカリン受容体を直接刺激して副交感神経作動作用を発揮するピロカルピンを点眼投与すると眼内圧が低下する．その機序は十分明らかではないが，毛様体の緊張と，線維柱帯の静脈拡張が房水流出を促進すると想定されている．欠点は作用時間が短いため，頻回に（1日4回）投与せねばならない点である．また，頻回の点眼は局所の結膜過敏症を生じることがある．

コリンエステラーゼ阻害薬→治療戦略②

【代表薬】
臭化ジスチグミン（ウブレチド点眼液®）

ヨウ化エコチオパート（フォスフォリンアイオダイド®）

【作用機序と臨床】 コリンエステラーゼ阻害薬は副交感神経末端から放出されるアセチルコリンの分解を抑制する機序で副交感神経刺激作用を増強する．ジスチグミンは可逆的な阻害薬で作用時間が比較的短い．一方，有機リン化合物であるエコチオパートは不可逆的な阻害薬であり，1日1回の点眼で効果を維持できる利点があるが，眼内圧降下作用の発現は投与後10～20時間と遅いため，急性症状の治療には不適である．強力な縮瞳薬を長期使用すると，副作用として虹彩嚢腫，線維性虹彩炎等を生じることもある．また，長時間作用型のコリンエステラーゼ阻害薬では点眼薬の全身吸収に起因する悪心，下痢，流涎などのコリン作動性症状を生じることがある．

β遮断薬→治療戦略①

【代表薬】
マレイン酸チモロール（チモプトール®）

塩酸カルテオロール（ミケラン点眼液®）

塩酸ベタキソロール（ベトプティック®）

【作用機序と臨床】 β遮断薬は緑内障の長期治療に最も広く使用されている薬物である．毛様体のβ受容体を遮断すると房水産生が低下する．点眼された薬物が鼻涙管を経由して鼻粘膜から吸収され（投与量の70％にも及ぶ）ると全身的なβ遮断作用により，気管支喘息誘発，心不全誘発，徐脈，房室ブロックなどを生じることがある．このため，点眼時には目頭の涙嚢部を1～5分間ほど指で圧迫する．この処置により鼻粘膜からの吸収が60％程度減少できるので，処方時に点眼法をよく指導する．チモロールとカルテオロールはβ_1非選択的薬物であるがベタキソロールはβ_1受容体選択的な薬物である．また，点眼時に局所の灼熱感や痛みが生じることがある．

交感神経作動薬→治療戦略①，②

【代表薬】
塩酸フェニレフリン（ネオシネジンコーワ点眼液®）

エピネフリン（エピスタ®）

【臨床】 開放隅角緑内障患者に交感神経作動薬を投与すると，主に血管収縮作用による房水産生低下と流出増加により眼圧が低下する．散瞳を生じるため閉塞隅角緑内障には用いられない．フェニレフリン，エピネフリン，ジペベフリン（エピネフリンのプロドラッグで眼内移行

性が17倍も優れる）などが用いられる．長期連用すると，結膜や角膜のメラニン様色素沈着，充血などの副作用を起こすことがある．

炭酸脱水酵素阻害薬→治療戦略①

【代表薬】
塩酸ドルゾラミド（トルソプト®）

アセタゾラミド（ダイアモックス®）

ブリンゾラミド（エイゾプト®）

【臨床】この群の薬物の全身投与（アセタゾラミド），または点眼投与（ドルゾラミド）により，機序は不明であるが毛様体上皮細胞における房水産生が減少するため眼圧が低下する．通常は点眼投与可能薬を選択する．全身投与では代謝性アシドーシスを生じやすく，悪心・嘔吐などの消化器症状が生じたり，尿のアルカリ化により腎結石が生じやすくなる等の副作用のため長期投与が難しい．

高浸透圧薬→治療戦略③

【代表薬】
D-マンニトール（D-マンニトール®など）

グリセリン（アミラック®）

【臨床】血液中に高浸透圧性物質を投与すると，血漿と眼房水間に浸透圧勾配が形成されるため，房水が血漿方向へ移行し，眼内圧が低下する．急性閉塞隅角緑内障の手術前治療に最も有効である．マンニトール，グリセリンが使用される．投与後，患者は口渇を訴えるが，安易な水分補給は，血漿水の前房への再移動を生じ，高浸透圧薬の効果を相殺するのですべきでない．

プロスタグランジン誘導体→治療戦略②

【代表薬】
イソプロピルウノプロストン（レスキュラ®）

ラタノプロスト（キサラタン®）

【臨床】プロスタグランジン誘導体であるイソプロピルウノプロストン，ラタノプロストは房水流出促進作用により眼内圧を低下させる．交感および副交感神経系作用薬と異なり瞳孔径に影響がない利点がある．また全身的副作用が少ないため第1選択とされることも多い．日本人では問題にならないが，白人では長期使用すると時に（3%）虹彩に褐色の色素沈着を生じて美容上の問題となることがある．また，睫毛（まつげ）が濃くなることがある．

外科的治療→治療戦略②

【臨床】急性の閉塞隅角緑内障発作や，薬物治療で十分な効果があげられない開放隅角緑内障の治療には，レーザー照射による虹彩切開術や線維柱帯形成術，さらに虹彩切除術などを行い，房水流出路を確保する治療が行われる．

■結膜感染症

【臨床】結膜では細菌，ウイルス，クラミジアなどによる感染症により，眼瞼炎，麦粒腫，結膜炎などの感染症が生じる．原因菌に応じた抗菌薬または抗ウイルス薬の点眼投与が行われる．

■アレルギー性結膜炎

【代表薬】
クロモグリク酸ナトリウム（インタール®）

【臨床】季節性（花粉）アレルギーにより，結膜充血，掻痒感，流涙，分泌物亢進の症状が生じる患者は多い．対症的な治療として，抗アレルギー薬，肥満細胞膜安定化

薬(クロモグリク酸)，時にステロイド点眼薬を用いる．

■眼瞼痙れん

【臨床】眼瞼痙れんの確実な診断がつけばA型ボツリヌス毒素を投与することがある．使用法を誤ると，全身的筋弛緩作用が生じるので適応と投与法には注意が必要である．

■白内障

【臨床】白内障は水晶体の混濁により視力障害をきたす疾患である．加齢に伴うものが多いが，糖尿病などの全身疾患に合併するもの，ステロイド薬などの薬物使用が原因となることもある．現在でもピレノキシン，グルタチオンの点眼剤が使用されているが，無作為化比較試験で効果が証明されているわけではない．外科的治療により白濁したレンズを除去し人工レンズを挿入するのが唯一の有効な治療法である．

24. 喘息

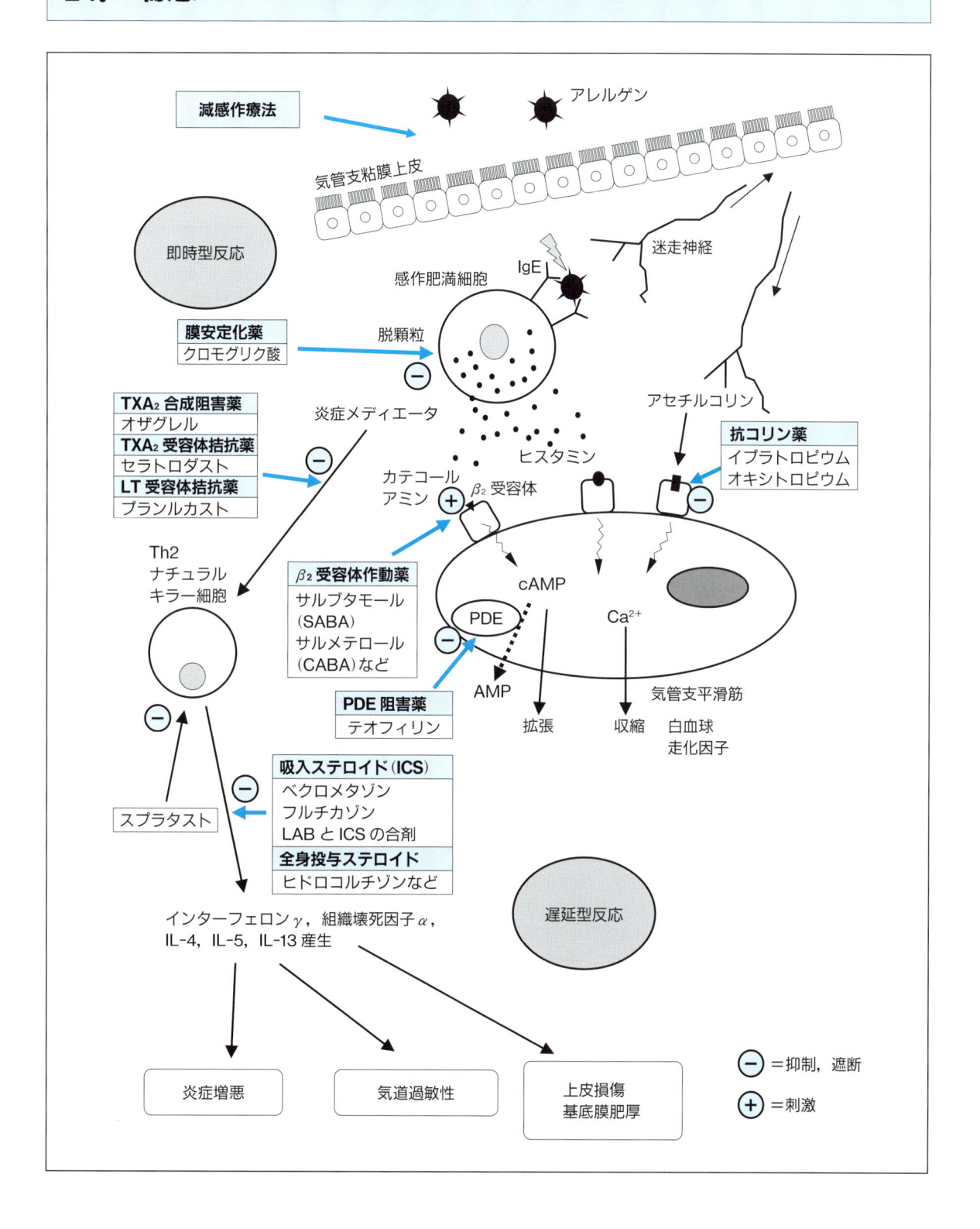

減感作療法 → アレルゲン

気管支粘膜上皮

即時型反応

感作肥満細胞 IgE

迷走神経

膜安定化薬
クロモグリク酸
→ 脱顆粒 ⊖

TXA₂ 合成阻害薬
オザグレル
TXA₂ 受容体拮抗薬
セラトロダスト
LT 受容体拮抗薬
プランルカスト

炎症メディエータ

アセチルコリン

抗コリン薬
イプラトロピウム
オキシトロピウム

ヒスタミン

カテコールアミン ⊕ β_2 受容体

Th2
ナチュラルキラー細胞

β_2 受容体作動薬
サルブタモール (SABA)
サルメテロール (CABA) など

cAMP Ca^{2+}
PDE ⊖
AMP   拡張   収縮   白血球走化因子
気管支平滑筋

PDE 阻害薬
テオフィリン

⊖

スプラタスト

吸入ステロイド (ICS)
ベクロメタゾン
フルチカゾン
LAB と ICS の合剤
全身投与ステロイド
ヒドロコルチゾンなど

遅延型反応

インターフェロン γ, 組織壊死因子 α,
IL-4, IL-5, IL-13 産生

↓   ↓   ↓
炎症増悪   気道過敏性   上皮損傷
                          基底膜肥厚

⊖ = 抑制, 遮断
⊕ = 刺激

〔病態生理〕気道過敏の病態をもつ患者では，種々の刺激（アレルゲン，気道感染，運動，薬物，ストレスなど）により間欠的に可逆的な気管支れん縮〔スパズム(spasm)〕と気道上皮の分泌亢進が生じ，呼気時の喘鳴，咳，喀痰の増加，呼吸困難，胸部絞扼感などの臨床症状を呈する．このような病態を「気管支喘息」という．

喘息の有病率は人口の数％で，10歳以下の小児期に発症するものが多い．発作は，秋に多く，また夜間から明け方に多い．発作が重症化すると低酸素血症（特に$PO_2 < 60$ mmHg）から窒息死に至ることもある．一方，症状の寛解期には，見かけ上呼吸器症状は全く消失し，日常生活に何ら障害を示さない患者も多い．近年の慢性喘息管理のガイドライン（小児喘息ガイドライン JPGL 2005，アレルギー疾患診断治療ガイドライン 2007，GINA ガイドライン 2006）では，喘息コントロールテスト（ACT）や携行可能なピーク・フローメータによる患者の治療効果の自己評価を重視している．

病因に特定のアレルゲンが関与するいわゆるアトピー型（外因型）では，血液中の好酸球数の増加，特異的 IgE 抗体濃度の増加を伴うことが多い．代表的な喘息アレルゲンはハウスダスト（ダニ抗原など），カビなどである．想定される原因抗原を用いた皮内反応試験で原因物質の同定が可能なこともある．小児期に発症した喘息は成長とともに 60〜80％ が自然治癒する．

アレルゲン等による気道刺激直後に生じる気管支平滑筋の収縮，気道粘膜の浮腫，気道粘液分泌の増加は，アレルゲンに感作された組織肥満細胞から放出されるヒスタミンとロイコトリエン（LT）C_4，プロスタグランジン（PG）などの産生亢進が原因である（即時型反応）．この反応には気道刺激により刺激された迷走神経を介するコリン作動性反射による平滑筋収縮機序も関与する．即時型反応による気道収縮は発症後一時緩和するが，2〜8時間後に再び悪化する（遅延反応）．これは，活性化された T リンパ球から産生されるサイトカインである顆粒球マクロファージコロニー刺激因子（GM-CSF），インターロイキン（IL）4，5，13 が好酸球を誘導・活性化し，さらに B リンパ球を刺激して IgE 産生を刺激する機序による．気道炎症には好酸球と CD4+T リンパ球が支配的な役割を果たしているが，この CD4+T 細胞は主要組織適合遺伝子複合体（MHC）クラス II 拘束性 CD4+T 細胞ではなく，近年注目されている T 細胞のサブグループである CD1d 拘束性ナチュラルキラー T 細胞が主体である．遅延反応は慢性的な気道壁への好酸球浸潤と炎症，気道上皮の傷害と剥離を生じ，いわゆる「気道過敏」病態を形成する．

治療戦略
① 気管支平滑筋の弛緩（short-term reliever）
② 気道過敏病態の改善（long-term controller）
③ 感作肥満細胞の脱顆粒阻止
④ 炎症メディエーター作用の阻害
⑤ ヘルパー T 細胞抑制
⑥ アレルゲンに対する生体側の減感作

β 受容体作動薬 → 治療戦略①

【代表薬】
天然カテコールアミン（$\alpha < \beta$）：**エピネフリン**（ボスミン®）

第1世代薬（$\alpha < \beta$，$\beta_1 \fallingdotseq \beta_2$）：**硫酸オルシプレナリン**（アロテック®），その他

第2世代薬（$\alpha \fallingdotseq 0$，$\beta_1 < \beta_2$，持続性）：**硫酸サルブタモール**（サルタノール®など），その他

第3世代薬（$\alpha \fallingdotseq 0$，$\beta_1 < \beta_2$，持続性増加）：**キシナホ酸サルメテロール**（セレベント®）

【作用機序】喘息発作時の治療に用いる β 受容体作動薬は，微粒子（エアロゾル）化させた薬物を肺内へ吸入する投与法を用いる．吸入薬の剤形としては微小径の薬物粒子を液化ガスとともに封入した携行可能な薬物容器を，定量弁が付いたホルダーに差し込み加圧ガスにより薬物を放出する定量噴霧式吸入器（metered-dose inhaler: MDI）を使用する方法が主流であった．MDI により吸入した薬物を細気管支まで到達させるためには噴霧にタイミングを合わせて深く吸入する必要がある．しかし，この手技は成人でも習熟が必要であり，小児や高齢者では習得が困難な場合も多い．その場合には，スペーサーと呼ばれる補助器具の併用が推奨される．近年，この問題を解決する試みとして，超微粉末のドライパウダー化した薬物を専用の吸入器（ディスクヘラー®，ロタディス

ク®など)を用いて，患者自身の吸気陰圧で薬物を吸入する方法(DPI)も利用できるようになった．超音波ネブライザーによる吸入療法は，MDIよりも薬液の粒子径が大きいので肺内到達率が低い．吸入薬で十分な反応が得られない急性発作ではエピネフリン($\beta > \alpha$作動薬)を皮下投与する場合もある．

【体内動態】β受容体作動薬の吸入投与は，気管支拡張作用のある薬物が直接作用部位に到達するため，急性発作時のリリーバーとしては理想的な投与法である．一方，これらの薬物の主要消失経路は肝代謝であり，かつその肝クリアランスが大きいため経口投与後には大きな初回通過効果を受ける．したがって，経口投与後のβ受容体作動薬のバイオアベイラビリティは低く，かつ血中濃度に個人差が大きい．このため，β受容体作動薬の経口投与は体内動態の観点からは勧められない．吸入，経口以外の投与経路で投与可能な薬物として貼付剤形の塩酸ツロブテロールテープが開発された．この群の薬物の作用持続時間は，第2世代の代表薬であるサルブタモールでは4〜6時間程度である(SABA: short acting β_2-adrenergic agonist)．SABAは定期的に使用するよりも，発作時にリリーバーとして使用する薬物である．第3世代のサルメテロールとホルモテロールでは作用持続時間を延長させるためにβ受容体の存在する細胞膜への移行性と滞留性を高めるために薬物分子に長い側鎖を導入し脂溶性を高め，代謝酵素(カテコールアミン分解酵素：COMT)に対しても安定としたため，作用持続時間は10〜12時間と延長した(LABA: long acting β_2-adrenergic agonist)．

【副作用】1960年代に喘息治療に導入されたイソプロテレノールにはβ受容体選択性がなかったため，高用量を投与すると心臓のβ_1受容体刺激による不整脈の誘発により喘息患者の死亡が増加した．その反省の上に，気管支平滑筋に発現しているβ_2受容体に高い選択性をもつ第2世代薬物が開発された．しかし，1992年にニュージーランドでの疫学研究で1カ月に2個以上のフェノテロール定量噴霧器を使用した患者では，喘息死が増加している可能性が報告され，β_2選択性のある刺激薬についても注意が必要であることが認識された．さらに，第3世代薬(LABA)であるサルメテロールの安全性を従来治療に対する上乗せ投与で検討した大規模試験(Salmeterol Multi-center Asthma Research Trial: SMART)は中間解析でサルメテロール群の死亡率が黒人患者で有意に高いことが明らかになったため途中で中止された(Chest, 2006)．このようなデータを基にFDAは2005年にLABA(サルメテロールとホルモテロール)は発作回数を減らすが発作の重症度を悪化させる可能があるとして，喘息治療にはSABA使用を優先するように勧告を出している．また，β受容体刺激によりレニン-アンジオテンシン-アルドステロン系の賦活化を介して重篤な低K血症を生じることがある．この副作用はキサンチン誘導体，ステロイド剤および利尿剤の併用により増悪し，重症患者では低酸素血症とともに不整脈のリスクを高めるので注意が必要である．

吸入副腎皮質ステロイド→治療戦略②

【代表薬】
プロピオン酸ベクロメタゾン(BDP，キュバール®)

プロピオン酸フルチカゾン(FP，フルタイド50エアー®，フルタイド50ロタディスク®)

ブデソニド(BUD，パルミコート®)

シクレソニド(オルベスコ®)

【臨床】ステロイド薬は気管支拡張作用をもたないが，強力な抗炎症作用を介して，気道過敏性の原因である気管支炎症を改善する．喘息の初回発症後，早期に吸入ステロイド薬を開始することにより発作回数が減少し，喘息死も減少するので現在では喘息の長期コントローラーの第1選択薬である．軽症間欠型(ステップ1)の喘息の慢性管理から，気管支粘膜からの吸収が少なく全身的な副作用の危険が低いベクロメタゾン，フルチカゾン等の吸入投与が推奨されている．MDIの加圧ガスとして用いられてきたフロンは2005年度で全廃され，現在は代替フロン(ハイドロフルオロアルカン：HFA)が使用されるようになった．これに伴い，ベクロメタゾンは従来

のベコタイド®からキュバール®に剤形が変更された．これに伴い薬物の肺内到達率は増加したため，旧フロン製剤のベクロメタゾンから新 HFA 製剤に変更する場合には，投与量を半減する必要が生じた．2007 年に発売されたシクレソニドも MDI である．フルチカゾンとブデソニドはドライパウダー(DPI)製剤である．

一方，急性重症発作の治療ではヒドロコルチゾンなどの静注やメチルプレドニゾロンなどの経口投与を行う．吸入ステロイド薬は，β_2 刺激薬と異なり速効的な治療効果はないので，β 作動薬のような短期的効果はないことを患者に十分説明し，コンプライアンスを保つことが重要である．

【副作用】ステロイド薬を吸入薬で使用する場合は，声帯筋のミオパチーによる嗄声，咽・喉頭痛，上部気道のカンジダ感染症等が時に問題となる．このため吸入剤使用後にはうがいをして口腔から咽頭に付着した薬物を洗い流すよう指導する．長期間継続投与する場合には骨粗鬆症，糖尿病，高血圧，易感染性(免疫力減少)，低カリウム血症，白内障に対する注意も必要である．

吸入副腎皮質ステロイド／LABA 合剤→治療戦略①と②

【代表薬】
フルチカゾンプロピオン酸エステル＋サルメテロール(アドエア®)

【臨床】吸入ステロイド薬に LABA を併用すると喘息管理に必要なステロイド量を減少することが可能であったり(NEJM, 2007)，吸入ステロイド薬単独ではコントロール不良の喘息患者にステロイドと LABA の合剤を使用すると治療効果が改善するとの報告がある(GOAL 研究，2004)．このため，日本でもサルメテロールとフルチカゾン合剤が 2007 年から発売された．ブデソニドとフォルモテロールの合剤も海外では使用されている．GINA 2006 では，特にこの合剤使用への言及はないが，日本のアレルギー疾患診断・治療ガイドラインでは重症度ステップ 2 以上の患者で合剤をしてもよいが，使用する場合には LABA のさらなる併用は不可とする注意がなされている．

ムスカリン受容体拮抗薬→治療戦略①

【代表薬】
臭化イプラトロピウム(アトロベント®)

臭化オキシトロピウム(テルシガン®)

臭化チオトロピウム(スピリーバ®)

【臨床】喘息の急性発作時には，迷走神経を介するコリン作動性の反射性気管支収縮が生じている．全身的なムスカリン受容体拮抗薬の投与は抗コリン作用に基づく副作用の頻度が高いため，粘膜透過性の低い臭化イプラトロピウムなどの薬物が開発され吸入薬として使用されている．ただし，β 受容体作動薬よりも気管支拡張作用は弱いので，急性発作時の臨床適応としては SABA が頻脈，振戦などの副作用のために投与できない場合の代替薬としての位置づけである．コントローラーとしての効果はない．臭化チオトロピウムは慢性閉塞性肺疾患にのみ適応のある長時間作用型の吸入薬である．

テオフィリン→治療戦略①

【代表薬】
テオフィリン(テオドール®，スロービッド®，テオロング®，ユニフィル®)

【作用機序】キサンチン誘導体であるテオフィリンは気管支平滑筋の環状 AMP 分解酵素(ホスホジエステラーゼ)阻害により β 受容体刺激の二次メッセンジャーである cAMP を増加させる機序と気管支アデノシン受容体の遮断作用により気管支平滑筋の弛緩を生じ，気管支を拡張させる．キサンチン誘導体のカフェイン，テオブロミンなどにも気管支拡張作用があるが，最も中枢刺激作用の少ないテオフィリンのみが気管支喘息の治療に用いられる．気管支拡張作用は β 受容体作動薬よりも弱い．近年，低用量のテオフィリンに抗炎症効果や免疫調節作用があることが注目され治療に利用されている．カフェインは新生児無呼吸発作の治療に使用される．

【体内動態】テオフィリンの消化管吸収は良好であり，主要な消失経路は肝代謝である．テオフィリンの肝クリアランスには個人差が大きいため治療量の大きな個人差

(320～1,600 mg/日)の原因となる．この薬物の肝代謝は喫煙により誘導され，低酸素血症，肝硬変等の合併症を有する患者では低下する．また，テオフィリンの肝クリアランスは成長と加齢に伴い変動し，新生児・未熟児の全身クリアランスは極めて低いが，出生後急速に発達し10歳前後の小児の体重当たりの全身クリアランスは成人より2倍程度高い．その後，クリアランスは15～20歳で成人値まで低下するが，70歳以上の高齢者では青壮年値より低下する．小児の半減期は成人(約7時間)より短い(約3時間)ため，1日2～3回の投与回数で安定した薬物効果を持続させるためには徐放剤の使用が必要である．代表薬として記載したテオフィリンの剤形はすべて徐放剤である．

【副作用】テオフィリンは喘息治療薬の中で，急性中毒の危険が最も高い．テオフィリンの血液中濃度と気管支拡張作用および副作用発現にはよい相関があるので，テオフィリンを投与される患者では薬物血中濃度モニタリング(therapeutic drug monitoring: TDM)が，投与量の個別化に有効である．有効濃度は10～20 μg/mLであり，20 μg/mL以上では神経過敏，嘔気，嘔吐等が生じ，60 μg/mL前後では不整脈，痙れん等の致命的な副作用を生じる．

【薬物相互作用】テオフィリンの肝代謝に関係する薬物代謝酵素は主としてチトクローム P 450 (CYP) 酵素であり，特にCYP 1 A 2やCYP 3 A分子種が中心である．これらの酵素はヒスタミン H_2-受容体遮断薬シメチジン，マクロライド系抗生物質エリスロマイシン，クラリスロマイシンやニューキノロン系抗生物質(ピペミド酸，ノルフロキサシン等)で阻害されるため，これらの薬物をテオフィリン服用患者に併用する場合にはTDMを行いテオフィリン投与量を適切に減量する必要がある．

膜安定化薬→治療戦略③

【代表薬】
クロモグリク酸ナトリウム(インタール®)

【臨床】クロモグリク酸は代表的な肥満細胞膜安定化薬であり，抗原刺激に対する血管作動性物質の放出を抑制する．アレルゲン誘発性だけでなく運動誘発性喘息にも予防効果があり，副作用が少ないため，小児患者の喘息の予防治療に使用される．喘息治療には吸入カプセル，吸入液およびエアロゾルの剤形が利用できる．ただし効果発現までには投与開始から4～6週を要する．

抗アレルギー薬→治療戦略③

【代表薬】
フマル酸ケトチフェン(ザジテン®，ジキリオン®)

塩酸アゼラスチン(アゼプチン®)

【臨床】GINA 2006ではこの群の薬物の喘息治療への適応は採用されておらず，主として日本独自のものである．H_1-受容体遮断作用と膜安定化作用を合わせもつケトチフェン，アゼラスチン等についても海外で少数の比較対照試験があるが，その有効性は十分に証明されておらず存在意義について批判的意見も多い．

炎症メディエータ阻害薬→治療戦略④

【代表薬】
●ロイコトリエン受容体拮抗薬：プランルカスト水和物(オノン®)

ザフィルルカスト〔アコレート®(発売中止)〕

モンテルカストナトリウム(シングレア®)

● トロンボキサン A₂ 受容体拮抗薬：セラトロダスト（ブロニカ®）

ラマトロバン（バイナス®）

● トロンボキサン A₂ 合成酵素阻害薬：塩酸オザグレル（ドメナン®，ベガ®）

【作用機序】アラキドン酸から5-リポキシゲナーゼにより産生される LTC_4, LTD_4 等とプロスタグランジン，トロンボキサンは気管支喘息の発症にかかわる炎症のケミカルメディエータである．この経路を遮断する薬物として，LT 受容体遮断薬としてはプランルカストなどが，トロンボキサン A_2 受容体遮断薬としてはセラトロダストが，トロンボキサン A_2 受容体拮抗薬としてはオザグレルが市場に導入された．これらの薬物は吸入ステロイド薬と併用すると，ステロイド薬の減量が可能となる．GINA ガイドライン2006ではロイコトリエン受容体拮抗薬のみがステップ2から4の治療で吸入ステロイドの補助または代替薬として位置づけられている．未だにこれらの薬物の位置づけは確定していない．

Th₂ ヘルパー T 細胞抑制→治療戦略⑤

【代表薬】
トシル酸スプラタスト（アイピーディ®）

【作用機序】スプラタストはヘルパー T 細胞（Th₂）に作用して IL-4 の産生を抑制し B 細胞を介する IgE 抗体の産生を抑制する．また IL-5 の産生を抑制し好酸球浸潤も抑制する．これらの作用は最終的に肥満細胞と好酸球からの炎症メディエータの放出を抑制して喘息病態を改善するとされる．

【臨床】論文化された臨床試験はほとんどが日本で行われたものであり国際的な評価の確定に至っていない．

減感作療法→治療戦略⑥

【臨床】皮膚反応などで同定された喘息の原因アレルゲンを，少量より反復投与し，減感作を行う（毒をもって毒を制す）治療法（specific immunotherapy: SIT）であり，100 年以上の歴史がある．作用機序としては原因アレルゲンへの持続的曝露によるヘルパー T 細胞集団の Th 2 から Th 1 へのシフト，抗炎症作用のあるサイトカイン IL-10 産生の増加などが想定されている．特に，アレルギー性鼻炎を合併した患者では効果が大きいとされる．副作用には，アレルゲンによる注射局所のアレルギー反応はもとより全身的アナフィラキシー反応も生じうることが報告されているので，経験のある医師と救命処置の設備のある医療機関で行うべき治療法である．吸入ステロイド薬の使用が一般化し喘息の慢性管理が以前よりも容易になり，実施頻度は減少している．

25. 心不全

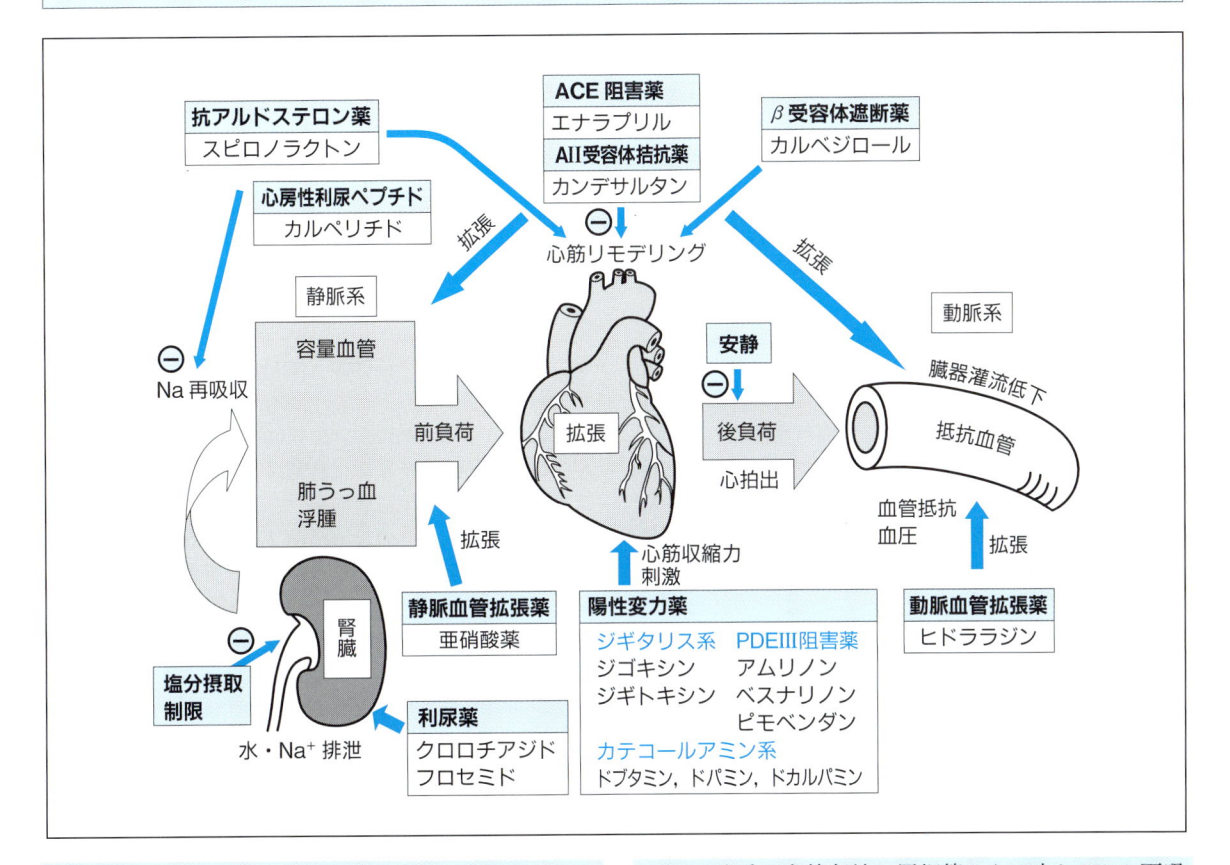

抗アルドステロン薬
スピロノラクトン

ACE阻害薬
エナラプリル
AII受容体拮抗薬
カンデサルタン

β受容体遮断薬
カルベジロール

心房性利尿ペプチド
カルペリチド

拡張 → 心筋リモデリング ← 拡張

静脈系 ⊖ Na再吸収

容量血管
肺うっ血
浮腫
前負荷 → 拡張（心臓）

動脈系
臓器灌流低下
抵抗血管

安静 ⊖ 後負荷
心拍出

血管抵抗
血圧
拡張

腎臓
水・Na⁺排泄

⊖ **塩分摂取制限**

静脈血管拡張薬
亜硝酸薬

心筋収縮力刺激

陽性変力薬
- ジギタリス系：ジゴキシン、ジギトキシン
- PDEIII阻害薬：アムリノン、ベスナリノン、ピモベンダン
- カテコールアミン系：ドブタミン, ドパミン, ドカルパミン

動脈血管拡張薬
ヒドララジン

利尿薬
クロロチアジド
フロセミド

〔**病態生理**〕急性心不全は通常広範囲の心筋梗塞により生じることが多い．一方，慢性心不全(chronic heart failure: CHF)はあらゆる心臓疾患の病態が進行すればたどり着く最終臨床像である．原因病態には冠動脈疾患(心筋梗塞など)，高血圧，内分泌性(甲状腺機能亢進症など)，代謝性(アミロイドーシスなど)，感染性心内膜炎による弁膜症，心筋症，薬物(コカインなど)による心筋障害等を含む．未治療の重症心不全患者の年間死亡率は50～60％と高率であり極めて予後の不良な疾患である．

心不全病態では心拍出量の減少を代償するために心臓は内腔容積の拡大と心筋肥大を生じる．交感神経は強く興奮するため血液中のアドレナリン濃度が増加し，心筋$β_1$受容体の刺激が頻拍と心収縮力増加を生じる．この反応は障害心筋の酸素消費量を増加させるため心筋の興奮性は増加し不整脈のリスクが増加する．また，血液中ノルアドレナリン濃度の増加による末梢血管の$α$受容体刺激は血管収縮を生じ血圧の低下は防止するものの，心臓の圧負荷(後負荷)をさらに増加させ心筋虚血を増悪する．また，中枢バソプレシン(抗利尿ホルモン)の分泌増加と，心拍出量の減少により生じた腎灌流圧の減少により刺激されたレニン-アンジオテンシン-アルドステロン(RAA)系は血管収縮と尿細管からの水とNaの再吸収を増加させ，浮腫と低Na血症を生じる．心不全患者における水分とNa貯留は5～10 kgの体重増加を生じる．まとめると，心不全の病態生理は心臓のポンプ不全が一次的な原因であるが，交感神経とRAA系などの神経内分泌系の代償的賦活化により修飾された病態としてとらえるべきである．近年，慢性心不全患者のかなりの部分(～40％)が左室収縮不全よりもむしろ拡張機能不全の病態を示すことが注目されている．この病態の患者では心収縮の臨床的指標は正常で内腔拡大も示さない．この病態の本質は肥大した心筋のスティッフネス(柔軟性の喪失)や心筋弛緩不全であるとされ，従来の収縮不全とは異なる治療のアプローチの必要性が検討されている．

〔**症状**〕慢性のポンプ不全による心拍出量低下から生じる末梢循環不全により，易疲労感，脱力感や脳循環不全による中枢神経症状(記憶障害，不安，昏迷)などが生じる．肺循環系のうっ血により肺胞間質に浮腫が生じるため，肺胞でのガス交換効率が低下し，低酸素血症とチアノーゼ，呼吸困難を生じる．軽度の心不全では労作時の呼吸困難を生じるのみであるが，重症になると安静時呼吸困難や発作性夜間呼吸困難(起坐呼吸)を生じる．心筋梗塞などにより急性ポンプ不全を生じる場合には急性

肺水腫が生じる．その際，肺うっ血が気管支れん縮と喘鳴を引き起こすと，心臓喘息と呼ばれる病態を呈する．肺静脈圧の上昇は胸水を生じ，末梢組織静脈毛細血管系のうっ血は静水圧がかかりやすい下腿やくるぶしに浮腫(edema)を生じる．内臓の血流低下は，消化管粘膜浮腫を生じ食欲不振，嘔気などの症状を生じる．肝臓のうっ血は，肝逸脱酵素(ALT, AST)の上昇を生じることがある．

　心仕事量を規定する静脈還流量を前負荷(preload)と呼び，動脈側の末梢血管抵抗を後負荷(afterload)と呼ぶ．前負荷を支配するのは静脈・毛細血管系(容量血管)からの静脈還流量であり，後負荷を支配するのは全末梢血管抵抗(total peripheral resistance: TPR)である．心臓からの駆出血液量を増加させることにより少なくとも短期的には心不全の臨床症状が改善するため，従来は強心薬を用いた心収縮力の増強による血行動態の改善が心不全治療の主体であった．しかし，ジゴキシンを除く陽性変力作用を有する強心薬のほとんどは短期的血行動態を改善するが，この際に心仕事量の増大を生じるため長期的には不整脈の増加などにより生命予後をむしろ短縮させることが明らかとなった．このため，現在の心不全の薬物治療は心臓の前および後負荷をバランスよく軽減する薬理作用を有する薬物療法が主体となっている．

治療戦略
① 心筋前負荷(容量負荷)の軽減
② 心筋後負荷(圧負荷)の軽減
③ 心収縮力自体の増強
④ 心筋リモデリング

安静・臥床→治療戦略①，②

【臨床】安静は心筋仕事量を軽減し，心臓の容量圧曲線を改善する．また，臥位は立位よりも腎血流量を増加させ利尿を促す．

塩分摂取制限→治療戦略①

【臨床】塩分摂取の減少はナトリウム出納バランスを負にするため，循環血液量を減らし，静脈還流量を減少させる機序で心筋前負荷を軽減する．

ACE阻害薬(ACEI)→治療戦略①，②，④

【代表薬】
マレイン酸エナラプリル(レニベース®)

リシノプリル(ロンゲス®など)

【作用機序】アンジオテンシン(AT)IIは血管や心筋のAT_1およびAT_2受容体に作用するが，特にAT_1刺激は動脈収縮，血管平滑筋増殖，心筋リモデリングの促進に関与している．そのため，ACEIによるアンジオテンシンIIの産生阻害は，これらの反応を抑制し心臓の後負荷を減じる．また，ACEIによるRAA系の抑制はアルドステロン低下により腎尿細管のNa再吸収を低下させ，前負荷も軽減する．その結果，心臓の前および後負荷がバランスよく低下する．また，ACEIはRAA系を介する心筋リモデリング機序を抑制し心肥大を改善するとされる．

【臨床】CONCENSUS I(1987)試験は重症心不全患者(NYHA IV度，ステージD)にエナラプリルを投与すると1年生存率を約30%改善することを明らかにした．その後，軽症から中等症患者に対してSOLVD試験(1991)でエナラプリルが，ATLAS試験(1999)でリシノプリルが生命予後を改善することが証明された．さらに，心筋梗塞後で左室駆出率(EF)が<40%と心機能障害はあるが心不全症状は発症していない患者(ステージB)に対してもカプトプリルが心事故の発生を19%減少させることが判明した(SAVE試験，1992)．その後，大規模なプラセボ対照試験によりラミプリル(AIRE試験，1993)，リシノプリル(GISSI-3試験，1994)，エナラプリルとカプトプリル(PRACTICAL試験，1995)，ゾフェノプリル(SMILE試験，1995)でも同様の効果が確認された．2000年には，心筋梗塞の既往，高血圧や糖尿病のような心疾患の危険因子を有するが未だ何ら心機能に障害をもたない患者(ステージA)に対してもラミプリルが心不全の新規発症を減少させることを明らかとした(HOPE試験，2000)．以上の結果から，最新の日米欧の心不全治療のガイドラインは一致してステージA以後のすべての心不全患者において禁忌のない限りACEを第1選択薬として推奨している．ただし，日本ではエナラプリルとリシノプリルのみが心不全に保険適応がある．

日本でのエナラプリルの常用量は1日1回5～10 mgであるが，欧米のガイドラインでのエナラプリルの標準的な標的(target)投与量は20 mg/日とされている．ATLAS試験(1999年)ではNYHA IIからIVの心不全患者に対するリシノプリルの効果を高用量(32.5～35 mg/日)と低用量(2.5～5.0 mg/日)で比較したが，高用量群は心事故による入院または死亡のエンドポイントで低用量群よりも勝っていた．これらのデータから日本での承認用量が最適か否かについて疑問が残る．

【副作用】アンジオテンシン変換酵素はキニナーゼIIと同一の酵素であり，ブラジキニンの分解にも関与している．したがって，ACEI服用により生じる空咳(10～15％)は，ACE阻害により蓄積したブラジキニンが気管支平滑筋に作用して生じるとされている．ACEIはほとんどが腎消失型薬物であるので腎機能障害がある患者では投与量の減量が必要である．他の副作用としては，高カリウム血症，腎機能悪化(特に両側腎動脈狭窄患者ではACEIの投与が急性腎不全を生じることがあるので注意)，皮疹などの頻度が高い．まれに，血管浮腫，白血球減少なども生じる．デキストラン硫酸セルロースを用いた吸着器によるアフェレーシス施行中，アクリロニトリルメタリルスルホン酸Na膜(AN 69®)を用いた血液透析施行中にアナフィラキシー様症状を生じることがあるので使用は禁忌である．また，妊婦では動物実験で胎児奇形のデータがあるため禁忌である．

アンジオテンシン受容体遮断薬(ARB)→治療戦略①，②，④

【代表薬】
カンデサルタン・シレキセチル(ブロプレス®)

【作用機序】ARBの薬理作用は基本的にACEIと同様である．アンジオテンシンIからIIの変換にはアンジオテンシン変換酵素以外にもキマーゼを介する経路があるため，ACEIはアンジオテンシンII産生を完全に阻害できないが，ARBはAT₁受容体でアンジオテンシンIIの作用を遮断するため，より完全なRAA系の賦活化作用を阻止できる可能性がある．また，ACEIと異なりARBはブラジキニン分解に干渉しないため，空咳の発現が少ない．

【臨床】ロサルタンとカプトプリルを心不全治療で比較したELITE II試験(2000)では両者の生命予後での効果に差がなかった．心不全の標準治療(ACE阻害薬，ジゴキシン，利尿薬など)に対するバルサルタンの上乗せ効果を検討したVal-HeFT(2001)では，バルサルタンの追加は死亡率を有意に改善するわけではないが，入院防止や心不全症状改善には効果があった．さらに，ACEIに耐容性のない患者ではカンデサルタンへの変更が有用であったことからACEIの代替薬としてのARBの地位が確立した(CHARM-Alternative, 2003)．さらに，カンデサルタンはLVEFが40％以上で心不全症状を呈する，いわゆる拡張不全病態の心不全患者群に対して投与すると，しなかった対照群と比較して死亡率は減少させないが，心不全の悪化による入院を有意に減少させた．以上の結果からARBはACEIと同等の効果をもち，特にACEIで空咳を生じた患者では有用な代替薬となる．ただし，ACEIとβ遮断薬からなる標準的な心不全治療に積極的に併用投与すべきか否かには結論が出ていない．ACEIを服用していない心不全患者を対象とした日本での小規模な試験ではカンデサルタンの上乗せ投与はプラセボに比較して心不全悪化を有意に防止した(ARCH-J試験，2003)．残念ながら，2007年現在で心不全に保険適応があるARBはカンデサルタンのみである．

【副作用】ARBの副作用はAT受容体遮断作用に関係するものはACEIと同様である．ただし，ブラジキニンの代謝に影響しないので，空咳の出現はACEIよりはるかに少ない．

β遮断薬→治療戦略①

【代表薬】
カルベジロール(アーチスト®)

【作用機序】心不全は心筋収縮力が減少した状態であるため，β受容体遮断薬の投与は心不全症状を悪化させる恐れがあり投与は禁忌であるとするのがかつての常識であった．したがって，1975年にβ遮断薬の長期投与が拡張型心筋症患者の臨床症状と運動耐容性を改善したとの報告は驚きをもって迎えられた．β遮断薬の心不全治療効果の機序には，心不全病態の強い代償的交感神経興奮に生じた心筋のβ₁受容体数の脱感作(down regulation)が，β受容体遮断薬により正常化され，β₁受容体刺激に対する応答性を回復することと，心拍数減少による酸素消費減少が関係するとされる．1996年にβ遮断作用と弱いα遮断作用，血管拡張作用と抗酸化作用を有するカルベジロールの投与がジゴキシン，ACEI，利尿薬等の標準的心不全治療を受けている軽症から中等度の心不全患者の生命予後を約50％改善することが報告され，さらに心駆出率(EF)＜25％の重症心不全患者における生命予後改善効果も判明した(COPERNICUS試

験, 2002). これ以後, すべての重症度の心不全治療におけるβ遮断薬の有効性は確立した.

アルドステロン受容体拮抗薬→治療戦略①, ②, ④

【代表薬】
スピロノラクトン(アルダクトンA®)

【作用機序】心不全患者ではRAA系が賦活化されているので副腎皮質細胞が刺激され, アルドステロン分泌も亢進している. スピロノラクトンは遠位尿細管に存在するアルドステロン受容体を阻害する機序で弱い利尿作用を生じる. また, 最近アルドステロンが血管平滑筋や心筋のアルドステロン受容体刺激を介して動脈硬化や心筋線維化などに促進的に働くことが示唆されてきた. スピロノラクトンはこれらの経路を遮断する機序で利尿効果とは独立した心筋リモデリング改善作用をもつと考えられている.

【臨床効果のエビデンス】RALES(1999年)試験では, ACEI等で標準的な治療を受けている重症心不全(NYHA Ⅲ-Ⅳ)患者にスピロノラクトンを1日25 mg上乗せ投与すると, 対照群に対して相対死亡率が30%低下することを明らかにした. スピロノラクトンは投与後肝臓で代謝され活性体のカンレノ酸に変換されて作用を発揮するため, 作用が十分に発現するまでに2～3日を要する. カンレノ酸カリウム(ソルダクトン®)は, この活性代謝体を薬物としたものであるので作用発現を急ぐ場合には使用する意義がある. その後, 同様の薬理作用をもつエプレレノン(セララ®)でも, 心筋梗塞後3～14日からLVEFが40%以下の患者に対して標準治療に上乗せ投与すると, 心死亡率を約20%低下させることも報告された(ただし日本でのエプレレノンの適応は高血圧症のみ).

【副作用】アルドステロンは遠位尿細管でNa/K交換輸送系によるカリウムの尿細管分泌を促進するため, この受容体遮断薬は腎機能障害患者, および腎機能正常者でもACEI, ARBとの併用で高K血症を生じやすい. スピロノラクトンを利尿薬として使用する場合には1日50～100 mgが常用量であるが, 心不全に対してACEIと併用する場合の使用量は1日25 mg程度である. したがって心不全患者に高用量を処方した場合, NSAIDと併用した場合, 患者の腎機能が低下した場合などには特に上記の副作用が生じやすい. RALES試験発表後, 心不全患者に対するスピロノラクトンの処方頻度が増えるにつれて高K血症により入院する患者が著明に増加したとする報告(NEJM, 2004)がある. また, スピロノラクトンはステロイド構造を有し女性ホルモン作用があるため, 女性化乳房を生じることがあるので経過中には問診でこの副作用を確認をする必要がある.

血管拡張薬→治療戦略①, ②

【代表薬】
ニトログリセリン(ミリスロール®など)

ヒドララジン塩酸塩(アプレゾリン®)

【作用機序】ニトログリセリンは血管平滑筋細胞内で一酸化窒素(NO)に変換され, 細胞内の可溶性グアニル酸シクラーゼを活性化し, cGMPを増加させる機序で平滑筋を弛緩させる. 一方, ヒドララジンは直接細動脈平滑筋に作用して血管拡張作用を生じる. ニトログリセリンは中等度以上の重症度の急性心不全または慢性心不全の急性増悪の治療に用いられる. また, 歴史的には心不全の薬物治療が強心薬から血管拡張薬に移行したきっかけを作ったのはニトログリセリンとヒドララジンを併用することにより慢性心不全患者の生命予後が改善することを証明した臨床試験であった(V-HeFT Ⅰ, 1986). この組み合わせの治療は特に黒人で効果が高い(NEJM, 2004).

利尿薬→治療戦略①

【代表薬】
フロセミド(ラシックス®, オイテンシン®)

ブメタニド(ルネトロン®)

エタクリン酸(発売中止)

【作用機序】利尿薬は尿細管におけるNa$^+$の再吸収を阻害する機序で, 心不全病態で二次的に生じている過剰な

Na$^+$貯留と水を排泄し，容量負荷（前負荷）を軽減する．前負荷の軽減は拡張期の心筋張力を減じ，酸素消費を軽減し，収縮機能を改善する．チアジド系利尿薬はループ利尿薬より作用は弱いが，軽～中等症の心不全患者では第1選択となる．ループ利尿薬であるフロセミド，ブメタニド，エタクリン酸などは，最も強力な利尿作用を有し，患者に腎障害があっても有効である．また，フロセミドは血管拡張作用を有するため，急性心不全に合併する肺水腫では急速静注投与により投与後短時間で症状の改善が期待できる．

【臨床】利尿薬はジゴキシンに次いで古くからうっ血症状のある心不全患者の治療に用いられてきた．臨床的にうっ血症状のある患者に対して利尿薬を投与し，利尿効果の発現とともに浮腫，呼吸困難，運動耐容能が改善することは臨床上しばしば経験する．しかし，心不全患者の治療に古くから当然のごとく使用されてきたため，利尿薬とプラセボとの比較試験はほとんどなく，長期的な生命予後に対する効果も不明である．最新の心不全治療ガイドラインでは，中～重症の心不全患者でACEIを中心とする標準治療を行っていても浮腫，胸水などの体液過剰症状を示す患者に使用することが推奨されている．心不全患者の消化管粘膜浮腫はフロセミドの消化管吸収を障害するので，経口投与で期待される利尿効果が得られない場合には静注投与に切り替えるとよい．

【副作用】サイアザイドおよびループ利尿薬では低K血症，低マグネシウム血症，低Na血症，高尿酸血症，脂質異常症（LDL増加，中性脂肪増加），耐糖能異常が生じることがある．非ステロイド性消炎鎮痛薬は腎で産生されるNa$^+$利尿作用のあるプロスタグランジンE$_2$の合成を阻害し利尿薬の効果を減じる相互作用があるので注意が必要である．

ヒト心房性ナトリウム利尿ペプチド→治療戦略①，②

【代表薬】
カルペリチド（ハンプ®）

H-Ser-Leu-Arg-Arg-Ser-Ser-Cys-Phe-Gly-Gly-Arg-Met-Asp-Arg-
                        └─S─S─┘
Ile-Gly-Ala-Gln-Ser-Gly-Leu-Gly-Cys-Asn-Ser-Phe-Arg-Tyr-OH

【作用機序】α型ヒト心房性Na利尿ポリペプチドの受容体に結合し，膜結合型グアニル酸シクラーゼを活性化させることにより細胞内cGMPを増加させ，血管拡張作用，利尿作用等を発現すると考えられている．また，RAA系を抑制する作用があるため，ループ利尿薬と比べて低K血症の発現が少ない．

【臨床】急性心不全患者に投与されると血管拡張作用と利尿作用により前および後負荷を軽減する．しかし，この薬物自体は陽性変力作用をもたないので，重症の心機能障害患者に投与すると，血圧低下をきたすことがある．

ジギタリス→治療戦略③

【代表薬】
ジゴキシン（ジゴキシン®，ジゴシン®）

ジギトキシン（ジギトキシン®）

【作用機序】ジギタリス強心配糖体（ジゴキシン，ジギトキシン等）は心筋細胞膜上のNa$^+$/K$^+$-ATPaseの阻害作用により，細胞内Na$^+$を上昇させ，増加したNa$^+$濃度が細胞膜を介するNa$^+$/Ca^{2+}交換を亢進させるため，最終的に心筋収縮に利用される細胞内Ca^{2+}濃度を増加させる機序で陽性変力作用を生じる．また，負の変時作用（徐脈効果）を有するため，心房細動を合併する心不全患者の治療には最もよい適応となる．

【臨床】PROVED試験（1992）とRADIANCE試験（1993）により，すでにジゴキシンが投与されている洞調律の心不全患者に対してジゴキシンを中止すると有意に再入院率を上げることが示された．次いで，DIG試験（1997）によりプラセボ対照の前向き無作為化試験の形式でジゴキシンの効果が検討されたが，ジゴキシンは心不全悪化による入院を抑制したものの延命率を改善できなかった．その後DIG試験のサブ解析（2003年）で，ジゴキシンを投与された患者では血中濃度が低濃度（0.5～

0.8 ng/mL)の患者群の方が高濃度(＞1.2 ng/mL)群よりも死亡率が低いことが示された．このようなデータから，日米の心不全治療ガイドラインともジゴキシンの適応は，心房細動が合併し心拍数が高い(＞100拍/分)患者には標準的治療に加えることを推奨されているが，洞調律の患者ではACEIと利尿薬の併用でも症状がコントロールされない場合に限って推奨されている．

【薬物動態】臨床的には経口投与可能なジギタリス配糖体としてはジゴキシンとジギトキシンが利用できるが，ほとんどの場合ジゴキシンが使用される．この理由は，ジギトキシンの血漿中半減期は5日間とジゴキシンの半減期1.5日よりはるかに長いため，投与開始後に体内薬物量が定常状態に達するまで時間がかかり(約1カ月)，またいったん中毒を生じると消失までに長期を要するからである．したがって，ジギトキシンを選択するのは，高度の腎障害患者でジゴキシンの薬物濃度モニタリング(TDM)が不可能な場合に限られる．現在の剤形によるジゴキシンの消化管吸収は70〜80％で，主として腎より未変化で排泄される．このため，腎障害患者および高齢者ではジゴキシンの腎排泄速度は遅延しており，腎機能正常者に対する常用量を用いると過剰な体内蓄積による中毒を生じる．ジゴキシンの有効血中濃度範囲は1〜2 ng/mLと狭く，過量投与は容易に中毒作用を発現させるので注意が必要である．中毒は，この薬物の半減期が正常腎機能者で約36時間と長く，腎障害患者ではさらに延長するため，体内薬物蓄積が完了する(半減期の5倍)投与開始後7〜10日に生じることは記憶されねばならない．

【副作用】心外性症状としては，食欲不振，悪心，嘔吐等の消化器症状が，中枢症状としては疲労，視覚異常(黄視症など)が生じる．心臓の副作用では有名な上室性頻拍と房室ブロックの合併(PAT with block)を始め，心室性期外収縮などあらゆる不整脈が生じる．不整脈の誘因としては低K血症，低マグネシウム血症(いずれも利尿薬の副作用として生じる)，高カルシウム血症，低酸素血症が重要である．その他，まれに女性化乳房なども生じる．

【薬物相互作用】キニジン，ベラパミル，ジルチアゼム，スピロノラクトン，アミオダロン等の薬物はジゴキシンの腎尿細管におけるP-糖蛋白による尿細管分泌過程を阻害する機序でジゴキシンの腎クリアランスを減少させ，ジゴキシンの血中濃度を約2倍に上昇させる．

ホスホジエステラーゼ(PDEIII)阻害薬→治療戦略③

【代表薬】
アムリノン(アムコラル®，カルトニック®)

ミルリノン(ミルリーラ®)

ベスナリノン(アーキンZ®)

ピモベンダン(アカルディ®)

【作用機序】ホスホジエステラーゼ阻害薬は細胞内cAMPの分解に関与するホスホジエステラーゼを直接阻害する機序で細胞内cAMP濃度を増加させ細胞内へのCa^{2+}流入を増加させるため心筋収縮力が増大する．ただし，ベスナリノンはホスホジエステラーゼ阻害作用の他に，Na$^+$チャネル開口作用を有し，アミオダロン様のクラスIII抗不整脈作用，血管拡張作用，さらにはサイトカイン合成阻害作用等も有するユニークな薬物である．ピモベンダンもホスホジエステラーゼ阻害作用の他に，細胞内収縮蛋白のCa^{2+}感受性を増加させる作用と血管拡張作用を有する．このため，いわゆるホスホジエステラーゼ阻害薬でもベスナリノンとピモベンダンはinodilator(変力inotropicと血管拡張dilationの合成語)として別格に扱われる．

【臨床】プラセボ対照の臨床試験ではいずれも短期的な患者のQOLは改善するが，長期的な生命予後に対してはむしろ悪影響を与えるとする報告が多い．したがって，EBMの観点からは標準的な心不全治療によっても自覚症状の消失しない重症の心不全患者で，患者のQOL改善を目的として投与する場合のみに適応がある．その場合でも患者の運動耐容性などに改善が見られるかをモニターし，改善が見られた場合にも不整脈，血圧変化に注意して低用量から使用するべきである．

カテコールアミン→治療戦略③

【代表薬】

塩酸ドブタミン(ドブトレックス®)

HO−⌬−CH₂CH₂CHNHCH₂CH₂−⌬−OH ・HCl
            │   │
            CH₃   OH

塩酸ドパミン(イノバン®，カコージン®など)

HO−⌬(HO)−CH₂CH₂NH₂・HCl

ドカルパミン(タナドーパ®)

CH₃CH₂OCOO−⌬(OCOOCH₂CH₃)−CH₂CH₂NHCOCCH₂CH₂SCH₃
                                        │
                                    NHCOCH₃

【作用機序】心筋収縮に関係する細胞内二次情報伝達物質は Ca^{2+} と cAMP である。β受容体などの刺激はアデニル酸シクラーゼを活性化し，ATPからcAMPへの代謝を促進し，cAMPはプロテインキナーゼを介して細胞内 Ca^{2+} 動員を増加させる。Ca^{2+} は収縮性蛋白の相互作用を開始させ心筋収縮を生じる。したがって，β受容体刺激作用を有する一連のカテコールアミン(ノルエピネフリン，ドパミン，ドブタミン)は陽性の変力作用をもつ。

【臨床】これらの薬物は急性心不全に経静脈的に投与され，いずれも短期的には心不全の血行状態を著明に改善する。しかし，長期的にはむしろ障害心筋の過剰刺激による催不整脈作用のため，プラセボよりも死亡率が増加する結果となることが多い。心不全患者の死因の1/2〜1/3は心不全の悪化よりは，むしろ致死的な不整脈による突然死なのである。

26. 虚血性心疾患

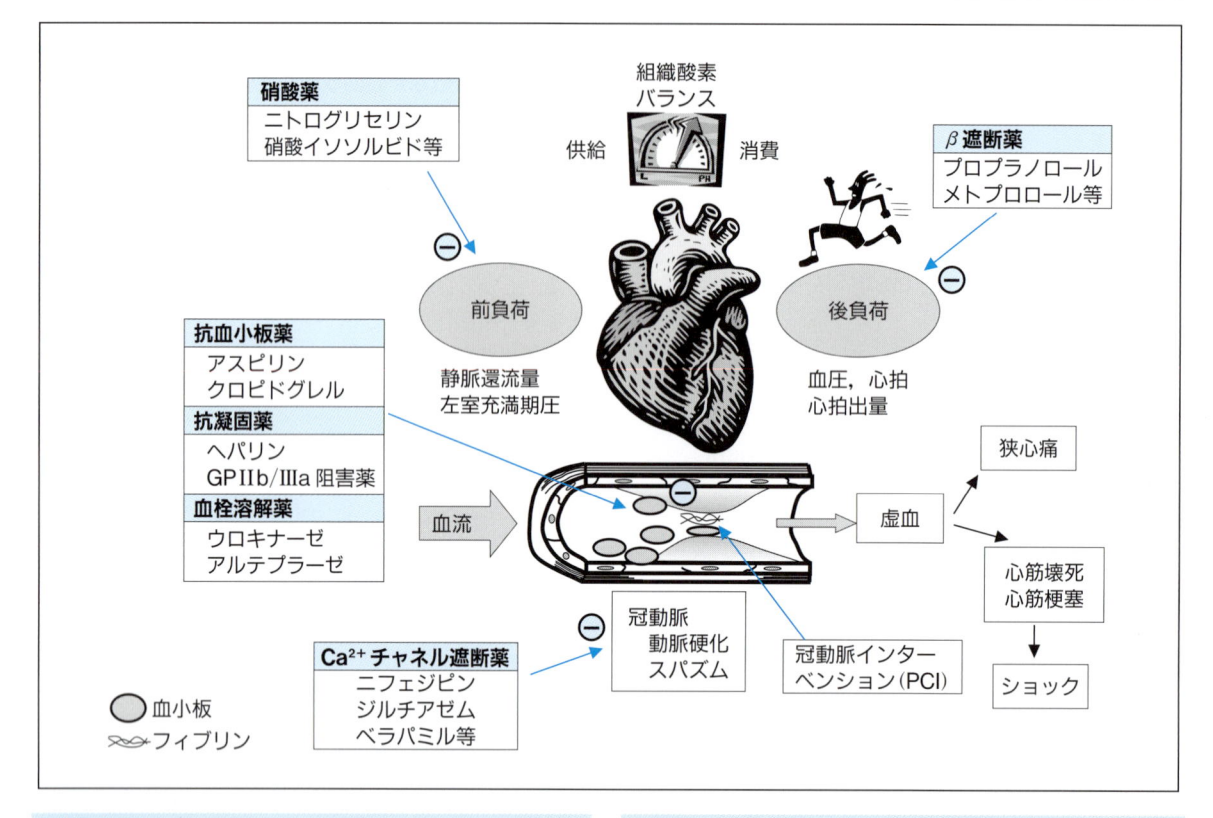

硝酸薬
ニトログリセリン
硝酸イソソルビド等

組織酸素バランス
供給　消費

β遮断薬
プロプラノロール
メトプロロール等

前負荷
静脈還流量
左室充満期圧

後負荷
血圧, 心拍
心拍出量

抗血小板薬
アスピリン
クロピドグレル

抗凝固薬
ヘパリン
GPIIb/IIIa阻害薬

血栓溶解薬
ウロキナーゼ
アルテプラーゼ

血流

冠動脈
動脈硬化
スパズム

冠動脈インターベンション (PCI)

虚血 → 狭心痛
→ 心筋壊死・心筋梗塞 → ショック

Ca^{2+}チャネル遮断薬
ニフェジピン
ジルチアゼム
ベラパミル等

○ 血小板
〜 フィブリン

〔病態生理〕狭心症 (angina pectoris) は心筋収縮に必要な酸素需要が冠血流により充足され得ない場合に生じる心筋虚血により胸痛を生じる病態である。冠血流不足あるいは途絶の原因は, 動脈硬化病変 (粥腫, プラーク) の進行による内腔狭窄が約75%以上に達した場合, プラークの破裂により急速に形成された血栓により狭窄が生じる場合, 冠動脈スパズムが生じる場合等である。心筋酸素消費量は, 主として左室の心筋張力により決まるが, それを規定するのは静脈還流量 (前負荷) と収縮期血圧と拍出量 (後負荷) である。

典型的な労作性狭心症 (effort angina) では一定の運動によって胸骨部分の裏側に狭心痛 (圧迫感とも絞扼感とも表現される) が誘発される。胸痛は, 顎, 肩, 腕に放散 (radiation) することがある。狭心痛は数分間でピークに達するが, 安静やニトログリセリンの投与により数分で症状は軽快する。誘発要因には, 運動による心筋酸素需要量の増加の他, ストレス, 冷たい外気, 性行為などによる交感神経興奮や食後の腸管血流増加による相対的な冠血流低下等がある。

異型狭心症 (variant angina) は特に労作と関係なく安静時に発作が生じる病態で, 典型的には就寝中の明け方などに狭心症発作が生じる。心筋虚血の原因は冠動脈のれん縮 (スパズム) によると考えられている。日本人では純粋な異型狭心症が狭心症全体の約30%を占め, 30〜40%の患者では狭心症発現に冠動脈の器質的狭窄とれん縮因子がともに関与するとされている。

不安定狭心症 (unstable angina: UA) は, 新たに生じた狭心症, 既存の狭心症の発作頻度や強度, 持続時間等の増加, ニトログリセリンの効果減少, 安静時にも発作が生じる等, 冠動脈の狭窄が急速に進行していることを示唆する病態である。動脈硬化性狭窄部位におけるプラークの破裂と血小板凝集, 血栓形成による内腔狭窄の急激な進行が関係するとされる。約30%の患者が3カ月以内に心筋梗塞を発症するため, 集中治療室で治療されるべき病態である。冠動脈血管内視鏡の進歩により, 不安定狭心症の閉塞病変は血小板主体の非閉塞性白色血栓であり, 病変部から末梢心筋に微小血栓が剥離流出するため微小梗塞が生じていることが判明した。したがって, 薬物治療は抗血小板薬と抗凝固薬が用いられる。急性心筋梗塞 (acute myocardial infarction) の症状は狭心症と類似するが, より激烈で持続時間が長く (30分以上), 安静やニトログリセリンにより改善しない。自律神経反射のために嘔気, 嘔吐や冷汗を伴う。心筋梗塞の原因病変はフィブリン, 赤血球, 血小板からなる完全閉塞性の赤色血栓で, 支配領域にある心筋は不可逆的な壊死に陥っている。したがって, 薬物治療は血栓溶解療法が中心

となる．広範な心筋壊死を生じると急性左室不全，肺水腫，ショック，重篤な不整脈が発症し，それらの症状が臨床症状の中心となる．

近年，不安定狭心症と急性心筋梗塞の大半は必ずしも高度な冠動脈狭窄を有するわけではなく，むしろ不安定な冠動脈粥腫の破裂と血栓形成による急性の血管内腔狭窄増加や閉塞が原因となることが認識されるようになり，包括的な疾患概念として急性冠症候群(acute coronary syndrome: ACS)の名称が使用されるようになった．ACSで狭心症症状はあるが心電図にST上昇がなく心筋バイオマーカー(トロポニンTやクレアチンキナーゼMB)の上昇もないものをUA，ST上昇はないが心筋バイオマーカーの増加を伴うものを非ST上昇型心筋梗塞(non-ST segment elevation myocardial infarction: NSTEMI)または非Q波梗塞，ST上昇を伴うものをST上昇型(Q波)心筋梗塞に分類する．

治療戦略

① 冠動脈硬化危険因子の除去
② 心筋前負荷の緩和
③ 心筋酸素需要の軽減
④ 冠動脈れん縮の予防
⑤ 冠動脈狭窄病変の進展阻止または解除

非薬物療法→治療戦略①

【作用機序】虚血性心疾患の本態は冠動脈硬化と血栓閉塞機転であるので，動脈硬化進展の危険因子の除去は重要である．2年以上の禁煙は狭心症患者の心筋梗塞への進行の危険を非喫煙者のレベルにまで低下させる．高血圧，脂質異常症，糖尿病，肥満などに対しては適切なカロリーと脂質量の食事，運動，薬物療法を行う．中等度(1日1合まで)の飲酒はHDLコレステロールを上昇させむしろ動脈硬化防止に役立つ．

硝酸薬→治療戦略②

【代表薬】
ニトログリセリン［ニトロペン®(舌下錠)，ミオコールスプレー®(口腔内スプレー)］

$$CH_2ONO_2$$
$$|$$
$$CHONO_2$$
$$|$$
$$CH_2ONO_2$$

硝酸イソソルビド(ニトロール®，フランドル®)

【作用機序】硝酸薬は血管内皮でSH基をもつ内因性物質と作用すると，中間体形成を経て，強力な血管拡張物質である一酸化窒素(NO)を産生する．NOが血管平滑筋細胞内のグアニル酸シクラーゼを活性化しcGMP濃度を増加させると，cAMPに拮抗してCa^{2+}イオン濃度を低下させるため血管拡張作用が生じる．狭心症患者では動脈硬化性病変のため内皮が傷害され，NOの産生が低下しているため，硝酸薬の投与は極めて合理的な治療といえる．硝酸薬は静脈の容量血管を拡張させることにより血液を末梢にプールし静脈還流量(前負荷)を減少させるため左室充満圧と心筋張力が減少し，酸素消費が低下するため，心筋虚血が改善する．

【臨床】狭心症発作の治療にはニトログリセリン(NTG)の舌下錠や口腔スプレー剤を用いる．通常投与後1.5～3分で薬理効果が発現し狭心症症状は劇的に改善する．ニトログリセリンは揮発性と光分解性があるため舌下錠を気密性の遮光ガラス瓶に保管しても6カ月程度しか有効性が保証できない．その点，ニトログリセリンのスプレー製剤は安定性が高く広く使用されるようになった．狭心症の予防にはニトログリセリンの皮膚貼付剤(軟膏，パッチ，テープ)を用いる．作用発現は貼付後約30分であり，効果は貼付後3～8時間持続する．ニトログリセリン貼付剤等で長時間にわたり高い血中ニトログリセリン濃度が持続すると，血管平滑筋細胞内のSH基物質枯渇のため血管の拡張反応性に耐性が生じることが知られている．耐性を回避するために皮膚吸収剤では貼付後12～16時間の時点で一度貼付剤を剥がし，血中薬物濃度が低下する期間を設ける必要がある．硝酸イソソルビド(isosorbide dinitrate: ISDN)は徐放性硝酸塩であり，舌下，経口錠ともに使用できる．この薬物のバイオアベイラビリティは舌下投与では60％だが，経口投与では肝初回通過効果のため約20％である．しかし，徐放製剤であるため見かけ上の消失半減期は10時間程度と長く，長時間の薬効が期待できる．しかし，1日3回以上の投与を行うと，ニトログリセリン貼付剤と同じく硝酸薬耐性を生じるので12時間程度の休止期間が必要である．ISDNの活性代謝物であるイソソルビドモノ硝酸塩(isosorbide-5-mononitrate: ISMN)はISDNと異なり肝初回通過効果を受けないためバイオアベイラビリティが高い(約100％)．また，主要な消失経路は腎排泄であり，半減期4～6時間で未変化体またはグルクロン酸抱合体として尿中に除去される．

【副作用】高濃度の硝酸薬は静脈系のみならず動脈系血管も拡張させるため，副作用として頭痛，起立性低血圧，顔面紅潮，めまい等を生じる．勃起不全治療薬であるホスホジエステラーゼ5阻害薬(クエン酸シルデナフィル，塩酸バルデナフィル水和物)を投与中の患者に硝酸薬を投与すると，血管平滑筋細胞で増加したcGMPの分解が後薬により阻害されているため血管拡張作用は増強され，過度の血圧低下や心筋虚血を生じることがあるので

併用は禁忌である．

抗血小板薬→治療戦略⑤

【代表薬】
アスピリン(アスピリン®)

塩酸チクロピジン(パナルジン®)

硫酸クロピドグレル(プラビックス®)

【作用機序】低用量のアスピリンは，血管内皮のシクロオキシゲナーゼよりも，血小板のシクロオキシゲナーゼを相対的に強く阻害し，トロンボキサン A_2 産生を阻害して血小板凝集阻害を生じる．チエノピリジン誘導体(チクロピジン，クロピドグレル)は，血小板表面のADP受容体($P2Y_{12}$)を遮断することによりADP依存性の血小板凝集を抑制する．

【臨床】不安定型狭心症または非ST上昇型心筋梗塞(UA/NSTEMI)に対するアスピリン単独またはヘパリンとの併用は冠動脈病変部における血小板の凝集と血栓の形成を抑制する機序で心筋梗塞への進展を70%減少させる．アスピリン不耐性の患者にはチエノピリジン誘導体(チクロピジン，クロピドグレル)を投与する．クロピドグレルはチクロピジンよりも副作用が少ないためより好ましい薬物である．クロピドグレルの抗血小板作用を投与初日から得るためには負荷投与量 300 mg を初日に投与し，第2日目から維持量である 75 mg/日を投与する．ヘパリン製剤では未分画ヘパリンの静注投与か低分子ヘパリン(enoxaparin)の皮下投与を行う．アスピリンとヘパリンを投与された患者にさらに血小板糖蛋白(GP)Ⅱb/Ⅲa阻害薬(abciximab，tirofiban)を併用するとさらに予後を改善することも報告されている．アスピリンには消化管粘膜障害などの副作用がある．チクロピジンの副作用である顆粒球減少，肝障害，血栓性血小板減少性紫斑病(TTP)は，ほとんどが投与開始後2カ月以内に生じるので投与初期のモニタリングが重要である．ST上昇型心筋梗塞の二次予防には，アスピリン，ACE阻害薬，β受容体遮断薬の投与が標準的な治療法である．

β遮断薬→治療戦略③

【代表薬】
プロプラノロール塩酸塩(インデラル®)

酒石酸メトプロロール(セロケン®，ロプレソール®など)

【作用機序】β遮断薬は運動に伴う交感神経興奮による心拍数増加を抑制し，心筋 $β_1$ 受容体遮断による負の変力作用を生じ，さらに高血圧合併者では降圧効果により後負荷を減ずる機序で心筋の酸素需要を減少させる．労作性狭心症に効果があり，また，不整脈予防の効果も期待できる．心筋梗塞に対しても，禁忌例を除いて早期から投与を開始することが勧められており，大規模臨床試験で，チモロール，プロプラノロール，アセブトロール，メトプロロールの高脂溶性β遮断薬は心筋梗塞後の死亡率を少なくとも7年間にわたって約25%低下させることが証明されている．

【臨床】ほとんどのβ遮断薬は肝代謝により消失するが，アテノロールとナドロールは腎排泄により消失する．腎排泄型のβ遮断薬は半減期が長い(>10時間)ため，狭心症の治療に1日1回の投与が可能である．

【副作用】副作用は徐脈，低血圧である．広範な心筋梗塞による低血圧，徐脈，心ブロック，重症の閉塞性肺疾患，心不全合併例では，β遮断薬の投与はそれぞれの病態を悪化させるため禁忌である．喘息，慢性閉塞性肺疾患，レイノー症状，閉塞性動脈硬化症を合併する患者でも投与すべきでない．動脈の $β_2$ 受容体遮断はα受容体誘発性の血管収縮作用を増強するので冠れん縮の病態をもつ狭心症患者では症状が悪化する可能性がある．

Ca^{2+} チャネル遮断薬→治療戦略③④

【代表薬】
塩酸ベラパミル(ワソラン®)

塩酸ジルチアゼム(ヘルベッサー®)

【作用機序】血管平滑筋および心筋の収縮にはCa^{2+}チャネルを介するCa^{2+}イオンの流入が必要であるため，Ca^{2+}チャネル遮断薬は心筋の酸素消費を減じ，冠動脈のれん縮解除と狭心症予防効果を発揮する．また，ベラパミル，ジルチアゼムでは心伝導系のCa^{2+}チャネル抑制作用が強いため，心拍数の低下を介して心筋酸素消費はさらに低下する．

【臨床】Ca^{2+}チャネル遮断薬はβ遮断薬と同様に労作性狭心症と異型狭心症ともに有効である．不安定狭心症の症状緩和には有効であるが，心筋梗塞への進展予防に対しては効果が証明されていない．ほとんどのCa^{2+}チャネル遮断薬は肝代謝型薬物である．また，肝クリアランスが大きいため，経口投与後に肝初回通過効果を受け，血中濃度の個人差が大きい．

【副作用】ベラパミルやジルチアゼムは負の変伝導作用と変力作用を有するため，過剰投与は徐脈，心伝導ブロック，および心不全を生じることがある．徐放化されていない剤形のジヒドロピリジン系Ca^{2+}チャネル遮断薬は動脈系の血管拡張作用が強く，血圧低下と反射性交感神経興奮により心筋酸素需要を増加させ，心筋虚血を再発させる可能性があるため心筋梗塞後の患者では使用すべきでない．

PCIまたはバイパス手術→治療戦略⑤

【作用機序】冠状動脈バイパス手術(CABG: coronary artery bypass grafting)または経皮的冠動脈インターベンション(PCI)は動脈狭窄部位の血管再建により血流を回復させる．血管内バルーンによる冠動脈形成術後には金属ステントを留置し開存率を高める手技が一般的である．当初は金属がむき出しのベアメタルステント(BMS)が使用されたが，2004年から免疫抑制薬シロリムスをステントのコーティング基剤にしみ込ませ，留置後に溶出させることによりステント内面の血管内皮増殖を抑制し晩期の再閉塞を低下させる薬物溶出性ステント(DES)が発売され形成術後の再閉塞を金属ステントと比べて大幅に低下させた．2007年からは抗癌剤パクリタキセルを用いたDESも登場した．DES留置後はアスピリンとクロピドグレルにより最低6カ月は強力な併用抗血小板療法を行う．その後はアスピリンを終生投与する．また，PCIには方向性冠動脈粥腫切除術(directional coronary atherectomy: DCA)やロータブレータ

ーによる粥腫や石灰化病変の除去も可能となり適応病態が急速に広がりつつある．通常，冠動脈1枝病変なら薬物療法かPCIが選択され，2枝病変ならPCIかCABGが，3枝病変か左主冠動脈病変であればCABGが適応である．

血栓溶解療法→治療戦略⑤

【代表薬】
ウロキナーゼ(ウロキナーゼ®，ウロナーゼ®)
アルテプラーゼ(遺伝子組換え)(アクチバシン®，グルトパ®)

【作用機序】血栓溶解薬は可溶性およびフィブリン結合型プラスミノーゲンをプラスミンに変換・活性化し，血栓構成成分であるフィブリンを分解(血栓溶解)し血流を再開する．ストレプトキナーゼ(SK)，ウロキナーゼ(UK)と比較して，遺伝子組換え型組織プラスミノーゲンアクチベータ(rt-PA)は血栓に結合したプラスミノーゲンに比較的選択的な活性化を有するため，作用が血栓選択的である．rt-PAの静脈内投与は，冠動脈内へのSK投与とほぼ同等の効果(開通率60〜80％)を生む．

【臨床】大規模な臨床試験により，心筋梗塞の急性期(発症6時間以内)に血栓溶解薬(SK，rt-PA)を投与すると，院内死亡率を30〜50％減少させることが証明された．アスピリン325 mg/日の投与は血栓溶解療法の効果をさらに50％上積みする．副作用は出血である．1カ月以内の手術歴，消化管からの出血，頭部外傷，脳血管障害のある患者では，出血のリスクが高く使用できない．最新の米国心臓病協会の心筋梗塞治療ガイドライン(2004)ではST上昇型心筋梗塞患者では禁忌がない限り血栓溶解療法はできるだけ早く(2時間以内が理想)開始すべきとしている．さらに，心筋梗塞発症からPCI実施までの目標時間は90分以内とされている．

抗凝固薬→治療戦略⑤

【代表薬】
ヘパリンナトリウム(ノボ・ヘパリン®)
ワルファリンカリウム(ワーファリン®)

【作用機序】ヘパリンは血漿のアンチトロンビンIIIと結合することにより，複数の血液凝固因子(IIa，Xa，VIIa，IXa，XIa，XIIa)の活性を阻害し抗凝固作用を示す．ワルファリンは肝臓での凝固因子合成に必須なビタミンKに拮抗して第II，VII，IX，X凝固因子合成を阻害する機序で抗凝固作用を示す．

【臨床】ヘパリンは不安定型狭心症または非ST上昇型心筋梗塞(UA/NSTEMI)に対してアスピリンを併用するのが標準的な治療法である．ヘパリン製剤では未分画

ヘパリンの静注投与か低分子ヘパリン(enoxaparin)の皮下投与を行うが，低分子ヘパリンが効果と副作用の面でより好まれる(ただし，保険上適用外使用となる)．心筋梗塞の二次予防目的ではアスピリン不耐性患者にはワルファリンが代替薬となる．また，ワルファリンは心房細動合併患者や心室内血栓症合併患者では積極的な適応である．

27. 不整脈

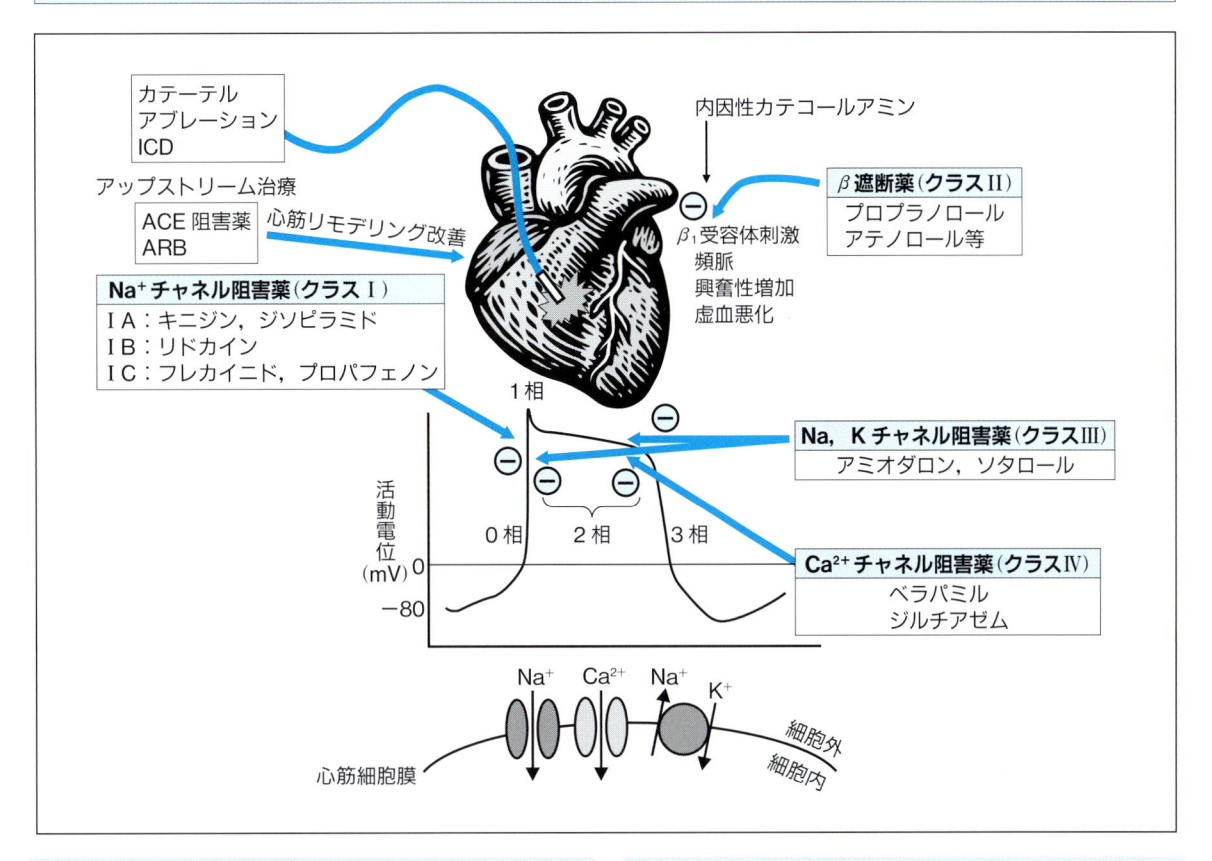

カテーテルアブレーション
ICD

アップストリーム治療
ACE阻害薬
ARB
心筋リモデリング改善

内因性カテコールアミン
↓
β_1受容体刺激
頻脈
興奮性増加
虚血悪化

β遮断薬（クラスⅡ）
プロプラノロール
アテノロール等

Na⁺チャネル阻害薬（クラスⅠ）
ⅠA：キニジン，ジソピラミド
ⅠB：リドカイン
ⅠC：フレカイニド，プロパフェノン

Na, Kチャネル阻害薬（クラスⅢ）
アミオダロン，ソタロール

Ca²⁺チャネル阻害薬（クラスⅣ）
ベラパミル
ジルチアゼム

活動電位(mV)　0相　1相　2相　3相
0
-80

Na^+　Ca^{2+}　Na^+　K^+
細胞外
細胞内
心筋細胞膜

〔病態生理〕心筋細胞は部位によらず本来自動興奮能を有するが，洞房結節の心筋群が最も発火頻度が速いため，生理的な状況下では心臓のペースメーカーとなっている．洞房結節で発生した膜興奮は心房内を伝播し，房室(atrioventricular: AV)結節に到達する．AV結節から心室への刺激伝導は，ヒス束(His bundle)と呼ばれる周囲の心筋細胞より伝導性のよい刺激伝導系心筋組織によって伝播し，ヒス束末端は刺激伝導脚(bundle branch)となり左右心室内に根を張るように深く侵入している．このため，ヒス束から伝達された心筋細胞の膜興奮は心筋全体に速やかに(0.1秒前後)伝播し，心室筋全体が同期した収縮を生じる．

心筋細胞の膜電位の形成と電気的興奮は，細胞膜のイオンチャネルまたはトランスポーターを通じたイオンの流入出により生じる．現在，19種のイオンチャネルと3種のトランスポーターが知られている．安静時の心筋細胞では細胞膜上の活発なNa^+-K^+-ATPaseにより細胞内のNa^+イオンは細胞外に汲み出され，細胞内部の電位は細胞外より相対的に陰性に保たれている（分極）．しかし，隣接する細胞から膜興奮が伝播したり，心筋の自動能により緩やかに脱分極が起こり(4相)発火閾値に達すると，電位依存性Na^+チャネルが開口し，細胞内外の濃度勾配に従ったNa^+の急速な細胞内流入が開始され，細胞内電位は脱分極する(0相)．Na^+チャネルは短時間で閉鎖するため，電位は再分極を開始するが(1相)，より遅いCa^{2+}チャネルを通過するCa^{2+}の流入によりプラトー期(2相)を形成する．第2相から第3相の再分極過程にはK^+チャネルを介する遅延性整流K^+電流が重要である．心筋には自動能があるため，安静電位は緩やかに脱分極(4相)，再び電位依存的に脱分極するサイクルを繰り返す．古典的なヴォーン・ウィリアムズ分類では，抗不整脈薬は各薬物の電気生理学的特性によりなされている．この分類は必ずしも臨床的な抗不整脈薬選択に有益な情報を与えるとは限らないが，抗不整脈薬の作用機序を理解し，副作用を推測する助けにはなる．最近，抗不整脈薬をその標的分子と受功性因子の観点から，心筋細胞のチャネル，受容体，ポンプ分子への作用特性により分類するSicilian Gambitが臨床に導入された．

不整脈は心臓の興奮生成または伝導に異常が生じるため心臓のポンプ機能に障害が起きる病態である．刺激の生成異常の成因としては，洞房結節機能不全と異所性興奮がある．前者は洞房結節が動脈硬化性病変等で変性したり，心筋梗塞による壊死などで機能不全となる場合（洞結節不全症候群：sick sinus syndrome）である．こ

の場合には薬物よりもペースメーカーの植え込みが適応である．一方，異所性興奮は，虚血病変部の心筋細胞の静止膜電位が維持できず不安定となり，興奮が生成されるものである．特に，頻脈性不整脈では抗不整脈薬の適応がある．

興奮の伝達異常による不整脈には，ヒス束またはより下位の心室内の刺激伝導脚が虚血性病変などによって機能不全状態となり興奮の伝導不全（房室ブロック，脚ブロック）を生じる場合や，刺激伝導路内の興奮のリエントリー機構により異常興奮が生じる場合がある．永続的な伝導不全はペースメーカーの適応である．リエントリーとは，心筋，特に刺激伝導脚部に心筋傷害により一方向性ブロックが形成されると，局所で興奮インパルスが旋回運動を起こす回路が形成され異所性興奮の焦点となる病態である．頻拍性の心室性不整脈の大半はこの機序で生成すると推測されている．時に若年者で心臓に器質的な病変がない患者の房室結節にリエントリー回路が形成されて頻拍発作が生じることがある（発作性上室性頻拍症：PSVT）．また，まれに先天的に房室間に存在する側副伝導路を通じてリエントリー回路が形成され（WPW症候群等），PSVTを生じることがある．リエントリーの成立にはK$^+$電流の活性化による第2相の短縮（すなわち有効不応期の短縮）が重要とされている．

従来から，Romano-Ward症候群などの先天性疾患では心電図でQT時間延長を示し，致命的な心室頻拍（torsades de pointes，TdP，トルサード・ポアン）を発症しやすいことが知られていた．この疾患には心筋Na$^+$チャネル遺伝子SCN5A変異が関係している．最近，日常的に使用される薬物の中にもQT延長を生じる薬物があり，催不整脈作用と突然死に関係することが注目されている．

性心疾患やハイリスク患者ではアンジオテンシン変換酵素阻害薬などの投与で心室のリモデリングを抑制し，慢性期の致死的不整脈や心房細動などの不整脈の発生を予防するいわゆるアップストリーム治療が注目されている．

催不整脈作用のある薬物の除去→治療戦略①

【代表薬】
抗不整脈薬（クラスⅠA，クラスⅢ）
抗菌薬（マクロライド系薬物，フッ化キノロン系薬物，抗真菌薬，抗マラリア薬）
抗精神病薬（ハロペリドールなど），**抗うつ薬**（アミトリプチリンなど）
抗ヒスタミン薬（ジフェンヒドラミンなど）
その他〔シサプリド（発売中止），プロブコールなど〕
【作用機序と臨床】後天性QT延長症候群を生じtorsades de pointes（TdP）発症のリスク因子となる薬物はK$^+$チャネル遮断作用のあるものが多い．低K血症，低Mg血症が併存するとリスクはさらに増加する．不整脈のある患者でQT時間延長が観察される場合には併用薬をチェックする必要がある．副作用のために市場から撤退した薬物の多く（テルフェナジン，アステミゾール，シサプリドなど）では薬物性QT延長症候群による心突然死との関連が疑われた．

クラスⅠ薬物→治療戦略②

【作用機序】心筋細胞膜上のNa$^+$チャネルを阻害し0相の活動電位の立ち上がり速度を減少させる機序で刺激伝導を遅延化し，リエントリー機構による不整脈発生を遮断すると想定されている．クラスⅠ薬物はさらに，APD（活動電位持続時間）に対する電気生理学的特徴によりA，B，Cの3群に細分される．

1）クラスⅠA薬（ADP延長）
【代表薬】
硫酸キニジン（硫酸キニジン®）

塩酸プロカインアミド（アミサリン®）

治療戦略
① 不整脈誘発要因の除去
② Na$^+$チャネル阻害
③ β受容体遮断
④ K$^+$チャネル阻害
⑤ Ca^{2+}チャネル阻害
⑥ 電気的除細動

非薬物療法→治療戦略①

【臨床】異所性興奮の発生には虚血心筋の存在に加えて，4相の自発的脱分極速度を増加させる電解質異常（低カリウム血症，低マグネシウム血症など），低酸素血症（心筋虚血），心筋の過伸展（心不全など），心筋刺激物質（カテコールアミン，ジギタリス，昇圧薬など）が誘発要因となる．これらの要因の存在の発見と除去・是正は，しばしば抗不整脈薬投与よりも有効である．急性期の虚血

ジソピラミド(リスモダン®, ノルペース®など)

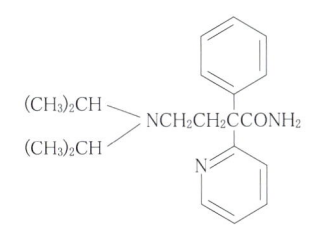

【臨床】キニジンは上室性頻拍症と心室頻拍の予防に有効である．QT時間の延長を伴う心室性不整脈では催不整脈作用が増強するため投与してはならない．主要消失経路は肝での水酸化代謝(80%)である．平均半減期は6時間で，有効濃度は2～6 μg/mLである．副作用では下痢(33%)，嘔気・嘔吐(18%)，頭痛(13%)，めまい(8%)などの頻度が高く，15%の患者は副作用のため投与中止に至る．過敏性反応としては発疹，発熱，白血球減少，血小板減少などがある．キニジンはジゴキシンの腎クリアランスを50%低下させ血中濃度を約2倍に増加させる．また，キニジンはCYP2D6の強力な阻害薬であるため，この酵素で代謝されるプロパフェノン，フレカイニド，メトプロロールなどの薬物の効果を増強する薬物相互作用を生じる．プロカインアミドは，心房細動，上室性期外収縮，心室頻拍，心室性期外収縮など広い範囲の不整脈に有効であるが，生命予後を延長させたデータはない．通常，経口投与されるが，リドカインに反応がない心室性不整脈などに静注されることもある．主要な消失経路は肝臓での2型N-アセチル転移酵素(NAT2)と腎消失が，それぞれ50%を占める．ただし，NAT2には遺伝多型が存在する．日本人は90%以上が迅速代謝者(rapid acetylator)であるので半減期は3時間程度と短く，効果を維持するためには頻回投与が必要である．有効濃度は4～8 μg/mLである．白人では迅速および遅延(slow)型アセチル化代謝者が50%ずつ存在する．プロカインアミドの代謝物であるNアセチルプロカインアミド(NAPA)は抗不整脈効果(クラスIII)があり，腎排泄が主要消失経路である．ジソピラミドの作用は電気生理的作用にはキニジンと類似するが，房室伝導抑制は少ない．消化器系副作用はキニジンより少ないが，抗コリン作用はキニジンより強い．また，心筋収縮力に対する強い負の変力作用を有する．心房細動，上室性期外収縮，心室頻拍，心室性期外収縮などで適応となる．消失経路は肝代謝，腎排泄ともに50%で，平均消失半減期は6時間である．副作用としては，心収縮力抑制作用による心不全悪化，または代償されていた心不全の顕在化が問題となる．また，抗コリン作用のため口渇が生じたり，前立腺肥大のある患者では排尿障害が問題となることが多い．緑内障の患者では発作を誘発することもある．時に，低血糖誘発，心電図上のQT延長と催不整脈作用が報告されている．シベンゾリンは，消失経路が尿中排泄と肝代謝にほぼ50%ずつ振り分けられる薬物である．アジマリンの主要消失経路は肝代謝で，遺伝多型のあるCYP2D6が関係する．ピルメノールは主要消失経路が腎排泄であるので，腎機能障害患者では減量が必要である．

2) クラスIB薬(ADP短縮)
【代表薬】

塩酸リドカイン(キシロカイン®，オリベス®)

塩酸メキシレチン(メキシチール®)

フェニトイン(アレビアチン®，ヒダントール®)

【臨床】このクラスの薬物は虚血心筋に比較的選択的な作用があるため，心筋梗塞患者に発症する心室性不整脈の緊急治療に使用される．リドカインは，心筋梗塞，手術後などの心室性不整脈(PVCs，VT，VF)治療の第1選択薬である．主要消失経路は肝代謝である．肝クリアランスが大きいため肝初回通過効果が効率的に働き，経口投与のバイオアベイラビリティが低いため静注または筋注投与のみで用いられる．半減期は約1.5時間と短い．負荷投与量として50～100 mgを静注し，その後2～4 mg/minで点滴静注する．有効濃度は2～6 μg/mLである．副作用としては，特に高齢者で血中濃度依存的(>9 μg/mL)に，眠気，精神錯乱，感覚異常などの中枢神経副作用が生じる．メキシレチン(mexiletine)は，リドカインと化学構造上も電気生理的特性も類似した薬物であり，主要消失経路は肝代謝であるが，肝クリアランスが比較的小さく肝初回通過効果が少ないため経口投与できる．心室性不整脈(PVCs，VT，VF)が適応となる．半減期は10～17時間と長いため200～250 mgを経口的に8時間間隔で投与できる．有効濃度は1～2 μg/mLと狭く，副作用としては嘔気などの消化器症状と，振戦，眠気，精神錯乱，感覚異常などの中枢神経系作用が生じる．フェニトインは，本来抗てんかん薬であるがジゴキシン中毒時の不整脈などで使用することがある．

3）クラスIC薬（ADP不変）
【代表薬】
酢酸フレカイニド（タンボコール®）

塩酸プロパフェノン（プロノン®）

【臨床】クラスI群中で最強の抗不整脈作用を有する薬物群である．心筋梗塞後に頻発する心室性不整脈は突然死の強いリスク因子であるため，かつてこの病態を有する患者の生命予後の改善を目的とする多くの抗不整脈薬の臨床試験が行われた．特に，大規模であったのは抗不整脈薬としてフレカイニド，encainide，morcizineを使用したCAST（1991）であり，これらの薬物はいずれも強い抗不整脈作用を示したものの，長期的な生命予後ではプラセボより劣っていた．この原因は，おそらく抗不整脈薬自体の催不整脈作用によると考えられている．したがって，現在の抗不整脈薬の適応は，生命リスクの高い頻脈性不整脈（心室頻拍や細動）の急性治療が主体である．長期予防投与では，症候性不整脈のために患者のQOLが著しく損なわれている場合など限定される．

フレカイニドは，症候性心室性不整脈（PVCs，VT）のみが適応である．主要消失経路は肝代謝（75％）であり，肝代謝には遺伝的代謝多型があるCYP 2D 6分子種が関係する．このCYP分子種の代謝欠損者（PM，poor metabolizer）は日本人には少ない（0.3％）が，白人では5〜8％の頻度で存在する．半減期は12〜27時間であり，有効濃度は0.2〜1.0 μg/mLである．副作用としては催不整脈作用の他に，目のかすみ，味覚異常，めまい，振戦（tremor）などの中枢神経作用がある．プロパフェノンの適応は症候性心室性不整脈（PVCs，VT）のみで，消失経路は肝代謝（100％）である．肝代謝に関係する酵素はCYP 2D 6であり遺伝的代謝多型が関係する．CYP 2D 6のEM（extensive metabolizer）での半減期は6〜7時間であるが，PM（poor metabolizer）での半減期は12〜32時間に延長する．有効濃度は5〜8 μg/mLである．代謝体がβ遮断作用を有するためEMでは長期投与中にβ遮断効果も発現する．副作用としては，催不整脈作用の他に，味覚異常，便秘，嘔気・嘔吐などがある．

ピルジカイニドは純粋なNa^+チャネル遮断薬作用を持ち，主要な消失経路は腎排泄である．腎排泄には尿細管の能動輸送機構の1つである有機カチオントランスポーター2（OAT 2）が関係する．抗ヒスタミン薬セチリジンとH_2受容体遮断薬シメチジンはOAT 2を阻害し，ピルジカイニドの血中濃度を増加させる相互作用を示す．

クラスII薬物（β受容体遮断薬）→治療戦略③
【代表薬】
プロプラノロール塩酸塩（インデラル®）

アテノロール（テノーミン®）

【作用機序】クラスII群の抗不整脈薬はβ遮断薬であり，交感神経興奮による心筋の興奮増加作用を遮断して間接的に抗不整脈作用を生じる．

【臨床】上室性・心室性不整脈ともに適応がある．特に，急性心筋梗塞後で禁忌のない患者に対するβ遮断薬（チモロール，プロプラノロール等）の投与は，長期的に心臓突然死を1/3減少させ，全死亡率を1/4減少させる効果がある．このため，心筋梗塞後に不整脈の合併のある患者ではよい適応である．その他，不整脈の成因に交感神経興奮が関係する可能性のある，洞頻脈，発作性上室性頻拍症，運動誘発性の心室不整脈，褐色細胞腫に合併する不整脈，再発性の心室頻拍などでも有効である．一方，喘息の既往や房室ブロックがある場合には使用できない．β遮断薬間での絶対的な選択基準はないが，β_1選択性のある薬物は副作用の点から利点がある．ナドロールとアテノロールの消失経路は腎排泄であるが，他のすべてのβ遮断薬の主要消失経路は肝代謝である．

クラスIII薬物→治療戦略④
【代表薬】
塩酸アミオダロン（アンカロン®）

塩酸ソタロール（ソタコール®）

塩酸ニフェカラント(シンビット®)

【作用機序】クラスⅢ群の薬物は，K⁺チャネル遮断作用により再分極を遅延させ活動電位時間(APD)を延長する機序で不応期を延長し抗不整脈作用を発揮する．アミオダロンの作用は複雑でK⁺チャネル遮断作用の他に，Na⁺チャネル阻害，Ca²⁺チャネル阻害，Na⁺-K⁺-ATPase阻害，β受容体濃度低下作用など多彩な作用をもつ．

【臨床】純粋なK⁺チャネル阻害薬であるd-ソタロールを心筋梗塞後の不整脈治療に使用した大規模試験(SWORD, 1996)では，Na⁺チャネル阻害薬であるクラスⅠ薬物におけるCASTと同様に生命予後はプラセボ群より悪かった．アミオダロンは，心筋梗塞後の心室性不整脈予防に現存する抗不整脈薬中で最高の効果を有するが，重篤な副作用の頻度が高いので，他の薬物に反応しない心室性頻拍や心室細動の既往のある患者，肥大型心筋症に伴う心房細動に保険上使用が限定される．従来経口剤のみが利用できたが，2007年から難治性不整脈の緊急治療に用いる注射剤が発売された．主として虚血性心不全患者を対象としてアミオダロンの効果を検証した大規模試験ではGESICA(1994)，CHF-STAT(1995)のようにプラセボに比較して心突然死の改善効果を認めなかったものと，EMIAT(1995)やBASIS(1990)のように生命予後，突然死の改善が見られたものがあり結果が一致していない．また，心停止蘇生例に対する治療試験ではアミオダロンは植込み型除細動器と比較すると生命予備改善効果で劣る結果が多い(AVID 1997, CIDS 2000)．アミオダロンの消失経路は肝代謝(100%)であり，代謝体のデスエチルアミオダロンも抗不整脈活性がある．脂溶性が高く組織に高濃度に分布するため見かけ上の分布容量は60〜100 L/kgと極めて大きく，半減期も40〜60日と長い．このため定常状態に至り安定した効果が発揮されるまでには数カ月を要する．有効濃度は1〜2 μg/mLとされる．投与量依存の呼吸器系副作用として間質性肺炎と肺線維症が5〜15%の頻度で生じる．発症後早期に投与を中止しないと致死的である．また，運動失調，振戦などの中枢系副作用も生じる．分子内にヨウ素を含む薬物であるため，長期投与中に甲状腺機能亢進または低下(5%)を生じる．角膜に細隙灯で観察できる薬物の微小沈着が生じるが視力障害を起こすことはまれである．薬物の皮膚沈着による光過敏症と皮膚の変色を10%の頻度で生じる．消化器症状として便秘(20%)，嘔気などを生じ，肝酵素の上昇が10〜17%の患者で生じる．アミオダロンはCYP2C9の活性を阻害しフェニトイン，ワルファリンの血中濃度と効果を増強する．また，アミオダロンはジゴキシンの腎排泄に関係す

るトランスポーターであるP糖蛋白(またはMDR1)を阻害する機序で定常状態の血中ジゴキシン濃度を2倍程度増加させる．

クラスⅣ薬物→治療戦略⑤

【代表薬】
塩酸ベラパミル(ワソラン®)

塩酸ジルチアゼム(ヘルベッサー®)

塩酸ベプリジル(ベプリコール®)

【作用機序】薬理学的にはCa²⁺チャネル遮断薬(特にベラパミルとジルチアゼム)がこのクラスに分類される．Ca²⁺チャネルは洞結節とAV結節の興奮に重要な役割を演じているので，このクラスの薬物はAV結節周囲にリエントリー回路が形成されている発作性上室性頻拍症(PSVT)の治療に適応となる．

【臨床】心電図上ではPR時間の延長と洞徐脈が生じる．Ca²⁺チャネル遮断薬は静注投与で発作性上室頻拍症の洞調律回復に有効である．心房細動または心房粗動の心室応答拍数の減少にも有効である．Ca²⁺チャネル遮断薬はいずれも主要消失経路が肝代謝(100%)である．ベラパミルは負の変力作用が強いので，心不全悪化による低血圧や心不全を誘発することがある．また，高齢者やβ遮断薬併用患者では過度の洞機能抑制や房室結節の伝導抑制が生じ，洞停止や房室伝導ブロック等を招くこともあるので注意が必要である．ベラパミルの長期投与では消化管平滑筋の弛緩作用による便秘が最も多い副作用である．相互作用としては，ベラパミルはジゴキシンの腎クリアランスを減少させ，血中濃度を2倍程度増加させる．

カテーテルによる高周波アブレーション→治療戦略①

【臨床】不整脈の発生部位が心臓カテーテル検査で同定

できる場合に，その部位を限局的にカテーテル先端からの高周波でアブレーション(焼灼)する方法が近年広く行われるようになった．臨床的な適応は，心房と心室間に先天的な副伝導路が存在するため，その伝導路を介してリエントリー回路が形成されてPSVTを発症する疾患(WPW症候群など)，房室結節近傍にリエントリー回路が形成されているPSVT，マイクロリエントリーによる心房頻拍症，心房粗動，器質的病変のない特発性心室頻拍症である．最近では心房細動にも肺静脈-左心房接合部のアブレーションが適用されるようになった．適切なアブレーションは，不整脈の原因病変を除去できるため効果は恒久的である．

植込み型除細動器(ICD)→治療戦略⑥

【臨床】 心不全や心筋梗塞後の不整脈による突然死や，致命的な不整脈からの心肺蘇生患者の突然死の生命予後改善を目指したクラスICおよびクラスIIIの抗不整脈薬の治療試験はほとんどが失敗したため，1990年代から体内植込み型の電気的除細動器(ICD：implantable cardiac defibrillator)の効果に期待がかけられるようになった．ICDは心筋梗塞後の不整脈死を一次予防する試験でも(MADIT I, 1996; MADIT II, 2002)，致命的不整脈から心肺蘇生した患者での二次予防試験でも(AVID, 1997; CIDS, 2000)アミオダロンを主体とする抗不整脈治療よりも生命予後で勝っていた．これらのデータからICDは重症不整脈治療に広く使用されるようになった．最近では空港，病院，ホテルなどの公共施設に自動体外式除細動器(AED)を設置する運動も広がっている．

28. 高血圧症

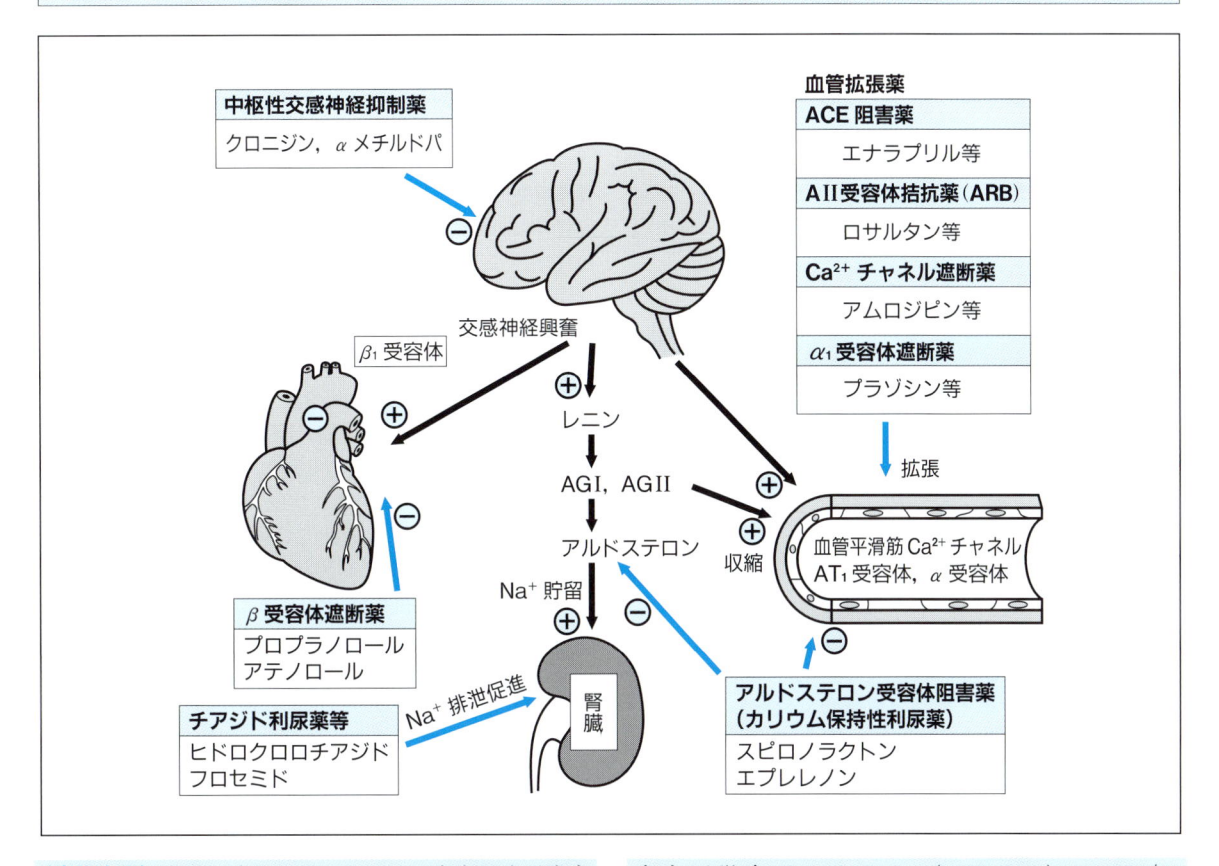

中枢性交感神経抑制薬
クロニジン，αメチルドパ

血管拡張薬

ACE阻害薬
エナラプリル等

AII受容体拮抗薬（ARB）
ロサルタン等

Ca^{2+} チャネル遮断薬
アムロジピン等

$α_1$ 受容体遮断薬
プラゾシン等

交感神経興奮
$β_1$ 受容体
レニン
AGI, AGII
アルドステロン
Na^+ 貯留
収縮
拡張
血管平滑筋 Ca^{2+} チャネル
AT_1 受容体，α受容体

β受容体遮断薬
プロプラノロール
アテノロール

チアジド利尿薬等
ヒドロクロロチアジド
フロセミド

Na^+ 排泄促進
腎臓

アルドステロン受容体阻害薬（カリウム保持性利尿薬）
スピロノラクトン
エプレレノン

〔**病態生理**〕多くの疫学的データから，高血圧症が生命予後に悪い影響をもつことが判明している．高血圧症患者は正常血圧者よりも，脳血管障害，心不全，虚血性心疾患の発症リスクが，それぞれ8倍，6倍，3倍も高い．たとえ収縮期血圧が140〜159 mmHgの軽症高血圧でも，心血管死の危険は血圧正常者と比較して50〜60％増加する．米国の高血圧治療指針（JNC VII, 2003）では正常血圧を120/80 mmHg未満とし，120〜139/80〜89 mmHgを前高血圧，140/90 mmHg以上を治療が必要な高血圧症としている．さらに高血圧症は，140〜159/90〜99 mmHgをステージ1，160/100 mmHg以上をステージ2と重症度をつけている．50歳以上の血圧と心血管病リスクの関係では拡張期よりも収縮期血圧の重要性を指摘している．治療目標血圧は140/90 mmHgであるが，非高齢者で可能なら130/85 mmHg，さらに糖尿病あるいは腎疾患を合併する患者では130/80 mmHgとされている．前高血圧では食事，体重管理，有酸素運動の励行，減塩，禁煙，過剰なアルコール摂取の是正などの生活習慣の改善が強く推奨されている．また，個々の患者における薬物治療開始時期については，血圧値のみでなく心血管疾患発症リスクと標的臓器障害の有無により患者を層別化して個別化するよう推奨している．日本高血圧学会ガイドライン（JSH-2004）では120/80 mmHg未満は至適血圧，120〜130/80〜85 mmHgを正常血圧，130〜139/85〜89 mmHgを正常高値血圧としている．また，高血圧の重症度も，140〜159/90〜99 mmHgを軽症高血圧，160〜179/100〜109 mmHgを中等度高血圧，180/110 mmHg以上を重症高血圧としている．

高血圧症と診断される患者の90〜95％は，原因不明の本態性高血圧症である．現在も精力的な病因探求がなされているが，提案されたどの因子も単独では高血圧発症を説明できず，高血圧症発症にはそれら多因子が複合的に関与しているとするモザイク説が広く受け入れられている．二次性高血圧症では，腎性高血圧（高血圧症全体の2〜5％）が多く，その他の原発性アルドステロン症，クッシング症候群，褐色細胞腫等はまれである．

多くの臨床試験の積み重ねにより，高血圧の薬物治療は脳血管障害発症を35〜40％低下させ，心筋梗塞を20〜25％低下させ，心不全を50％低下させることが判明した．高齢者の高血圧治療についても，60〜84歳の高血圧患者（拡張期血圧：90〜119 mmHg）では，降圧療法により脳血管障害による死亡率を36％，冠動脈疾患死亡率を25％，全死亡率を12％低下させることができ

る．また高齢者に多い収縮期高血圧でも降圧治療により脳血管障害，冠動脈疾患，心不全が有意に低下する（SHEP, 1991; STOP-hypertension, 1991）．

現在の高血圧の薬物治療の代表的指針（JNC Ⅶ）は，降圧薬を効果と副作用の面から総合的に判断して優先度を分けており，合併症がなければ利尿薬を第1選択薬とし，合併病態〔喘息，慢性閉塞性肺疾患（COPD），蛋白尿，心不全，腎不全，妊娠等〕を有する患者にはそれぞれ好ましい薬物群を推奨している．また，より低い降圧目標の設定により，現在では60％以上の患者が目標血圧到達のために2剤以上の降圧薬を併用している．

治療戦略

① 高血圧発症あるいは助長因子の除去
② 末梢血管収縮応答性の減少
③ 標的臓器の交感神経受容体遮断
④ 中枢性交感神経抑制
⑤ 末梢性交感神経遮断

ライフスタイルの積極的な改善→治療戦略①

【臨床】食塩制限（JSH-2004では＜6g/日，JNC Ⅶでは＜2.4g/日），野菜・果物を積極的に摂取しコレステロールや飽和脂肪酸の摂取を控える（JNC ⅦではDASH食を推奨している），適正体重（体格指数BMIで25以下）を維持する，1日30分以上の有酸素運動，禁煙，アルコール摂取制限（男性ではエタノールとして30mL/日以下，女性では20mL/日以下）等のライフスタイルの改善は，特に前高血圧（正常高値血圧）者での高血圧発症を遅らせ，薬物治療効果を増強し，心血管リスク因子を改善するのですべての人に勧められている．軽症高血圧症で臓器合併症のない患者では，ライフスタイルの改善を3～6カ月試みてから，失敗した者に対して（全体の75～80％）薬物治療を試みるべきである．

利尿薬→治療戦略②

【代表薬】
ヒドロクロロチアジド（ダイクロトライド®）

トリクロルメチアジド（フルイトラン®）

エプレレノン（セララ®）

【作用機序】利尿薬の薬理作用の主要な作用部位は腎臓遠位尿細管におけるNa-Cl共輸送の阻害であるが，この作用と降圧効果とのつながりは未だに不明である．また，利尿薬の降圧効果は利尿作用が発現する投与量よりもはるかに低い（1/8）用量でも発現する．利尿薬投与直後の降圧作用は利尿作用による循環血液量の減少によるが，最大の降圧効果が生じる投与開始後数週間の時点では循環血液量と細胞外液量は正常に回復しており，末梢血管抵抗のみが低下している．このため，利尿薬の降圧効果は体内Na^+量減少により生じる血管平滑筋細胞内Na^+濃度減少を介する細胞内Ca^{2+}濃度の低下により，血管収縮物質（ノルアドレナリン等）に対する応答性が低下し，末梢血管抵抗が低下することが主に関係していると推測されている．従来，高血圧症の治療においてアルドステロン受容体阻害薬は低カリウム血症を生じやすいチアジド利尿薬のカリウム低下作用を防止する目的で併用される用途が多かった．しかし，最近アルドステロンが遠位尿細管におけるナトリウム再吸収作用だけでなく心臓や血管の肥大や線維化に関係していることが注目され，RALES試験でスピロノラクトンを重症心不全患者の標準的薬物治療に上乗せ投与すると生命予後が30％改善することから心不全治療にも積極的に使用されるようになった．エプレレノンは選択的なアルドステロン受容体阻害薬であり，欧米では高血圧と心不全治療に使用されている．日本では，2007年に高血圧治療に限定して保険適応が認可された．

【臨床】1日1回の服用で緩徐で安定した降圧効果が得られ，絶対的な禁忌が少なく，安価であり，最近の大規模臨床試験で低用量利尿薬の投与はCa拮抗薬やACE阻害薬，β遮断薬などに劣らない脳血管障害などの予防効果があり副作用も少ないため，JNC Ⅶでは合併症のない高血圧患者の第1選択薬としている．ただし，従来の日本の剤形は利尿作用を目安として設定されているので，降圧作用の観点からは含有量が多すぎるものが多い．トリクロルメチアジドでは2mg錠の半錠，ヒドロクロロチアジドでは25mg錠の半錠程度が至適用量と考えられる．また，利尿薬はNa^+排泄を促進する唯一の降圧薬であり，血管拡張作用や腎血流量減少によりNa^+再吸収量を増加させる作用のある他の降圧薬と併用すると降圧効果を増強する利点がある．副作用は，電解質異常（低K血症，Mg血症），代謝異常（脂質異常症，耐糖能低下，高尿酸血症）である．非ステロイド性抗炎症薬

(NSAIDs，特にインドメタシン)が利尿薬の利尿効果と降圧効果を減弱する相互作用を有することは重要である．

なる場合にはISAを有するピンドロール，オクスプレノロール，カルテオロールなどを選択する．

β遮断薬→治療戦略③

【代表薬】
プロプラノロール塩酸塩(インデラル®)

アテノロール(テノーミン®)

【作用機序】β受容体遮断薬は，内因性カテコールアミンによる心臓の $β_1$ 受容体刺激を遮断して心拍数，心拍出量を減少させ，腎傍糸球体装置(JG)細胞の β 受容体を遮断して血漿レニン活性を低下させる薬理作用を発揮する．また，降圧効果に対しては中枢神経における β 受容体遮断作用の関与が重要と考える説もある．現在25種類以上の β 遮断薬が市販されているが，薬理的な観点からは $β_1$ 受容体選択性，内因性交感神経刺激作用(ISA)，脂溶性により分類することができる． $β_1$ 受容体選択性のある薬物は比較的気管支収縮や末梢血管収縮に関連する副作用が少ない(高用量では選択性は失われる)．ISAを有する薬物は徐脈が少なく脂質代謝への悪影響が少ないため高齢者でよい適応があるが，虚血性心疾患や心不全を合併する患者では投与は避けるべきである．脂溶性の高い β 遮断薬は肝代謝型で消失半減期が短く，中枢移行性が高いため不眠，抑うつ，性欲低下などの中枢性副作用が多い．一方，アテノロール，ナドロールは腎消失型で半減期が長く，中枢副作用は少ない．

【臨床】β遮断薬は虚血性心疾患，上室性頻拍症，心房細動，振戦($β_1$ 受容体非選択性薬物)，甲状腺機能亢進症，片頭痛($β_1$ 受容体非選択性薬物)，手術前高血圧で積極的な適応があるとされる．一方，喘息や慢性閉塞性肺疾患，抑うつ，糖尿病，脂質異常症(ISAのない薬物)，房室ブロック，心不全(カルベジロールを除く)，閉塞性末梢血管病変を有する患者では他の薬物を選択すべきである．副作用は，主として過剰の β 受容体遮断作用によるものが多い．特に気管支収縮による喘息誘発，慢性閉塞性肺疾患の悪化，動脈硬化性末梢循環不全の悪化(間欠性跛行)，血清総コレステロール上昇，中性脂肪(トリグリセリド)上昇，HDLコレステロール低下，耐糖能低下(糖尿病)が重要である．高齢者で徐脈が問題と

アンジオテンシン変換酵素(ACE)阻害薬と受容体遮断薬(ARB)→治療戦略②

【代表薬】
マレイン酸エナラプリル(レニベース®)

ロサルタンカリウム(ニューロタン®)

ロサルタンカリウム・ヒドロクロロチアジド合剤(プレミネント®)

【作用機序】循環血液量の減少，β受容体の刺激などにより腎臓の傍糸球体(JG)細胞から分泌されるレニンはペプチド分解酵素であり，血液中のアンジオテンシノーゲンを分解しアンジオテンシン(AG)Ⅰを生成する．AGⅠは，血液中または組織のACEにより活性の高いAGⅡに変換される．AGⅡは，主として血管平滑筋と心筋，副腎などの組織に存在する特異的受容体(AT_1 受容体)に結合し，それぞれ血管収縮，アルドステロン分泌刺激作用を生じる．さらに，交感神経系においては，神経興奮によるノルアドレナリン分泌を増強するとともに，後シナプス部位でα受容体刺激による血管収縮効果を増強する．また，AGⅡは AT_1 受容体刺激を介して成長因子としても働き，心筋肥大等の心筋リモデリングにも関与しているとされている．ACE阻害薬は，AGⅡ生成反応を阻害する機序でAGⅡの作用を阻害し降圧効果を発現する．一方，ARBは直接 AT_1 受容体でAGⅡの作用に拮抗する．また，ARBはブラジキニンの分解に関係するキニナーゼⅡ(ACEと同一酵素)を阻害しないので，ACE阻害薬で問題となる空咳を生じない．2006年に日本では初のACE阻害薬と利尿薬の合剤(プレミネント®)が発売された．

【臨床】これまでの高血圧症の大規模臨床試験ではACE阻害薬とARBとの間に効果の点で明らかな差異は見出されていないのでここでは同効薬として扱う．ACE阻害薬とARBは降圧効果の点で利尿薬，β遮断薬，カルシウム拮抗薬と同等であり，脂質・糖・尿酸代謝に悪影響をもたず，副作用が少ないため患者のQOL評価に

おいてβ遮断薬，メチルドパに優る．また，両薬は糖尿病性（および他の病因の）腎障害を有する高血圧患者で同等の蛋白尿改善作用と腎保護作用を有するため(DETAIL 試験，2004)，腎障害をもつ高血圧患者ではよい適応である．また，ACE 阻害薬は心不全治療の標準薬であり(心不全の章を参照)，ARB も ACE 阻害薬と同等の心不全進行の抑制作用がある(ELITE II, 2000; VALIANT, 2003)ので，心不全を合併する高血圧でも積極的な適応がある．

　副作用として，カプトプリルとアラセプリルなどのSH 基をもつ ACE 阻害薬では，白血球減少，蛋白尿，異味症，皮疹などが生じることがある．またどの薬物でも，利尿薬の先行投与などにより循環血漿量が減少している患者では初回投与時に強い低血圧が生じることがあるので注意が必要である．腎機能障害者では高カリウム血症，腎機能低下の誘発などにも注意が必要である．ACE 阻害薬投与により組織ブラジキニンが蓄積し，気管支侵害受容器刺激により空咳が10%前後の患者で生じる．同様の機序でまれに(0.1〜0.2%)顔面，口唇，咽頭部等の血管浮腫が生じることもある．ほとんどのACE 阻害薬およびその活性体は主として腎臓から排泄されるので，腎不全患者では投与量の減少が必要となる．一方，ARB は肝代謝型の薬物である．両薬は動物で胎児毒性が観察されるので，妊婦への投与は禁忌である．

現象により筋肉の物理的収縮運動を起こす．Ca^{2+} チャネル拮抗薬は，Ca^{2+} チャネル蛋白の一部に結合し，おそらく立体構造の変化を介して Ca^{2+} 通過を阻害するため末梢動脈血管の平滑筋を弛緩させ，降圧作用を発揮する．

【臨床】日本における高血圧治療には欧米諸国よりもジヒドロピリジン系 Ca^{2+} 拮抗薬が多く使用されている．この群の薬物は，強い血管拡張作用に基づく確実な降圧作用があり，電解質，脂質，尿酸代謝への悪影響がなく，冠動脈れん縮性狭心症に有効性があることが理由であるとされる．短時間作用型のジヒドロピリジン薬(ニフェジピン)を高血圧治療に使用すると強い血管拡張が惹起する反射的な交感神経興奮作用により心筋梗塞死亡リスクが増加するとの指摘がなされたため，現在では心拍数への影響が少ない長時間作用型薬物(アムロジピンなど)，または徐放剤化された同群の製剤が主として用いられるようになった．

　この群の薬物はその好ましい薬理効果に比較して，長期臨床試験における脳血管障害や心疾患予防のデータが乏しかった．しかし，2000年以降に ALLHAT 研究，ASCOT 研究，CAMELOT 研究などが発表され，長時間作用型薬物であるアムロジピンは心疾患の高リスク患者に対して利尿薬，ACE 阻害薬と同等の総死亡脳血管障害と虚血性心疾患予防効果があることが示された．

Ca^{2+} チャネル拮抗薬 → 治療戦略②

【代表薬】
ニフェジピン(アダラート®，エマベリン®，セパミット® など)

ベシル酸アムロジピン(アムロジン®，ノルバスク®)

【作用機序】筋組織の収縮運動に重要な役割を果たす細胞外からの Ca^{2+} 流入には細胞膜を貫通する Ca^{2+} チャネルが関与する．また，細胞内 Ca^{2+} 濃度増加は筋小胞体からさらなる Ca^{2+} 動員を促し，トロポニンC(心筋・骨格筋)またはカルモジュリン(血管平滑筋)との結合に始まる細胞内酵素の段階的活性化を介して，最終的に収縮性蛋白であるアクチン・ミオシンの相互滑り込み

中枢性交感神経抑制薬 → 治療戦略④

【代表薬】
塩酸クロニジン(カタプレス®)

メチルドパ(アルドメット® など)

酢酸グアナベンズ(ワイテンス®)

【臨床】この群の薬物は中枢 $α_2$-アドレナリン受容体の刺激を介して，末梢への交感神経興奮を減じる作用がある．効果は利尿薬，β遮断薬とほぼ同等であるが，口渇，眠気，抑うつなどの中枢神経性の副作用の頻度がより高いため現在では降圧薬の第1選択薬とはならない．

末梢α-アドレナリン受容体遮断薬→治療戦略⑤

【代表薬】
メシル酸ドキサゾシン(カルデナリン®)

【作用機序】
ドキサゾシン等の後シナプス性 α_1-アドレナリン受容体の選択的な拮抗薬は末梢血管の直接的拡張作用により降圧作用を生じる．

【臨床】
末梢血管抵抗減少に対する反射性頻拍は，ヒドララジンより少ない．初回投与時に前負荷の過度な軽減による起立性低血圧が生じることがあるので，少量から開始するべきである．この薬物の利点は脂質代謝改善効果がある唯一の降圧薬であるという点である．血清総コレステロール，LDL コレステロール，中性脂肪値が低下し，HDL コレステロール値が増加する．また，前立腺肥大改善効果があることも患者によっては利点となる．ただし，ALLHAT 研究で，利尿薬と比較して脳血管障害，心疾患予防効果が劣ることが判明している．

末梢性交感神経遮断薬→治療戦略⑤

【代表薬】
レセルピン(アポプロン®)

硫酸グアネチジン(発売中止)

【作用機序】
レセルピンは，末梢および中枢のアドレナリン神経終末に取り込まれ，ノルアドレナリン貯蔵顆粒からノルアドレナリンを追い出す機序で貯蔵量を枯渇させる．このため交感神経興奮に伴うノルアドレナリン放出を減少させ降圧効果を生じるとされる．抗コリン作用も有する．グアネチジンは末梢アドレナリン神経に能動的に取り込まれ，レセルピンの類似の機序で降圧作用を生じる．

【臨床】
レセルピンには鎮静，めまい，睡眠障害などの中枢性副作用があるが，中でも高齢者でのうつ病誘発(10%)は自殺の原因ともなりうるので現在ではほとんど使用されない．高用量のグアネチジンは完全な交感神経遮断作用を生じ，反射性血管収縮の欠如から起立性低血圧，下痢，性機能障害(射精障害)を生じる．また，Na^+ と水の再吸収が亢進し降圧作用の偽耐性を生じる．副作用のため，レセルピンと同様に選択される状況はほとんどない．

血管拡張薬→治療戦略②

【代表薬】
ヒドララジン塩酸塩(アプレゾリン®)

ニトログリセリン(ミリスロール® など)
ニトロプルシドナトリウム(ニトプロ®)

【作用機序と臨床】
ヒドララジンは血管平滑筋に直接作用して血管拡張作用を生じる機序で降圧作用を発揮する．しかし，Na^+ 貯留を生じ循環血液量が増加するため，降圧作用の偽耐性を生じる．副作用として，血管拡張作用に対する反射性交感神経興奮による頻脈(18%)，頭痛(22%)，起立性低血圧(16%)などを生じる．反射性頻脈により心筋虚血を助長し，狭心症を生じることもある．また，時にピリドキシン欠乏性の末梢神経障害を生じる(3%)．ニトログリセリンやニトロプルシドは即効性の静脈平滑筋拡張作用を有する．点滴投与で厳重な血圧監視の下(手術中，ICU など)でのみ使用される．

29. 利尿薬

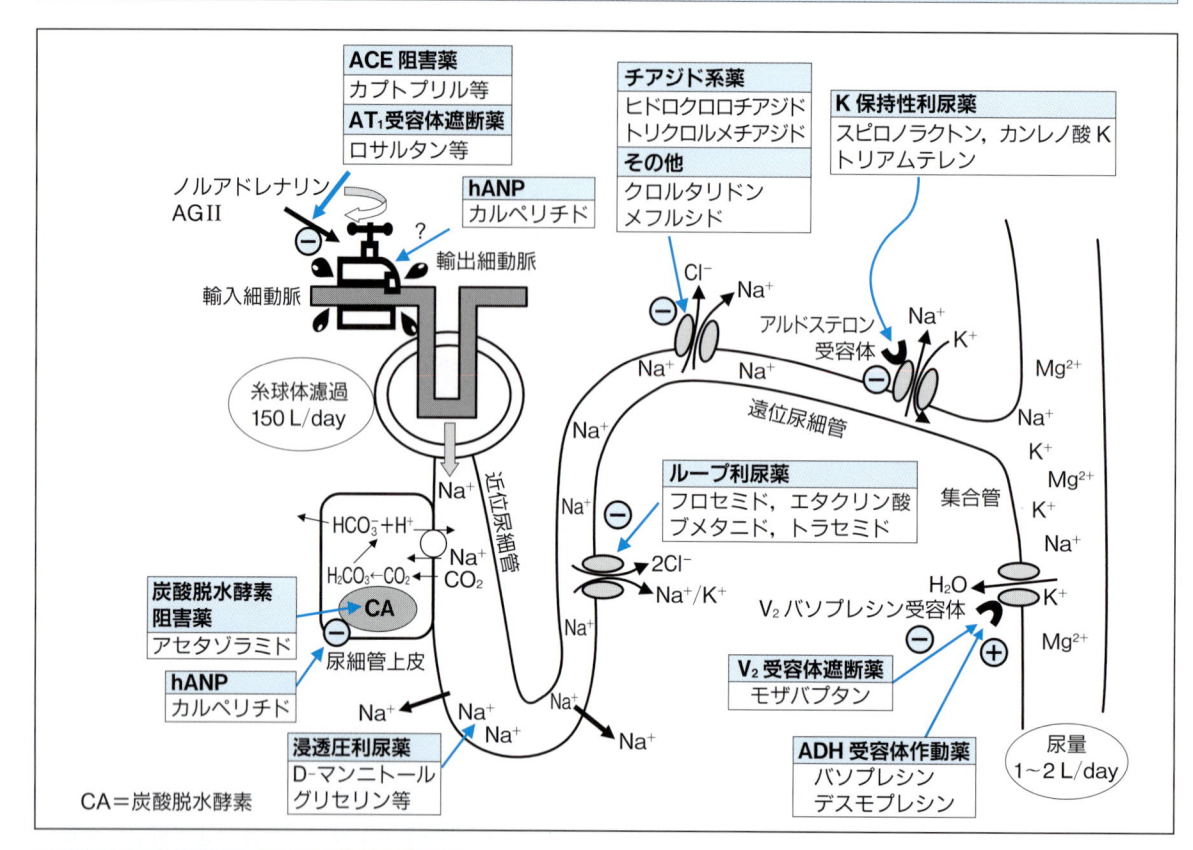

ACE阻害薬: カプトプリル等
AT₁受容体遮断薬: ロサルタン等
ノルアドレナリン AGII
hANP: カルペリチド
輸入細動脈 / 輸出細動脈
糸球体濾過 150 L/day

チアジド系薬: ヒドロクロロチアジド, トリクロルメチアジド
その他: クロルタリドン, メフルシド

K保持性利尿薬: スピロノラクトン, カンレノ酸K, トリアムテレン
アルドステロン受容体

近位尿細管
$HCO_3^- + H^+$
$H_2CO_3 \leftrightarrow CO_2$
CO_2
Na^+

炭酸脱水酵素阻害薬: アセタゾラミド
CA 尿細管上皮

hANP: カルペリチド

浸透圧利尿薬: D-マンニトール, グリセリン等

CA = 炭酸脱水酵素

ループ利尿薬: フロセミド, エタクリン酸, ブメタニド, トラセミド
$2Cl^-$ / Na^+/K^+

遠位尿細管 / 集合管
Mg^{2+}, Na^+, K^+

H_2O
V_2バソプレシン受容体
V_2受容体遮断薬: モザバプタン
ADH受容体作動薬: バソプレシン, デスモプレシン

尿量 1〜2 L/day

〔**病態生理**〕腎臓は極めて正確に水と電解質の出納を調節している．腎臓は蛋白質代謝の最終産物として生成される尿素を中心とする窒素化合物を除去するために健常人では1分間に100 mLにも及ぶ速度で血漿を濾過し〔糸球体濾過速度(glomerular filtration rate[1]: GFR)〕，血液を浄化している．この過程で産生される原尿は1日に換算すると約150 Lにも及ぶが，腎臓はこのうち約99％を尿細管を通過する過程で再吸収し，飲水，食事，代謝水で増加する水分と電解質を1日1〜2 Lの尿量で正確に埋め合わせるよう調節している．心不全や肝硬変の病態では心拍出量の低下，低アルブミン血症による有効循環血漿量の低下，交感神経興奮，血漿バソプレシン，アンジオテンシンII，アルドステロン濃度の増加などにより，尿細管でのNa⁺再吸収機構が活性化し体内のNa⁺蓄積過剰を生じている．また，糸球体病変による腎障害ではGFRが低下するにつれてNa⁺排泄低下が生じるため全身のNa⁺貯留が生じている．腎尿細管でのNa⁺再吸収を阻害する薬物はこれらの病態で生じている体内のNa⁺過剰貯留を解消し，基礎疾患の病態の改善を生じるとともに浮腫，腹水などを解消することにより患者のQOL改善をもたらす．

治療戦略

① 糸球体濾過速度の増加
② 近位尿細管のNa⁺再吸収機構の阻害
③ 尿浸透圧増加による水の再吸収の阻害
④ ヘンレのループのNa⁺再吸収機構の阻害
⑤ 遠位尿細管・集合管のNa⁺再吸収機構の阻害
⑥ ADH受容体遮断

心房性利尿ペプチド→治療戦略①

【**代表薬**】
カルペリチド（ハンプ®）

H-Ser-Leu-Arg-Arg-Ser-Ser-Cys-Phe-Gly-Gly-Arg-Met-Asp-Arg-
                           └─S-S─┐
Ile-Gly-Ala-Gln-Ser-Gly-Leu-Gly-Cys-Asn-Ser-Phe-Arg-Tyr-OH

【**作用機序**】ヒト心房性利尿ペプチド(hANP)は，心房の心筋細胞内で合成され，心不全などの病態で循環血漿量が増加し心筋細胞が伸展されると血液中に分泌される

---
[1] glomerular filtration rateは単位(mL/min)からわかるように（分）率ではなく速度である．単位時間当たりに浄化される血漿量を表す．

物質である．カルペリチドはα型hANP受容体に結合し，膜結合型グアニル酸シクラーゼを活性化させることにより細胞内cGMPを増加させ，血管拡張作用と利尿作用を発現する．特に腎糸球体では，輸入細動脈を拡張し糸球体濾過速度を増加させ，近位尿細管ではNa^+再吸収を抑制する機序で利尿作用を発揮する．

【臨床】日本では急性心不全と慢性心不全の急性増悪に適応がある．急性心筋梗塞患者に対して冠動脈インターベンションを施行した後に3日間カルペリチドを持続静注すると，死亡率には差がないが，梗塞サイズが縮小し，6ヵ月後の左心駆出率を5％改善したとする報告がある（J-WIND試験，2007）．ただし，全身の血管拡張作用が強いため，過量投与は重篤な低血圧や腎機能障害を生じることがある．特に，右室梗塞では注意が必要である．米国では類薬の脳性ナトリウム利尿ペプチド（nesiritide）が心不全治療に用いられているが，急性心不全に用いるとむしろ死亡率を増加させる可能性があるとして問題となっている（JAMA, 2005）．

炭酸脱水酵素阻害薬→治療戦略②

【代表薬】
アセタゾラミド（ダイアモックス®）

【作用機序】糸球体濾過液中のNa^+の50〜60％は近位尿細管内腔面に存在するNa^+/H^+交換輸送系により再吸収されている．この輸送系の駆動力は細胞内の炭酸の解離により産生されるH^+である．炭酸はCO_2とH_2Oから細胞内の炭酸脱水酵素（carbonic anhydrase: CA）により産生される．したがってCAの阻害薬はNa^+/H^+交換輸送系によるNa^+再吸収を抑制して利尿作用を発揮する．Na^+/H^+交換輸送系により尿細管内腔へ分泌されたH^+は尿中の重炭酸イオンと会合し，尿細管内腔面に存在するCAによりCO_2とH_2Oが産生される．CO_2は容易に細胞膜を透過し尿細管上皮内に移行し，CAにより炭酸合成に利用される．

【臨床】この薬物の利尿作用は弱く，長期使用すると重炭酸イオンの尿中喪失により代謝性アシドーシスを生じる．したがって現時点での臨床適応は，利尿薬としてではなく前房水産生の抑制による緑内障の短期的な治療にほぼ限定されている．

浸透圧利尿薬→治療戦略③

【代表薬】
D-マンニトール（マンニゲン®など）

グリセオール（グリセオール®）

【作用機序】腎組織の浸透圧は腎尿細管上皮細胞の能動的Na^+再吸収機構により形成される対向流系により尿細管内よりも高い．近位尿細管とヘンレのループ下行脚は水の透過性が高いため，尿中の水分は尿細管内腔と腎実質との間に形成された浸透圧勾配により再吸収される．低分子で血漿蛋白結合がないため糸球体で効率的に濾過されるが尿細管から再吸収されない物質（マンニトール等）を投与すると，尿細管内腔側の浸透圧が高まるため，水の再吸収を抑制し弱い利尿作用を生じる．

【臨床】マンニトールを静注すると，血管内の浸透圧が高まり血液脳関門を介して脳組織から血漿側に水分が移行するため脳浮腫の治療に有効である．保険適応は脳浮腫治療のみにある．利尿薬としての価値は低い．

ループ利尿薬→治療戦略④

【代表薬】
フロセミド（ラシックス®，オイテンシン®など）

エタクリン酸（発売中止）

ブメタニド（ルネトロン®）

トラセミド(ルプラック®)

トリクロルメチアジド(フルイトラン®など)

クロルタリドン(ハイグロトン®)

【作用機序】ヘンレのループ上行脚では糸球体で濾過された Na^+ の25〜30%が再吸収されるが，その機構は能動的な $Na^+/K^+/2Cl^-$ トランスポーターに依存している．フロセミドなどのループ利尿薬はこの輸送蛋白に尿細管内腔面から結合し機能を阻害し，現在利用可能な利尿薬中で最も強い Na^+ 排泄促進作用を生じる．チアジド系利尿薬では効果がない腎機能障害患者でもある程度の利尿効果が期待できる．

【臨床】心不全患者では消化管浮腫によりフロセミドの消化管吸収が低下するため，経口投与で利尿効果が不十分な場合には投与経路を静注投与に変更する必要がある．ループ利尿薬の降圧効果はチアジド系利尿薬よりも弱い．高用量のループ利尿薬を心不全・肝硬変患者，高齢者等の腎自由水クリアランスが低下している患者に投与すると，低 Na^+ 血症を生じることがある．疲労感，脱力感，傾眠傾向が主症状だが，放置すると致命的な中枢神経障害を生じることがあるので注意が必要である．また，心不全の治療等で高用量のループ利尿薬を投与すると強力な利尿作用が循環血漿量の低下を招き，腎血流量低下を介して前腎性高BUN血症から腎不全を招くことがある．また，ループ利尿薬は腎排泄型薬物なので，腎不全患者でループ利尿薬を大量投与すると過剰な体内蓄積により耳毒性を生じることがある．

【相互作用】ループ利尿薬の作用部位である尿細管内腔への到達には近位尿細管上皮細胞の能動的な有機アニオン輸送系が関与している．この輸送系はプロベネシドにより競合的に阻害されるため，ループ利尿薬にプロベネシドを併用すると利尿作用が著しく阻害される．また，NSAID(特にインドメタシン)は腎血管拡張性のプロスタグランジン合成阻害を介して利尿薬(フロセミド)の利尿効果と降圧効果を減弱することが知られている．また，利尿薬はアミノ配糖体系抗生物質の腎毒性を助長する．

チアジド系利尿薬→治療戦略⑤

【代表薬】
ヒドロクロロチアジド(ダイクロトライド®)

【作用機序】ヘンレのループ以後の遠位尿細管では濾過された Na^+ 量のわずか5〜7%が再吸収されるのみである．したがって，この部位での Na^+ 再吸収を阻害して利尿作用を発揮するチアジド系利尿薬の利尿効果はループ利尿薬より弱い．また，この群の薬物の利尿作用は(メトラゾンを除いて)中等度以上の腎障害(クレアチニン・クリアランス<50 mL/min)では低下する．ただし，このクラスの薬物は消化管吸収がよく，ループ利尿薬のように心不全時の消化管浮腫でも吸収が阻害されることがない利点がある．

【臨床】低カリウム血症は利尿薬の最も重要な副作用である．尿細管で Na^+ 再吸収を阻害する薬物はいずれも遠位尿細管に対する Na^+ 負荷を増加させるため，同部位における Na^+/K^+ 交換輸送機構を亢進させ尿中 K^+ 喪失量を増加させる．血清 K^+ 値が3.0 mEq/L以下となると催不整脈作用が生じる．低K血症はインスリン分泌も低下させ耐糖能異常を生じることがある．低Mg血症も低K血症と同様の機序で生じ，不整脈誘発に関係する．利尿薬は血清総コレステロールを平均5〜10 mg/dL増加させるが，この作用が出現する患者では降圧効果による心循環器疾患リスク低下効果が相殺される可能性が示唆されている．さらに，利尿薬は，細胞外液量を減少させ尿酸の尿細管再吸収を増加させる機序で高尿酸血症を招く．チアジド系利尿薬の降圧作用は利尿作用が生じるよりもはるかに低用量(1/4〜1/8)で生じるため降圧薬としてチアジド利尿薬を使用する場合には，添付文書上の利尿薬としての標準的用量よりもかなり低用量を使用すべきである(高血圧症の項目参照のこと)．

カリウム保持性利尿薬→治療戦略⑤

【代表薬】
スピロノラクトン(アルダクトンA®など)

カンレノ酸カリウム(ソルダクトン®)

トリアムテレン(トリテレン®, ジウテレン®)

【作用機序】遠位尿細管から集合管上皮にはアルドステロン受容体が存在し，同受容体の刺激はNa^+/K^+交換を促進する機序で尿中Na^+の排泄総量の3%を再吸収している．アルドステロン受容体拮抗薬であるスピロノラクトンおよびその活性代謝体カンレノ酸は，受容体遮断によりこの部位のNa^+再吸収を阻害する．最近，新しい選択的アルドステロン受容体遮断薬であるエプレレノンが高血圧治療薬として登場した(2007年)．また，同部位にはアルドステロン受容体刺激に依存しないNa^+再吸収機構もあり，トリアムテレンにより抑制される．また，近年重症心不全患者ではACE阻害薬を長期投与されると当初低下していたアンジオテンシンIIとアルドステロン濃度がしばしば再上昇する(エスケープ現象)ことが報告され，アルドステロンの血管コラーゲン合成促進作用を介して血管および心筋の線維化を促進させていると考えられている．したがって，重症心不全患者におけるスピロノラクトンの生命予後延長効果(RALE試験)はアルドステロン受容体遮断を介する抗動脈硬化作用によると想定されている(心不全の項目を参照のこと).

【臨床】これらの薬物はK^+排泄の抑制により高カリウム血症を生じやすいので，腎機能障害患者や心不全患者でACE阻害薬やアンジオテンシンAT_1受容体遮断薬(ARB)の投与を受けている患者に併用する場合には注意が必要である．

ADH受容体拮抗薬→治療戦略⑥

【代表薬】
塩酸モザバプタン(フィズリン®)

及び鏡像異性体

【作用機序】遠位尿細管終末部にはG蛋白共役型のV_2バソプレシン受容体が存在する．この受容体がアルギニンバソプレシン(AVP)により刺激されるとアデニル酸シクラーゼが活性化し，プロテインキナーゼAが不活性化され，水チャネルであるアクアポリン2が尿細管側の膜上に移動し水の細胞膜透過による再吸収が亢進する．

【臨床】日本では2006年に経口可能な非ペプチド性選択的バソプレシンV_2受容体拮抗薬である塩酸モザバプタンが異所性抗利尿ホルモン産生腫瘍による抗利尿ホルモン不適合分泌症候群(SIADH)における低ナトリウム血症の治療に認可された．米国ではconivaptanがSIADH治療に認可されている．また，tolvaptanは低ナトリウム血症をもつ心不全，肝硬変，SIADH患者に対して水分制限をしない外来治療でも低ナトリウム血症を有意に改善することが報告されている(N Engl J Med, 2006)．また，心不全の急性増悪で入院し，すでに利尿薬を含む標準治療を受けている患者に対してtolvaptanを追加投与するとうっ血症状が有意に改善し，入院60日目での死亡率も低下したとする報告がある(JAMA, 2007, EVEREST試験)．副作用は強い口渇感である．また，血清低ナトリウム血症の是正速度が速すぎると(>1 mEq/L/hr)中枢神経に細胞内脱水を生じ中心橋脱髄症(central pontine myelinolysis)を来すことがあるので血清電解質の頻回モニターは必須である．

30. 嘔気・嘔吐

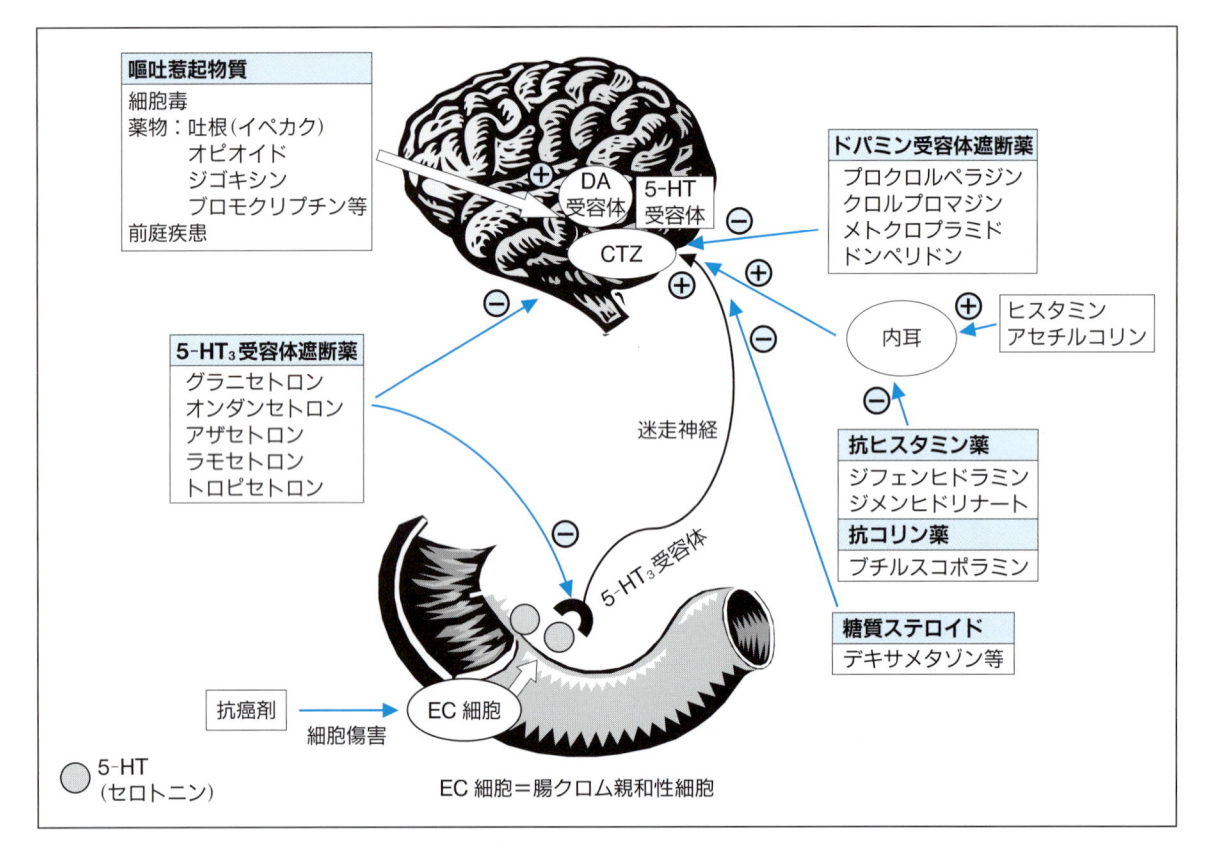

嘔吐惹起物質
細胞毒
薬物：吐根（イペカク）
　　　オピオイド
　　　ジゴキシン
　　　ブロモクリプチン等
前庭疾患

ドパミン受容体遮断薬
プロクロルペラジン
クロルプロマジン
メトクロプラミド
ドンペリドン

5-HT₃ 受容体遮断薬
グラニセトロン
オンダンセトロン
アザセトロン
ラモセトロン
トロピセトロン

抗ヒスタミン薬
ジフェンヒドラミン
ジメンヒドリナート

抗コリン薬
ブチルスコポラミン

糖質ステロイド
デキサメタゾン等

ヒスタミン
アセチルコリン

DA 受容体　5-HT 受容体　CTZ　内耳　迷走神経　5-HT₃ 受容体　抗癌剤　細胞傷害　EC 細胞
5-HT（セロトニン）
EC 細胞＝腸クロム親和性細胞

〔病態生理〕嘔吐は消化器感染疾患，イレウス，腎不全，糖尿病ケトアシドーシス，前庭への動揺刺激，薬物（麻薬等），妊娠等，多くの疾患で生じる臨床症状である．嘔吐は胃および上部消化管の内容物を強い逆蠕動運動により体外に吐出する運動で，通常，悪心，嘔気に続発し，顔面蒼白，頻脈，強い副交感神経刺激状態（唾液分泌，冷汗，瞳孔散大）を伴う．嘔吐反射はヒトだけでなく，多くの動物種で認められる生理的反射運動であり，摂取した毒物に対する防御反応と考えられる．

嘔吐反射を発動する中枢は，延髄網様体背側の嘔吐中枢である．嘔吐中枢には，咽頭，喉頭および腸管等の内臓臓器に存在する圧または化学受容器の刺激が迷走神経を経由して投射しており，これら末梢臓器の刺激が嘔吐反応を起こす．咽頭刺激，消化管病変，イレウス，癌の化学療法中に生じる嘔吐は，この神経経路を介するものと想定される．この神経経路の興奮には，内因性セロトニンによるセロトニン（5-HT₃）受容体刺激が関係していると考えられている．癌の化学療法および放射線療法後により誘発される嘔気・嘔吐には治療開始後 24 時間以内に生じる急性嘔吐と 2〜5 日後に生じる遅延性嘔吐がある．急性嘔吐には特にセロトニンの関連が強いとされる．5-HT₃ 受容体は中枢の化学受容器引き金帯（CTZ）に発現している．癌の化学療法や放射線療法は，薬物が直接あるいは腸管に存在し細胞内に多量のセロトニンを含む EC 細胞の傷害を通じて大量に放出されたセロトニンにより CTZ に存在する 5-HT₃ 受容体を刺激し嘔吐反応を生じると推定されている．このため，抗癌剤誘発性の急性嘔吐の予防にはセロトニン 5-HT₃ 受容体遮断薬がきわめて有効である．近年，遅延性嘔吐に関連する内因性物質としてニューロキニンが注目されており，米国ではニューロキニン（サブスタンス P）受容体の遮断薬 aprepitant が 2003 年に承認されている．また，嘔吐中枢は内耳刺激によっても興奮が誘発されるが，この経路の刺激伝達にはヒスタミンやアセチルコリンが関与するとされる．したがって，乗り物酔いにはこの経路の遮断が有効である．さらに，嘔吐中枢は，第 4 脳室底部に位置する CTZ に対する化学物質刺激やドパミン受容体刺激によっても強く興奮し，嘔吐反射を惹起する．毒物摂取時に，催吐薬として投与される吐根（イペカク），アポモルフィン等はいずれもドパミン受容体作動薬である．嘔吐中枢周囲の神経細胞のカンナビノイド受容体遮断は制吐作用を発揮するため，米国ではマリワナ（マリファナ）の成分である dronabinol を化学療法後の制吐治療に承認している．

嘔吐反射に関係する神経伝達物質は，病態によりドパミン，アセチルコリン，セロトニン等の神経伝達物質が異なる関与をするものと想定される．したがって，病態に応じてこれらの受容体遮断薬が制吐薬として使い分けられる．嘔吐の治療は原因病態の正しい診断により，原因疾患に向けた治療が行われねばならないが，上記受容体系を薬理学的に調節することで対症的な治療が可能である．

治療戦略

① CTZのドパミン受容体遮断
② 中枢ヒスタミン受容体遮断
③ CTZにおけるアセチルコリン受容体遮断
④ CTZおよび腸管セロトニン受容体遮断
⑤ 腫瘍周囲の抗炎症作用とプロスタグランジン合成阻害？

中枢作用性ドパミン受容体遮断薬→治療戦略①

【代表薬】
メトクロプラミド（プリンペラン®，エリーテン®，テルペラン®など）

ドンペリドン（ナウゼリン®）

プロクロルペラジン（ノバミン®）

クロルプロマジン（ウインタミン®，コントミン®）

【臨床】ドパミン受容体遮断作用を有するメトクロプラミドやフェノチアジンまたはブチロフェノン系抗精神病薬が制吐薬として用いられる．ドパミン受容体遮断薬の欠点は，CTZのみならず黒質線条体においてもドパミン受容体遮断を発揮するため，副作用として錐体外路系症状を生じることである．特に，抗精神病薬は低用量からこの作用が強いため，制吐薬としてはメトクロプラミドが通常選択となる．メトクロプラミドは，催吐性の強い抗悪性腫瘍薬の投与に際して制吐薬として使用され，予防効果が立証されている．副作用は軽度の鎮静作用であるが，若年者ではパーキンソン病様症状，アカシジア，ジストニア等の副作用発現が多い．

抗ヒスタミン薬→治療戦略②

【代表薬】
塩酸プロメタジン（ヒベルナ®，ピレチア®）

塩酸ジフェンヒドラミン・ジプロフィリン配合剤（トラベルミン®）

塩酸ジフェンヒドラミン

＋

ジプロフィリン

【臨床】内耳の刺激は感受性の高い人に動揺病（乗り物酔い）を起こす．この経路の刺激伝達にはヒスタミンおよびムスカリン受容体が関連していると想定されるため抗ヒスタミン薬が予防に有効である．プロメタジンは経口および注射投与が可能な最も効果的な抗ヒスタミン薬であるとされる．その他に，ジフェンヒドラミンとジプロフィリンとの配合剤等も広く使用されている．この群の薬物は鎮静作用が強いため，服用中は危険な作業や車の運転等をしないよう指導する．

抗コリン薬 → 治療戦略③

【代表薬】
臭化ブチルスコポラミン（ブスパン®，スパリコン® など）

【臨床】内耳刺激による動揺病（乗り物酔い）発現には，CTZ におけるアセチルコリンの過剰放出が関係すると推測されているため，抗コリン薬は動揺病予防薬として効果が期待できる．スコポラミンは 6 時間程度の動揺病予防作用がある．

ヒスタミン 5-HT_3 受容体遮断薬 → 治療戦略④

【代表薬】
塩酸グラニセトロン（カイトリル®）

塩酸オンダンセトロン（ゾフラン®）

塩酸アザセトロン（セロトーン®）

塩酸ラモセトロン（ナゼア®）

塩酸トロピセトロン（ナボバン®）

【作用機序】セロトニン 5-HT_3 受容体遮断薬の制吐作用は，特にセロトニンの関与が大きいとされる治療開始後 24 時間以内に生じる急性嘔吐に対して強い．治療開始後 2〜5 日後に生じる遅延性嘔吐に対する効果はやや劣る．セロトニン 5-HT_3 受容体遮断薬の登場により化学療法を受ける患者の QOL は大きく改善した．

【臨床】デキサメタゾンとオンダンセトロンの併用療法は急性嘔吐を 90% 抑制することができる．急性嘔吐に対してセロトニン 5-HT_3 遮断薬はドパミン受容体遮断薬であるメトクロプラミドよりも強力であり，錐体外路系の副作用を全く生じないため，現在 5 種類もの薬物が臨床に導入され使用されている．セロトニン 5-HT_3 受容体遮断薬間で制吐作用の優劣はないとされる．副作用は，約 10% の頻度で生じる頭痛である．

副腎皮質ステロイド薬 → 治療戦略⑤

【代表薬】
デキサメタゾン（デカドロン®，コルソン®）

メチルプレドニゾロン（メドロール®）

【臨床】糖質ステロイド薬の制吐作用の機序には，腫瘍周囲の炎症やプロスタグランジン合成を阻害することが関係していると考えられている．デキサメタゾン，メチルプレドニゾロンなどの糖質ステロイド薬は抗癌剤誘発の遅発性嘔吐に対して単独でメトクロプラミドとほぼ同等の制吐作用を示す．また，この群の薬物はメトクロプラミドやセロトニン 5-HT_3 受容体遮断薬等と併用することにより各薬物を単独で投与する場合よりも強力な制吐作用を得ることができる．両薬ともに Na^+ 貯留作用はないので短期間使用する場合には副作用は少ない．投与により生じる多幸感や食欲増進作用は患者にとって好まれることもある．

31. 消化性潰瘍治療薬

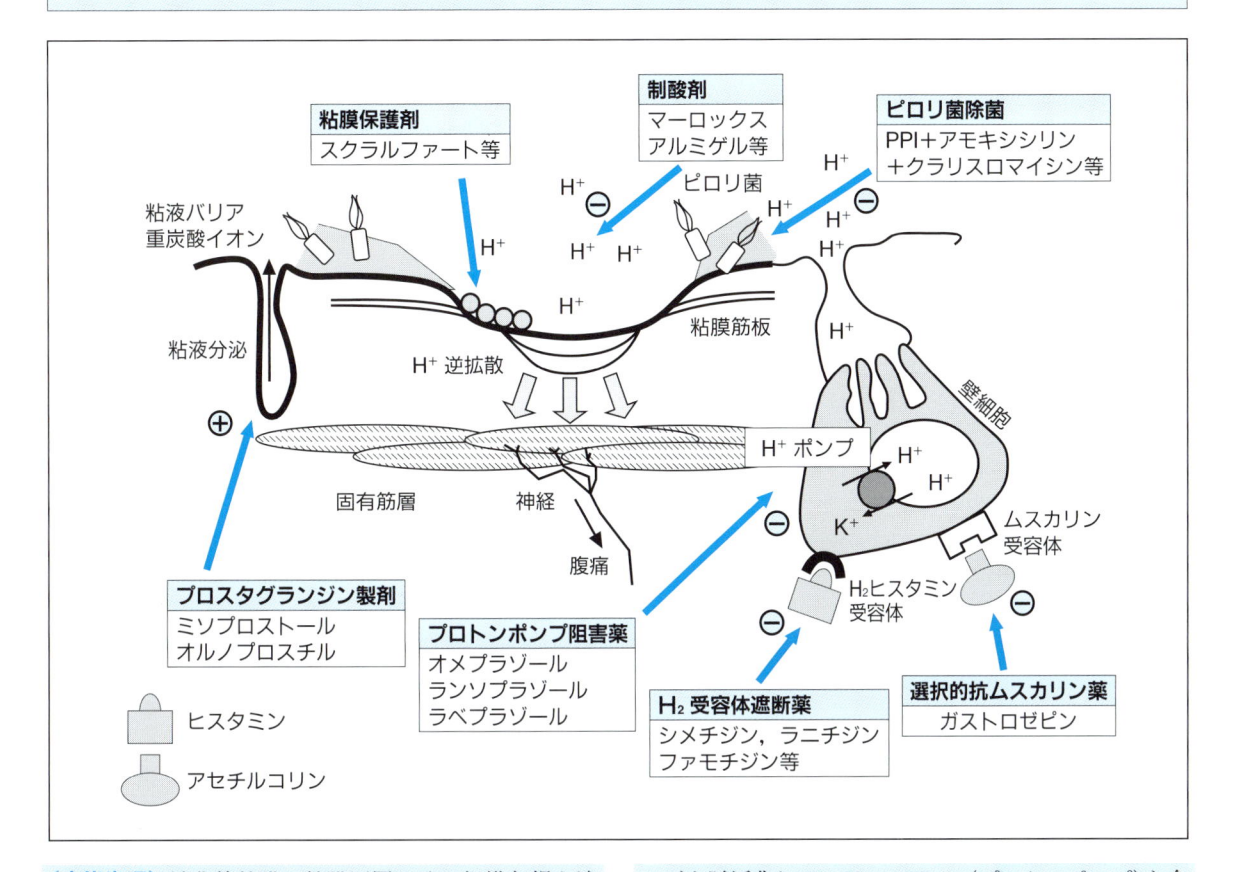

粘膜保護剤
スクラルファート等

制酸剤
マーロックス
アルミゲル等

ピロリ菌除菌
PPI＋アモキシシリン
＋クラリスロマイシン等

プロスタグランジン製剤
ミソプロストール
オルノプロスチル

プロトンポンプ阻害薬
オメプラゾール
ランソプラゾール
ラベプラゾール

H_2受容体遮断薬
シメチジン, ラニチジン
ファモチジン等

選択的抗ムスカリン薬
ガストロゼピン

〔病態生理〕 消化管粘膜の粘膜下層に及ぶ組織欠損を潰瘍(ulcer), それより浅い粘膜損傷をびらん(erosion)という. 十二指腸潰瘍と胃潰瘍は総称して消化性潰瘍と呼ばれ, 生涯罹患率が10～15％と極めて頻度の高い疾患である. 十二指腸潰瘍の発症は若年成人に多く, 胃潰瘍はそれより高齢者に多い. 消化性潰瘍の自覚症状に特異的なものはないが上腹部痛(心窩部痛)が最も多く, 痛みの性質は灼熱感や刺されるような感じである. 十二指腸潰瘍の腹痛は, 夜間などの空腹時に生じ(hunger pain), 飲食物の摂取で症状が軽快することがある(food-pain-relief). 重症の消化性潰瘍は吐血または下血を生じ, 緊急内視鏡による診断と止血処置などが必要となることもある.

胃・十二指腸潰瘍の成因は, 粘膜に対する攻撃および防御因子のアンバランスとして理解される. 攻撃因子として最も重要なのが胃酸の粘膜内への逆拡散である. ヒトの胃壁細胞は1日にpH1の塩酸溶液(1規定)に換算して60～600 mLに相当するほどのH^+を分泌している. 胃酸分泌の刺激は, 胃壁粘膜の壁細胞に存在するヒスタミン, ガストリン, ムスカリン各受容体を介して行われる. 各受容体の刺激は細胞内のアデニル酸シクラーゼを賦活化し, 細胞内で増加したcAMPがプロテインキナーゼを賦活化しH^+-K^+-ATPase(プロトンポンプ)を介するプロトンの胃内腔側への分泌を亢進させる. これら3種の受容体では, ヒスタミンH_2受容体を介する刺激が最も強いため, この受容体の拮抗薬は酸分泌抑制薬として広く使用されている. また, プロトンポンプに直接結合し, 機能を抑制する薬物(プロトンポンプ阻害薬)は究極的な酸分泌薬である.

1983年にワレンとマーシャルは従来無菌環境と考えられた胃粘膜にヘリコバクター・ピロリ菌が生息することを発見した. この菌は, 胃潰瘍患者の70％, 十二指腸患者の90％に検出され, この菌を除菌すると潰瘍の再発がほぼ完全に予防できることから, ピロリ菌による消化性粘膜傷害が重要な胃十二指腸粘膜の重要な攻撃因子として認識されるようになった. 現在では, ピロリ菌感染が陽性と診断された消化性潰瘍患者では除菌療法が標準的に行われている.

胃粘膜の防御因子は, 胃粘膜から分泌される消化液と容易に混合しないゲル状粘液と重炭酸イオン(アルカリ)により形成されるH^+の逆拡散に対する粘液障壁である. この機構により, 胃液のpHは1～2であるが胃壁の粘液層底部の胃粘膜表面のpHはほとんど中性である. 粘液と重炭酸イオンの分泌維持には胃粘膜細胞において産

生される血管拡張性プロスタグランジン(PGE$_1$, PGE$_2$)が不可欠であるため，シクロオキシゲナーゼ(COX)を阻害する非ステロイド性消炎鎮痛薬(NSAID)の長期服用は消化性潰瘍の合併を生じやすい．

日本の消化性潰瘍診療のガイドラインは，「2002年度版の科学的根拠に基づく胃潰瘍診療ガイドライン」が刊行されており，内容は(財)日本医療機能評価機構のホームページ(http://minds.jcqhc.or.jp/to/index.aspx)からも閲覧できる．

消化性潰瘍と類似の上部消化管症状(胃もたれ，上腹部痛など，総称して上腹部愁訴 dyspepsia ともいう)を慢性的に訴えるが内視鏡検査などの器質病変が同定できない病態を機能性胃腸症(機能性ディスペプシア)と診断する．消化管の運動異常が関連すると想定されているが詳細は不明である．最近，選択的なセロトニン5-HT$_4$受容体作動薬であり，消化管運動促進作用と胃排泄促進作用をもつクエン酸モサプリドがいわゆる粘膜保護薬テプレノンよりも症状改善に有効であったとの報告(JMMS: Japan Mosapride Mega-Study, 消化器心身医学，2007)がある．

治療戦略

① 粘膜傷害因子の除去
② 胃液の酸性度低下
③ ヘリコバクター・ピロリ菌の除菌
④ 胃粘膜防御因子の増強
⑤ 潰瘍止血処置

非薬物療法→治療戦略①

【臨床】従来から，潰瘍患者にNSAID服用，喫煙，過度のストレス，カフェイン，アルコール摂取等の粘膜防御機構を障害する要因が存在する場合には可能な限り薬物治療に先立ち除去するべきであるとされてきた．NSAIDは非処方薬(OTC薬)として服用されていることもあるので薬歴の聴取には十分注意するべきである．

プロトンポンプ阻害薬(PPI)→治療戦略②, ③

【代表薬】
オメプラゾール(オメプラゾン®, オメプラール®)

ランソプラゾール(タケプロン®)

ラベプラゾールナトリウム(パリエット®)

【作用機序】胃粘膜の壁細胞がヒスタミン等により刺激されると，細胞内顆粒膜が分泌細管に融合するため，膜上の通称プロトン(H$^+$)ポンプと呼ばれるH$^+$-K$^+$-ATPaseが胃内腔面に露出する．この分子はATPエネルギーにより駆動されるH$^+$とK$^+$交換ポンプであり膜外に向かって酸すなわちH$^+$を分泌する．プロトンポンプ阻害薬(proton pump inhibitor: PPI)は脂溶性の高い弱塩基薬物なので血液中(pH 7.4)では非イオン形であり，濃度勾配に従って容易に壁細胞の細胞膜を透過し酸分泌顆粒内に移行する．しかし，強酸性下の壁細胞の分泌顆粒内ではPPIはイオン化し極性が高まるため，顆粒内に捕捉される．さらに，PPIは酸性状態で化学的に不安定なため非酵素的にスルフェナミド体に変換され，この代謝体がプロトンポンプ分子のシステイン残基と共有結合を形成し，酵素活性を不可逆的に不活化する．したがって，PPIの作用は胃の壁細胞の酸分泌顆粒内に存在するプロトンポンプに特異的であり，かつ持続時間は極めて長く，PPI投与中止後に酸分泌能が完全に回復するには3～4日を要するほどである．

【臨床】どのPPIも主要な消失経路は，肝臓のCYP 2 C 19とCYP 3 A 4による代謝不活化である．したがって，腎障害により体内動態は影響されないが，肝硬変患者では，PPIの全身クリアランスは低下する．しかし，PPIの半減期は短く(健常人の半減期は1～2時間)，1日1回投与ではたとえクリアランスが低下しても有意な蓄積は生じず，投与量補正の必要はないとする意見が多い．

PPIは消化性潰瘍，逆流性食道炎などに保険適応があり，通常は経口投与で服用される．吐下血などのために経口投与ができない場合には，オメプラゾールとランソプラゾールの注射剤が利用できる．PPIを胃・十二指腸潰瘍治療に用いる場合には，通常8週間投与が原則であり，投与初期の治癒率はヒスタミンH$_2$受容体拮抗に勝るが長期投与では差がないとされる．一方，PPIは逆流性食道炎の治療において自覚症状消失の速さと治癒率でヒスタミンH$_2$受容体拮抗薬に勝る．また，難治性の消化性潰瘍の原因となるZollinger-Ellison症候群の治療においても，PPIはH$_2$受容体拮抗薬に勝る．PPIは副作用の少ない薬物で，下痢，上腹部不快感などの症状の

頻度もプラセボ群と有意差がない．PPIの肝薬物代謝酵素阻害作用も臨床的に問題となるものはない．PPIをピロリ菌除菌に用いる場合については後述する．

ヒスタミン H_2 受容体拮抗薬 →治療戦略②

【代表薬】
シメチジン（タガメット®，カイロック®）

塩酸ラニチジン（ザンタック®）

ファモチジン（ガスター®）

ラフチジン（プロテカジン®）

【作用機序】ヒスタミン H_2 受容体拮抗薬は，内因性ヒスタミンの壁細胞受容体への結合を可逆的に阻害する機構で胃酸分泌を抑制する．したがって，酸分泌抑制効果は薬物の消失とともに消失する．

【臨床】現在使用されているヒスタミン H_2 受容体拮抗薬はラフチジンを除いて腎排泄が主要な消失経路である．したがって，腎障害患者ではラフチジンを除いては減量が必要である．高度の腎機能障害患者に常用量を投与した場合には傾眠傾向，不安，興奮，幻覚，痙れんなどの中枢神経系副作用を生じることがある．特に，ICUなどで血液透析を受けている患者等に投与する場合には，常用量の1/4以下へ減量するか，PPIを用いるべきである．腎機能正常者での副作用発現率は低く（＜5％），軽症（頭痛，めまい等）が多いが，どの薬物でもまれに血小板減少，顆粒球減少などの副作用が報告されている．イミダゾール化合物であるシメチジンは，肝の薬物酸化代謝酵素である複数のチトクロムP 450（CYP）分子種を阻害し，多くの薬物（ワルファリン，フェニトイン，テオフィリン，カルバマゼピン，ジアゼパム，トリアゾラム，プロプラノロール，メトプロロール，イミプラミンなど）の血中濃度の増加と関連する副作用を発現させるので注意が必要である．最近，シメチジンは非処方薬（OTC薬）として広く市販されているため，患者の薬歴は慎重に聴取する必要がある．一方，他の非イミダゾール構造を有するヒスタミン H_2 受容体拮抗薬では薬物代謝阻害作用は臨床的に問題とならない．また，シメチジンは抗アンドロゲン作用を有し，男性では，まれに性欲減退と女性化乳房を生じることがある．

制酸剤（antacid）→治療戦略②

【代表薬】
乾燥水酸化アルミニウムゲル・水酸化マグネシウム（マーロックス®）

乾燥水酸化アルミニウムゲル（アルミゲル®，乾燥水酸化アルミニウムゲル®など）

【作用機序】いわゆる制酸剤は，作用機序からいえば酸中和剤であり，胃酸をアルカリで化学的に中和する．
【臨床】十二指腸潰瘍患者の60％は150〜400 mEq/日のH^+分泌能を有するので，歴史的には制酸剤の投与量は酸中和能力として200〜400 mEq/日の範囲が理論的には望ましいとされた．しかし，その後の治療試験の結果から200 mEq程度（マーロックス®では76 mLに相当する）の低用量で十分であるとの意見も多い．炭酸水素ナトリウム（重曹）や炭酸カルシウムは強力な中和作用があるが，どちらも消化管から吸収され全身的な代謝性アルカローシス（低カリウム血症による筋脱力，不整脈や精神症状など）を生じるため長期の潰瘍の治療には用いられない．水酸化アルミニウム，水酸化マグネシウムは全身吸収が少ないため，腎機能正常者では問題とならないが，血液透析患者では高 Mg^{2+} やアルミニウム脳症・骨症を生じるため禁忌である．また，水酸化アルミニウム・水酸化マグネシウムの合剤（例，マーロックス®）は，消化管内でミコフェノール酸モフェチル，アジスロマイシン水和物，テトラサイクリン系抗生物質，ニューキノロン系抗菌薬，ビスホスホン酸塩系骨粗鬆症治療薬とキレートを形成しこれらの薬剤の吸収を阻害する相互作用を生じるので併用は避けるべきである．マーロックス®は非処方（OTC）薬として市販されているので患者の薬歴は慎重に聴取する．

スクラルファート→治療戦略④

【代表薬】
スクラルファート（アルサルミン®）

$R=SO_3Al(OH)_2$

【作用機序】スクラルファートは硫化ショ糖と水酸化アルミニウムとの複合体であるが，胃内の強酸性下で両者が解離すると，陰性に荷電した粘稠な重合体を形成し陽性に荷電している潰瘍底の蛋白に結合し粘膜保護作用を発揮する．
【臨床】いわゆる防御因子増強薬あるいは粘膜保護薬に分類される薬物でプロスタグランジン製剤を除いて唯一プラセボ対照試験での効果が証明されている薬物である．

十二指腸潰瘍に対するシメチジンまたはラニチジンとの無作為化比較試験で同等の治療効果が証明されている．ほとんど全身的吸収がないため副作用は少ないが便秘を生じることがある．スクラルファートの胃内活性化には酸性条件が必要なので，PPIやH_2受容体拮抗薬との併用は好ましくない．また，腎不全患者ではアルミニウム吸収による脳症発症の懸念から投与は禁忌である．従来から日本では欧米諸国では使用されていない多くの粘膜防御因子増強薬が市販されていた．前述の「2002年度版の科学的根拠に基づく胃潰瘍診療ガイドライン」では，スクラルファート，プロスタグランジン製剤以外の薬物には明確な消化性潰瘍治癒効果のエビデンスがないことがようやく明言された．

抗コリン薬→治療戦略②

【代表薬】
塩酸ピレンゼピン(ガストロゼピン®，ガストロムーン®)

臭化プロパンテリン(プロ・バンサイン®)

【作用機序】胃酸分泌は，壁細胞上のムスカリン受容体刺激により亢進する．プロパンテリンなどの抗コリン薬は，酸分泌抑制作用がヒスタミンH_2受容体拮抗薬に劣り，かつ胃外臓器における抗コリン作用(口渇，目のかすみ，排尿困難)が強く，もはやほとんど処方されない．しかし，胃に局在するM_1-ムスカリン受容体に選択的に結合するピレンゼピンは全身的抗コリン作用が比較的少ないため，潰瘍治療に用いられることがある．
【臨床】ピレンゼピンは常用量上限である1日100 mgでシメチジンと同等の潰瘍治癒効果を示すことが報告されている．ただし，低用量ではプラセボと差がなかったので，使用する際には十分な投与量が必要であるが，その際には抗コリン作用が問題となることもある．

プロスタグランジン誘導体→治療戦略④

【代表薬】
ミソプロストール(サイトテック®)

オルノプロスチル(アロカ®，ロノック®)

【臨床】PGE_1誘導体のオルノプロスチルとミソプロストール，さらにPGE_2誘導体のエンプロスチルは，内因性プロスタグランジンの欠乏により粘膜防御能が減少しているNSAID誘発性の消化性潰瘍の治療に対して，理論上最適な薬物である．ただし，投与量依存的な副作用として下痢(30%の患者で)が生じるため長期投与が困難なことも多い．また，プロスタグランジン誘導体は子宮収縮作用があるため，妊娠中またはその可能性がある女性には禁忌である．

ピロリ菌の除菌療法→治療戦略⑤

【代表薬】
ランソプラゾール(タケプロン®)

クラリスロマイシン(クラリス®，クラリシッド®)

アモキシシリン(サワシリン®など)

[構造式] ·3H₂O

上記3剤の合剤(ランサップ®)

【病態】ヘリコバクター・ピロリ菌(*Helicobacter pylori*)は，胃のムチン分泌細胞表面にコロニーを作るらせん状の細菌で，ヒトの消化性潰瘍(胃潰瘍，十二指腸潰瘍)と胃炎患者で高率に検出される．この細菌は強い尿素分解酵素(ウレアーゼ)活性を有するため，周囲に粘膜傷害性をもつアンモニアを産生し，外毒素とともに粘膜上皮を傷害し胃炎や潰瘍性病変を生じると推測されている．ピロリ菌感染者では従来の潰瘍治療法により潰瘍が治療されても再発率が高く，また難治性潰瘍患者にも高率に発見されるため消化性潰瘍患者でピロリ菌感染陽性の患者では除菌治療が標準的となっている．さらに，胃のピロリ菌感染症率が高い地域では胃癌の発症率も高い．潰瘍治癒後の経過を観察すると持続感染者からは胃癌が発症するのに対して非感染者では胃癌発症がほとんどなかったとするコホート研究(N Engl J Med, 2001)から，ピロリ菌の感染により誘発される慢性胃炎と腸上皮化生が発癌との関係で注目されている．

【臨床】ピロリ菌の除菌療法は，どの薬物を用いても単剤での有効率が10〜30%前後である．そのため，除菌率が90%と高い，PPIとクラリスロマイシンとアモキシシリンの3者併用が広く行われている．最近，この標準的3剤治療薬を同じシート上にセットしたランサップ®が利用できるようになった．PPIは胃内環境を中性化することにより併用される抗生物質の抗菌力を増強する．除菌成功例では消化性潰瘍治療から1年後の再発率は10%前後に低下するが，失敗例では65%と高い．PPIの代謝に関係するCYP2C19には薬理遺伝的な多型が存在し，ピロリ菌の除菌率に影響するとされている(Pharmacogenomics, 2004)．CYP2C19には常染色体劣性の主要な2種類の機能欠損変異が存在し，アジア人では欧米白人よりもこの変異の存在頻度が高い．酵素活性の表現型で評価すると日本人の85%はCYP2C19活性の高いextensive metabolizer(EM)で，15%が活性の低いpoor metabolizer(PM)である．CYP2C19ホモ野生型の遺伝子型をもつ患者では特にCYP2C19の活性が高いためにPPIの体内濃度が低いため，標準的な3剤併用除菌療法の成功率が低い．したがって，標準的な投与量でピロリ菌除菌に失敗した場合には，ピロリ菌自体の抗菌耐性を検討するとともにPPIの代謝にかかわるCYP2C19の遺伝子診断により患者がCYP2C19ホモ野生型であればPPI増量の必要性を検討するべきである．

内視鏡的止血処置→治療戦略⑤

【病態】吐・下血あるいは消化管出血を疑う患者では全身管理により循環状態を安定させた後に緊急内視鏡検査を行う．検査により潰瘍底より動脈性出血が認められる場合や露出血管を認める場合には，電気凝固法，レーザー法，ヒーターブロック法，血管収縮剤と硬化剤の局所注入法等により止血と二次出血の予防を行う．

32. 便秘，下痢

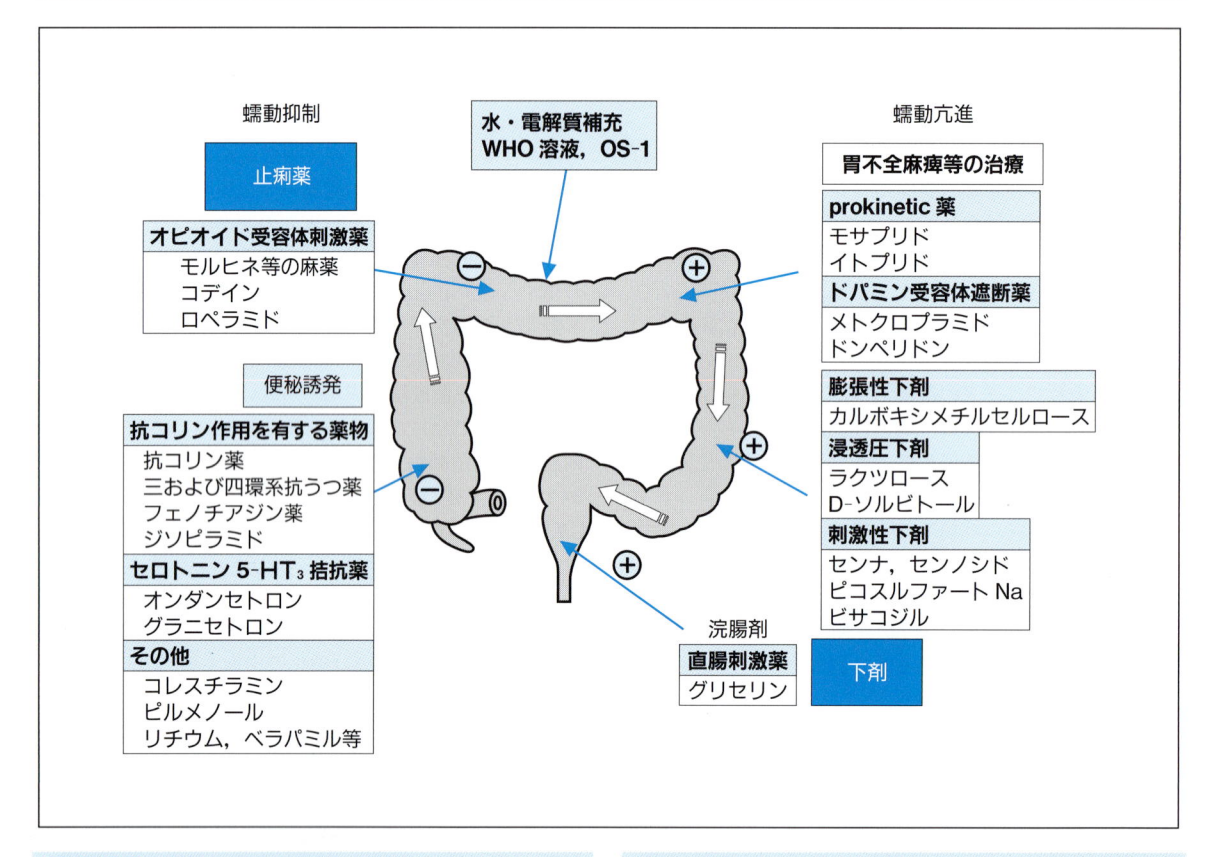

蠕動抑制

止瀉薬

オピオイド受容体刺激薬
- モルヒネ等の麻薬
- コデイン
- ロペラミド

便秘誘発

抗コリン作用を有する薬物
- 抗コリン薬
- 三および四環系抗うつ薬
- フェノチアジン薬
- ジソピラミド

セロトニン 5-HT₃ 拮抗薬
- オンダンセトロン
- グラニセトロン

その他
- コレスチラミン
- ピルメノール
- リチウム，ベラパミル等

水・電解質補充
WHO 溶液，OS-1

蠕動亢進

胃不全麻痺等の治療

prokinetic 薬
- モサプリド
- イトプリド

ドパミン受容体遮断薬
- メトクロプラミド
- ドンペリドン

膨張性下剤
- カルボキシメチルセルロース

浸透圧下剤
- ラクツロース
- D-ソルビトール

刺激性下剤
- センナ，センノシド
- ピコスルファート Na
- ビサコジル

浣腸剤

直腸刺激薬
- グリセリン

下剤

〔病態生理〕正常な便通の定義は困難である。多くの人が便通は毎日あるべきと信じているが，医学的にはそのような根拠はない。欧米における調査では健康成人の便通回数は1週間に3～21回であったとされる。下痢も通常，便通回数，重量，性状の異常により定義されるが，この中で最も信頼できる指標は（測定は困難であるが）便量であり，白人では1日150～200 mL以上の便排泄が下痢と定義される。便通異常の治療は，消化管の器質的疾患の除外の後になされねばならない。特に，体重減少，発熱，血便は器質的疾患の兆候である。便秘または下痢に対する安易な対症療法は危険でさえある。

生理的な腸蠕動運動の開始は腸内腔の充満と内圧上昇により引き起こされる。便容量を形成するのは食物中の未消化成分，すなわちセルロース等の植物繊維であるため，便秘の治療には，まず植物繊維の豊富な食事の摂取が推奨される。運動不足も腸管の蠕動運動低下の原因となる。便秘の治療には，これらの要因を改善のうえ，必要な場合に限り緩下剤の使用が考慮されるべきである。このような観点から，現実の医療では緩下剤は濫用されているといえる。ある研究では高齢者の外来患者の65％が緩下剤の使用者であったという。便秘の原因として，薬物の副作用は重要である。抗コリン作用のある薬物（抗うつ薬，ジソピラミド等），ベラパミル等のカルシウム拮抗薬，モルヒネ等の麻薬，コレスチラミン等はいずれも便秘を生じる。また，糖尿病性神経症による腸管の自律神経障害は，胃不全麻痺の原因となる。

急性下痢の原因は感染症，毒素，薬物である。入院患者ではアモキシシリン，クリンダマイシン，セファロスポリン薬等の広域スペクトラム薬の投与が *Clostridium difficile* 等の嫌気性菌の過剰増殖を生じ，薬物誘発性下痢（重症例では偽膜性腸炎）を生じることがあるので薬歴は重要である。市中で発症する軽症の急性下痢は腸管ウイルス感染症が多く，下痢の病態はウイルスによる腸管上皮絨毛の傷害と α-ガラクトシダーゼなどの酵素活性低下によるオリゴ糖の消化不全が腸管内の浸透圧を増加させたために生じる，浸透圧性下痢である。したがって，水分，電解質，糖の補給が治療の主体である。中等度以上の下痢で全身症状（強い発熱，血便）を伴う場合には便の培養，便での各種毒素（大腸菌ベロ毒素など）の迅速診断を行い，結果が判明するまで経験的な抗生物質の投与を行う。急性下痢の治療において止瀉薬の投与が必要な病態はそれほど多くなく，むしろ安易な止瀉薬の投与が治療上悪影響を及ぼす例が少なくない。抗生物質の投与が必要となる細菌性腸炎は赤痢菌，コレラ菌，重症のサ

ルモネラ感染とキャンピロバクター感染などである．

慢性下痢の原因は，慢性膵炎による消化酵素不足や胆汁酸分泌異常による脂肪吸収不全による下痢，炎症性腸疾患（クローン病等）などがある．過敏性腸症候群(irritable bowel syndrome: IBS)は慢性的に便秘，下痢，あるいは便秘と下痢の交代症状を生じる疾患で，成人の10％前後が罹患しているともいわれるほど頻度が多い．30〜40代の女性に多く，病因にはストレスの関与が大きく，消化管運動異常と腸管内圧感受性の亢進が病態に関係するとされる．

治療戦略

① 腸管内容積の増加
② 腸内浸透圧増加
③ 腸管蠕動の直接刺激
④ prokinetic 薬物の投与
⑤ 水・電解質の補正
⑥ オピオイド受容体刺激による蠕動抑制

食物繊維の多い食事摂取→治療戦略①

【臨床】西欧型の食事は食物繊維が少ない．平均的な米国人の調査では，1日に摂取する食物繊維量は必要量（20〜35 g）の約50％にすぎないとされる．食物繊維はヒトの消化酵素では分解されず，腸内で水分を吸収して膨潤するため，腸管内圧の上昇を介して生理的な腸蠕動を促す．食事内容の聴取と食物繊維摂取量の増加は便秘の治療に重要である．

膨張性下剤→治療戦略①

【代表薬】
カルメロースナトリウム〈カルボキシメチルセルロースナトリウム〉(バルコーゼ®)

【臨床】膨張性下剤は，ヒトの消化酵素では消化できないセルロースの誘導体（カルボキシメチルセルロース）を製剤化したものである．腸内で水分を吸収し軟化ゲルを形成し便量を増加するため，生理的な機序で蠕動運動を刺激する．最も副作用の少ない緩下剤である．ただし，口腔内に付着し服用しにくいので1日15 g以上を十分量の水（5 gにつきコップ1杯）とともに服用するよう指導する．

浸透圧下剤→治療戦略②

【代表薬】
ラクツロース(ラクツロース®，モニラック®)

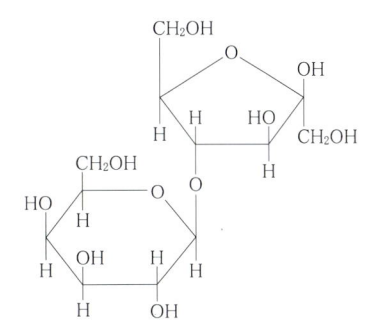

D-ソルビトール(ソルビット T®，D-ソルビトール®)

【臨床】ヒトの消化酵素で分解されない2糖類を投与すると，未吸収のまま下部小腸および大腸に到達し，腸内の浸透圧を高めるため，腸管上皮から消化管内腔に水分を移行させ，便を軟化するとともに便量を増加させ，蠕動を発動させる．用量依存的な下痢を起こすため，投与量の調節が必要である．ラクツロースは大腸の腸内細菌によって酢酸に分解されると，腸内 pHを下げ，腸内細菌の発育を抑制する作用もあるため，腸内細菌によるアンモニア産生を抑制する．このため，非代償性肝硬変の肝性脳症発症の原因となる高アンモニア血症の治療と予防に使用される．

塩類緩下剤→治療戦略②

【代表薬】
クエン酸マグネシウム(マグコロール®)
酸化マグネシウム(酸化マグネシウム®など)
電解質配合剤(ニフレック®)

【臨床】マグネシウム等の難吸収性イオンは腸管内の浸透圧を高める機序，および消化管平滑筋に対する腸管運動亢進作用により緩下作用を生じる．投与後30分から3時間以内に蠕動が誘発される．塩類緩下剤は大腸内視鏡検査の前処置等の目的で単回使用される場合には安全であるが，長期にわたって使用すると重大な水分と電解質の不均衡を生じるため，長期投与は推奨されない．また，マグネシウムを含む塩類緩下剤は，投与されたマグネシウムの10〜20％が吸収されるため，腎障害患者では使用すべきでない．電解質配合剤ニフレック®はポリエチレングリコールと電解質を含有する製剤で，大腸鏡検査の前処置に使用されるが，従来の塩類緩下剤よりも，水・電解質の喪失が少なく高齢者等でも安全に使用できる．

刺激性下剤→治療戦略③

【代表薬】

センナエキス（アジャストA®）
センノシド（プルゼニド®，センノサイド®）

センノシドA・B（互いに立体異性体）

ピコスルファートナトリウム（ラキソベロン®，ピコダルム®など）

ビサコジル（テレミンソフト®）

【臨床】 これらの薬物は腸管粘膜細胞または神経叢を直接刺激して，蠕動運動を発動する．これらの薬物は投与後6～12時間後に排便を起こすため，朝食後の便通誘発を目的として1日1回就寝前に投与を行うのが普通である．副作用は，腹痛，嘔気，過度の下痢による電解質異常等である．アントラキノン誘導体（センノシド等）の刺激性下剤を連用すると，大腸粘膜に黒褐色の色素沈着（melanosis coli）を生じることがある．また，長期の連用は腸管神経叢の傷害による大腸運動の反応性の減弱を招き，無力性大腸を生じる傾向があるので慎むべきである．

prokinetic薬物→治療戦略④

【代表薬】

メトクロプラミド（プリンペラン®，エリーテン®，テルペラン®など）

ドンペリドン（ナウゼリン®）

塩酸イトプリド（ガナトン®）

クエン酸モサプリド（ガスモチン®）

【作用機序】 ドパミン受容体遮断作用のある薬物（メトクロプラミド，ドンペリドン）は，胃の蠕動運動を刺激する（prokinetic効果）ため，糖尿病性神経症による胃不全麻痺により食後の嘔気・嘔吐等を生じる患者の症状を改善する．イトプリドはドパミン受容体遮断作用とアセチルコリンエステラーゼ阻害作用をもち消化管蠕動運動を賦活する．モサプリドはセロトニン5-HT₄受容体作動作用があり，消化管内在神経叢の5-HT₄受容体を刺激し，アセチルコリンの遊離を増大する機序で消化管蠕動運動を亢進させると考えられている．

【臨床】 上部消化管の運動異常が原因で潰瘍などの器質的病変がないにもかかわらず慢性的な上腹部痛や膨満感を訴える病態を機能性ディスペプシア（functional dyspepsia: FD）という．最近，イトプリドはプラセボ対照無作為化試験でFDの症状改善に有意な効果があることが報告された（N Engl J Med, 2006）．

経口的な水・電解質・糖混合溶液→治療戦略⑤

【臨床】 通常，成人における腸管ウイルス感染症等による下痢は一過性であり，臨床的に重大な問題とはならないが，小児や高齢者では重大な電解質異常を生じることがある．経口補液には，水分だけでなく電解質を効率的に補給するために，消化管上皮細胞に存在するNa⁺とブドウ糖の共輸送機構が利用できるよう，適度な濃度のNa⁺とブドウ糖を含むべきである．市販の補水電解質飲料（OS-1®，ポカリスエット®等）などが利用できる．開発途上国の小児の下痢治療には，WHOが簡便なORS（oral rehydration solution，経口補水液）の組成と調製法を公表している．

オピオイド受容体作動薬→治療戦略⑥

【代表薬】
塩酸ロペラミド(ロペミン®)

リン酸コデイン(リン酸コデイン®)

【臨床】麻薬性鎮痛薬が副作用として便秘を起こすことは古くから知られていた．麻薬性鎮痛薬と同様にオピオイド受容体作動作用を有し，かつ嗜癖性のない薬物としてロペラミドとコデインが止痢薬として用いられる．これらの薬物は消化管平滑筋に作用して，蠕動を抑制するのみならず，電解質分泌を減少させ止痢作用を生じる．ただし，赤痢菌感染症などの腸管侵入性病原体感染症に安易に使用すると敗血症リスクを増大させるため危険である．

33. 膵炎

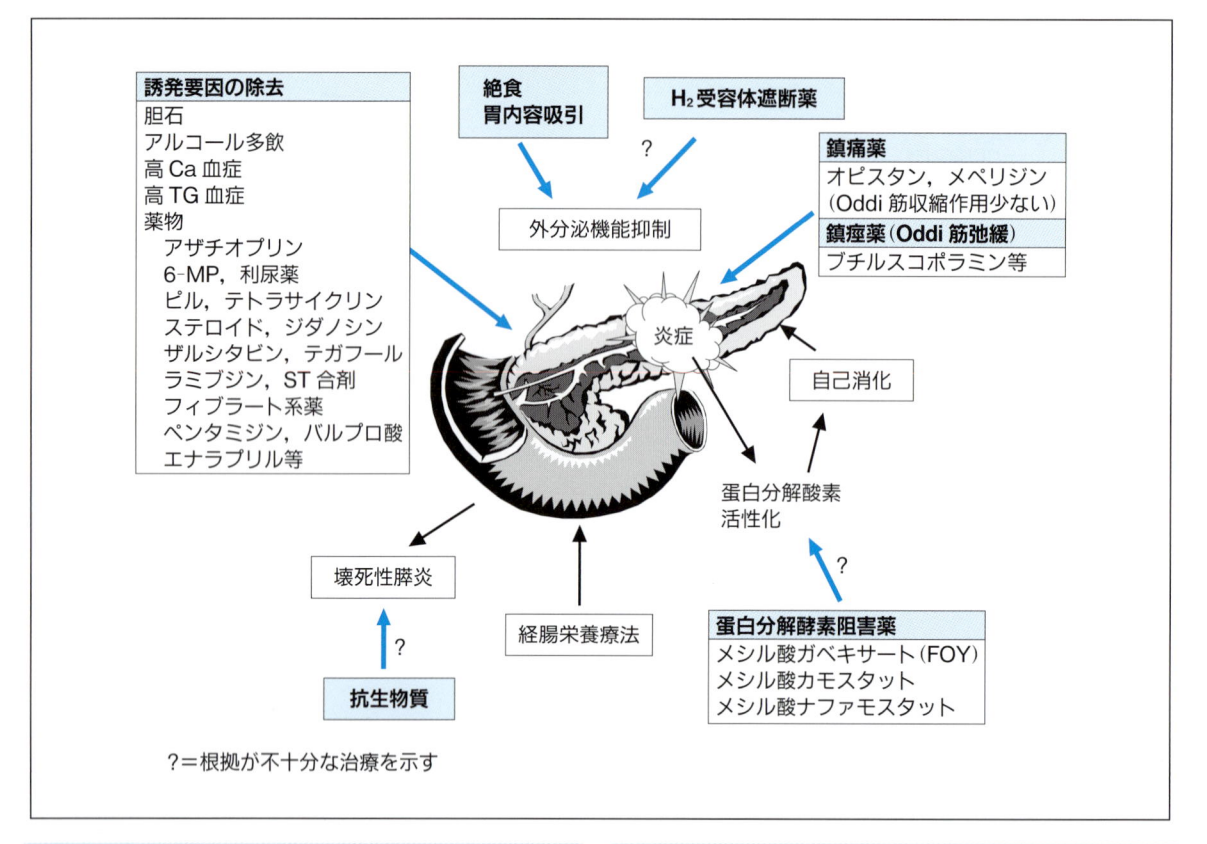

```
誘発要因の除去
胆石
アルコール多飲
高 Ca 血症
高 TG 血症
薬物
  アザチオプリン
  6-MP，利尿薬
  ピル，テトラサイクリン
  ステロイド，ジダノシン
  ザルシタビン，テガフール
  ラミブジン，ST 合剤
  フィブラート系薬
  ペンタミジン，バルプロ酸
  エナラプリル等
```

```
絶食
胃内容吸引
```

```
H₂ 受容体遮断薬
```

?

外分泌機能抑制

```
鎮痛薬
オピスタン，メペリジン
(Oddi 筋収縮作用少ない)
```

```
鎮痙薬(Oddi 筋弛緩)
ブチルスコポラミン等
```

炎症

自己消化

蛋白分解酸素
活性化

?

```
蛋白分解酵素阻害薬
メシル酸ガベキサート(FOY)
メシル酸カモスタット
メシル酸ナファモスタット
```

壊死性膵炎
↑
?

経腸栄養療法

抗生物質

? ＝根拠が不十分な治療を示す

〔病態生理〕膵臓はその頭部と鉤状突起部が十二指腸に接し，体部と尾部は胃の背側に位置する後腹膜腔に固定された細長い(20～25 cm)臓器である．背面には豊富なリンパ節と門脈，下大静脈，大動脈などの大血管と腹腔神経叢が接している．体表面からは奥深く隠れた位置にあるため膵臓病変は診断が困難であり，かつ病変(特に癌)が周囲の重要な臓器や脈管系へと浸潤しやすい特徴がある．膵臓は膵酵素(リパーゼ，アミラーゼ，トリプシン等)を分泌する外分泌腺とインスリン/グルカゴン/ソマトスタチンを分泌する内分泌腺部から構成されている．膵臓の外分泌液の消化酵素は，小腸の消化管ホルモン(セクレチン，コレシストキニン，パンクレオザイミン)の刺激により腺房細胞から分泌される．分泌される重炭酸イオンと水分を合計した1日分泌膵液総量は4Lにも及ぶ．リパーゼとアミラーゼは活性形で分泌されるが，蛋白分解酵素であるトリプシンは十二指腸内で活性化される．

急性膵炎は何らかの要因により膵組織内で膵液中の蛋白分解酵素が活性化され，これを引き金として他の膵臓から分泌される消化酵素の活性化も招き膵組織を自己消化してしまう病態である．症状は上腹部の激痛で，持続性で背部へ放散する(腹腔神経叢を刺激するため)．患者は無意識的にできるだけ膵臓を脊椎と腹腔内臓器で圧迫しないよう特徴的な前屈姿勢をとる．炎症が周囲の腸管に波及すると腸管麻痺が生じるため，発熱，麻痺性イレウスと嘔吐が生じる．軽症の急性膵炎の予後は良好で2～5日で腹痛は軽減するが，重症の膵炎では膵臓組織の壊死(急性壊死性膵炎)と細菌感染，低血圧とショックが生じ，さらに血液中に漏出した膵臓由来の蛋白分解酵素は血液凝固因子の全身的な活性化を生じる．DIC，急性呼吸窮迫症候群(ARDS)，多臓器不全，低カルシウム血症を生じるため，死亡率は20％と高い．また，重症例では急性症状回復後に，膵臓周囲膿瘍や仮性囊胞を残すので外科的切除の必要が生じることがある．厚生労働省の統計では，日本の急性膵炎有病数は年間約3～4万人であり，その25％が重症であるとされる．また，アルコール依存症の患者では膵炎を再発し慢性膵炎から膵機能不全に至る危険性が高い．診断と治療には「急性膵炎の診療ガイドライン(2004)」が参考になる．

成因としては，胆汁または十二指腸液の膵管内逆流を起こす胆石症等の胆道疾患，内視鏡的逆行性膵胆管造影(ERCP)，アルコールの摂取が重要視されている．1日100g以上のアルコール(エタノール)摂取は膵分泌細管内を閉塞する蛋白質の析出を起こし，3～5年後に最初

の急性膵炎症状が生じるとされる．また，アザチオプリン(6%)，サルファ剤，フロセミド，サイアザイド系利尿薬，ステロイド(エストロゲン)等が薬物誘発性膵炎の原因となる．

治療戦略

① 循環状態の維持
② 除痛
③ 膵臓の外分泌刺激因子の除去
④ 膵炎誘発因子の除去
⑤ 合併症の治療

輸液療法→治療戦略①

【臨床】膵炎病態では蛋白分解酵素の血液中への漏出のため全身的に血管作動性物質が活性化され血管漏出性が亢進し，全身の強い浮腫が生じるため，循環血液量減少性ショック(hypovolemic shock)を生じる．循環容量を維持するために必要となる輸液量は1日3〜8L(時に8L以上もまれでない)に及ぶ．絶食期間が長引く場合は，栄養・カロリーを補給するために高カロリー輸液を施行する．

麻薬性鎮痛薬→治療戦略②

【代表薬】
塩酸モルヒネ(塩酸モルヒネ®，アンペック®)

アヘンアルカロイド・アトロピン配合薬(オピアト®，パンアト®)

硫酸アトロピン

塩酸ペチジン(オピスタン®)

【臨床】急性膵炎の腹痛は激痛で，通常のNSAIDやペンタゾシン等の非麻薬性鎮痛薬では除痛不可能なことが多い．このため躊躇せず麻薬性鎮痛薬を投与する．モルヒネ自体は総胆管十二指腸開口部のOddi括約筋の緊張度を高めるので単独投与はせず，アトロピン等の抗コリン薬との配合薬(オピアト等)を併用するか，この作用の少ない塩酸ペチジンを使用する．

膵外分泌の抑制→治療戦略③

【代表薬】
シメチジン(タガメット®，カイロック®)

ファモチジン(ガスター®)

プロトンポンプ阻害薬

【臨床】膵臓外分泌の刺激は消化管内容物に刺激された消化管ホルモン分泌により生じる．このため，膵臓組織を安静とするため絶飲食とし，さらに胃酸分泌をH_2受容体遮断薬などで抑制し，胃内容物を持続的に吸引除去するために経鼻胃管チューブを挿入するのが標準的治療であった．しかし，比較対照試験の結果ではこれらの処置の有効性は証明されず，腹痛や悪心が遷延したとの報告もあるので，軽から中等症の膵炎では不要と考えられるようになった．また，無作為化臨床試験の結果によれば，重症膵炎に対しても早期から空腸チューブを介して経腸栄養管理すると，中心静脈栄養に比べて合併症発生率が低下するとの報告があることを日本のガイドラインでも認めている．

膵炎発症因子の除去→治療戦略④

【臨床】十二指腸乳頭に嵌頓した胆石が原因であれば，ただちに内視鏡的治療(乳頭切開，ドレナージ等)を行う．膵炎発症に薬物が関与している可能性があれば中止する．

蛋白分解酵素阻害薬→治療戦略④

メシル酸カモスタット(フオイパン®)

メシル酸ガベキサート(エフオーワイ®)

メシル酸ナファモスタット（フサン®）

（構造式）

【臨床】 膵臓内あるいは血液中に逸脱した膵蛋白分解酵素の活性を薬物により阻害できれば膵炎に伴う膵および他臓器の自己消化と，DIC，ショック等の合併症を予防できる可能性がある．膵炎動物モデルにおける研究で，低分子の合成プロテアーゼ阻害薬であるメシル酸ガベキサート，メシル酸カモスタット，メシル酸ナファモスタット等に上記の効果が確認されたため，日本では膵炎患者の90％以上にこれらの薬物が投与されている．しかし，欧米における比較試験では，メシル酸ガベキサートは合併症発生率においても死亡率においてもプラセボに優る効果を示せなかった．したがって，海外では上記の薬物群は急性膵炎の標準的治療薬とはなっていない（Santorini consensus conference, 1997）．ただし，その後の無作為化試験では，重症例に対して日本での使用量（600 mg/日）より高用量（900〜4,000 mg/日）で使用すると合併症を低下させるとの報告がある（Hepatogastroenterology, 2000）．日本のガイドラインでは，重症膵炎に対する蛋白分解酵素阻害薬の投与は推奨度B（効果を支持する根拠が中等度であるか，強い根拠があるが有効性がわずかである）となっている．一方，ERCP施行後の膵炎予防の目的では，ERCP施行前から12時間後まで十分量のメシル酸ガベキサートを投与すると，膵炎発症を有意に予防することが知られている（N Engl J Med, 1996）．

抗生物質→治療戦略⑤

【代表薬】
イミペネム・シラスタチンナトリウム配合薬（チエナム®）

（構造式：イミペネム＋シラスタチンナトリウム）

【臨床】 重症膵炎治療に対する抗生物質の予防投与については，イミペネム・シラスタチンの予防投与が感染合併症を減らすとの報告（N Engl J Med, 1999）や，従来の比較試験のメタ解析で死亡率の改善効果が認められた（Cochrane Database, 2003）ため肯定的にとらえられている．日本のガイドラインでも重症膵炎に対して推奨度Aとされている．しかし，最近，シプロフロキサシンとメトロニダゾールの予防的投与がプラセボに対して優位性を示さなかった（Proc Am Thorac Soc, 2004）ことから，懐疑的に考える専門家もいる．グラム陰性桿菌感染の診断が確実な重症症例に限れば，抗生物質の投与は死亡率を改善しうるとする報告がある．

34. ウイルス性肝炎

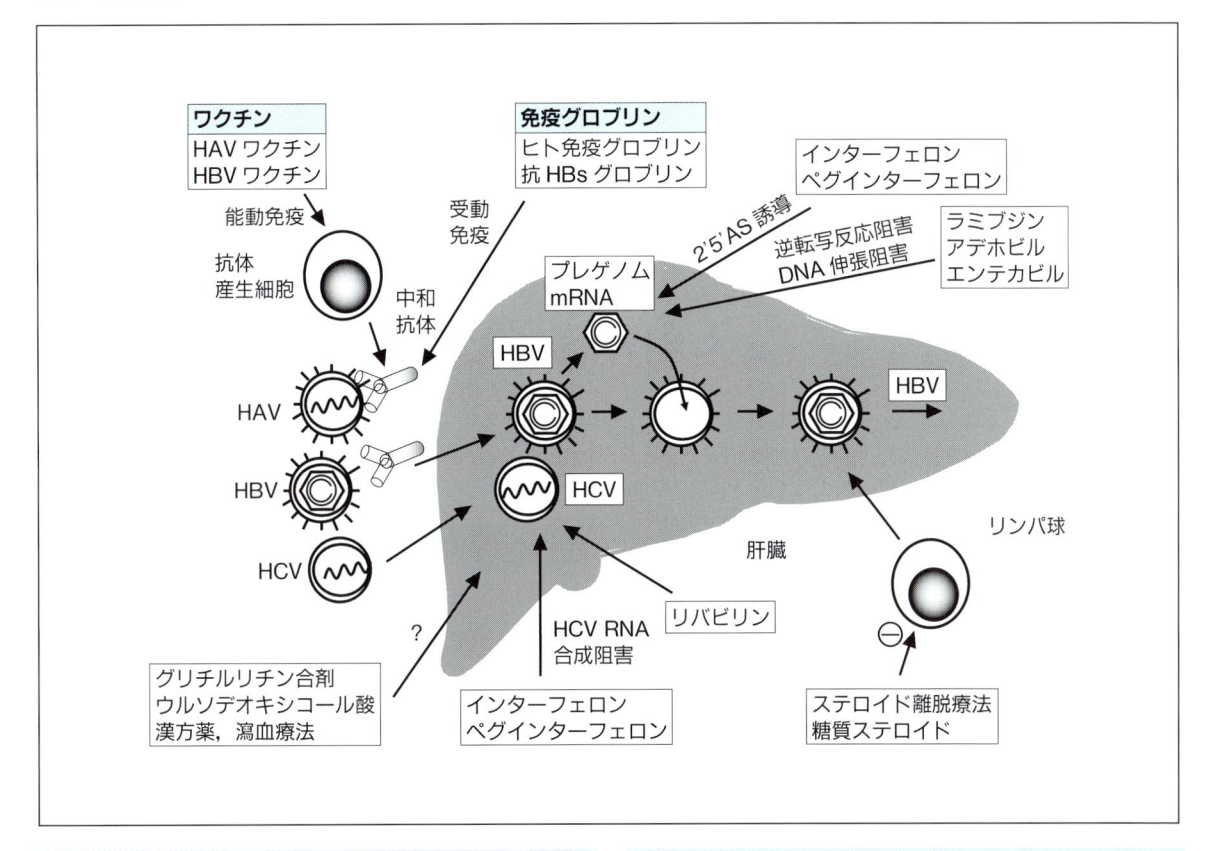

〔病態生理〕急性ウイルス性肝炎に関係するウイルスはA，B，C，D，EおよびG型の肝炎ウイルスが主なものである．日本ではA，B，C型肝炎の3種の頻度が高い．肝炎ウイルス自体の肝細胞傷害性は低いので，肝炎の発症機序はむしろ生体側のウイルスに対する免疫反応の現れであるとされる．ウイルスに感染した肝細胞では，ウイルス抗原が細胞表面に提示されるので，これを標的として細胞傷害性T細胞等の免疫細胞の攻撃が行われる．

A型肝炎ウイルス(HAV)は糞便中に排泄されるため，経口感染する．散発性の急性ウイルス肝炎の25％を占める．通常，貝類の生食などが感染源となることが多いが，新鮮野菜(タマネギ)を介した集団発生の事例も海外で報告されている(N Engl J Med, 2005)．急性感染患者の約1割が海外渡航からの帰国者であり，中国，インド，東南アジア地域への旅行者の感染である．1ヵ月程度の潜伏期の後，食欲不振と全身倦怠感が現れ，次いで感冒様の発熱が生じる．嘔気，嘔吐，下痢等の消化器症状も出現し肝細胞逸脱酵素(ALT/AST)が上昇する．患者は黄疸(抱合型ビリルビン高値)が出現し，尿濃染や皮膚や眼球の黄染に気づいて医療機関を受診することが多い．身体所見では肝腫大を認める．発黄する頃から消化器・感冒様症状は軽快し，通常1～3ヵ月でALT・ASTなどの肝細胞逸脱酵素がビリルビンに先行して正常化する．ウイルス肝炎は臨床症状が類似しているため，確定診断は血清中IgM型HA抗体の検出，または初期血清と回復期血清のペア血清でHA抗体の上昇により行う．劇症化することはまれで，慢性化することもほとんどない．

B型肝炎ウイルス(HBV)の感染経路はHBVキャリアの血液や体液を介する感染である．輸血後のHBV感染は，献血血液のHBVスクリーニング検査の導入によりほぼ根絶された．また，キャリアの母親から新生児への母子感染も妊婦検診と新生児に対する後述する感染防御処置の徹底によりほぼ消失した．現在の主要な感染経路は性行為感染である．感染後2～3ヵ月の潜伏期を経て発症する．臨床症状はHAVと同様である．急性HBV感染ではHBs抗原が陽性で，IgM型HBc抗体も上昇する．乳幼児期の感染や成人で免疫能が低下している患者以外はHBVの感染は一過性で完全にウイルスが排除される．成人の慢性HBV肝炎は幼児期からの無症候性持続感染者(キャリア)からの急性増悪が多い．日本では慢性B型肝炎患者は30～50万人と推定されている．小児期のキャリアは無症状であり肝炎症状もないが，成人後に年数％の頻度で肝炎症状が出現し，HBe抗原

が陰性化するとともにHBe抗体が陽性化する(セロコンバージョン：SC).早期にセロコンバージョンが生じ，ALT/ASTが正常化する患者の予後はよいが，セロコンバージョンが起こらず強い肝炎症状が持続するHBe抗原陽性の慢性HBV感染患者では，10年間で20％前後の患者が肝硬変に移行する.肝癌発生率は10年間で6％前後である.セロコンバージョン後のHBe抗原陰性患者でもALTの異常高値が持続する患者ではほぼ同様の予後を示す.35歳以上では自然にセロコンバージョンすることは期待できない.

C型肝炎ウイルス(HCV)は散発性の急性ウイルス肝炎の約30％を占める.かつては輸血後非A非Bウイルス肝炎の主体であったが，献血血液のHCVスクリーニング検査の導入により輸血後発症はほぼ消失した.現在日本には約150万人のHCV感染患者が存在すると推測されているが，大部分は50歳以上の中高齢者であり，献血のHCV検査体制確立以前の輸血後感染と，フィブリノゲンなどの血液製剤投与，さらにかつて注射針などがディスポーザブル化されていなかった時代の医療行為を介して感染したものと推測される.海外では同じ注射器による麻薬等の回し打ちなどが感染源となるが，日本では少ない.性行為，母子感染はまれである.HCV感染の自覚症状は他のウイルス肝炎と同じだが，より軽度なため自覚症状のない患者も多い.診断は，血清中のHCV抗体によるが，感染から陽性化するまでに時間がかかることがある(6ヵ月後でほぼ100％陽性)ため，急性感染の診断にはHCVの核酸(RNA)を逆転写酵素反応後PCR法により増幅する方法が使用される.HCV-RNAは発症初期にはほぼ100％検出される.HCVは極めて慢性化しやすい(70％).慢性化すると平均20年で10〜15％の患者が肝硬変に移行し，その後年間5〜8％の確率で肝癌を発症する.現在，肝癌発症の原因病変の80％は慢性HCV感染で，第2位のHBV感染(15％)をはるかに凌いでいる.このため，2001年に厚生労働省は輸血製剤に対する肝炎ウイルス検査態勢が確立される以前に血友病や出血性疾患に対して輸血やHCVに汚染された非加熱血液凝固第VIII・第IX因子が使用された可能性のある患者の全国調査を行い，その後も全国の保健所で40歳以上の年齢の人には無料で血液検査を行うなど無症候性のHCV感染者を発見する活動を続けている.

急性肝炎の予後は劇症化さえしなければ良好であるので，治療の目的は重症化の防止と治癒過程の促進に向けられるが，比較対照試験で有効性の証明された方法はない.急性肝炎の約1％前後の患者では，肝細胞の広範な壊死により肝不全状態に至り，肝性脳症，脳浮腫，腎不全(肝腎症候群)を合併する劇症肝炎を生じる.劇症肝炎の死亡率は80％と極めて高い.原因ウイルスとしてはHCVが多く(60％)，次いでHBV(25％)，HAVは少ない(<5％).B型肝炎の劇症化にはウイルスの遺伝子変異株が関連することが注目されている.

急性肝炎罹患後，または健康診断等で肝炎が発見されてのち6ヵ月以上ALT/ASTなどの肝酵素異常高値が持続し，肝組織像で肝小葉内への炎症細胞(リンパ球等)の浸潤・集簇と肝細胞の壊死などの慢性炎症像が観察される場合に慢性肝炎と診断される.日本の慢性肝炎の病因はウイルス性が多く，アルコール，薬剤その他の原因は少ない.慢性肝炎患者では血清AST/ALT値が100〜200 IU/Lの持続高値を示すことが多い.自覚症状は全身倦怠感，易疲労感等が多いが，ALT/AST値が100以下ではなんら臨床症状がないことも多い.他覚症状では，肝腫大，脾腫などがあるが，肝硬変に移行する時期になるとクモ状血管腫，手掌紅斑，血小板減少(<10万/mm^3)が生じる.慢性肝炎の病理的な進行度の評価には，新犬山分類(1996)が用いられており，慢性肝炎を炎症のステージで4段階($A_{0〜3}$)に，線維化の程度で5段階($F_{0〜4}$)に分類している.炎症，線維化の強い患者は肝硬変へ進行する危険が高い.

治療戦略
① 特異的なワクチンによる感染防御
② 抗ウイルス薬の投与によるウイルス増殖の抑制
③ ウイルス曝露後の中和抗体(免疫グロブリン)投与
④ 自覚症状軽減を目標とした非特異的治療
⑤ ウイルス曝露機会の回避

安静→治療戦略④

【臨床】急性ウイルス肝炎に対する安静の有効性を証明した研究はないが，食欲不振，全身倦怠感が強い時期には安静を勧める.

食事療法→治療戦略④

【臨床】嘔気などが強い時期には食事による栄養摂取ができないのでグルコースを主体とする輸液により一時的に栄養補給を行うことも多い.急性肝炎の回復期に至れば，高蛋白，高カロリー食を行う.

生水・生もの摂取回避，手洗い励行→治療戦略⑤

【臨床】HAVやE型肝炎ウイルスは経口感染するため，これらのウイルスの蔓延地域に旅行する場合などには加熱していない食品(魚介類，果物)や生水の摂取を避け，手洗いの励行等の衛生への注意を行う.国内で集団施設内や家族にこれらの肝炎が発症した場合にも同様の注意が必要である.

肝炎ワクチン投与→治療戦略①

【代表薬】
乾燥組織培養不活化A型肝炎ワクチン(エイムゲン®，乾燥

A型肝炎ワクチン®)
組換え沈降B型肝炎ワクチン(ビームゲン®,ヘプタバックス-II®)

【臨床】1995年から不活化HAVワクチンが利用できるようになった．HAV蔓延地域に滞在する場合にHAVに対する抗体検査で抗体力価が陰性であれば，2〜4週間隔で2回皮下投与し，その後24週後に追加投与をする．90％以上の接種者で中和抗体が生じる．HBs抗原，HBe抗原陽性のHBVキャリア妊婦から生まれた新生児に対しては免疫グロブリンとHBVワクチンを投与する．この母子感染対策により新生児キャリア発症数は1970年代の年間6,000〜7,000人から，1990年代には年間400人以下へと著明に減少した．1997年の調査では低年齢者でのHBVキャリア率は0.05％まで低下し，HBVによる肝癌発症も低下した．医療従事者は針刺し事故などによるHBV感染等のハイリスク者であるので遺伝子組換えHBVワクチンを接種すべきである．前後3回投与すると95％の高率で中和抗体が獲得される．免疫抑制状態の患者ではワクチンの接種による抗体陽性率が低下することがあるので注意が必要である．一時米国でHBVワクチンなどに微量に添加されている防腐剤であるチロメサールに含有される水銀と，自閉症などの健康被害との関係が疑われたため，HBVワクチンはチロメサール添加量を従来製品(0.1 mg)の10分の1以下(0.01〜0.0025 mg)とした製品に置き換えられた．ただし，その後の大規模なコホート研究では，ワクチン製剤中の水銀と精神神経疾患との関係は確認されなかった(N Engl J Med, 2007)．

免疫グロブリン投与→治療戦略③

【代表薬】
人免疫グロブリン(ガンマグロブリン®)
抗HBs人免疫グロブリン(乾燥HBグロブリン®，抗HBs人免疫グロブリン®，ヘプトセーラ®，ヘブスブリン®)
乾燥ポリエチレングリコール処理抗HBs人免疫グロブリン(ヘブスブリン-I®)

【臨床】A型肝炎に対しては，感染源との明らかな接触前，または潜伏期の初期にHAV中和抗体を含む免疫グロブリンを投与すると80〜90％の感染成立防止効果がある．発症後の投与は無効である．HAVの流行地域に旅行または滞在する場合には，3カ月以内なら免疫グロブリンの1回投与が勧められる．抗HBsグロブリンはHBs抗体力価の高い献血血清から得られた免疫グロブリン製剤で，HBVワクチン未接種者がHBV陽性血液で汚染された針刺し事故を生じた場合にはHBVワクチンと併用する．免疫グロブリン製剤は蛋白製剤であるので，アレルギー反応が生じることがある．

インターフェロン療法→治療戦略②

【代表薬】
インターフェロンアルファ(スミフェロン®)
インターフェロンアルファ-2b(イントロンA®)
インターフェロンベータ(IFNβ®，フエロン®)
インターフェロンアルファコン-1(遺伝子組換え)(アドバフェロン®)
ペグインターフェロンアルファ-2b(遺伝子組換え)(ペグイントロン®)
ペグインターフェロンアルファ-2a(遺伝子組換え)(ペガシス®)

【作用機序】インターフェロンの抗ウイルス作用は，感染細胞内の2-5 AS(2',5'オリゴアデニル酸合成酵素)を誘導し，不活性型のRNAaseを活性化して，ウイルスmRNAを分解する機序でウイルスの蛋白合成を阻害すると考えられている．インターフェロンアルファコン-1は，多種ある天然型インターフェロンの分子種で共通しているアミノ酸配列を選び出し，遺伝子組換え技術で人工的に作成したインターフェロンである．ペグインターフェロンは，インターフェロン分子に高分子のポリエチレングリコール(PEG)を共有結合させたもので，インターフェロンの血漿半減期を著しく延長させた製剤である．ペグインターフェロンアルファ-2bは分子量12Kダルトンの直鎖PEGに結合させており，半減期は22〜60時間であるが，ペグインターフェロンアルファ-2aは，分子量40Kダルトンの分枝鎖PEGに結合させており，半減期はさらに延長して60〜90時間である．

【臨床】慢性HBVキャリアで，HBs抗原陽性，HBe抗原陽性，HBV-DNAポリメラーゼ陽性例はウイルス増殖が特に活発で，感染性が高く，長期予後も悪いため，インターフェロン(IFN)療法の対象となる．HBVに対してはインターフェロンの投与によるウイルスの完全な排除は困難なので，ウイルス増殖の低下と肝炎の鎮静化が現実的な目標である．臨床検査でのゴールはHBe抗原の陰性化とHBe抗体の出現(セロコンバージョン：SC)である．インターフェロンアルファまたはベータを500万〜600万単位/日を2〜4週連日投与し，その後週3回で4〜6カ月投与する．投与中は患者の免疫賦活により肝炎が一時的に増悪する所見(AST/ALT上昇等)を示すので注意が必要である．治療終了後6カ月の時点で15％の患者でセロコンバージョンが期待できる．日本ではHBV治療にペグインターフェロンの適応はないが，海外での臨床試験ではペグインターフェロンの効果は従来型のインターフェロンに勝るとするデータがある．また，HBe抗原陽性または陰性のHBV患者の治療効果においてペグインターフェロン単独療法はラミブジン単独療法よりも優れており，ペグインターフェロンとラミブジンを併用しても効果は増加しないことが報告されている(N Engl J Med, 2005)．2008年度からHBV治療

のインターフェロンにも自己注射が認められる予定である．最近，ラミブジンの他にも，アデホビル，テノホビルがHBV治療に使用可能となった（次頁参照）．

慢性HCV感染治療の目的はHCVの完全な排除である．IFNαまたはβを300万〜900万単位/日を1〜2週間連続投与し，以後隔日で6カ月の投与を行う．投与量が多いほど，治療時にウイルス量（血液中HCV-RNA量の定量値）が低いほど，また罹病期間が短いものほど有効率が高い．2002年に，それまで6カ月以内に制限されていたHCV慢性肝炎への従来型インターフェロンの保険適用期間が撤廃された．また，インターフェロンアルファを高分子のポリエチレングリコール（PEG）に結合させ消失半減期を延長させ週1回投与が可能となった製剤（ペグインターフェロン）が市販され，投与期間も12カ月まで可能となっている．さらに，2005年からはインターフェロンの患者の自己注射が可能になった．

HCVは世界全体で10種以上の遺伝子型が存在すると考えられるが，わが国に存在するのはそのうち主として1b(70％)，2a(20％)，2b(10％)の3タイプである．ウイルスの遺伝子型とインターフェロンの抗ウイルス効果には強い関係があり，日本人に多い1b型でかつHCV-RNA量がアンプリコア法で100 KIU/mL以上の例では有効率が特に低い（約10％）．一方，2aまたは2b型では従来型のインターフェロン製剤によるウイルス排除率は70％以上である．初回治療では，インターフェロン投与開始後，大部分の患者で速やかにAST/ALTが減少し，HCV-RNAが消失する．しかし，インターフェロン中止後，再発するものが多いため，最終的なウイルス排除効果〔持続的ウイルス陰性化（SVR）〕は治療終了6カ月後に判定する．ペグインターフェロンは週1回の皮下投与で治療が可能であるだけでなく，HCV排除効果で従来のインターフェロン製剤の約2倍の効果が期待できる（N Engl J Med, 2000）．また，2種類のペグインターフェロン製剤間での比較については，半減期のより長いペグインターフェロンアルファ-2aとリバビリンとの併用療法が，ペグインターフェロンアルファ-2bとリバビリンとの併用療法よりも治療終了6カ月でのHCV排除率で勝るとする報告がある（N Engl J Med, 2002）．最近の海外からの報告ではインターフェロンの効果が大きいジェノタイプ2または3の患者では，ペグインターフェロンアルファ-2bとリバビリンとの併用療法の治療初期にHCV-RNAの陰性化が見られる場合には標準的な24週よりも短い12週の治療でウイルス排除効果に同等の成績が得られるとされている（N Engl J Med, 2005）．以上の結果から，現時点での標準的HCV治療は，2004年の米国肝臓病学会のガイドラインでは，ジェノタイプ1の患者にはペグインターフェロンアルファとリバビリン（体重<75 kgなら1,000 mg/日，それ以外は1,200 mg/日）の48週間併用，ただし投与12週目でHCV RNAが消失しなければ中止とし，ジェノタイプ2または3の患者では同じ組み合わせで24週間，リバビリンは800 mg/日としている．2006年の厚生労働省研究班のガイドラインでは，難治性のジェノタイプ1bで高ウイルス量（>100 KIU/mL）の患者にはペグインターフェロンアルファ-2bとリバビリンの併用を48週を推奨している．ジェノタイプ1bの患者でも低ウイルス量の場合には，従来型のインターフェロン24週間またはペグインターフェロンアルファ-2aの24〜48週間投与を推奨している．難治例のジェノタイプ1bでかつ高ウイルス量患者で比較すると，従来のインターフェロン単独投与6カ月間ではウイルス排除率は5％前後であるが，インターフェロンアルファコン-1では17％，従来型インターフェロンとリバビリンとの併用では約30％，ペグインターフェロンのみを1年間では16％，ペグインターフェロンとリバビリンの併用1年間では40〜50％とされている．一方，応答性のよいジェノタイプ2または3の高ウイルス量患者ではペグインターフェロンアルファ2bとリバビリンの併用を24週間投与し，低ウイルス量患者では従来のインターフェロン製剤を8〜24週間またはペグインターフェロンアルファ2aを24〜48週間投与することが推奨されている．インターフェロン療法によるHCV感染症の長期予後への効果については，最近日本の複数のグループのコホート研究あるいは後方視的研究で，インターフェロン治療を受けた患者の肝癌発症率は受けなかった患者と比較して約50％低下するとの報告がある．

インターフェロンの副作用には，ほぼ必発の症状として，発熱，白血球減少，血小板減少，脱毛，全身倦怠感等があり，まれであるが重大な副作用として，うつ状態（2.5％）と自殺企図，自己免疫性甲状腺疾患（機能亢進および低下のいずれも），糖尿病の悪化，眼底出血等がある．小柴胡湯との併用で間質性肺炎が多数発現したため，両薬の併用は禁忌となったが，単独投与でも生じることがあるので注意が必要である．

抗HBV・HCV薬→治療戦略②

【代表薬】
ラミブジン（ゼフィックス®）

アデホビルピボキシル（ヘプセラ®）

エンテカビル（バラクルード®）

リバビリン（レベトール®）

【作用機序】〈抗HBV薬〉ラミブジンは，シチジン誘導体である2'-deoxy-3'-thiacytidineの(−)体の光学異性体である．同薬の(−)体異性体は(+)体と同等の抗ウイルス活性を有し，かつ毒性が低いため，臨床的に使用される剤形では(−)体のみが含有されている．ラミブジンは，細胞内に取り込まれると他の核酸と同様にリン酸化され，活性体であるラミブジン3リン酸に変換される．HBVは不完全なDNA2本鎖をもつウイルスであるが，その増殖過程は特殊であり，HBVのDNAを鋳型として外殻とHBs抗原蛋白を合成する経路と，mRNAからプレゲノムRNAを合成し，それを鋳型として逆転写酵素により(−)DNA鎖を合成し，さらにそれを鋳型として感染性のある不完全2本鎖DNAを有するウイルス粒子とHBe抗原を合成するepisomal経路からなる．ラミブジンはウイルスの逆転写反応においてDNA鎖へのデオキシシチジン3リン酸(dCTP)取り込みを競合的に阻害する．実際ラミブジンは，この作用を利用して，抗HBV薬として用いられる以前に抗HIVウイルス薬(エピビル®)として使用されていたのである．また，ラミブジンはDNAポリメラーゼの基質としてウイルスDNA鎖の伸張反応でDNA鎖に取り込まれると，ラミブジン-5'-3リン酸には次のヌクレオチドとの結合に必要な3'位のOH基を欠くためDNA鎖伸長を停止させ，抗ウイルス作用を発揮する．

アデホビルは非環状ヌクレオチド構造をもつアデニン誘導体である．アデホビルの経口吸収率を改善するためにピボキシル基と結合したプロドラッグの形で投与されるが，吸収後は消化管および肝臓で速やかに加水分解し，活性体のアデホビルとなる．作用機序はラミブジンと同様である．アデホビルは細胞内でリン酸化され，HBV-DNAポリメラーゼを選択的に阻害することによりHBV-DNAの複製を阻害する．また，基質としてDNAに取り込まれ，DNA鎖伸長反応を遮断することによりHBV-DNAの複製を阻害する．エンテカビルはグアノシン誘導体であり，ラミブジンおよびアデホビルと類似の作用機序をもつ．

〈抗HCV薬〉リバビリンは，単独での抗HCV作用は弱いが，ペグインターフェロンと併用すると抗ウイルス作用が増強する．ウイルスの核酸合成過程の抑制作用，RNAウイルスに変異を生じウイルスのゲノムを不安定にする作用，Th1/Th2バランスをTh1優位にすることにより細胞性免疫を高めるなどの作用が想定されている．

【臨床】〈HBV治療〉ラミブジンは，慢性HBV感染者で，HBV-DNA陽性，DNAポリメラーゼ陽性，HBe抗原陽性の患者に使用される．この薬物は慢性HBV感染の治療を変えた．特に，画期的であったのは，Liaw Y-Fらの，長期のラミブジン治療は慢性HBV肝炎患者の肝硬変症による死亡率と肝細胞癌発症を有意に低下させるとの報告であった(N Engl J Med, 2004)．ラミブジン1日100 mgを1年間投与すると，血液中HBVのDNAは90％以上の患者で消失し，70％以上でALT/ASTの正常化が，さらに16％でHBe抗原のセロコンバージョンが生じる．ただし，25％前後の患者で投与中止後にはウイルス増殖の亢進により肝酵素値の悪化を示し，時に非代償的な肝不全を生じる．したがって一度治療を開始すると中止が困難である．ラミブジンの利点は95％の患者が1年間の治療を完遂できるほど副作用が少ない点である．ラミブジンの経口吸収は食事に影響されず良好であるが，主要な消失経路は腎排泄であるので，中等度以上の腎障害で投与量を半減する必要がある(添付文書参照)．肝機能低下によるラミブジンの体内動態への影響はない．ラミブジンの問題点は，長期投与中にしばしばHBVウイルスの逆転写酵素のYMDDモチーフ変異による薬剤耐性が生じることである．1年間の投与で15〜25％，4年間の投与で70〜80％の患者で耐性株が出現し効果が失われる．ラミブジンの腎排泄には尿細管トランスポーターによる能動排泄の関与が大きいため，同一経路のST合剤と競合的な排泄阻害を起こし血中濃度が40％前後増加する．副作用で重要なものは，嘔気，下痢などの消化器症状(20〜30％)，貧血，白血球減少，皮疹(10％)，肝障害，膵炎(成人では0.3％前後だが，小児では15％に出現する)，頭痛，傾眠，乳酸アシドーシスなどである．

アデホビルの耐性ウイルス発現はラミブジンより少な

いが，4年間の投与で15〜20％の患者で耐性株が出現する．ラミブジン耐性株はアデホビルには感受性があるため，現在の臨床適応はラミブジン投与中に変異 HBV 出現のために，ウイルスの再増殖が認められた場合にラミブジンと併用する場合に限られる．腎消失型の薬物であり，特に腎尿細管での有機アニオントランスポーター（OAT 1）が関与するので，腎機能障害患者での減量とトランスポーターでの競合阻害に基づく相互作用に注意が必要である．副作用としては，腎障害（血清クレアチニンの変動が13％で認められる），乳酸アシドーシス，脂肪肝などがある．

　慢性 HBV 感染患者に対してエンテカビルを48週間投与すると，HBe 抗原陽性者の67％，HBe 抗原陰性者の90％で血液中の HBV-DNA レベルが検出不能まで低下する（N Engl J Med, 2006）．この成績はラミブジン，アデホビルに勝る．HBe 抗原陽性者に対して同様のプロトコールで得られた他薬の成績は，ラミブジンで36％，アデホビルで21％，ペグインターフェロンで25％，プラセボで0％であった．HBe 陰性患者に対しては，ラミブジンで72％，アデホビルで51％，ペグインターフェロンで63％，プラセボで0％であった．また，HBV の耐性も生じた報告はほとんどない．このため厚生労働省の B 型慢性肝炎の治療ガイドラインでは35歳以上の患者ではエンテカビルが第1選択とされている．副作用は少なく，臨床試験の副作用脱落率は1％である．頭痛，疲労感，めまいなどが主なものである．

　これらの抗 HBV 薬は，HBV 増殖を抑制し，肝炎を鎮静化させ，ALT/AST を正常化するが，HBV を排除できない．これらの抗 HBV 薬治療でウイルスが排除され HBs 抗原が陰性化することはまれ（<2％）であり，20％前後の患者では HBe 抗原が陰性化するが，大多数の患者では薬物投与の中止後 HBV 増殖が再発し，時には致命的な重症化に至ることもあるので，投与を終了するのは困難で，中止する場合には最低4カ月間にわたり2週間毎に肝機能をモニターする必要がある．

<HCV治療> インターフェロンと併用されるリバビリンは腎消失型薬物であるので腎機能低下者と高齢者では減量または中止が必要である．体重によっても投与量の補正が必要である．副作用としては，貧血，白血球・血小板減少，抑うつ，糖尿病の悪化，脱毛，皮膚症状（かゆみ，紅斑など）が問題となる．また，催奇形性があるため妊婦では禁忌である．

ステロイド離脱療法→治療戦略②

【代表薬】
プレドニゾロン（プレドニン®，プレドニゾロン®）

【臨床】ステロイド離脱療法は，HBe 抗原陽性の慢性 HBV 患者の ALT 上昇期にプレドニゾロンを40 mg から20 mg に減量しながら約6週間投与した後に急激に中断すると，ステロイド投与中に抑制されていた免疫系の賦活が起こりセロコンバージョンを起こすとの理論に基づく療法である．しかし，ステロイド中止後の肝炎増悪が過剰に生じ，ときに劇症化することもあるので経験のある医師のみが慎重に行うべき方法である．1年後のセロコンバージョン率は50％とされる．

肝庇護療法→治療戦略④

【代表薬】
強力ネオミノファーゲンシー®

【作用機序】強力ネオミノファーゲンシー（stronger neominophagen C: SNMC）は licorice（甘草）の抽出液で，グリチルリチン，グリシン，システインを含む．小規模ではあるが日本で行われた前向き無作為化対照試験で，SNMC の投与が血清 ALT を低下させ，肝組織の炎症所見を改善することが報告されている．

【臨床】インターフェロンや抗ウイルス薬等のウイルス増殖抑制あるいは排除治療が無効の患者や合併病態などのために実施できない患者で適応となる．高用量では，偽アルドステロン症，低カリウム血症，ミオパチーを生じるので漫然と投与しないよう注意が必要である．

ウルソデオキシコール酸→治療戦略④

【代表薬】
ウルソデオキシコール酸（ウルソ®）

【作用機序】慢性肝障害病態におけるウルソデオキシコール酸の肝庇護作用の詳細な機序は不明である．しかし，この胆汁酸は内因性の胆汁酸（ケノデオキシコール酸，リソコール酸など）よりも細胞毒性が低いことから，長期に投与すると体内の胆汁酸プールが毒性の低いこの胆

汁酸で置き換えられ、肝障害が軽減されると推測されている．

【臨床】ウルソデオキシコール酸は胆石溶解および原発性胆汁性肝硬変に対しては多くの質の高い論文があり、国際的にも適応が認められている．しかし、ウイルス性慢性肝炎に対する質の高い論文は少なく、肝細胞逸脱酵素(ALT/AST)改善効果は示唆されるものの組織像の改善効果、肝硬変の進展の遅延化および死亡率の低下を支持するデータはない．

漢方薬→治療戦略④

【代表薬】
小柴胡湯(ショウサイコトウ)，茵蔯五苓散(インチンゴレイサン)，柴苓湯(サイレイトウ)，小建中湯(ショウケンチュウトウ)

【臨床】日本では4種の漢方薬に対して慢性肝炎への保険適応が承認されている．いずれの薬物も詳細な作用機序は不明である．最近のメタ解析の結果では、方法論的に世界標準の治験の基準に準拠した臨床試験はほとんどなく、効果を保証する十分なデータがないとされている．また、小柴胡湯では治療中に特にインターフェロンとの併用で間質性肺炎を生じる例が報告されたため、インターフェロンの併用、肝硬変や肝細胞癌の患者、慢性肝炎で血小板数が10万/mm³以下の患者では禁忌となっている．

瀉血→治療戦略④

【臨床】セルロプラスミンやフェリチン遺伝子の異常により、体内組織(肝臓，膵臓，精巣など)に鉄が異常に蓄積するヘモクロマトーシスの病態では、生体内物質の代謝反応や酸化ストレスより鉄を触媒として発生する活性酸素種ラジカルが過剰に産生されるため、組織障害を生じ肝硬変や慢性膵炎を発症するとされている．慢性肝炎でも肝臓中の貯蔵鉄が増加しており組織障害に関係しているとの仮説に基づいて、食事中の鉄摂取の制限(1日6 mg以下)や長期の瀉血療法を標準的な抗ウイルス治療に反応しない患者に対して推奨する意見がある．瀉血療法により血清ALTの低下作用が認められるため2006年からこの治療法はC型慢性肝炎に保険適応が承認された．しかし、肝硬変への進展抑制や肝細胞癌の発症の予防等については今後のデータの蓄積が必要と考えられる．

日常生活上の注意→治療戦略③

【臨床】HBe抗原陽性のHBVキャリアは感染性の高い血液をもつので、血液や血液の付着物は自分で処理し、髭そり、歯ブラシ、タオル等の日用品は他人との共用を避けるよう指導する．このような注意を守れば日常生活で感染の危険はほとんどなく、社会生活に制限はない．HBe抗原陰性の患者は感染性がより低く、HCVキャリアではさらに感染性が低いのでHBe抗原陽性HBV患者に準じた指導でよい．

35. 貧血

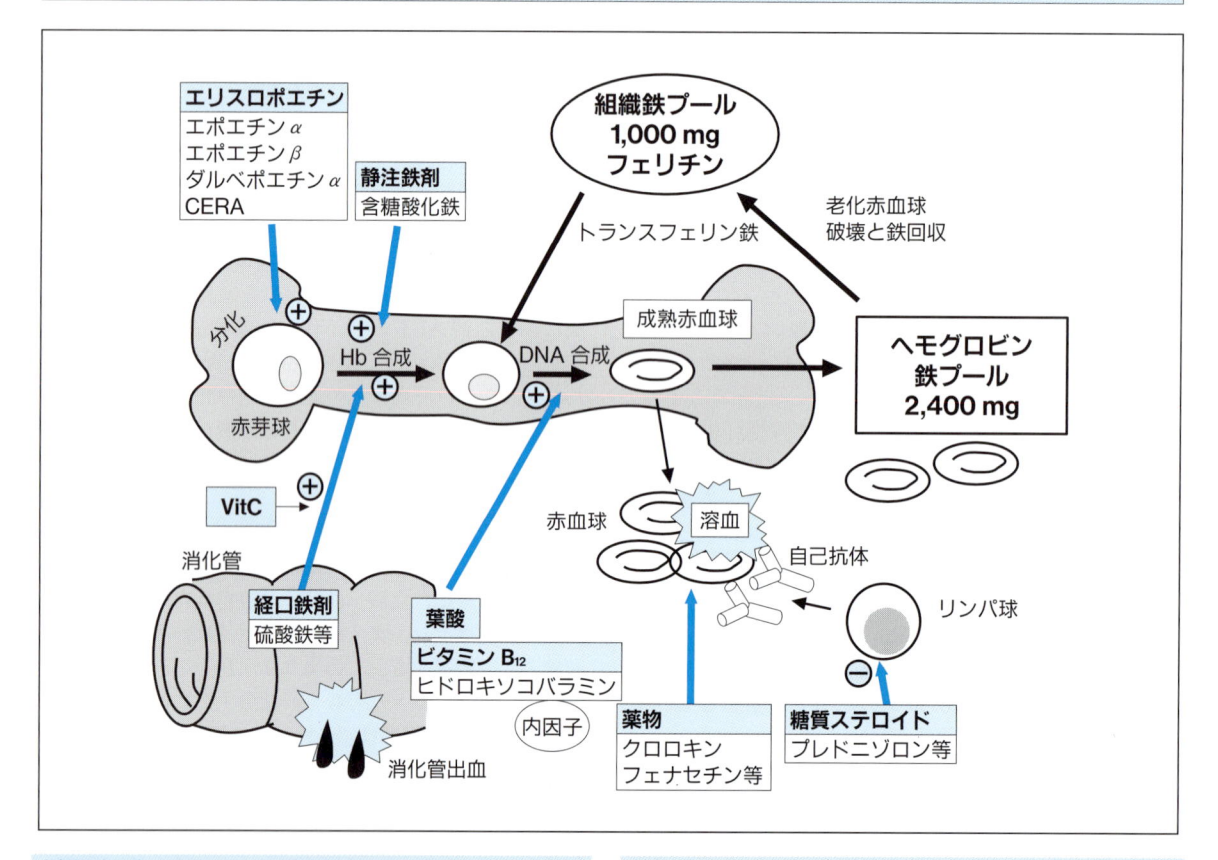

エリスロポエチン
エポエチンα
エポエチンβ
ダルベポエチンα
CERA

静注鉄剤
含糖酸化鉄

組織鉄プール
1,000 mg
フェリチン

トランスフェリン鉄

老化赤血球破壊と鉄回収

分化

赤芽球

Hb 合成　DNA 合成　成熟赤血球

ヘモグロビン鉄プール
2,400 mg

VitC

消化管

経口鉄剤
硫酸鉄等

葉酸
ビタミン B₁₂
ヒドロキソコバラミン

（内因子）

消化管出血

赤血球　溶血　自己抗体　リンパ球

薬物
クロロキン
フェナセチン等

糖質ステロイド
プレドニゾロン等

〔病態生理〕血清の酸素溶解度は極めて低いため，血液中の酸素運搬は主として酸素との親和性が高い赤血球のヘモグロビン（血色素，Hb）により担われている．Hbは鉄を含む蛋白で，550 nm 付近に吸光極大を有するため肉眼的には赤く見え，血色素と呼ばれる．Hbと酸素との結合親和性は動脈血の酸素分圧下ではほぼ飽和しているが，静脈血および末梢組織の分圧（<40 mmHg）では急激に低下する特性がある．肺胞内の吸気から拡散した酸素は肺胞毛細血管内の赤血球 Hb と飽和するまで結合し，末梢組織へと運搬されるが，末梢組織で酸素分圧が下がると酸素を遊離し，組織に酸素を供給する．このような Hb の可逆的酸素結合能は Hb 分子中に配位したヘム鉄原子が担っている．したがって，鉄は機能的 Hb 合成に不可欠である．ヒトの体内には 3～4 g の鉄が存在するが，その約 2/3 は赤血球の Hb に含有されており，1/3 が組織中にフェリチン等と結合して保存されている．貧血の原因には，失血（外傷，消化管病変等），赤血球分化の障害（エリスロポエチン分泌低下，鉄，葉酸，ビタミン B₁₂ 等の欠乏），赤血球崩壊の亢進（遺伝性異常 Hb 症，自己免疫性溶血性貧血）がある．赤血球の Hb 量が低下すると，皮膚，粘膜（特に眼瞼結膜），爪床は蒼白化し，末梢組織の長期の酸素欠乏状態により疲労感，頭痛，集中力の低下，運動時の息切れ，頭痛，めまい等が生じる．組織の酸素不足を代償するため，心臓は特に運動時に頻拍となり動悸を生じる．また，鉄欠乏性貧血では組織鉄の欠乏により舌乳頭の萎縮，口角炎，爪の変形（匙状爪）が，溶血性貧血では黄疸，胆石等の臨床症状が出現する．

老化した赤血球が脾臓等でマクロファージに取り込まれ分解されると，Hb から鉄が回収され Hb の合成に再利用される．生理的状態における鉄の体内動態はほとんど閉鎖系であり，腸管上皮，皮膚細胞等の脱落とともに体外に失われる鉄は 1 日当たり約 1 mg（体内総量の 0.03%）にすぎない．したがって，鉄欠乏性貧血を呈する患者の治療では治療に先立ち常に潜在的な失血の原因（消化性潰瘍，消化管悪性腫瘍等）を徹底的に検索する必要がある．鉄は十二指腸から小腸上部で摂取量の約 10 % が吸収されるにすぎない．したがって，健康な成人男子の食事摂取基準（2005 年から従来の栄養所要量に代わって栄養素摂取の基準値を表わす用語となった）における推奨摂取量は成人男性で 7.5 mg/日である．一方，身体的成長期にある小児の体重当たりの鉄必要量は成人よりも高い（6 歳児で 6.5 mg/日）．また，妊娠可能年齢の女性は月経により月平均 20～140 mL の血液（鉄として

約30 mg)を失うため，鉄の必要量は男性より多く10.5 mg/日である．妊娠中の女性に対する食事摂取基準での推奨量は同年代の非妊娠女性の値に13 mg/日を加える．

葉酸やビタミンB_{12}は細胞内の核DNA合成反応の補酵素として重要である．両因子の欠乏は，特に細胞回転の速い骨髄の造血組織で強い影響を示し，骨髄には正常に分裂・成熟できない赤血球系の未成熟細胞が出現する(巨赤芽球性貧血)とともに，大球性細胞のまま血液に流出するため，平均赤血球容量が大きい(MCVは時に120 fLに達する)大球性貧血を呈する．また，消化管粘膜上皮細胞の萎縮により，舌炎(発赤)と舌乳頭の萎縮(平坦化)が生じる．また，ビタミンB_{12}は神経鞘のミエリン形成に必要であるため，この因子の長期欠乏は末梢神経障害(両下肢の振動覚の消失)，脊髄の脱髄等を生じることもある．経口摂取されたビタミンB_{12}は胃壁細胞から分泌される糖蛋白である内因子と結合し，複合体を形成して消化酵素による分解を免れ，回腸末端部の粘膜刷子縁に発現している内因子受容体との結合を介して体内に吸収される．ビタミンB_{12}欠乏症の原因は，胃粘膜萎縮により内因子の分泌低下を生じる悪性貧血，胃切除(潰瘍・癌による)，回腸末端切除(クローン病等のため)などが多い．時に，寄生虫(広節裂頭条虫：サナダムシ)感染によりビタミンB_{12}の吸収障害が発症することもある．また，巨赤芽球性貧血は，細胞のDNA合成阻害の作用を有するいくつかの抗癌剤〔フルオロウラシル(5-FU)，ヒドロキシウレア，シトシンアラビノシド(Ara-C)等〕の投与に際しても生じる．

アルコール多飲は葉酸の代謝と吸収を阻害するため葉酸欠乏を起こす原因となる．全身の葉酸貯蔵量は約70 mgであり，その1/3が肝臓に存在する．1日必要量は50〜100 μgなので，肝臓の貯蔵量は食事からの供給がなくなるとわずか2〜4カ月しかもたない．慢性アルコール依存患者では食事性葉酸摂取も不足するため，しばしば赤血球の大球性変化が認められる．抗痙れん薬(フェニトイン，プリミドン等)，経口避妊薬を長期服用する患者でも葉酸の吸収阻害が生じる．また，抗腫瘍薬メトトレキサート，サルファ系化学療法剤トリメトプリム・スルファメトキサゾール(ST合剤)では葉酸代謝阻害のため葉酸欠乏症状として大球性貧血が生じることがある．

赤血球膜を酸化ストレスから保護する還元因子(NADH, NADPH, グルタチオン等)を産生する解糖系等の酵素(グルコース-6-リン酸脱水素酵素，ピルビン酸キナーゼ等)活性が遺伝的に欠損する変異を有する患者では，感染，食事性因子，薬物またはその代謝体が血球内で通常よりも多量の酸素ラジカルまたは活性酸素を生じ膜にダメージを与えると，間欠的に急激な溶血が生じる．また，Hb遺伝子の遺伝的変異のため，不安定な異常Hbが生じる鎌形赤血球貧血等でも，血球が変形し溶血を生じやすくなる病態が知られている．後天的な溶血性貧血の多くは自己免疫的機序により，自己の赤血球膜上の抗原(Rh抗原等)に対して抗体が産生され溶血反応が起きる病態である．時に，薬物が原因となりこのタイプの病態を起こすことがある．降圧薬メチルドパ，抗菌薬ペニシリン，セファロスポリン系薬物で頻度が高い．

腎臓からは赤血球系細胞の増殖因子であるエリスロポエチンが分泌されている．特に組織の酸素分圧が低下すると分泌が亢進する．腎不全患者でクレアチニン・クリアランスが45 mL/分以下となるころから，エリスロポエチンの分泌低下が生じるため，鉄剤に反応しない腎性貧血が発症する．

治療戦略

① 出血の原因疾患治療
② 鉄補充
③ 造血ビタミン補充
④ 造血ホルモン(エリスロポエチン)投与
⑤ 免疫的な赤血球膜傷害の抑制

経口・静注鉄剤→治療戦略②

【代表薬】
〔経口剤〕

硫酸鉄(フェロ・グラデュメット®，スローフィー® など)
フマル酸第一鉄(フェルム®)

$$\left[\begin{array}{c}{}^{-}OOCCH\\ \parallel\\ CHCOO^{-}\end{array}\right]Fe^{2+}$$

〔静注剤〕

含糖酸化鉄(フェジン®)
コンドロイチン硫酸・鉄コロイド(ブルタール®)

【臨床】透析患者の腎性貧血治療などを除いて鉄欠乏性貧血の治療は原則として経口的鉄剤で行う．鉄の静注投与は効果の点で経口療法に勝らず，時にアナフィラキシー反応等の副作用を伴う．内服用の鉄製剤には種々の剤形があるが，製剤間での吸収率等の点で優劣はない．どの鉄剤でも鉄含量に換算して1日100〜200 mgを食事間に投与する．鉄剤による副作用は悪心，嘔吐，下痢等の消化器症状であるが投与量依存であり，出現した場合には減量により緩和できる．鉄剤投与開始後約1週間で網状赤血球が上昇し，次いでHb濃度が上昇する．鉄剤の投与はHb濃度が正常化した後も，組織貯蔵鉄量を十分に補充するまで3〜6カ月継続する必要がある．組織貯蔵鉄の最も正確な指標は血清フェリチン濃度である．正常値は20〜200 μg/Lであるが鉄欠乏性貧血では15 μg/L以下に低下する．ただし，フェリチンは炎症性病変で増加するので炎症性疾患を合併する場合には信頼できる指標とならない．鉄欠乏性貧血では血清鉄が減少し，総鉄結合能(主としてトランスフェリン)は上昇するが，

これらの値は必ずしも貯蔵鉄の正確な指標にはならない．

アスコルビン酸(ビタミンC)(500 mg)を経口鉄剤と併用すると鉄の吸収を高める．一方，テトラサイクリンや水酸化アルミニウムを含む制酸剤(マーロックス®等)の併用は，鉄と錯体(キレート)を形成し吸収を阻害するので，併用が必要な場合には両者の投与間隔を2時間以上開けるべきである．緑茶やコーヒー，紅茶に含有されるタンニン酸は鉄と不溶性の塩を形成し鉄の吸収を阻害するとする添付文書上の記載があるが，鉄欠乏性貧血患者で実施された臨床試験ではHb濃度の増加は禁茶の有無により影響されないので，鉄剤と上記飲食物との併用はいたずらに禁止されるべきでない．

静注鉄剤の投与が必要となるのは，経口剤による消化器副作用が極めて強い患者や，鉄吸収障害の病態がある患者，経口剤の服薬指示が守れない患者等である．静注用鉄剤の投与後にはまれに悪心，嘔吐，蕁麻疹，発熱，ショック等の副作用発現が報告されている．また，安易な静注鉄剤の長期投与は医原性の組織鉄過剰症(ヘモクロマトーシス)を招く危険があるので注意が必要である．

造血ビタミン補充→治療戦略③

【代表薬】

〔ビタミン B_{12}〕

ヒドロキソコバラミン酢酸塩(フレスミンS®)

シアノコバラミン(ビタミン B_{12} 注Z®)
メコバラミン(メチコバール®，カロマイドMe®など)

〔葉酸〕

葉酸(フォリアミン®)

【臨床】ビタミン B_{12} の消化管吸収には，胃の壁細胞から分泌される，内因子が必要である．内因子はビタミン B_{12} と結合し，回腸末端まで到達すると粘膜細胞の内因子受容体と結合し効率的に細胞内に吸収される．生体が必要とするビタミン B_{12} 量はごくわずか(0.5～1 μg/日)

であり，ビタミン B_{12} の総体内貯蔵量2～5 mg(主として肝臓)は5～10年分の必要量に相当する．したがって，ビタミン B_{12} 欠乏症は吸収障害の原因(胃全摘手術等)が発生してから数年を経て忘れたころに発症する．治療に際してはビタミン B_{12} の1 mg筋注を週2～4回貧血が改善するまで行い，その後組織貯蔵量を回復させるため1年間は月1回投与し，以後は3カ月ごとに終生投与を続ける．強度のビタミン B_{12} 欠乏患者に誤って葉酸を投与すると貧血は改善傾向を示すが神経組織で必要なビタミン B_{12} が造血に使われるため神経障害が急激に進行する場合があるので注意が必要である．

葉酸欠乏による巨赤芽球性貧血は葉酸を2～3週間1～2 mg/日投与することで枯渇した葉酸の組織貯蔵量を充足できる．

エリスロポエチン→治療戦略④

【代表薬】

エポエチンアルファ(エスポー®)
エポエチンベータ(エポジン®)

【臨床】腎不全患者の貧血治療は鉄剤投与のみでは不可能であり，遺伝子組換えヒト・エリスロポエチン製剤の投与が必須である．血液Hb濃度が10 g/dL以下となった場合にはエリスロポエチン製剤の3,000単位を週3回程度投与すると10日目前後から赤血球増加効果が発現する．貧血が改善すれば維持量として1,500～3,000単位を週2～3回投与する．透析患者におけるエリスロポエチンによる貧血改善の目標は最良の生命予後を得るためにヘマトクリット値で33～36％，Hb値で11～12 g/dLとされている．ただし，過剰な速度でHb値が上昇すると，血液粘度の上昇により透析患者の動静脈シャントの閉鎖，高血圧，血栓症等の危険が高まる．また，エリスロポエチンの効果を最大限に発揮するために，治療前に患者の鉄貯蔵量をフェリチン濃度測定により評価し，鉄欠乏状態にあれば鉄剤投与を並行して行う．エリスロポエチン治療により腎不全患者の輸血の必要はほとんどなくなった．エリスロポエチンのアミノ酸を遺伝子改変し，体内での消失半減期を従来製剤の4～8時間から24時間に延長したダルベポエチンアルファが2007年から発売され，週1回の投与が可能となっている．2007年末に，さらに長い半減期(130時間)をもち1カ月1回の投与が可能な持続的エリスロポエチン受容体活性化Mircera(methoxy polyethylene glycol-epoetin beta)が欧州で認可された．

副腎皮質ステロイド→治療戦略⑤

【代表薬】

プレドニゾロン(プレドニン®, プレドニゾロン®)

【臨床】 一般に自己免疫性溶血性貧血は，徐々に発症し，進行性の貧血と黄疸(間接ビリルビンが上昇)が主症状である．溶血が持続すると脾腫が生じ，胆石を合併することも多い．自己抗体産生を抑制する目的でプレドニゾロン等の副腎皮質ステロイドほかが使用される．

36. 動脈血栓症

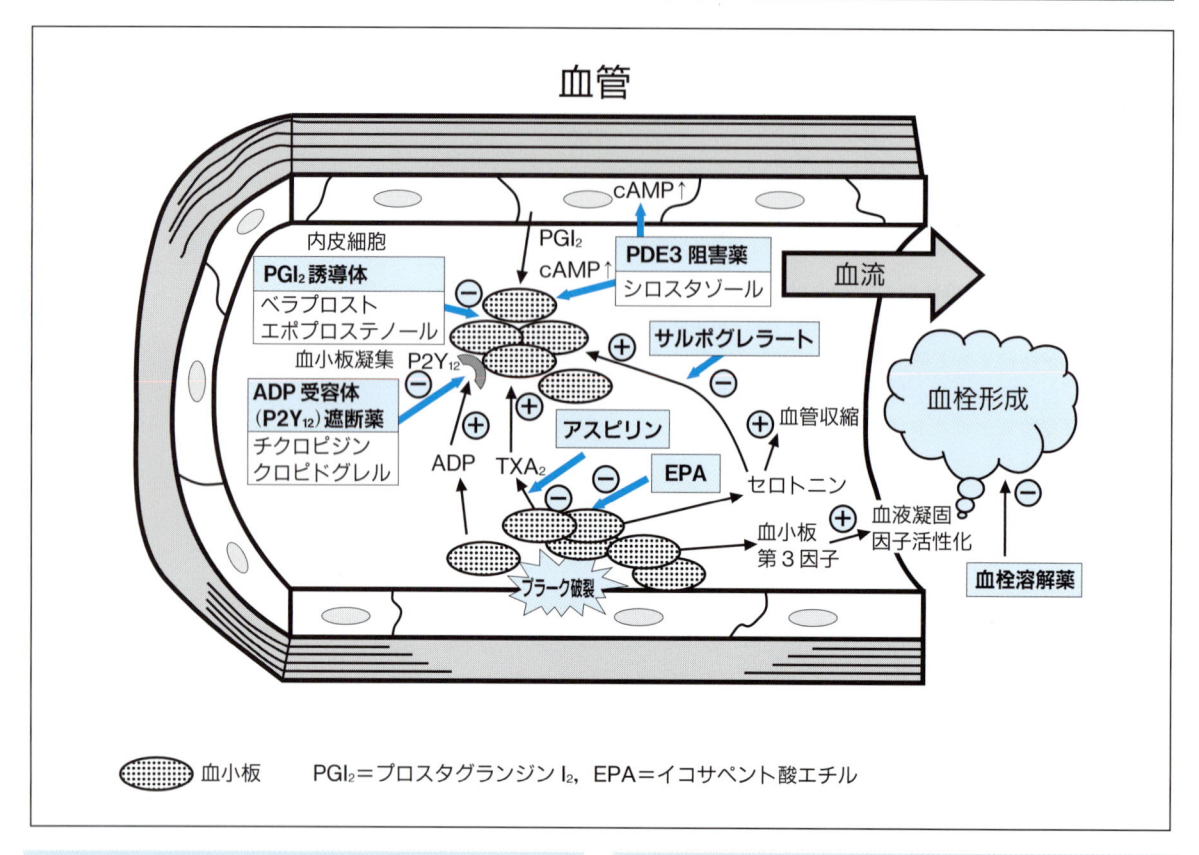

血管／内皮細胞

PGI₂誘導体：ベラプロスト、エポプロステノール
ADP受容体（P2Y₁₂）遮断薬：チクロピジン、クロピドグレル
PDE3阻害薬：シロスタゾール
サルポグレラート
アスピリン
EPA
血栓溶解薬

血小板凝集、PGI₂、cAMP↑、P2Y₁₂、ADP、TXA₂、セロトニン、血管収縮、血小板第3因子、血液凝固因子活性化、プラーク破裂、血栓形成、血流

血小板　PGI₂＝プロスタグランジンI₂，EPA＝イコサペント酸エチル

[病態生理] 血管内皮には高血圧や血液乱流による血行力学的ストレス，低比重リポ蛋白（LDL）コレステロールの血管内皮取り込み増加，喫煙，加齢などの複合要因により微小な傷害が蓄積する．LDLコレステロールは内皮細胞のLDL受容体を介して内皮に取り込まれ，さらに内皮下組織に侵入すると，酸化されて酸化LDLとなり，強い走化性を発揮して血液内から単球を誘導する．血管内皮下に遊走した単球はマクロファージへと変態し，泡沫細胞を形成する．LDL受容体依存的なコレステロールの血管内皮への取り込みは細胞内コレステロール量で制御されるが，スカベンジャー受容体依存的なマクロファージによる酸化LDLの取り込みは無制限的であるので，血管壁内のコレステロール含量は著しく増加する．これら一連の変化は，血管壁の肥厚，硬化，再構築，石灰化を生じ，粥状硬化病変（プラーク）を形成する．

健常な血管内皮細胞は，血小板凝集を抑制するプロスタサイクリン（PGI₂）や血管平滑筋の拡張因子である一酸化窒素（NO）を分泌しているため，内皮上に血栓は形成されにくい．一方，動脈硬化病変部位で増加した酸化LDLはプラスミノーゲン阻害因子を低下（凝固亢進）させ，エンドセリン（血管収縮因子）産生を誘発するため血栓形成が生じやすくなる．さらに動脈硬化性病変により血管内皮が欠損するとPGI₂とNOの産生を低下させるため，動脈血栓症発現のリスクはさらに増加する．

プラーク病変が大きくなると物理的に不安定となり，破裂しやすくなる．プラークの損傷が生じると露出したコラーゲンに血小板が付着・凝集し，付着した血小板からは内部顆粒のADP，セロトニン，トロンボキサンA₂（TXA₂）が放出され，周囲に血小板の凝集を引き起こす（白色血栓）．さらにTXA₂は強力な血管収縮作用を有するため血管収縮を生じ，血小板第3因子は血液凝固因子の活性化を介してフィブリンを網状に析出させ，赤血球を捕捉した強固な血栓を形成する（赤色血栓）．急性冠症候群（不安定狭心症および非ST上昇型心筋梗塞を含む）の病態では，プラーク病変の破裂による血小板主体の血栓形成が冠動脈狭窄を急激に進行させているので，薬物治療は抗血小板薬（アスピリンなど）と抗凝固薬（ヘパリンなど）の投与による血栓病変の進展阻止が主眼となる．一方，ST上昇を伴う心筋梗塞の病態は，プラーク破裂による赤色血栓形成による冠動脈の完全閉塞であるため，治療対象はフィブリン（線維素）で補強された血栓であり，薬物治療は血栓溶解療法が主体となる．

治療戦略

① 動脈内皮傷害の危険因子除去
② 血小板凝集の抑制
③ 血管拡張
④ 凝固因子活性化の阻害
⑤ 線溶系活性の増強

非薬物治療→治療戦略①

【臨床】高血圧，脂質異常症，喫煙，45歳以上の男性，閉経以後の女性，肥満等はいずれも独立した動脈硬化の危険因子である．これらの因子の改善または除去は動脈硬化の進展を遅延化させ，虚血性心疾患，脳血管障害，腎硬化症，末梢動脈閉塞症の一次予防に有効である．特に，閉塞性動脈硬化症の喫煙者にとっては禁煙が最大の治療手段であるとされる．

シクロオキシゲナーゼ（COX）阻害薬→治療戦略②

【代表薬】
アスピリン（アスピリン®）

【作用機序】アスピリンはシクロオキシゲナーゼ（COX）分子中のセリン残基をアセチル化する機序で酵素の活性を不可逆的に阻害する．したがって，アスピリンのCOX阻害効果は長時間持続する．この点が可逆的なCOX阻害作用をもつ他のNSAIDと異なる．アスピリンにより血小板のCOXが阻害されるとTXA_2の合成が低下し血小板凝集反応が抑制される．アスピリンのCOX不活化作用には血小板，胃粘膜，腎臓などに構成的に発現しているCOX-1と炎症部位に発現誘導されるCOX-2とに選択性はない．

【臨床】心筋梗塞の一次予防効果におけるアスピリンの位置づけは確立していないが，虚血性心疾患の二次予防ではその意義は十分に確立している．不安定狭心症またはST上昇を伴わない心筋梗塞（急性冠症候群）に対するアスピリンの投与は，発症後早期における心筋梗塞の発症と死亡率をいずれも50％減少させる．また，ST上昇を伴う冠動脈完全閉塞による心筋梗塞においても，アスピリンは血栓溶解療法後の再閉塞と再梗塞を50％低下させる．冠動脈インターベンション（PCI）を受ける患者にもアスピリンの投与は必須である．この目的での投与量は162～325 mg/日の低用量が推奨されている．また，この効果は少なくとも心筋梗塞発症後4年間は維持されるとされ，通常一生服用することが推奨される．低用量のアスピリン投与が血小板凝集に対して選択性のある阻害を生じる理由は，アスピリンのCOX不活化作用が，無核のため蛋白合成機能のない血小板では全く回復されないのに対して，COX合成能力のある血管内皮ではある程度新規合成により回復されるためと考えられている．

脳血管障害，特に脳梗塞の二次予防に対しては，Canadian Cooperative Study Group（1978）とESPS研究（1987）で，1,300～1,000 mg/日の高用量アスピリンの投与が脳梗塞の再発と死亡率を30％前後減少させることが明らかとされているが，その後の低用量（＜325 mg/日）投与では二次予防効果が示されなかったため，この適応における至適な投与量については一致した見解が確立されていない．

アスピリンは上部消化管粘膜における粘膜防御にかかわるプロスタグランジンE（PGE_1，PGE_2）の産生をCOX阻害効果により低下させる機序で，胃・十二指腸粘膜の傷害（びらん，潰瘍）を招く．その他，常用量の投与でも一過性の肝機能障害が生じたり，腎臓に基礎疾患がある患者では腎障害が生じることがある．高用量投与時には過呼吸，耳鳴，聴力障害等の中枢神経症状が生じる（「関節リウマチ」の項参照）．米国での疫学調査で，アスピリンを小児（＜12歳）のウイルス感染症に対して用いると，ライ症候群の発症リスクが増加する可能性が指摘され，小児への投与が禁止された．その後の疫学調査でライ症候群発症数が激減したことが確認されている（N Engl J Med, 1999）．ただし，日本での疫学調査ではアスピリン投与とライ症候群との間に因果関係が立証されなかったため，添付文書では禁忌ではなく使用上の注意として「15歳未満の水痘，インフルエンザには原則として投与しない」との記述にとどまっている．

アスピリン以外の抗血小板薬→治療戦略②

【代表薬】
ジピリダモール（ペルサンチン®，アンギナール®）

塩酸チクロピジン（パナルジン®）

硫酸クロピドグレル(プラビックス®)

シロスタゾール(プレタール®)

【作用機序】ジピリダモールは血小板のホスホジエステラーゼ(PDE)阻害によりATPからADPの産生を減少させるとともに，cAMPの産生を増加させる機序で血小板凝集抑制作用を生じる．チエノピリジン誘導体であるチクロピジンとクロピドグレルは，血小板表面のADP受容体(P_2Y_{12})の阻害作用を介して，Gi蛋白とアデニルシクラーゼの関与するADP依存性の血小板凝集を阻害する．シロスタゾールは日本で開発された薬物でホスホジエステラーゼ3(PDE 3)を阻害する機序で血小板内のcAMP濃度を増加させ血小板凝集抑制作用を発揮する．

【臨床】これまでの脳血管障害予防を目的とする大規模臨床試験でジピリダモールは常にアスピリンと併用されており，単独投与での動脈血栓予防効果は示されていない．チエノピリジン誘導体の脳血管障害二次予防における意義は，アスピリン服用中に梗塞を生じたアスピリン耐性を疑う患者やアスピリンが副作用のために服用できない患者に限られる．急性冠症候群を発症した患者で冠動脈グラフト手術を受けない者に対しては，クロピドグレルとアスピリンを9カ月間併用するとアスピリン単独投与と比較して，出血合併症は増加するものの，心臓死，心筋梗塞または脳梗塞による死亡は有意に減少させることが証明されている(N Engl J Med, 2001)．また，虚血性心疾患に対して心臓バルーンカテーテルによる拡張術と薬物溶出性ステント挿入によるPCI治療を受けた患者では，術後9～12カ月クロピドグレルとアスピリンを服用するとアスピリンの単独投与と比較して出血を増やすことなく再狭窄による死亡，心筋梗塞，脳梗塞を減少させることが報告された(JAMA, 2002)．クロピドグレルは2006年に承認され，当初適応症は虚血性脳血管障害の再発予防のみであったが後に急性冠症候群でPCIが施行される場合にも拡大された．脳梗塞予防には1日75 mgを投与するが，PCI後の血栓予防に用いる場合には，投与開始後速やかに最大効果を得るために，第1日目に300 mgの負荷量を投与し，以後，75 mgを1日1回投与する．チクロピジンの抗血小板作用はクロピドグレルと同等であるが，まれに無顆粒球症，血栓性血小板減少性紫斑病(TTP)を生じるため，2週間に1回の血液検査を行うよう指導されている．シロスタゾールについては，PCIによるステント留置後の再狭窄予防にアスピリンと併用すると，アスピリン単独よりも再狭窄予防効果が増強されるとする報告がある(Circulation, 2005)．しかし，アスピリンとチクロピジンまたはクロピドグレルの併用と比較すると死亡，心筋梗塞あるいは脳梗塞事象の予防効果では同等であるが，亜急性血栓(SAT)の合併がシロスタゾールに多いことが複数の研究で報告された．この理由はシロスタゾールの抗血小板効果がチエノピリジン誘導体よりも弱いためと推測されている．

プロスタグランジンI_2誘導薬→治療戦略②，⑤

【代表薬】

ベラプロストナトリウム(ドルナー®，プロサイリン®)

アルプロスタジル(注射用プロスタンディン®)

エポプロステノールナトリウム(フローラン®)

【作用機序と臨床】血管内皮から分泌されるPGI$_2$は，強い血小板凝集抑制作用と血管拡張作用により動脈血栓形成に抑制的に働いている．経口可能なPGI$_2$誘導体であるベラプロストは，原発性肺高血圧症の治療に用いられる．エポプロステノールナトリウム(PGI$_2$)は同様の適応があるが静注投与製剤である．エポプロステノールでは長期使用により運動耐性やQOLの改善だけでなく生存期間の延長も証明されている(最新の治療ガイドラインはChest, 2007参照)．ただし，この薬物の薬価は非常識といえるほどに高い(1日約36,000円，年間では1,300万円)．一方，経口投与可能なベラプロストは，より軽症患者が投与対象となるが，薬価は1日約300円である．また，2007年に肺高血圧症治療に認可されたボセンタン水和物(トラクリア®)の1日薬価は約18,000円である．ベラプロストのもう1つの適応である閉塞性動脈閉塞症に対する適応を支持するデータは不十分であ

る．アルプロスタジル(プロスタグランジン E_1 製剤)は，先天性心疾患(肺動脈狭窄など)肺循環が動脈管の開存に依存している新生児が根治手術を受けるまで動脈管の開存を維持する目的で用いる．

セロトニン(5-HT$_2$)受容体遮断薬→治療戦略②，⑤

【代表薬】
塩酸サルポグレラート(アンプラーグ®)

【作用機序と臨床】5-HT$_2$ 受容体は血小板と血管平滑筋に存在し，それぞれ血小板凝集と血管収縮に働いている．したがって，5-HT$_2$ 受容体の遮断薬は理論的には閉塞性動脈硬化症の治療等に有効である可能性がある．しかし，現時点では臨床データの集積は不十分である．

イコサペント酸エチル→治療戦略②

【代表薬】
イコサペント酸エチル(エパデール®など)

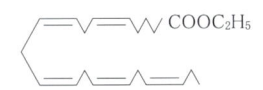

【作用機序】多価不飽和脂肪酸/飽和脂肪酸比の高い食事を摂取する人種(イヌイットなど)では虚血性心疾患頻度が少ないという疫学データがある．薬理学的には，魚類の多価不飽和脂肪酸の代表成分であるイコサペント酸エチル(EPA)が血小板のエイコサノイド代謝に影響し，血小板凝集抑制作用を有することから，EPA の摂取は特に肉食中心の欧米人における動脈硬化性病変への治療効果が期待される．

【臨床】欧米人よりも多く魚を摂取する日本人の高コレステロール血症患者(80%は虚血性心疾患の既往なし)を対象として，1日 1,800 mg の EPA を HMG-CoA 還元酵素阻害薬と平均 4.6 年間併用すると，HMG-CoA 還元酵素阻害薬の単独投与よりも非致死性の虚血性心イベント(不安定狭心症など)を 20% 低下させることが報告されている(JELIS 試験，Lancet, 2007)．ただし，死亡率には有意な改善はなかった．重大な副作用は出血傾向(鼻出血等)である．

抗凝固薬→治療戦略④

【代表薬】
ヘパリン，低分子ヘパリン，ワルファリンカリウム
【臨床】「静脈血栓症」の項参照．

血栓溶解薬→治療戦略⑤

【代表薬】
ウロキナーゼ，組織プラスミノーゲン・アクチベータ
【臨床】「静脈血栓症」の項参照．

37. 静脈血栓症

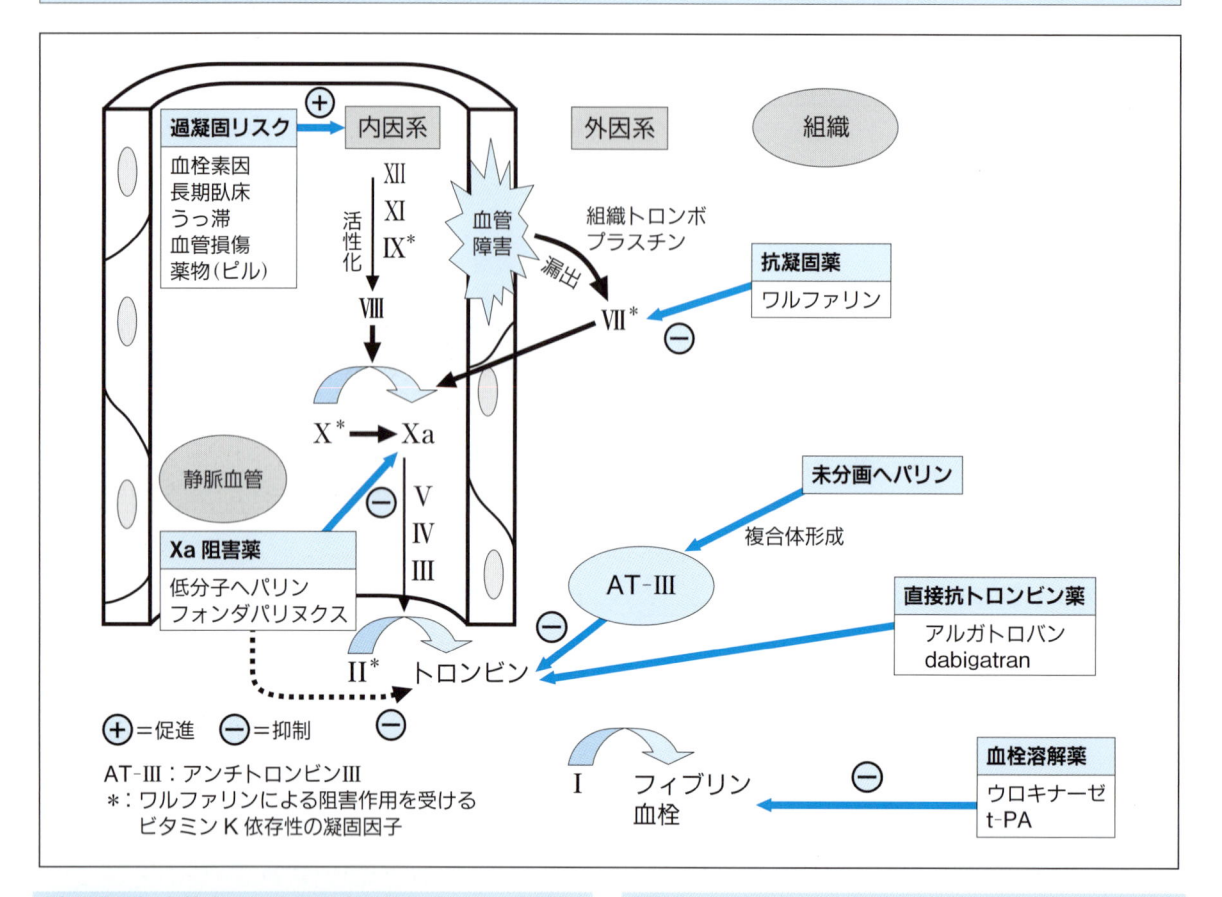

過凝固リスク
- 血栓素因
- 長期臥床
- うっ滞
- 血管損傷
- 薬物（ピル）

抗凝固薬
- ワルファリン

未分画ヘパリン

直接抗トロンビン薬
- アルガトロバン
- dabigatran

Xa 阻害薬
- 低分子ヘパリン
- フォンダパリヌクス

血栓溶解薬
- ウロキナーゼ
- t-PA

⊕＝促進　⊖＝抑制
AT-III：アンチトロンビンIII
＊：ワルファリンによる阻害作用を受けるビタミンK依存性の凝固因子

〔病態生理〕血管内では血栓形成に働く血小板と凝固因子蛋白の活性と血栓溶解に働く線維素溶解系の活性が適切に調節されることにより，必要にして十分な止血機構が働いている．外傷等による血管の破損部位からの出血は速やかに血栓形成で止血されるが，血栓で閉塞された血管は周辺の組織が修復される頃には血栓が溶解除去され，血流が再開する．このような止血と線溶機構のバランスが破綻すると凝固不全や血栓症を生じ，臨床的に重大な問題となる．止血過程は，破綻血管の血管収縮に始まり血管内皮の傷害部位への血小板の付着と凝集による血小板血栓の形成までの過程からなる一次止血機構と，血小板血栓が血液凝固因子の活性化により生成されるフィブリン網で強化されるまでの二次止血機構に分けられる．静脈系血管における血栓症の発症には血液凝固系活性の亢進，術後の安臥等による静脈のうっ血，血管周囲の炎症が波及した血管炎等の要因が血栓症の発症に重要である．また，悪性腫瘍（膵癌，肺癌，胃癌等）や，特殊な白血病（前骨髄球性白血病）細胞は凝固系を亢進するトロンボプラスチン様物質を細胞内に豊富に含有するため血栓症リスクが高まる．また，経口避妊薬の服用は凝固因子活性を増加させるため血栓症の危険が高まる．大手術，心不全などにより長期仰臥が続いたり，長時間の飛行機旅行で不動姿勢が強いられると下肢の静脈血流がうっ滞し，下肢静脈に血栓を生じやすい（通称エコノミークラス症候群）．また，股関節手術や褥瘡等のために下肢大血管周囲に炎症病変が存在すると血栓症のリスクが高まる．下肢の太い静脈に生じた深部静脈血栓症は，局所に浮腫，発赤，疼痛などの血栓性静脈炎の症状を生じるだけでなく，崩壊した断片が大静脈から心臓を経由して肺血栓症のリスクを高めるため積極的な治療が必要である．

血液凝固系は12種の異なる凝固因子蛋白からなる一連の酵素反応系である．最上流に位置するXII因子が傷害された血管内皮下のコラーゲンと接触すると活性化され，血小板第3因子と反応して，下流の凝固因子カスケードを緩慢に（15〜20分を要する）活性化する（内因子経路）．一方，血管損傷等で血管から漏出した凝固因子が組織トロンボプラスチン（細胞膜リン脂質成分）に接触すると速やかに（10秒前後で）VII因子が活性化され，より下流の凝固因子を順次活性化する（外因子経路）．内・外因子系ともに第X凝固因子以下の凝固因子の活性化は共通経路をたどり，最終的にII因子（プロトロンビン）が活性化さ

れトロンビンが形成される．トロンビンは血漿中の可溶性のフィブリノーゲンを不溶性の重合体フィブリンに変換することにより，血管傷害部位に形成された血小板血栓にフィブリン網をかけて赤血球をも取り込んだ強固な赤色血栓を形成する．

一方，このような血液凝固系の血栓局所での活性化が全身に波及しないよう，生体には凝固系の活性を抑制する機構が存在する．血漿中にはフィブリン活性化抑制物質〔アンチトロンビンⅢ（AT-Ⅲ），プロテインC等〕が存在するため，局所の血管傷害や動脈硬化病変による血栓の形成で活性化される凝固反応が全身に波及することはない．しかし，何らかの病態により全身で大量の凝固系活性化が生じるとAT-Ⅲ等の抑制作用では対抗しきれず，凝固反応が全身の血管内に波及する．これが播種性血管内凝固症候群（disseminated intravascular coagulation: DIC）の病態である．DIC誘発の原因としては，腫瘍細胞等の死滅による組織トロンボプラスチンの大量放出（急性前骨髄球性白血病，胎盤早期剝離等）や敗血症におけるグラム陰性桿菌からのエンドトキシン放出，急性膵炎に伴う蛋白分解酵素流出による広範な凝固因子活性化等がある．

止血後の血栓は生体の線維素溶解系により溶解される．心筋梗塞で死亡した患者を剖検しても冠動脈に血栓が発見されない理由の1つはこのためである．血栓の溶解に関与する酵素であるプラスミンは傷害細胞から遊離される活性化物質により血漿中のプラスミノーゲンが活性化されて生成される．この機構を活性化し積極的に閉塞血管を再開通させる試みが心筋梗塞等の血栓性疾患を対象として行われている．血栓溶解療法には，ウロキナーゼ，ストレプトキナーゼ等も使用されるが，血栓特異的な線維素溶解作用をもつ組織プラスミノーゲン活性化因子（t-PA）が標準薬となっている．

⇩

治療戦略

① 凝固因子を活性化する原因病態の治療
② 凝固系酵素反応の抑制
③ 線溶系酵素反応の活性化

早期離床，下肢運動→治療戦略①

【臨床】欧米人は手術後や，心不全，肥満者等で仰臥安静を強いられると下肢の血流うっ滞による下肢静脈の深部静脈血栓を生じやすい．かつてはこの病態は日本人にはまれと考えられたが，下肢血管の超音波検査が普及すると決して少なくないことが認識されるようになった．このため手術後には早期離床を促し，下肢の運動，弾性ストッキング着用が励行されている．

ヘパリン→治療戦略②

【代表薬】
〔ヘパリン〕
ヘパリンカルシウム（ノボ・ヘパリンカルシウム®，カプロシン®，ヘパカリン®）

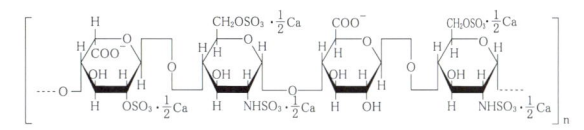

ヘパリンナトリウム（ノボ・ヘパリン®，ヘパリンナトリウム®）

〔低分子ヘパリン〕
ダルテパリンナトリウム（フラグミン®）

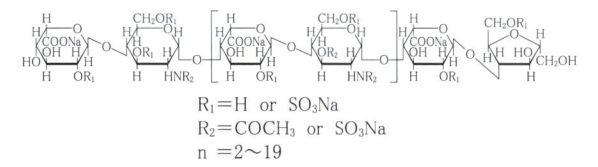

$R_1=H$ or SO_3Na
$R_2=COCH_3$ or SO_3Na
$n=2\sim19$

パルナパリンナトリウム（ローヘパ®）

$R_1=SO_3Na$ or H; $R_2=SO_3Na$ or $COCH_3$; $(R_3=H, R_4=COONa)$ or $(R_3=COONa, R_4=H)$
$n=3\sim20$

フォンダパリヌクスナトリウム（アリクストラ®）

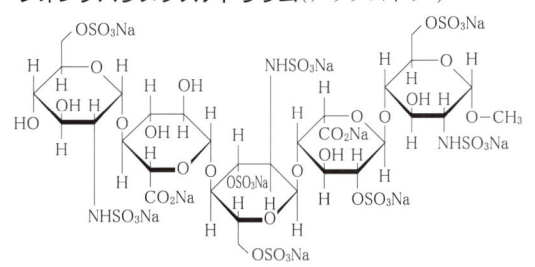

【作用機序】ヘパリンは陰性電荷の大きい硫酸基を有するムコ多糖体である．内因性AT-Ⅲに結合すると，AT-Ⅲの立体構造を変化させ，そのトロンビン（第Ⅱ因子）分解作用を300〜500倍増強させる．白人では5,000人に1人の頻度でヘパリンの効果が発現しない先天性AT-Ⅲ欠乏症が存在する．また，ヘパリンは活性化第Ⅹ因子（Xa）の阻害作用も有する．従来の未分画ヘパリン製剤はブタまたはウシの組織から抽出した分子量の異なるムコ多糖体の混合物であったため，投与量と効果の個人差が大きかった．そのため，ヘパリンを投与する場合には個別の患者で活性化部分トロンボプラスチン時間（aPTT）を測定して，aPTT値を基準値（24〜36秒）の1.5〜2.5倍に維持するように投与量を調節する必要があった．最近，従来の未分画ヘパリン製剤を精製して抗活性化第Ⅹ因子（Xa）の高い分画のみを製剤化した低分

子ヘパリン(low molecular weight heparin: LMWH, ダルテパリンナトリウムなど)が臨床に導入された. この製剤は凝固カスケードの上流に位置する活性化第X因子(Xa)抑制作用は従来のヘパリン製剤とほぼ同等であるが, 最下流のトロンビン抑制作用は従来よりも弱いので抗凝固作用の個人差が少なく, aPTTのモニターをすることなく治療ができる利点がある. 海外ではインスリンのように患者が家庭で自己注射を行う試みもなされている. さらに, 2007年にはヘパリンの抗Xa活性部位である5個の糖部分(ペンタサッカライド)のみを取り出して製剤化したフォンダパリヌクスが登場した. この薬物は抗Xa活性のみをもっており, 低分子ヘパリンをさらに改良した薬物といえる. この薬物は(使用後の針刺し事故を防止するための)安全装置付きのプレフィルドシリンジ(あらかじめ薬液がシリンジに入った形)で供給される.

【臨床】深部静脈血栓症の治療と予防に対するヘパリンの有効性は十分に確立されている. 静脈血栓症の治療には, 発症後のいわゆるfull-dose(高用量)療法(初回3,000～5,000単位静注, その後10～20単位/kg/時間で持続点滴)と, 高リスク患者における血栓予防目的に用いるmini-doseの皮下投与療法(5,000単位を8～12時間ごとに皮下投与)がある. ヘパリンの抗凝固効果発現は速やかであるため, 投与前に患者のaPTT基礎値を測定し, 投与開始後数時間以内に第1回目のaPTT評価を行う. 不安定狭心症と急性心筋梗塞の治療には静注ヘパリン投与が日常的に行われるが, 多くの臨床試験の結果を総合すると, 患者がアスピリンを服用している限り, ヘパリンの効果はあるとしてもわずかであり, かつヘパリンの併用は出血のリスクを増すことが判明している. 日本では低分子ヘパリンの保険適応がDICの治療と血液透析処置時の抗凝固薬としてしか認可されていないのは残念なことである. 海外では低分子ヘパリンは大部分の臨床局面で未分画ヘパリンよりも使用頻度が高い. ペンタサッカライドであるフォンダパリヌクスの1日1回皮下投与が, 膝関節や股関節手術後の静脈血栓症予防において低分子ヘパリンより効果で勝り, 急性冠症候群(ACS)治療では効果は同等で出血副作用が少ないとの報告がある.

ヘパリンは強く荷電した物質であるため消化管粘膜細胞を透過できず, 経口投与では吸収されない. したがって, 静注または皮下投与される. ヘパリンの血中消失半減期は約1.5時間で主要消失経路は肝および網内系での代謝である. 半減期が短いため, 投与量の変更は速やかに抗凝固効果の変化に反映される.

主な副作用は過剰投与による出血である. 皮内出血, 血尿, 鼻出血が多いが, 消化管から大出血を生じたり, 脳内出血を起こすこともある. 小出血に対してはヘパリンの投与速度を減少するか, 投与量を減少して対処するが, 大出血の場合にはヘパリンと結合し速やかに薬理効果を不活化する硫酸プロタミンを投与する. その他, ヘパリン誘発性血小板減少症が治療開始後3～12日で生じることがあり, 6カ月以上の長期投与では骨粗鬆症が生じることにも注意が必要である.

ワルファリン→治療戦略②

【代表薬】

ワルファリンカリウム(ワーファリン®)

【臨床】ワルファリンは日本で用いることのできる唯一の経口抗凝固薬である. 血液中の第Ⅱ, Ⅶ, Ⅸ, Ⅹ凝固因子は転写後に分子中のグルタミン酸残基(Glu)がビタミンK依存性γ-グルタミルカルボキシラーゼ(GGCX)によりカルボキシル化され(Gla)ることによりカルシウムイオン結合部位(Glaドメイン)を形成することが機能性分子となるために必要である. 食事から摂取されるビタミンKは, 緑色野菜に由来するフィロキノン(VK_1)と細菌(納豆等)に由来するメナキノン(VK_2)である. これらの還元型ビタミンKは上記のGGCXの補助因子として働き酸化を受けてビタミンKエポキシドになるが, ビタミンKエポキシド還元酵素(VKOR)により, 活性形である還元型ビタミンKへと再生される. ワルファリンはビタミンKと構造が類似しているため, VKORによる還元型ビタミンKの再生反応を競合的に阻害する機序でビタミンK依存的凝固因子の合成を阻害し抗凝固効果を発揮する. したがって, ワルファリンの抗凝固効果はビタミンKの過剰投与で拮抗される. ワルファリン服用患者でビタミンKを豊富に有する納豆, クロレラ, ブロッコリ等の摂取を禁ずるのはこのためである.

【体内動態】ワルファリンの主要消失経路は肝代謝である. 臨床的に使用されるワルファリンは1対の光学異性体(R体とS体)を等量含むラセミ体である. 大部分の抗凝固活性はS体異性体が担っている. 半減期は約30時間前後と長いため, 薬理効果を維持するための投与間隔は1日1回投与で十分である. また, 半減期が長いため負荷投与量を用いず, 維持投与量で投与を開始すると薬物が蓄積し抗凝固効果が最大となるまでには3～5日を要する. したがって, 治療上速やかな抗凝固効果発現が必要な場合は, まずヘパリン投与を先行させておかねばならない. ワルファリンの活性異性体であるS体異性体の肝代謝はほぼ独占的に酸化的薬物代謝酵素であるチトクロームP450(CYP)2C9分子種により行われる. CYP2C9には遺伝多型が存在し, 日本人をはじめとするアジア人は2～4％の頻度でCYP2C9*3変異をヘテ

ロ接合の形で保有する．CYP2C9*3変異アレルは酵素活性が低いため，この変異をヘテロ型で有する患者ではS体-ワルファリンの代謝能が50％前後低下する．このため，常用量（3 mg/日）よりも低い投与量（1 mg/日前後）で十分な抗凝固効果が得られる．また，CYP2C9活性を阻害する薬物（ブコローム，ベンズブロマロン，アミオダロン，フルコナゾール等）はワルファリンの抗凝固作用を増強する薬物相互作用を生じるので注意が必要である．さらに，最近ワルファリンの薬理作用の標的分子であるVKORにも遺伝多型が存在し，抗凝固作用の個人差に関係していることが報告されている．約90％の日本人や多くのアジア人はワルファリンによるVKOR阻害がより強く生じるVKOR変異（1173C>T）を保有する．一方，白人はこの変異を40％前後しか保有していない．従来からアジア人のワルファリン投与量（3 mg/日）は白人の投与量（5～6 mg/日）より少ないことが知られていたが，その原因にはVKORC多型の人種差が関係している．

ワルファリンの投与量はプロトロンビン（PT）時間（基準値は10～12秒）で評価し，PT時間を基準値の2倍前後延長するように調節する．現在ではPT時間測定の試薬差や施設差を補正するためにPT時間は国際標準化比（INR）で表わす．欧米人では大規模臨床試験のデータに基づき，十分な効果が発揮され，かつ副作用が少ない抗凝固効果域としてINR値2～3が推奨されているが，日本人を含むアジア人ではより低いINR値（1.5～2.5）でよいとする意見が多い．ワルファリン投与による深部静脈血栓症および人工弁置換後血栓の長期予防効果は十分証明されている．心筋梗塞（特に前壁梗塞）後のワルファリン投与は再梗塞と脳血管障害を，それぞれ50％と40％に低下させる（ASPECT研究，1994）．心房細動患者の脳血栓塞栓症の発症も40～80％低下させ，単独投与では，アスピリンに勝る効果がある．

【副作用】ワルファリンの主要な副作用は過剰な抗凝固作用による出血である．ワルファリンの肝代謝能には本来個人差が大きく，治療域のINRを得るための投与量は患者間で0.5～7 mg/日も異なる．また，ワルファリンは肝臓で産生される抗凝固因子であるプロテインCの合成も阻害する．欧米ではワルファリンによる抗凝固療法を導入する際に負荷投与量を用いることがあるが，時にプロテインCの合成阻害が凝固因子の阻害よりも相対的に強く生じ，一時的な過凝固状態となり微小血管血栓症による皮膚壊死が生じることがある．さらに，ワルファリンは胎盤を通過し，胎児に点状軟骨軟化症等の骨形成異常を生じることがあるため，妊婦に対する投与は禁忌である．

抗トロンビン薬→治療戦略②

【代表薬】
アルガトロバン（スロンノン®，ノバスタン®）

Ximelagatran（本邦未発売）

【臨床】アルガトロバンは選択的なトロンビン阻害薬であり，注射薬としてのみ利用できる．理論的には急性心筋梗塞等の多くの血栓性疾患に血栓溶解薬と併用して使用したり，ヘパリンが血小板減少症を生じる場合の代替薬として用いることが想定される．またDICなどの病態でも有効性が期待できるが，現時点では実証的なデータに乏しく臨床的な位置づけが困難である．日本では脳血栓症急性期，慢性動脈閉塞症（バージャー病，閉塞性動脈硬化症）などが保険適応である．主要な副作用は他の抗凝固薬と同様に出血性合併症である．

ワルファリンの抗凝固反応には個人差が大きく，投与量の決定にはINRをモニターすることが必須であるため，ワルファリンに代わる経口抗凝固薬の開発が精力的に行われている．Ximelagatranは最も早く市場に登場した経口投与可能な選択的トロンビン阻害薬であり，抗凝固効果に個人差が少ないため標準量を投与しても凝固検査をモニターする必要がない．膝関節手術後などの深部静脈血栓症の予防ではワルファリンとほぼ同等の効果があり，出血副作用は少ないことが報告された（N Engl J Med, 2003）．また，再発性の深部静脈血栓の予防試験でも低分子ヘパリン＋ワルファリンと比較して同等の効果が証明された（THRIVE試験，JAMA, 2005）．さらに，心房細動患者の脳血栓塞栓症の予防試験でもワルファリンと同等の効果がありながら出血合併症が少ないことが報告された（SPORTIF V，JAMA, 2005）．しかし，どの臨床試験でもximelagatran服用患者では肝障害の発生頻度が対照群より高く，SPORTIFでは致命的な肝不全が1例発生した．このため，欧州では2004年に発売が認可されたものの2006年に発売が中止となり，米国ではついに発売が承認されなかった．現在dabigatranなどの次世代の直接トロンビン阻害薬の臨床試験が行われている（Lancet, 2007）．

血栓溶解薬→治療戦略③

【代表薬】
ウロキナーゼ（ウロキナーゼ®，ウロナーゼ®）
ナサルプラーゼ

〔t-PA 製剤〕
  アルテプラーゼ（**遺伝子組換え**）（アクチバシン®，グルトパ®）
  モンテプラーゼ（**遺伝子組換え**）（クリアクター®）
  パミテプラーゼ（**遺伝子組換え**）（ソリナーゼ®）

【作用機序】 血栓溶解療法は内因性プラスミンの血栓（フィブリン）溶解作用を薬物で賦活化し，積極的に血栓を溶解し血流を回復する治療法である．現在，わが国では数種のウロキナーゼ製剤〔天然型および組織培養ウロキナーゼ，ナサルプラーゼ（ウロキナーゼ前駆体）〕，天然型の t-PA（チソキナーゼ）および遺伝子組換え型のプラスミノーゲン活性化因子（rt-PA：アルテプラーゼ，ナテプラーゼ，モンテプラーゼ，パミテプラーゼ）が市販されている．t-PA は，血漿中の遊離プラスミノーゲンよりも血栓のフィブリンに結合したプラスミノーゲンに対する活性化作用が強いため，血栓に選択的な作用を有する．

【臨床】 血栓溶解療法が最も顕著な成功を収めたのは意外なことに深部静脈血栓症や肺塞栓症等の静脈系血栓症よりも，むしろ急性心筋梗塞であった．患者の年齢，性別によらず心電図上 ST 上昇または脚ブロックを認める心筋梗塞患者では，発症早期（12 時間以内のできるだけ早期，理想的には 6 時間以内）に血栓溶解療法を開始すれば，70～80％ の患者で血流を再開し，死亡率を 25～40％ 減少することが大規模臨床試験で証明されている（GISSI 1, 1986; ISIS2, 1988; ASSET, 1988）．また，この効果はアスピリンと相加的であった（PURSUIT, 1998）．モンテプラーゼとパミテプラーゼは遺伝子改変により半減期を長くした t-PA 製剤で，ワンショット静注のみで追加投与が不要である．近年，冠動脈インターベンション（PCI）の技術的な進歩により単に狭窄部位をバルーンにより拡張するだけでなく，粥腫や石灰化部位をカッターやロータブレードにより除去したり，血流を再開通させた冠動脈病変部位に薬物溶出性ステント（DES）を留置して再狭窄を予防するなどの方法が広く使用されるようになった．PCI が十分早期に実施可能であれば，PCI は死亡率と再梗塞率低下の点で血栓溶解薬に勝るとされる．

肺動脈血栓塞栓症に対する血栓溶解薬の適応は 30 年以上の論争がある．軽～中等症ではヘパリンとワルファリンの投与が標準であるが，右心不全と低血圧を呈する重症者には血栓溶解薬の併用も考慮される．ただし，ヘパリン投与にアルテプラーゼを併用しても死亡率には改善効果はみられなかった（N Engl J Med, 2002）．

【副作用】 血栓溶解薬は病的血栓だけでなく生理的止血のために形成された血栓まで溶解してしまうため，5％ 前後の患者で出血を起こす．したがって，過去 2 カ月以内の脳血管障害の既往，重症高血圧，中枢の腫瘍病変，消化性潰瘍等で活動性出血がある場合には投与禁忌である．その他，最近の手術や臓器生検等も出血のリスクが高い．

38. 脂質異常症

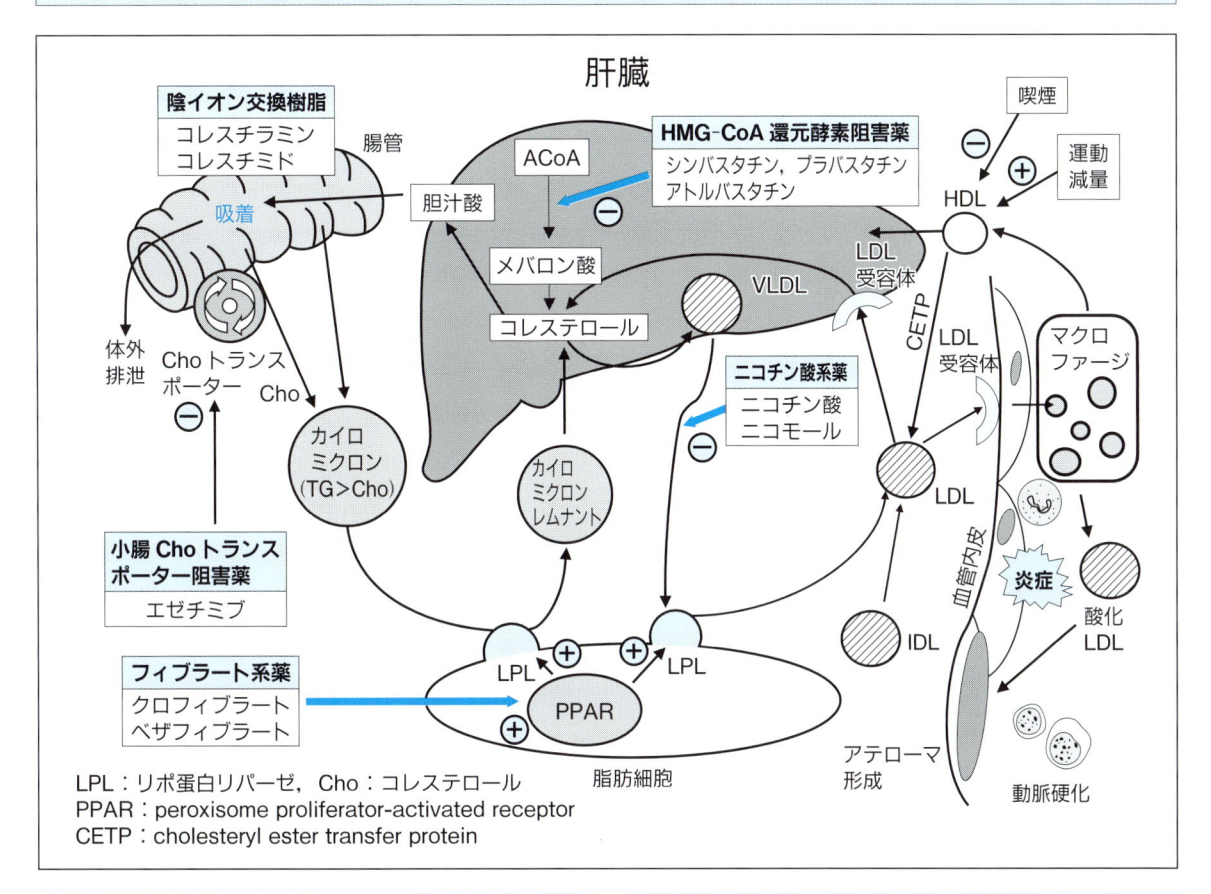

[病態生理] わが国においても食事と生活習慣の西欧化につれて脂質異常症が危険因子となる動脈硬化性疾患（虚血性心疾患、脳血管障害）が成人死因の40％を占めるに至っている。欧米のデータに基づけば血清総コレステロール濃度が 245 mg/dL の平均的男性は、同検査値が 180 mg/dL 以下の者と比較すると冠疾患死亡の危険が4倍も高い。約9,000人の日本人を対象とした大規模コホート研究（NIPPON DATA 80）でもこの結果とほぼ同じ結果が報告されている（Atherosclerosis, 2006）。

脂質は生体のエネルギー源であり、細胞膜の形成、ステロイドホルモン合成等にも必須な物質なので、全身の細胞に輸送されなければならない。脂質自体は血漿に不溶であるので、血漿内脂質は極性基をもつアポ蛋白と複合体を形成し、リポ蛋白として血漿中に存在する。アポ蛋白分子種の違いにより、コレステロール・エステル、トリグリセリド（TG）、リン脂質を異なる成分比で含む5種類のリポ蛋白分画が形成される。比重の低いものから順に、カイロミクロン、超低比重リポ蛋白（VLDL）、低比重リポ蛋白（LDL）、中間比重リポ蛋白（IDL）、高比重リポ蛋白（HDL）である。トリグリセリドの含有量の多いものほど比重が軽い。

脂質の体内動態は食事に由来する外因経路と肝で生合成される内因経路に大別される。食事中の脂質は消化酵素で脂肪酸に分解された後に消化管上皮に吸収されるが、小腸上皮細胞内で再び TG に合成されコレステロールとともにカイロミクロン粒子に再構成され、リンパ管から全身循環に流入する。その後、カイロミクロンは血管内皮のリポ蛋白リパーゼ（LPL）により一部が分解され、遊離した TG は細胞内に取り込まれ、残余部分はカイロミクロンレムナントとなり肝へ輸送される（外因経路）。一方、肝では遊離脂肪酸から TG が合成されコレステロールとともに VLDL として血液中に分泌される。VLDL は血管内皮の LPL で分解され、TG の一部が取り去られ、IDL へ、さらに LDL へと変換される。LDL は血液から組織へのコレステロール輸送の70％を担うリポ蛋白である。LDL は肝細胞および組織の血管内皮に発現している LDL 受容体と結合し、細胞内へと移動する。組織内に蓄積した LDL のリン脂質部が酸化され酸化 LDL となると炎症細胞を誘引し、特に単球やマクロファージのスカベンジャー受容体に結合して細胞内に取り込まれる。LDL を貪食した炎症細胞は泡沫細胞化し、アポトーシスするとさらに炎症細胞を誘引するとと

もに内皮下にコレステロール沈着を残して動脈硬化病変を形成する．一方，HDL は LDL により組織に輸送されたコレステロールと結合しコレステロールを血液中に逆輸送する役割を果たしている．このため HDL は動脈硬化病変形成に拮抗的に働く．疫学データからも，低 HDL 血症は冠疾患の危険因子であることが裏づけられている．

日本動脈硬化学会の最新ガイドライン(2007年)では，従来の高脂血症の名称を脂質異常症に変更し，血清総コレステロール値が診断基準から除かれた．その結果脂質異常症の基準は，LDL コレステロール値として 140 mg/dL 以上，TG として 150 mg/dL 以上，HDL コレステロール値として 40 mg/dL 未満としている．また，同ガイドラインでは，各患者の脂質管理目標を一次予防と二次予防に分け，さらに一次予防では LDL コレステロール以外の主要な冠リスク因子の合併数で I (低リスク群)，II (中等度リスク群)，III (高リスク群) の3群に層別化して設定している．個別に加算する冠リスク因子には，年齢(男性 45 歳以上，女性 55 歳以上)，冠疾患の家族歴，喫煙，高血圧，低 HDL コレステロール血症 (40 mg/dL 未満)，高 TG 血症 (150 mg/dL) が含まれる．糖尿病，脳血管障害または閉塞性動脈硬化症の合併はカテゴリー III 扱いとする．リスク因子数が増えると LDL コレステロールの治療目標値は低く設定され，カテゴリー I，II および III に対して <160 mg/dL，<140 mg/dL および <120 mg/dL の目標値が設定された．さらに冠動脈疾患の既往がある二次予防の場合は 100 mg/dL 未満である．どのレベルの患者でも，生活習慣と食事指導で 3～6 カ月経過を観察し，目標値に達しない場合には薬物治療を考慮する．12 時間以上の絶食後の血清 TG 値が 150 mg/dL 以上の場合に高 TG 血症と診断される．どのカテゴリーでも HDL コレステロールと TG の目標値はそれぞれ ≧40 mg/dL と <150 mg/dL とされている．

二次性脂質異常症の治療は原病の治療が第一である．二次性高コレステロール血症は，甲状腺機能低下症，ネフローゼ症候群，閉塞性黄疸等で出現し，二次性高 TG 血症は糖尿病，ネフローゼ症候群，アルコール多飲等で出現する．また，エストロゲン，サイアザイド(チアジド)系利尿薬，β遮断薬，ビタミン A 等の薬物の投与はしばしば薬物誘発性の脂質異常症を生じるので，その際には適当な代替薬に変更する．

近年，脂質異常症と密接に関係する代謝異常病態としてメタボリック症候群(Mets)が注目されるようになった．メタボリック症候群は，内臓脂肪量の増加に伴い生じるインスリン抵抗性が基盤となって脂質異常症，高血圧，耐糖能異常などが発症する複合的動脈硬化リスク病態である．日本の診断基準では，中心性肥満(腹囲として男性 >85 cm，女性 >90 cm，内臓脂肪量 ≧100 cm² に相当)，血圧 ≧130/85 mmHg，TG ≧150 mg/dL，HDL コレステロール <40 mg/dL，空腹時血糖値 ≧110 mg/dL とされている．脂質異常症の治療には，脂質の管理目標値だけでなく，メタボリック症候群の基準も考慮して肥満対策を重視するべきである．ただし，日本のメタボリック症候群の診断基準は欧米の診断基準と比較すると，男性に対する腹囲基準が女性より低い点，HDL コレステロール基準値に性差がない点，空腹時血糖値が ≧110 mg/dL とやや高い点で異なっており，今後の研究により改訂される可能性もあることは指摘しておきたい．

治療戦略

① 食事中のコレステロールおよびカロリー減少
② 体内コレステロール生合成経路 (HMG-CoA 還元酵素) の阻害
③ 胆汁酸排泄促進による体内コレステロールプールの減少
④ 肝細胞における VLDL 産生抑制
⑤ リポ蛋白リパーゼ (LPL) 活性化
⑥ 小腸のコレステロールトランスポーター阻害
⑦ HDL コレステロール増加
⑧ 二次性脂質異常症の原因疾患の治療

食事療法→治療戦略①

イコサペント酸エチル(エパデール®)

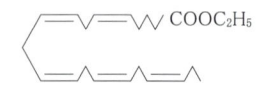

【臨床】食事中の脂肪(コレステロール)と糖質の過剰摂取は脂質異常症の原因となる．また，脂質異常症治療食(低コレステロール，高多価不飽和脂肪酸/飽和脂肪酸比，高植物繊維)は，虚血性心疾患の一次および二次予防試験で血清コレステロール値を 10% 前後減少させ虚血性心疾患の発症を低下させるため，すべての脂質異常症患者に推奨される．1970 年代の疫学研究から，蛋白源として魚を肉よりも多く摂取するイヌイット(エスキモー)やアジア人では欧米白人よりも冠疾患が少ないことが判明したことから，魚油に豊富に含まれる n-3 多価不飽和脂肪酸〔イコサペント酸エチル(EPA) など〕に抗動脈硬化作用がある可能性が示唆された．心筋梗塞後の男性患者に少なくとも週 2 回魚を摂取するよう指導すると〔イコサペンタエン酸(EPA) として 2.5 g/週摂取に相当〕，主に TG と VLDL が減少し，2 年間の観察で総死亡率が約 30% 低下(虚血性心疾患死亡は 8% 低下)することが判明した(DART 研究，1989)．その後，約 2 万人の健康な米国男性医師を対象とした 11 年間のコホート研究で最低週 1 回魚を食べる習慣のある群は突然死リスクが約 50% 低かった(Physicians' Health Study, JAMA, 1998)ことから，n-3 不飽和脂肪酸である EPA とドコサヘキサエン酸(DHA)製剤が動脈硬化病変治療

薬として利用されるようになった．ただし，日本人を対象として1日2回魚を食べる習慣のある人と週1〜2回魚を食べる習慣のある人の間には脳血管障害または虚血性心疾患による死亡率には差異が見られなかったので，循環器疾患予防効果に有効な魚摂取量の閾値は，平均的な和食に含まれる量よりも低いと思われる(NIPPON DATA 80, Am J Med, 2005)．心疾患に対するEPAの介入的前向き予防試験については，日本で実施されたJELIS試験(Lancet, 2007)において，HMG-CoA還元酵素阻害薬にEPA(1.8 g/日)を追加投与すると，HMG-CoA還元酵素阻害単独投与と比較して，二次予防目的の患者では死亡率には影響しないものの，非致死性心筋梗塞，不安定狭心症の再発を約20%有意に低下させた．一方，一次予防目的の患者では同様の傾向は認めたものの有意な差ではなかった．EPAの副作用としては，LDLの増加や，出血傾向が生じることがある．

HMG-CoA還元酵素阻害薬→治療戦略②

【代表薬】
プラバスタチンナトリウム(メバロチン®)

シンバスタチン(リポバス®)

フルバスタチンナトリウム(ローコール®)

ピタバスタチンカルシウム(リバロ®)

ロスバスタチンカルシウム(クレストール®)

【作用機序】いわゆるスタチン薬は肝細胞の内因性コレステロール合成経路の律速酵素であるHMG-CoA還元酵素を阻害し，血清総コレステロールとLDLコレステロールを強力に低下させるとともにHDLコレステロールを増加させる．

【臨床】虚血性心疾患を有する白人を対象とした虚血性心疾患の二次予防試験(4 S study)では，シンバスタチンの投与が冠動脈イベントの再発を予防し，死亡率を42%低減することを明らかにした(Lancet, 1994)．次いで，冠動脈疾患の既往はないが血清総コレステロール250 mg/dL以上，LDLコレステロールで155 mg/dL以上の白人中年男性を対象とした一次予防試験(WOS)が行われ，プラバスタチンはプラセボと比較して5年間で心筋梗塞，心血管死，総死亡をいずれも30%前後減少させることが明らかになった(N Engl J Med, 1995)．さらに，CARE試験(N Engl J Med, 1996)では，心筋梗塞既往患者で血清総コレステロール値が正常範囲(209 mg/dL)の患者でもプラバスタチンを5年間服用すると，プラセボと比較して心筋梗塞の再発を24%，冠動脈バイパス手術，PTCA(経皮的冠動脈拡張術)施行率，脳血管障害発生率を23〜30%低減させることを明らかにした．この結果はLIPID試験(1998)でも追認されている．また，一次予防試験としては，WOSCOPS研究(1995)が平均血清コレステロール値が270 mg/dLの脂質異常症患者を対象として，またAFCAPS/TexCAPS(1998)では平均コレステロール値がそれほど高くない(平均220 mg/dL)虚血性心疾患未発症患者に対して，それぞれプラバスタチンとlovastatinを投与すると虚血性疾患発症を30%前後低下できることを明らかにした．

日本人は白人よりも虚血性心疾患イベント発生率が低い(約1/4)ため，上記の白人を対象としたスタチン薬の治療成績が直接日本人にも外挿できるか否かについては不明であった．しかし，低用量のシンバスタチン(5

mg/日)投与中の日本人5万人をコホート調査した臨床試験(J-LIT)では，治療中の総コレステロールおよびLDLコレステロール値と虚血性心疾患および脳血管障害発症リスクに，欧米白人の治療試験と同様の正の相関関係が観察された(Cir J, 2002, 2005). また，冠動脈疾患のない軽度から中等度の脂質異常症(平均総コレステロール約240 mg/dL，LDLコレステロール約156 mg/dL)を有する約8,000人の日本人を対象に，食事療法を対照群としてプラバスタチン(10〜20 mg/日)の治療効果を前向きに検討したMEGA studyにより，プラバスタチンが総死亡率と冠動脈疾患発症率を約30%低下させることが明らかとなった．これらの結果から，日本人においても脂質異常症治療は欧米の基準をほぼ踏襲して行うべきであるとする意見が強まった．特に，MEGA studyでは従来の臨床試験では対象となることが少なかった女性が参加者の70%を占めていたことは国際的にも意義が大きかった．

最近のいくつかの臨床試験(PROVE IT, 2004; ASCOT-LLA, 2003)の結果により，極めて虚血性心疾患のリスクが高い患者ではLDL-コレステロールの治療目標を従来の100 mg/dLよりも低く<70 mg/dLに設定すべきであるとの意見がある．同様に糖尿病などのリスク因子を有する患者では，治療開始を考慮するLDL-コレステロール値を下げる(例　<100 mg/dL)べきであるとする意見もある．このような傾向は，第1世代スタチン薬ともいえるプラバスタチンやシンバスタチンよりも強力なコレステロール低下作用をもつアトルバスタチンやロスバスタチンが登場したことに関連している．スタチン薬は全体として他の脂質異常症治療薬と比較して副作用が少なく，服薬の耐容性も高いが，まれに横紋筋融解症が出現することがあるので筋肉痛，筋脱力などの症状には注意を払うべきである．また，脂溶性が高く肝代謝が主要な消失経路である，いわゆる脂溶性スタチン薬(シンバスタチン)では，イトラコナゾール，エリスロマイシン，グレープフルーツジュース等のCYP3A4阻害薬の併用により血中濃度が数倍増加する薬物相互作用が生じるので注意が必要である．

胆汁酸吸着剤→治療戦略③

【代表薬】
コレスチラミン(クエストラン®)

コレスチミド(コレバイン®)

【Ⅰ】　【Ⅱ】

【作用機序】胆汁酸はコレステロールから生合成されるステロール骨格を有する界面活性物質であり，胆汁の主成分の1つである．胆汁酸は食物中の脂質に作用し，小粒子であるミセルを形成し小腸絨毛における脂質と脂溶性ビタミンの消化管吸収を促進するが，分泌された95％は回腸末端で特異的なトランスポーターにより再吸収される(腸管循環)．陰イオン交換樹脂は消化管内で胆汁酸をイオン結合し，その腸肝循環を遮断して糞中排泄量を増加させる．その結果，体内胆汁酸プールは低下し，それを代償するためにコレステロールからの胆汁酸合成経路が活性化されるため，血清コレステロールが低下する．また，この変化は肝細胞表面のLDL受容体発現量を増加させるため，血清LDLの細胞内取り込みが増加する結果，血清LDLコレステロールは10〜35％低下する．

【臨床】LDL-コレステロール190 mg/dL以上の男性患者を対象とした一次予防試験で1日24gのコレスチラミンを7年間服用すると冠動脈死が24％減少することがLRC-CPPT(JAMA, 1984)で証明された．しかし，コレスチラミンは1回9gもの量を1日2〜3回服用せねばならず，便秘が高率に出現し，腹痛，ガス，腹満等の副作用も生じるためコンプライアンスが低い．一方，新しいイオン交換樹脂薬であるコレスチミドはより少ない投与量(3g/日)でも効果が期待できるとされる．胆汁酸吸着樹脂(レジン)薬はいずれも陰イオン交換樹脂であるので，酸性薬物であるワルファリン，サイアザイド系利尿薬やジゴキシン，チロキシン等を吸着し，吸収障害の相互作用を起こす．したがって，上記の薬物を併用する場合には両者の投与時間を最低1〜4時間離さねばならない．

胆汁吸着レジンは，新規抗リウマチ薬であるレフルノミドの副作用出現時などに酸性の活性代謝物を吸着し体外除去を促進し，副作用を回避あるいは軽減するために用いられる．

ニコチン酸系薬物→治療戦略④

【代表薬】
ニコチン酸(ニコチン酸®，ナイクリン®)
ニコモール(コレキサミン®)
ニセリトロール(ペリシット®)

【作用機序】ニコチン酸とその誘導体は肝細胞のVLDLの産生を抑制するため，VLDL(主としてTG)が低下し，さらにVLDLが分解され形成されるLDL濃度(主とし

てコレステロール)も低下する.

【臨床】各種薬剤による脂質異常症患者を合併する心筋梗塞患者の二次予防効果を検討したCDP(Coronary Drug Project, J Am Coll Cardiol, 1986)では，ニコチン酸(ナイアシン)は心筋梗塞の再発を27%減少させ，死亡率を11%減少させた．しかし，日本ではニコチン酸には脂質異常症治療の保険適応がなく，またニコチン酸欠乏症(ペラグラなど)に対する投与量は1日25～200 mgであり，海外で脂質異常症治療に用いられる際の1日2～3 g/よりはるかに少ないため，脂質異常症治療には用いられない．日本では脂質異常症治療にニコチン酸の誘導体が用いられるが，これらの薬物には大規模臨床試験のデータがなく，投与量も少ないため単独投与での効果は疑問である．最も多い副作用は皮膚の紅潮と瘙痒感であるが，発症にはプロスタグランジン産生亢進を介するため薬物投与前にアスピリン(300 mg)を服用すると予防できる．また，この症状は投与を継続すると減少することが多い．また，痛風，糖尿病の素因を有する患者では高尿酸血症，耐糖能が悪化する可能性がある．消化性潰瘍の誘発，肝障害も時に報告される.

フィブラート系薬物→治療戦略⑤等

【代表薬】

クロフィブラート(ビノグラック®)

ベザフィブラート(ベザトールSR®，ベザリップ®)

フェノフィブラート(リパンチル®)

【作用機序】フィブラート系薬物は核内転写因子であるPPARα(peroxisome proliferator-activated receptor α)のリガンドであり，同因子に結合するとPPARαの活性化を介して，アポC-I遺伝子発現を促進し，アポC-Iが豊富なHDL濃度を増加させる機序とLPL活性を亢進させVLDLの分解を促進する機序で，血清TG濃度の低下とHDL濃度の増加を生じる．したがって，高TG血症に特に有効である.

【臨床】クロフィブラートは最も早く大規模な虚血性心疾患の一次予防試験が行われた薬物で，WHO協同試験(Br Heart J, 1978; Lancet, 1984)で，クロフィブラートは血清総コレステロールを9%低下させ，非致死性心筋梗塞を25%低下させた．しかし，クロフィブラート群の総死亡率は対照群よりも20%高く，その原因は心疾患以外の原因であった．この結果は，脂質異常症治療薬の長期投与における安全性の問題に，現在まで続く疑問を投げかけている．また，クロフィブラートは胆汁成分を変化させ胆石発症率を増加させる．第2世代フィブラート薬であるベザフィブラートを用いたBIP(bezafibrate infarction prevention)試験(Circulation, 2000)で心筋梗塞の二次予防試験が行われたが，再発率および死亡率で有意な効果を認めなかった．フェノフィブラートについては，2型糖尿病患者で脂質異常症を合併した患者を対象にFIELD(fenofibrate intervention and event lowering in diabetes)試験(Lancet, 2005)が行われたが，死亡率と非致死性心筋梗塞発症率では有意差が得られなかったものの，総心疾患イベント発症では有意な低下効果(リスク比0.89)を発揮した.

フィブラート系薬物の主要消失経路は腎排泄であるので，腎機能障害患者での投与は減量が必要である．重症腎障害患者では投与すべきでない．腎障害患者に常用量のベザフィブラートを投与した結果，筋炎や横紋筋融解症(筋肉痛，CPK上昇)を発現した例が60例以上報告されている．頻度が高い副作用は嘔気，腹痛などの消化器症状である.

プロブコール→治療戦略は特定できない

【代表薬】

プロブコール(シンレスタール®，ロレルコ®)

【作用機序】プロブコールは不明の機序でLDLコレステロールを減少させるとともに強い抗酸化作用をもつ．しかし，HDLコレステロールも低下させるため脂質異常症治療薬としての効果は疑問視されている.

【臨床】虚血性心疾患に対する大規模臨床試験は報告されていない．大腿動脈の動脈硬化進展予防試験(PQRST, 1994)でも有効性は見いだされなかった．小規模な冠動脈インターベンション治療後の再狭窄予防試験が報告されているのみである．服用患者で頻度は低いがQT延長症候群が出現するため定期的な心電図検査が必要である．米国ではすでに使用されていない薬物である.

小腸コレステロール吸収阻害薬→治療戦略⑥

【代表薬】

エゼチミブ(ゼチーア®)

【作用機序】小腸でのコレステロール吸収には上皮刷子縁に発現しているトランスポーター(Niemann-Pick C1-like 1)が重要である。エゼチミブはこの機能を阻害する機序でコレステロール吸収を抑制し、LDLコレステロールを約20％低下させ、HDLコレステロールを6％上昇させる。

【臨床】この薬物はLDLコレステロール低下作用はスタチン薬ほど強力ではないが、他の脂質異常症治療薬と全く異なる作用機序を有するため、スタチン薬で十分な脂質低下効果が得られない家族性高コレステロール血症患者や、薬物相互作用などの懸念でスタチン薬が使用できない患者などではよい適応となるだろう。現時点で冠動脈疾患の一次あるいは二次予防効果を検討した大規模臨床試験は報告がなく、この薬物の真価については今後の検討が待たれる。エゼチミブは消化管および肝臓で薬理活性のあるグルクロン酸抱合体に代謝され、腸肝循環を繰り返しながら、糞中に80％が排泄される。副作用としては下痢、肝機能異常が5％以下の頻度で報告されている。

HDLコレステロールへの介入療法→治療戦略⑦

【作用機序】哺乳類の主な体細胞はコレステロールを分解する酵素系をもたないため、LDLコレステロールにより供給される細胞内のコレステロール量を一定に維持する機構として、体細胞から肝細胞へのコレステロールの逆輸送系が働いている。この輸送系に関係するリポ蛋白がHDLであり、多くの疫学調査から血清HDLコレステロール濃度と冠動脈疾患発症リスクには負の相関があることが観察されている。このため、生活習慣または薬物によるHDLコレステロール増加を目指す介入研究が行われた。最近 cholesteryl ester transfer protein (CETP)の阻害薬が注目されている。CETPはコレステロール逆輸送系担体であるHDLからLDLへコレステロールエステルを転送する機能をもつため、この酵素の阻害はLDLコレステロールを低下させ、HDLコレステロールを増加させる。

【臨床】運動、減量、禁煙はいずれも弱いが有効なHDLコレステロール増加法である。スタチン薬は主としてLDLコレステロールの低下を目的とする薬物であるが、弱いHDLコレステロール増加作用がある。特に、ロスバスタチンではその効果が大きい(約10％増加)。フィブラート系薬物は主にTGを低下させる薬物であるが、HDLコレステロールも約5％増加させる。日本ではニコチン酸(ナイアシン)自体は脂質異常症治療にほとんど用いられないが、少量をスタチン薬と併用するとHDLコレステロールを約25％増加させる(N Engl J Med, 2001)。最近、約15,000人の冠動脈疾患高リスク患者を対象としてCETP阻害薬torcetrapibの効果を検討したILLUMINTE試験の結果が発表された(N Engl J Med, 2007)。torcetrapibは期待通りHDLコレステロールを約70％増加させ、LDLコレステロールを25％低下させたにもかかわらず、この薬物を投与された患者群の総心事象発症率と総死亡率はそれぞれプラセボ群よりも25％および58％増加した。この予期せぬ結果はCETP阻害薬の開発に大きなブレーキをかけている。

39. 糖尿病

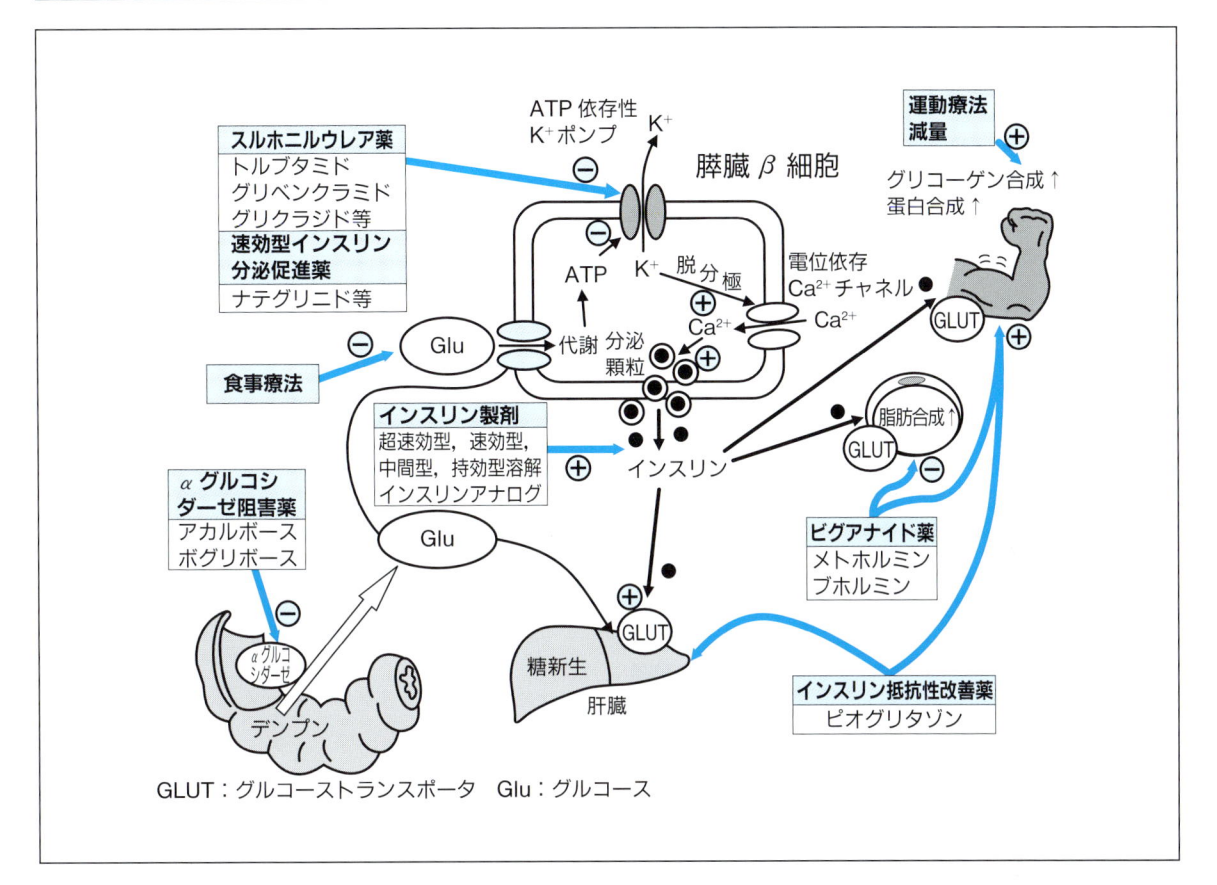

[病態生理] インスリンは膵臓のβ細胞から分泌される血糖を降下させる唯一のホルモンである．標的細胞でのグルコース取り込みを促進し，肝臓，脂肪組織，筋肉においてはグリコーゲン分解を抑制し，グリコーゲン合成とグルコースの酸化を促進させる．糖尿病は慢性の高血糖と続発する臓器障害を生じる症候群であり，膵臓β細胞の消失または機能不全によるインスリンの産生不足，または組織でのインスリン感受性の低下(耐性)により生じる．糖尿病は，臨床像から1型(インスリン依存性糖尿病：IDDM)と2型(インスリン非依存性糖尿病：NIDDM)に分けられる．1型糖尿病は主として小児・若年に発症する自己免疫機序による膵島炎であり，急性発症典型例では発症時に抗GAD(グルタミン酸脱炭酸酵素)抗体が陽性となり，β細胞の破壊によりインスリン分泌が完全に消失するため，インスリン分泌の指標となる血清Cペプチド(CPR)濃度が高度に低下し(<0.5 ng/mL)，ケトアシドーシスやケトーシスの症状で発症することが多い．特に，劇症型では数日の経過で発症し治療が遅れると致命的となることもある．緩徐進行型(slowly progressive IDDM: SPIDDM)は，発症時にはインスリン依存性ではないが経過につれてインスリン分泌が消失し，インスリン依存的になる病型である．いずれの病型でも治療にはインスリンの投与が必須である．

2型糖尿病は，日本人に急増しており，厚生労働省の調査では，通院患者約700万人，潜在的に糖尿病発症の可能性がある人は約1,400万人存在するとされる．典型的には肥満成人に発症するインスリンの分泌低下およびインスリン標的細胞でのインスリン抵抗性の複合要因から発症する病態である．発症リスクとしての遺伝素因は，主にインスリン分泌低下に関係するとされる．初期には無症候性の食後高血糖と高インスリン血症(インスリン過分泌)が出現する時期が存在するが，ほどなく膵臓のβ細胞は恒常的な過分泌により疲弊・荒廃し，インスリン分泌不全の病期に進展し，症候性の高血糖を生じるようになる．インスリン抵抗性は，高血圧，体幹部(中心性)肥満，脂質異常症の病態を合併することが多く，これらの動脈硬化危険因子重積症候群を包括する概念として，2005年からメタボリック症候群(Mets)の呼称が用いられるようになった．日本の診断基準は欧米と差異がある．日本の基準は，男性では腹囲85 cm，女性では腹囲90 cm以上で，その他に高トリグリセリド血症($\geq$ 150 mg/dL)または低HDLコレステロール血症(<40

mg/dL），血圧高値（≧130/85 mmHg），空腹時高血糖（≧110 mg/dL）のうち2項目が存在する場合となっている．

高血糖に対するインスリン分泌不全とインスリン抵抗性の相対的な関与度については，肥満の有無，およびHOMA指数が参考になる．HOMA-R（インスリン抵抗性指数）は，〔空腹時インスリン値（μU/mL）×空腹時血糖値（mg/dL）〕/405で計算される値で，2以上で軽度，4以上で明らかなインスリン抵抗性を表す（正常値は1）．一方，HOMA-β（β細胞機能）は〔空腹時インスリン値（μU/mL）×360〕/〔空腹時血糖値（mg/dL）−63〕で計算される値で，<30%で軽度，<15%で明らかなインスリン分泌低下を示唆する（正常値50%）．インスリン分泌低下型にはインスリン分泌促進薬（SU薬）が，インスリン抵抗性型にはインスリン抵抗性改善薬（ビグアナイド薬・チアゾリジン薬）が理論的にはよい選択である．また，慢性膵炎等による膵組織破壊，クッシング症候群による副腎皮質ホルモン過剰分泌，先端巨大症（巨人症）による成長ホルモン過剰分泌，褐色細胞腫によるカテコールアミン過剰分泌等，副腎皮質ホルモン，サイアザイド系利尿薬などの投与は，二次性糖尿病を生じる．

治療戦略

① 食事性グルコース負荷の軽減
② 末梢組織におけるグルコース取り込み促進
③ インスリン分泌の刺激
④ インスリン感受性の改善
⑤ インスリン補充

食事療法→治療戦略①

【臨床】食事療法による減量はインスリン抵抗性改善に重要である．標準体重と必要総エネルギー量（20～25 kcal/kg）から各患者に適切な食事のカロリーを設定する．日本人の標準体重を算出する際に使用する体格指数（body mass index: BMI）は22とされる〔BMI＝体重（kg）/〔身長（m）〕^{2}〕．肥満があれば，基礎カロリーを1,200 kcal（糖質150 g，蛋白質60 g，脂肪40 g）として，患者の仕事内容による消費カロリーを勘案して必要量を追加し（軽作業なら25 kcal/日/kgなど）食事療法のプログラムを作成する．食事のカロリー計算には簡便のため食品交換表を用いることが多い．

運動療法→治療戦略②，④

【作用機序】運動療法はインスリンに依存しない筋肉へのグルコース取り込みを刺激し，血糖を低下させるとともに，インスリン応答性を回復する．また，運動により肥満を改善することもできる．
【臨床】エネルギー消費を目標とする場合には，最大酸素消費量の60%程度の運動を1回20分間，週2～3回程度行うことが必要であるが，細胞のインスリン反応性を回復する目的では8,000～10,000歩/日程度の軽運動でよい．インスリン投与中の患者が運動療法を行う場合には運動による消費カロリーを計算してインスリン投与量を減量しないと低血糖を引き起こすことがあるので注意が必要である．また，空腹時血糖が200 mg/dL以上の血糖コントロール不良の患者では，糖代謝が正常化するまで運動療法の開始は控えるべきである．また，糖尿病性網膜症のある患者では過激な運動は網膜症を悪化させる危険があり勧められない．さらに，運動プログラムの開始前には虚血性心疾患の合併の有無を十分に評価し患者個別に無理のないプログラムをたてる必要がある．また，食事および運動療法はすべての糖尿病患者に，薬物療法開始後も継続されるべき治療手段であることを忘れてはならない．

スルホニル尿素薬（SU剤）→治療戦略③

【代表薬】
トルブタミド（ジアベン®，ブタマイド®など）

H$_3$C—⟨benzene⟩—SO$_2$NHCONHCH$_2$CH$_2$CH$_2$CH$_3$

グリベンクラミド（オイグルコン®，ダオニール®）

グリクラジド（グリミクロン®）

H$_3$C—⟨benzene⟩—SO$_2$NHCONH—N⟨pyrrolidine⟩

グリメピリド（アマリール®）

【作用機序】膵臓ランゲルハンス島のβ細胞は発生学的に外胚葉性であり，神経組織と同様に細胞膜の脱分極と共役した顆粒中のインスリン分泌機能を有する．血糖値が正常な状態ではβ細胞の膜電位は分極しており，インスリン分泌も低値であるが，血液中のグルコース濃度が上昇すると，β細胞表面のグルコース・トランスポーター2（GLUT 2）を介する血液中から細胞内へのグルコース輸送が増加し，細胞内グルコース濃度が増加するため，グルコキナーゼを介してTCAサイクルが賦活化され，細胞内ATP産生が増加する．ATPはβ細胞膜上のATP依存性Kチャネルを抑制するため，細胞外への能動的K$^+$汲み出し量が低下し，細胞内負電位が減少する．膜電位が閾値以下となると電位依存性Ca^{2+}チャネルの

開口を介してβ細胞膜の脱分極が生じ，Ca^{2+} が細胞内に流入するとともに細胞内から動員され，カルモジュリンと結合することにより種々のキナーゼを活性化し，インスリン顆粒の分泌を開始すると考えられている．血液中インスリン濃度が増加し，筋および脂肪細胞のインスリン依存性 GLUT 4 を活性化すると，血液中から細胞内へのグルコース輸送を亢進するため血糖値が正常値に回復し，インスリン分泌は再び安静時の値に戻る．膵島 β 細胞上にはスルホニル尿素 (SU) 剤に特異的な受容体が存在し，ATP 依存的な K^+ イオンチャネルと共役している．SU 剤が受容体に結合すると K^+ の細胞外流出を抑制するため，あたかも生理的な高血糖状態のように，細胞膜の分極電位が低下し，電位依存的 Ca^{2+} チャネルを介する Ca^{2+} イオンの流入を介してインスリンの分泌が惹起される．インスリン分泌作用で比較すると，第 2 世代のグリベンクラミドは第 1 世代のトルブタミドよりも 200 倍程度強い．第 2 世代 SU 剤でもグリクラジドのインスリン分泌作用はやや弱く，トルブタミドの 10 倍程度である．また，グリメピリドは構造的に SU 剤であるが，インスリンを分泌させるだけでなく，インスリン抵抗性の改善作用も有するので第 3 世代の SU 剤と呼ぶこともある．最近，SU 剤とは全く異なる化学構造を有しながら，SU 剤受容体に作用しインスリン分泌促進作用を有するナテグリニドやミチグリニドが登場した．

【臨床】2 型糖尿病が適応である．ただし，2 型糖尿病でもインスリン需要が著しく高まるアシドーシス，重症感染症，大手術時には SU 剤は適応とならず，インスリンを使用する．歴史的には，2 型糖尿病患者を対象としてプラセボ，トルブタミド，インスリン，フェンホルミンの治療効果を長期比較した UGDP (University Group Diabetes Program, 1976) の結果で，トルブタミドとフェンホルミン治療群の心疾患死亡率がプラセボ群よりも有意に高いとする結果が判明したため，これらの経口糖尿病薬の評価が低下した時期があった．しかし，その後の臨床試験で UGDP の結果は追認されず，また最近完了した大規模な UKPDS (United Kingdom Prospective Diabetes Study, 1995, 1998) の結果でも，SU 剤およびインスリン治療は食事療法単独よりも良好な血糖管理と網膜症・腎症の進展予防効果を示し，SU 剤投与群では心筋梗塞または他の原因による死亡率の増加は観察されなかった．これらの結果により SU 剤の臨床価値は再評価され，2 型糖尿病治療の主役となっている．

SU 剤の適応は膵臓のインスリン分泌機能の残存が前提条件である．40 歳以後に糖尿病と診断された患者，病歴 5 年以下，肥満がなく，空腹時血糖が 180 mg/dL 以下であれば 85% の患者で有効である．長期治療中の血糖管理は，HbA_{1c} として 5.8%，空腹時血糖 80〜110 mg/dL，食後 2 時間血糖値が 80〜140 mg/dL なら優と評価され，それぞれの値が 5.8〜6.5%，110〜130 mg/dL，140〜180 mg/dL なら良と評価される (日本糖尿病学会ガイドライン，2004)．SU 剤は機能不全状態の β 細胞をさらに酷使することになるため，β 細胞の疲弊を早めるおそれが指摘されている．事実，SU 剤投与患者では投与開始後毎年 5〜10% 程度が効果不良となる (二次無効)．ただし，二次無効には SU 剤による β 細胞の疲弊・荒廃の他にも，不規則な食事，体重増加，投与量不足，高血糖をきたす薬物の併用などが原因となるので注意が必要である．

【薬物動態】SU 剤は肝による酸化代謝が主要消失経路である．チトクローム P 450 (CYP) 2 C 9 が主に代謝に関係するので，日本人に 2〜3% 存在する CYP 2 C 9*3 のヘテロ変異者では血糖低下作用の増強がみられることがある．一般に腎障害は動態に影響しないが，アセトヘキサミドのように活性代謝物を有する薬物では腎障害時には親薬物より水溶性の高い活性代謝物が蓄積するため作用増強の恐れがある．

【副作用】主要な副作用は低血糖である．特に半減期が長い (33 hr) クロルプロパミド (アベマイド®) では高度の蓄積が生じやすく副作用頻度の報告が多い．副作用発現の危険因子としては高齢，腎機能障害，低栄養者，低血糖を助長する薬物の併用が挙げられる．SU 剤で血糖のコントロールが改善すると，尿糖が減り，食欲も増進するため体重が増加することが多いので注意が必要である．NSAID，スルファフェナゾール，クロラムフェニコール，ジクマロール等は SU 剤の代謝阻害を介して作用増強を生じることがある．また，アルコール，インスリン，ビグアナイド薬，サリチル酸等のそれ自体に血糖降下作用のある薬物との併用では薬力学的相互作用により低血糖を生じることがある．SU 剤のアマリールは α および β 受容体遮断作用のある降圧薬，アルマール® (一般名塩酸アロチノロール) と名称が似通っているので処方および調剤過誤の事故が多いので注意する．

速効型インスリン分泌促進薬→治療戦略③

【代表薬】

ナテグリニド (ファスティック®，スターシス®)

ミチグリニドカルシウム水和物 (グルファスト®)

【作用機序】ナテグリニドとミチグリニドは SU 剤とは全く異なる化学構造をもつが，SU 剤受容体結合に依存する経路とそれ以外の直接作用を介して膵臓 β 細胞か

らインスリン分泌を促す．特徴は空腹時に投与すると消化管吸収が速やかでSU剤よりも作用開始が早いことである．このため食事5〜10分前に経口投与して食後高血糖を抑制できるとされる．食後投与では特徴が発揮されない．また，投与が食前30分以上前となると食事開始時に低血糖となることがある．

【臨床】両薬物の主要消失経路は肝代謝で，半減期は2時間前後とほとんどのSU剤より短く，作用時間も4〜5時間である．このため長時間β細胞を刺激せず，二次無効を招くリスクが少ないとする意見もあるが臨床試験で証明されているわけではない．肝消失型薬物ではあるが，重症の腎不全（CLcr＜30 mL/min）ではクリアランスが低下するため投与量の補正が必要である．適応はSU剤と同様であるが，食後高血糖のコントロールではSU剤に勝るデータがある．また，構造上サルファ剤ではないのでSU剤に対する過敏症患者ではよい代替薬である．経口糖尿病薬としての位置づけは，いまだ大規模な長期臨床試験がないため不明確である．

ビグアナイド系薬 → 治療戦略②

【代表薬】
塩酸メトホルミン（グリコラン®，メルビン®）

$$H_3C\text{\textbackslash}N\text{-}CNHCNH_2 \cdot HCl$$ (NH, NH)

塩酸ブホルミン（ジベトスB®）

$$CH_3CH_2CH_2CH_2NHCNHCNH_2 \cdot HCl$$ (NH, NH)

【作用機序】肝での糖新生の抑制，筋肉細胞への糖取り込みの増加，肝臓からのグルコース放出抑制，末梢組織のインスリン感受性改善等が証明されている．この群の薬物はインスリン分泌刺激作用がないため，低血糖の副作用が少なく，血糖降下薬というよりは，血糖正常化薬というべきであるとされる．

【臨床】ビグアナイド系薬としては，歴史上メトホルミン，ブホルミン，フェンホルミンが開発されたが，フェンホルミンは，1970年代に副作用として乳酸アシドーシスが多発したため市場から回収され，以後，他の2薬が細々と使用されてきた．しかし，最近UKPDS等の大規模試験でメトホルミンの安全性と効果の再評価が進み，欧米では使用頻度が増加している．SU剤に勝る点は，SU剤で問題となる体重増加作用がないこと（副作用の食欲不振のためともいわれる）とコレステロールと中性脂肪を減少させることである．したがって，最もよい適応は，肥満で脂質異常症を合併する2型糖尿病患者である．日本の添付文書上の適応は，SU剤で効果が不十分または副作用のため使用ができない場合となっているがエビデンスに基づくわけではない．また，海外での標準的投与量は500〜2,000 mg/日であるが，日本では添付文書上の用量が500〜750 mg/日と低いため，海外試験のデータをそのまま日本での臨床に外挿できない．UKPDSの対象患者はBMIが30以上の日本ではほとんど見かけることのない肥満患者であったこともデータの解釈上留意する必要がある．主要消失経路が腎排泄であるため，腎機能障害患者では投与量を減量せねばならない．副作用は消化器症状（嘔気，食欲不振）が5〜20%の頻度で生じる．メトホルミン服用による最も重篤な副作用である乳酸アシドーシスのリスクは0.3件/10,000人前後である．

インスリン抵抗性改善薬 → 治療戦略④

【代表薬】
塩酸ピオグリタゾン（アクトス®）

【作用機序】ピオグリタゾン等のいわゆるインスリン抵抗性改善薬は，標的細胞の核内受容体型転写因子PPARγ（ペルオキシソーム増殖活性化受容体γ）に結合し，腫瘍壊死因子αの発現を抑制し，アディポネクチン分泌の増加等を介して，脂肪および筋肉組織における脂肪および糖代謝を調節する結果，インスリン分泌刺激を介さないインスリン効果増強作用（インスリン抵抗性改善作用）を発揮する．

【臨床】この群の薬物のよい適応となる2型糖尿病患者は，BMIが24以上の肥満患者でインスリン抵抗性の可能性があり，かつ空腹時血漿中インスリン濃度が＞5 μU/mLの患者である．最初に登場した「インスリン抵抗性改善薬」はトログリタゾンであった．しかし，この薬物は，発売後約15万人がこの薬物を服用した時点で13名の重篤な肝障害（劇症肝炎）が生じ，うち3名が死亡したことが判明したため，2000年に市場から回収された．次に登場したピオグリタゾンについては肝障害の報告はないが，体液量増加による浮腫（8%），体重増加，心不全の悪化の副作用が，心疾患のある女性患者で多いことが判明した．このため心不全の合併または既往のある患者では禁忌となっている．2005年に標準的な食事，経口血糖降下薬で治療しているにもかかわらずHbA$_{1c}$が＞6.5%の大血管障害の既往がある2型糖尿病患者を対象として，ピオグリタゾンの標準治療への上乗せ効果を検討した臨床試験（PROactive試験，Lancet, 2005）の結果が公表された．ピオグリタゾンは標準的な2型糖尿病治療に併用されると2.5年の観察期間で複合エンドポイント（総死亡＋非致死性心筋梗塞＋脳卒中）を16%減少させることが判明した．ただし，ピオグリタゾンで心不全の発症はプラセボ群よりも有意に多かった．海外ではロシグリタゾンも使用されており，日本での承認も近いとされる．ただし，ロシグリタゾン服用患者では心筋

梗塞発症リスクが増加する可能性が指摘され，真偽について注目を集めている(N Engl J Med, 2007)．主要消失経路は肝代謝であり，複数のCYPで代謝されるので代謝の相互作用の可能性は低く，腎機能障害患者で投与量補正を必要としない．

α-グルコシダーゼ阻害薬→治療戦略①

【代表薬】
アカルボース(グルコバイ®)

ボグリボース(ベイスン®)

【作用機序】アカルボース等の食後高血糖改善薬は，腸管上皮表面の刷子縁に存在するα-グルコシダーゼを可逆的に阻害し，食事に含まれるショ糖(砂糖)，麦芽糖，および他のオリゴ糖の加水分解を抑制する機序で，これらの糖の分解産物であるグルコースの消化管吸収を遅延化する．2型糖尿病患者では膵臓β細胞からのインスリン分泌が正常者より遅延しているため，α-グルコシダーゼ阻害薬で遅延した血糖上昇の時間経過とピーク時間が一致してインスリン作用が効率的になり，食後の高血糖が改善される．近年，食後の高血糖はいわゆる糖毒性による臓器障害の観点から治療の必要性が注目されているためこの群の薬物が注目されている．

【臨床】作用機序から，これらの薬物の作用はグルコース吸収時間の遅延化であり，決して吸収総量の抑制ではない．したがって，食後高血糖治療には有効であるが，あくまでも一次治療薬ではなく，SU剤等と併用される形で使用されるべきである．臨床的な適応は，空腹時血糖は正常であるが食後の高血糖が180 mg/dL以上であり，HbA_{1c}が>6.5%の2型糖尿病である．2型糖尿病治療でインスリン，SU剤またはメトホルミンに併用するとHbA_{1c}値を0.5%低下させる(UKPDS, 1999)．また，耐糖能異常のある患者にアカルボースを投与すると糖尿病発症を抑制できること(STOP-NIDDM, Lancet, 2002)，心血管事象(特に心筋梗塞)を約50%減少させること(STOP-NIDDM, JAMA, 2003)が判明している．

副作用は，上部消化管で吸収されなかった糖が大腸の細菌により分解されガスを発生するため放屁が増加し，鼓腸感が生じることである．高齢者で鼓腸が強い場合には偽イレウス様症状を呈することもある．また，大腸で糖の分解により生じる短鎖の脂肪酸が腸管運動を刺激し下痢を生じることもある．SU剤やインスリンとの併用時に低血糖が生じた場合には，α-グルコシダーゼが阻害された状態にあるので2糖類であるショ糖の経口投与は無効であり，グルコースを補給しなければならない．

インスリン→治療戦略⑤

【代表薬】
超速効型：インスリン　リスプロ(遺伝子組換え)(ヒューマログ®)，インスリンアルパルト(遺伝子組換え)(ノボラピッド®)

速効型：インスリン注射液(イスジリン®)※通常レギュラーインスリンと呼ばれる製剤
中性インスリン注射液(ノボリンR®など)

準速効型：無晶性インスリン亜鉛水性懸濁注射液(セミレンテイスジリン®)

中間型：インスリン亜鉛水性懸濁
イソフェンインスリン水性懸濁(NPHイスジリン®，ノボリンN®など)

混合型：生合成ヒト二相性イソフェンインスリン水性懸濁注射液

遅効型：結晶性インスリン亜鉛水性懸濁注射液

持効型溶解インスリンアナログ：インスリングラルギン(ランタス®)

【作用機序】インスリン分泌が欠乏している1型糖尿病では，細胞内へのグルコース輸送が極端に低下するため，血液中は高血糖であるが，細胞内はグルコース欠乏の状態となっており，代償的に脂質の酸化反応によりATPを産生している．脂質代謝の最終産物はケトン体であり，尿中に排泄される必要があるが，産生量が排泄速度を上回るとケトーシスとアシドーシスを生じる．インスリンは上記の病態を抜本的に改善する．

【臨床】インスリン分泌が完全に欠如している1型糖尿病患者は，適切なインスリン投与なしには空腹時でさえ著しい高血糖やケトアシドーシスを起こす危険がある．また，2型糖尿病患者でも，アシドーシス，重症感染症，大手術等のインスリン需要が著しく高まる病態や，妊娠中，食事療法と経口糖尿病薬が無効となった場合にはインスリンの投与がケトーシス予防に必須となる．インスリンには，局所からの放出を製剤技術で遅延化し，作用発現と持続時間を調節した種々の剤形が利用できる．現行のインスリン製剤は室温で保管できるが，40°C以上の高温状態では安定性が1カ月程度であるため，未使用のバイアルは冷蔵庫(冷凍は不可)に保管すべきである．

伝統的インスリン療法(CIT)の目標は，できるだけ少ない投与回数で低血糖の危険を冒さずに過度の高血糖による自覚症状(口渇，頻尿，やせなど)とケトアシドーシス等の急性合併症を予防することを目的としていた．一方，近年の強化インスリン療法(IIT)は，頻回の自己血糖測定に基づき基礎インスリン投与量と追加インスリン

投与量をより厳密にコントロールすることにより可及的に正常な血糖を維持することを目標としている．IITには，インスリン頻回注射法と持続皮下インスリン注入療法(continuous subcutaneous insulin infusion: CSII)がある．IITは従来法よりも，血糖の厳密なコントロールが可能な反面，低血糖を招く危険が大きい．1型糖尿病患者に対するIIT治療の意義はDCCT(Diabetes Control and Complications Trial, 1993)によりIITがCITよりも血糖管理で勝り，かつ腎・網膜・神経合併症の発症を60%減少させることから確立された．2型糖尿病患者に対しても，UKPDSにおいてインスリン投与群が食事療法群よりも糖尿病性網膜症と神経症の発症を25%低下させることが明らかとなっている．ちなみにSU剤治療群も食事療法群より勝っていた．2006年に米国と欧州で乾燥させたヒトインスリン粉末を専用吸入器で吸入投与するインスリン製剤であるExubera®が承認された．しかし，高価で吸入装置の携帯性が悪かったため売上が伸びず発売後わずか1年余りで市場から自主撤退した．

【体内動態】インスリン自体の体内半減期は3〜5分と短いため，ケトアシドーシスの治療等で静注投与をする以外(静注投与できるのはいわゆるレギュラーインスリンのみ)は，皮下投与し局所から緩徐に吸収させて作用時間を延長させている．皮下からの吸収は筋肉運動，マッサージ等で促進される．透明な水溶液製剤である(レギュラー)インスリンは吸収が速く，作用発現が速い(投与後45分)ため，従来食事の30分前に投与する．最大効果は投与後1.5時間前後で，作用持続は3〜8時間程度である．インスリン分子のアミノ酸を遺伝子組換え技術で改変し，皮下投与部位からの放出を速めた超速効型製剤(インスリンリスプロ等)では投与後15分で効果が発現するため食事の直前に注射できる．中間型(インスリン亜鉛水性懸濁，イソフェンインスリン水性懸濁)はインスリンを亜鉛やプロタミン等と結合させ注射溶液中に懸濁状態にすることで投与局所からのインスリン吸収を遅らせている．最大効果は投与後4時間前後で，持続時間は8時間前後である．最近では，患者の自己注射の便を考え，レギュラーおよび中間型インスリンをあらかじめ混合液製剤とした2相性の剤形(レギュラーインスリンの比率が10%刻みで50%まで増える)を細かな注入量調節が可能でかつ携帯に便利なペン型の注射器具(ノボペン®等)を用いて使用する方法が普及している．また，従来の遅延型インスリン製剤は放出に個人差があったため使用頻度が少なかったが，遺伝子組換え法を用いて開発された持効型溶解インスリンアナログ(インスリングラルギン)は，皮下投与部位からの放出が極めて均一な画期的製剤である．しかし，この薬物は発売後専用の注射器に作動上の不具合が発生し，一時回収となった．その後，改良された注射器で発売が再開されたが再び不具合が発生し企業が自主回収措置をとった(2005年)．2007年10月より再々度改良された注射器が発売されている．インスリンの消失は肝と腎がそれぞれ50%と30%前後を占める．糖尿病患者の腎機能が悪化すると，インスリンの必要量が減少することがあるが，これは腎障害の進行によりインスリンの腎クリアランスが低下することも一因である．

【副作用】インスリン投与に伴う最も重要な副作用は低血糖である．低血糖はインスリンの過量投与，運動によるエネルギーの過剰消費，不規則な食事時間等により生じる．低血糖の臨床症状は，低血糖を代償しようとする交感神経興奮によるアドレナリン分泌の現れであり，自覚症状としては発汗，神経過敏，交感神経興奮による振戦，動悸，空腹感等が生じる．重症になると中枢神経症状(視覚障害，昏迷，昏睡，痙れん発作)が生じる．高齢者と小児では特に注意が必要である．患者には，糖尿病患者であることを示すカードを常に所持することと，外出時に低血糖症状が出現した場合に速やかに糖を補給できるようにキャンディ等を携行することをアドバイスする．昏睡状態では，経口投与は誤嚥の危険があるので50%グルコースを20〜50 mL静注する(2〜3分で効果発現)か，グルカゴン1 mgを筋注する(15分で効果発現)．

インスリン・アレルギーは注射部の痛みや灼熱感と紅斑・かゆみが症状である．インスリン抗体の出現は治療に有害な作用を生じることは少ないが，ウシ・インスリンに対するインスリン抗体のためにインスリン投与量が200単位以上となる場合にはヒト・インスリン製剤に変更する．脂肪萎縮症はインスリン皮下注射部位が萎縮または肥大症状を生じる症状で，予防のため注射部位をローテーションするよう患者に教育する．

40. 痛風

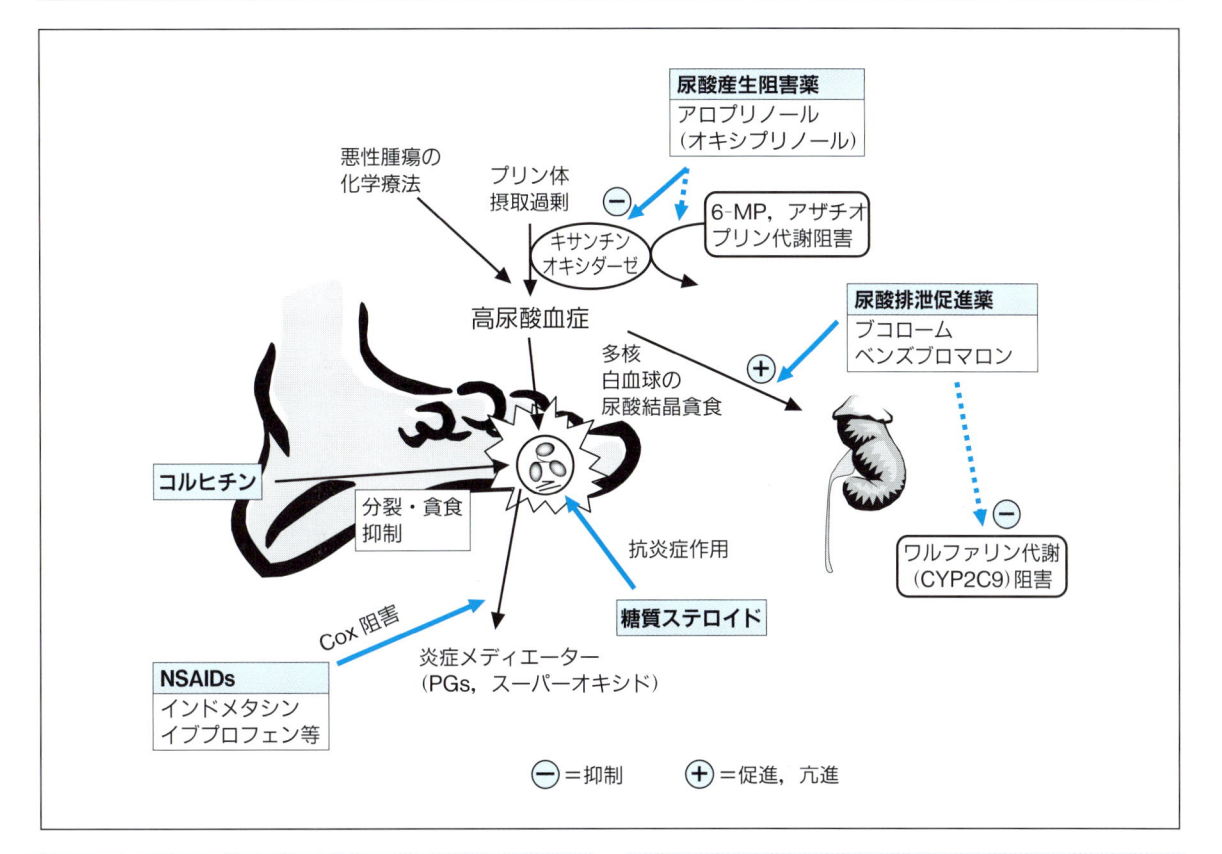

[病態生理] 痛風は第1中足趾関節(足の親指付け根)に好発する急性炎症である．発作はしばしば明け方に起こり，数時間で患部は発赤，腫脹，疼痛等の典型的な炎症所見を示し，歩行が困難となる．栄養状態のよい中年男性に多い(女性の20倍)．痛風発作の誘因は，罹患関節内またはその周囲組織における尿酸ナトリウムの針状結晶の析出である．尿酸ナトリウムの溶解度は温度に依存しており四肢末端部の低温部関節で析出が生じやすい．尿酸ナトリウム結晶が炎症を惹起するのは，その鋭く不規則な突起に免疫グロブリン分子やペプチド分子が吸着され多核白血球，マクロファージによる結晶の貪食を誘発するためである．アルコール多飲後には尿酸排泄が促進されるため，血清尿酸値が低下し，関節内尿酸結晶の可溶化による形態変化が発作の引き金となることがある．患者の関節液を採取し偏光顕微鏡で観察した際に好中球に貪食された尿酸塩の針状結晶が認められれば診断が確定する．これらの貪食細胞が崩壊し，白血球の化学走因子，組織傷害性の蛋白分解酵素，過酸化水素を周囲に放出すると，炎症が増悪し，典型的な痛風の臨床症状を形成すると考えられている．コルヒチンは，白血球の微小管に結合し，細胞分裂を抑制し，走化性反応を抑制するため，特に発作初期に投与すると発作を未然に防止することができる．強力な非ステロイド性消炎鎮痛薬(NSAID)であるインドメタシン等はシクロオキシゲナーゼ(COX)阻害による炎症性プロスタグランジン産生を抑制し，痛風の急性炎症発作を消退させる．

尿酸結晶の関節内結晶化には，先行する長期の高尿酸血症がリスク因子となる．「高尿酸血症・痛風の治療ガイドライン」によれば性，年齢を問わず血清尿酸値が7.0 mg/dLであると高尿酸血症と診断される．これは血漿中の尿酸の溶解度の上限が約7.0 mg/dLであるためである．高尿酸血症の原因としては，尿酸代謝経路のhypoxanthine guanine phosphoribosyltransferase (HGPRT)活性の欠損を有するまれな先天性疾患であるLesch-Nyhan症候群等もあるが，ほとんどの痛風患者は体質，食事，肥満などが原因となる続発性の高尿酸血症である．尿酸は核酸を構成するプリン体分解の最終産物であり，70%は腎臓から消失する．尿酸の腎排泄には，糸球体濾過のみならず尿細管分泌と再吸収機構が複雑に関係している．高尿酸血症は，プリン体含量の高い食物の摂取や細胞回転が増加する疾患(乾癬，造血器腫瘍，進行した固形腫瘍の治療等)の尿酸産生増加に伴い生じる場合と，腎機能障害や水分摂取不足による尿酸の尿細管再吸収亢進，腎尿細管の尿酸再吸収トランスポーター

を抑制する薬物(利尿薬, 高用量のアスピリン投与, ピラジナミド等)の併用により生じる場合がある. 両者の鑑別は, 24時間蓄尿による1日尿酸排泄量を測定することで可能である. 産生過剰型または排泄低下型との混合型には尿酸合成阻害薬を, 排泄低下型には排泄促進薬を投与するのが合理的である.

治療戦略

① 抗炎症薬による急性発作症状の緩和
② 尿酸産生量の抑制
③ 尿酸排泄量の増加
④ 発作前兆期の予防

食事療法→②

【臨床】歴史的に恰幅のよい金持ちが痛風になりやすいことが知られていた. 高蛋白食(＝高プリン食)による食事性尿酸合成過剰型高尿酸血症と肥満者には, 治療と予防の観点から食事療法が勧められる.

コルヒチン→治療戦略①

【代表薬】
コルヒチン(コルヒチン錠「シオノギ」®)

【作用機序】コルヒチンは細胞分裂に重要な働きをする微小管の構成蛋白であるチュブリンに結合して脱重合させ機能を阻害する機序で細胞分裂を阻害する. その他にも好中球の尿酸貪食作用および貪食好中球の脱顆粒を阻止し, 好中球のサイトカイン(LTB_4, IL-8)に対する好中球の反応性を著明に低下させる作用もある. 尿酸代謝には影響せず, 鎮痛作用はほとんど認めない. 農学分野では細胞分裂を抑制する作用を利用して種なしスイカの作成などに使用する.

【臨床】コルヒチンはイヌサフラン(*Colchicum autumnale*)の種子や球根に含まれる植物アルカロイドの一種である. ローマ帝国ネロ帝の時代の医師ディオスコリデスが著した「薬物誌」(De Materia Medica)にも記述がある痛風の急性発作の特効薬である. しかし, 近年強力なNSAIDや副腎皮質ステロイド薬が登場したため, 副作用が強いコルヒチンは選択されることが少なくなった. 痛風発作の予感または前兆期に1錠(0.5 mg)を使用すると発作を回避できる. 発症後ならば12～36時間以内に投与を開始する. 有効域が狭いため, 慎重な投与計画が必要である. 通常, 1錠(0.5 mg)から投与を開始し, 効果が発現するか, 副作用(嘔気, 下痢)が出現するまで, 1～2時間ごとに最大量3～4 mgまで追加量を経口投与する(専門家によっては0.5 mg以上は投与すべきでないという意見もある). また, 他の使用法としては尿酸低下薬の投与開始後, 尿酸値が低下し始める際に急性発作が誘発されるリスクが高まるが, その際に低用量のコルヒチンを用いると発作誘発予防に有効である. 消失には肝および腎両方が関与するので, 腎障害(尿酸結石の合併により生じうる), 肝硬変では減量が必要である. 過量投与は致命的な骨髄抑制を招く. 毒性が強いため家庭で保存する際には子供の手の届かない場所に保管する. 妊婦には禁忌である.

NSAID→治療戦略①

【代表薬】
インドメタシン(インダシン®, インテバン®)

フェンブフェン(ナパノール®)

【作用機序】COXの阻害作用により炎症性プロスタグランジンの産生を阻害し抗炎症効果を発揮する.

【臨床】歴史的にはインドメタシン, フェニルブタゾン(発売中止)が急性痛風発作の消炎・鎮痛薬として用いられたが, 他のNSAIDでも有効である. わが国で痛風発作の保険適応となっているのは, インドメタシンの他に, フェンブフェン, ナプロキセン, プラノプロフェン, オキサプロジンである. 発作時の投与量は, インドメタシンであれば75 mgの1日3回投与を上限量として用いるべきである. インドメタシンは頭痛, 嘔気等の中枢症状を生じやすいが, コルヒチンよりも患者の耐容性はよい. 腎機能障害作用により浮腫, 腎機能低下, 高カリウム血症が生じることがある. 消化性潰瘍や出血性傾向がある場合には, NSAIDの投与は控え副腎皮質ステロイド(プレドニゾロン10～20 mg)を短期間使用すべきである.

尿酸合成阻害薬→治療戦略②

【代表薬】
アロプリノール(ザイロリック®, アロシトール®など)

【作用機序】アロプリノールはプリン代謝物であるキサンチンと構造的に類似した化合物であり，キサンチン酸化酵素によるキサンチンから尿酸への酸化反応を競合的に阻害する．アロプリノールの代謝体であるオキシプリノールも活性代謝体であり，薬効に関係する．

【臨床】アロプリノール投与開始直後に血清尿酸値が急激に低下すると痛風発作を誘発することがあるので，発作後に治療を開始する場合には尿酸値の低下は穏やかに行い，血清尿酸の治療目標値は 4〜8 mg/dL とする．発作中は炎症を悪化させる可能性があるため投与しない．痛風以外の適応として腫瘍塊容積が大きな癌に対する化学療法後に腫瘍崩壊症候群として発症する高尿酸血症による尿酸結石および腎不全の予防措置としてアロプリノールを併用することがある．アロプリノール自身の主要消失経路は肝代謝であるが，主要代謝体であるオキシプリノールは腎消失型の動態を有し，正常人における半減期も 16 時間と長いため，腎不全患者ではアロプリノールよりもはるかに高濃度に蓄積する．したがって，腎障害患者ではアロプリノールの減量が必要である．腎不全患者で常用量のアロプリノールを使用するとオキシプリノールの過剰蓄積により，発熱，発疹や，剥脱性皮膚炎等が生じやすい．

最近，非プリン構造をもつキサンチン酸化酵素阻害薬である febuxostat の第二相臨床試験データが報告された(N Engl J Med, 2005)．この薬物はアロプリノールと同等またやや強い尿酸低下作用があるので今後の動向が期待される．

【相互作用】アロプリノールはキサンチン酸化酵素を阻害するため，この酵素で代謝されるアザチオプリンや 6-メルカプトプリン(6-MP)の代謝を阻害する．したがって，これらの薬物とアロプリノールを併用する場合には，これらの免疫抑制剤の投与量を 1/4 までに減量しないと，過剰の骨髄抑制作用が生じることがある．また，アモキシシリンと併用すると，皮疹の発現頻度が高いとする報告がある．

尿酸排泄促進薬→治療戦略③

【代表薬】
プロベネシド(ベネシッド®)

ベンズブロマロン(ユリノーム®, ムイロジン®)

ブコローム(パラミヂン®)

【作用機序】糸球体濾過により尿中に排泄された尿酸は尿細管における弱酸(有機アニオン)に対するトランスポーター蛋白により再吸収される．このトランスポーター蛋白の基質であるプロベネシドやベンズブロマロンなどの薬物は尿酸の再吸収を競合的に阻害し，尿酸排泄を増加する．

【臨床】投与開始後 1 年前後は痛風発作頻度がむしろ高まることがあるので注意が必要である．また，尿酸排泄促進薬を服用する患者では尿中尿酸濃度が増加するため，尿細管内での尿酸析出から尿酸結石のリスクが増加する．したがって，尿酸排泄促進薬は少量より開始し，飲水量を十分確保するように指導する．作用機序から推測されるように腎機能障害者(Ccr＜30 mL/min)では無効である．尿酸排泄促進薬は薬物相互作用に注意が必要である．プロベネシドは弱酸薬物の尿細管分泌を阻害するため，ペニシリン系抗生物質，セフェム系抗生物質の腎排泄を阻害し，血漿濃度を増加させる．この相互作用はかつて上記抗菌薬の治療効果を増強する目的で使用されたことがあった．フロセミドは弱酸輸送機構により尿細管内腔に分泌されて尿細管内腔面の作用部位に到達するため，プロベネシドと併用すると利尿作用が減少する．ベンズブロマロン，ブコロームは肝薬物代謝酵素，特にチトクローム P 450(CYP) 2 C 9 分子種の強い阻害作用を有するため，トルブタミドやワルファリンの代謝を阻害し，それぞれ低血糖，出血等を生じる危険があるため，これらの薬物を併用する場合には注意が必要である．

41. 関節リウマチ

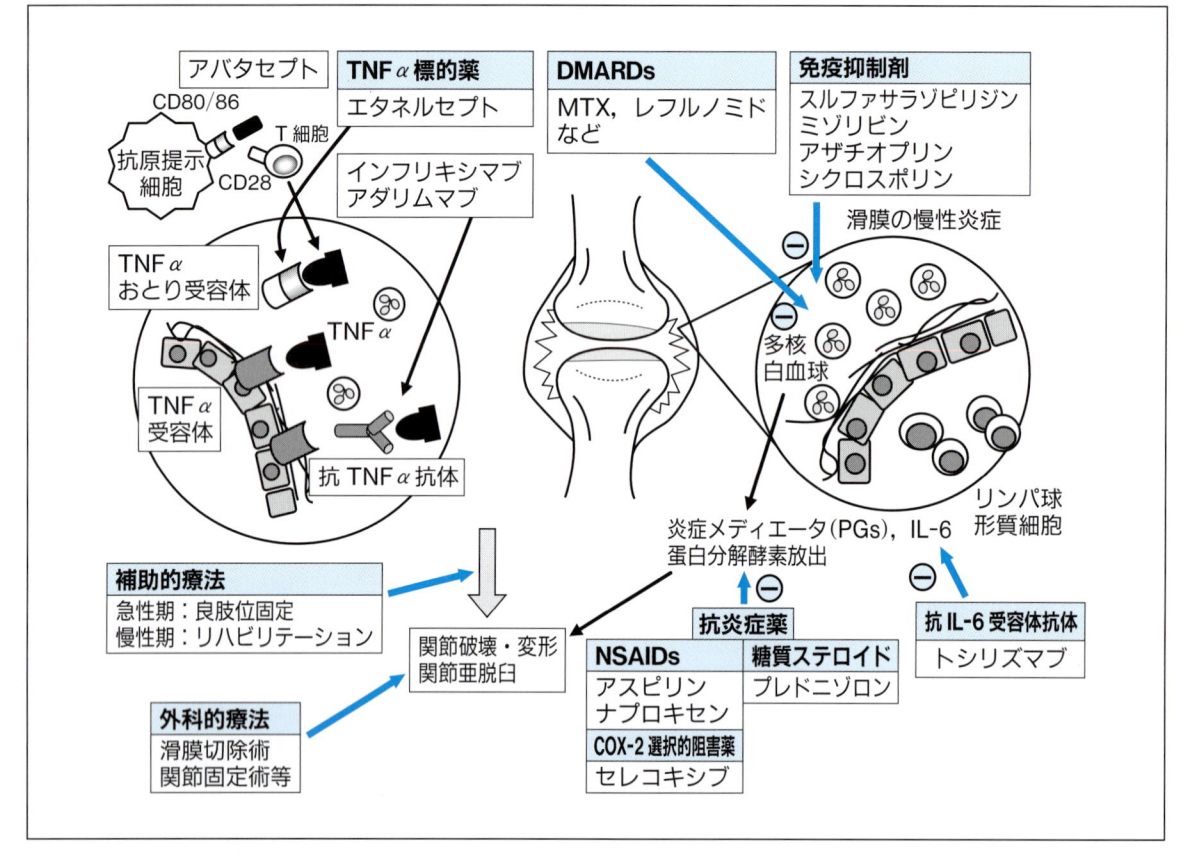

[病態生理] 関節リウマチ (rheumatoid arthritis: RA) は，有病率が約0.5%と自己免疫疾患で最も頻度の高い疾患である．女性が80%を占め，20〜40歳の発症が多い．治療による完治は少なく，進行性である．多発性・対称性の関節炎が特徴で，患部の腫脹，発赤，手関節の「朝のこわばり」を生じる．病理的には，原因不明の関節滑膜を中心とした慢性炎症であり，活性化されたTリンパ球，形質細胞，白血球が集簇し，これらから分泌される炎症メディエータ〔サイトカイン，腫瘍壊死因子α (TNFα)，インターロイキン-6 (IL-6) 等〕と蛋白分解酵素が滑膜増殖と骨破壊を起こしている．特定のHLAアレル保有者にRA発症リスクが高いため遺伝的な背景が示唆されている．現在でも自己免疫反応の原因抗原は不明であるがシトルリン化蛋白などの内因性蛋白が想定されている．患者血清には高率にリウマトイド因子 (IgGに対する自己抗体) が出現する．炎症が長期に及ぶと関節は変形し固縮する．関節外症状としては，リウマトイド結節，血管炎，間質性肺炎等が出現する．

RAでは滑膜細胞に対する自己免疫反応が細胞膜傷害を生じ，リン脂質加水分解酵素による脂質膜からのアラキドン酸遊離を生じ，アラキドン酸はシクロオキシゲナーゼ (COX) などの一連の酵素反応をへて種々のプロスタグランジン (PG) に変換される．合成された PGE_2 と PGI_2 は血管透過性を亢進し，PGE_1 は侵害受容器の感受性を亢進させる機序で炎症症状（浮腫・発赤，痛み・発熱）の発現に関係している．非ステロイド性消炎鎮痛薬 (NSAID) は一連の酵素反応の律速酵素であるCOXを阻害し抗炎症作用を発現する．

従来のRA治療は古典的なピラミッド療法が中心で，対症的な抗炎症治療が主体であったが，RAの関節破壊は発症早期に生じることの認識と副作用が少ない疾患修飾性（遅効性）抗RA薬 (DMARD) や，病態を寛解させることも現実的な目標とすることのできる抗サイトカイン治療抗体薬の登場で，早期からDMARDを用いた積極的な治療戦略が標準的となった．現在，RAに対するDMARD治療はメトトレキサート (MTX) が中心となっている．さらに，TNFαおよびTNFα受容体に対する抗体薬やIL-6に対する抗体が分子標的薬として登場し注目を集めている．

治療戦略
① 関節機能保護療法
② PG 合成抑制による炎症軽減
③ 炎症性サイトカイン経路の遮断

関節機能保護療法→治療戦略①

【臨床】夜間の良肢位関節固定，全身的な安静，そして適度の関節運動と保温は，関節固縮の予防と疼痛緩和に効果があるとされている．しかし，これらは対症的な補助治療に留まる．

非ステロイド性消炎鎮痛薬（NSAID）→治療戦略②

【代表薬】
アスピリン（アスピリン®）

ナプロキセン（ナイキサン®）

ピロキシカム（バキソ®）

【臨床】従来，NSAID は RA 治療の第1選択薬とされてきた．しかし，NSAID は抗炎症作用と鎮痛作用により，患者の QOL は改善するが，関節破壊自体の速度を遅延化することはできない．投与量を慎重に個別化すれば異なる NSAID 間で抗炎症効果には差がないとされる．患者間で薬物効果の個人差がある理由は不明である．アスピリンは最も安価であるが，他の NSAID より消化器の副作用が多い．長期間 NSAID を服用する場合には，コンプライアンス維持の観点から半減期が長く1日1回投与が可能なピロキシカム，テノキシカム，または徐放性製剤のケトプロフェン，ナプロキセン等のほうが，1日2〜3回投与が必要なイブプロフェンやジクロフェナク等の短半減期薬よりも好まれる．

【薬物動態】NSAID の消化管吸収は食事に影響されないため，消化器症状を緩和する目的で食事とともに服用

してもよい．数種の NSAID で薬物の血中または関節滑液中濃度と鎮痛/抗炎症効果に相関関係があることが報告されている．短半減期（<6時間）の NSAID（アスピリン，ジクロフェナク，ケトプロフェン，メフェナム酸，インドメタシン）では一定の作用部位濃度を維持するために投与回数は1日3〜4回程度必要であるが，半減期が長い（>12時間）NSAID（スリンダク，フェンブフェン，ナプロキセン，ピロキシカム，ナブメトン，テノキシカム）では1日1回の投与で十分である．

一般に，NSAID は肝で代謝され，不活性な代謝体として腎臓から排泄される．肝障害患者，高齢者では NSAID の肝クリアランスが低下するため減量が必要である．ジフルニサル，ケトプロフェン，フェノプロフェン，ナプロキセン，インドメタシン等の NSAID では主要消失経路が肝代謝であるにもかかわらず，腎障害時にクリアランスが低下し血液中濃度が増加する現象が生じる．この理由は，これらの薬物のグルクロン酸抱合代謝物が腎障害のために体内で蓄積すると，肝で加水分解を受け親化合物が再生されるためとされている．したがって，これらの薬物では腎障害患者でも減量が必要である．

【副作用】COX は組織に常在的に発現し，血小板の凝集反応に関係したり，腎糸球体と胃組織の血流維持に重要な関与をしている COX-1 と，通常の発現量は少ないが炎症病態で発現が強く誘導される COX-2 という2種類の異なる分子種が存在する．COX-2 選択的な NSAID は従来の選択性のない NSAID よりも消化管粘膜障害や腎機能障害が少ない抗リウマチ薬となる可能性があるため新規抗炎症薬開発のターゲットとなった．COX-2 選択的な NSAID であるロフェコキシブは確かに優れた抗炎症効果をもち，消化管障害は従来の非選択的 NSAID より少なかったが，長期投与すると虚血性心疾患リスクを増加させることが明らかとなり，発売中止となった．この理由は，血小板凝集を促進するトロンボキサン A_2 の合成は主として COX-1 依存であるが，血小板凝集を抑制するプロスタサイクリンの合成が主に COX-2 依存的であるため COX-2 選択的な NSAID は血小板凝集優位の状態を作るためではないかと想定されている．NSAIDs 誘発性消化性潰瘍の治療は，酸分泌抑制薬でも可能であるが，合成 PG 薬であるミソプロストールは病態から理にかなった薬物選択である．腎障害（高齢者を含む）患者，利尿薬投与，心不全，低アルブミン血症，肝硬変等の病態で循環血漿量が減少し腎血管収縮物質のカテコールアミン，レニン・アンジオテンシン系が賦活化している患者では，NSAID の投与は腎性 PG の腎血管拡張作用を阻害し，糸球体濾過率（GFR）の低下，急性腎不全，高カリウム血症等種々の副作用を生じることがある．また，NSAID による浮腫と Na 貯留は多くの降圧薬の効果を相殺する．

NSAID 投与により一過性に肝酵素上昇を生じることは多い．特に，小児（<12歳）の発熱性急性ウイルス感

染症患者にアスピリンを投与すると，まれに激烈な肝不全（ライ症候群）を発生するので，米国ではこの年齢でのアスピリン使用は禁忌とされ，アセトアミノフェンを代替薬として用いている．一方，日本での疫学調査では，アスピリンとライ症候群との関連が認められなかったので，日本の添付文書では小児投与は禁忌となっていない．アスピリン（と他のNSAID）は人口の約0.5%，成人の喘息患者の約10%，さらに喘息で副鼻腔炎と鼻ポリープを有する患者では約30%にいわゆるアスピリン喘息を誘発する．これはNSAIDによるCOX阻害によりアラキドン酸がリポキシゲナーゼにより気管支収縮作用を有するロイコトリエン（LT）に代謝されるためではないかと推測されている．アスピリンでは血中サリチル酸濃度が200 μg/mL以上に上昇すると耳鳴が生じる．

【相互作用】肝代謝で消失するNSAIDは他薬の肝代謝を阻害する機序で薬物相互作用を起こすことがある．ブコローム，ベンズブロマロンは，肝薬物代謝酵素分子種であるCYP2C9の阻害を介してワルファリンなどの抗凝固効果を増強するのは有名な事例である．また，NSAIDはワルファリン等の酸性薬物の血漿蛋白結合を阻害するが，結合部位から追い出された遊離形薬物は速やかに組織に再分布するため，血漿蛋白結合置換は長期的な薬物作用の増加には関係しない．フルルビプロフェンなどのNSAIDは中枢神経においてニューキノロン系抗生物質のGABA受容体遮断作用を増強させる機序で不穏や痙れん誘発などの副作用を生じることが注目されている．

NSAIDによる鎮痛・解熱効果には，PG合成阻害以外の作用機構も関与している可能性がある．なぜなら，COX阻害作用の弱いアセトアミノフェンや非酸性NSAID（チアラミドなど）にも酸性NSAIDとほぼ同等の鎮痛・解熱効果が認められるからである．

疾患修飾性抗リウマチ薬（Disease Modifying Anti-Rheumatic Drug: DMARD）→治療戦略③

【代表薬】
メトトレキサート〈MTX〉（リウマトレックス®）

金チオリンゴ酸ナトリウム（シオゾール®）

レフルノミド（アラバ®）

サラゾスルファピリジン（アザルフィジンEN®）

D-ペニシラミン（メタルカプターゼ®）

【作用機序】従来からDMARDの作用機序は複雑で明快な説明が困難である．新規のDMARDであるレフルノミドは，Tリンパ球の新規核酸合成経路に重要なデヒドロオロチン酸デヒドロゲナーゼを阻害する機序で免疫反応を抑制する．また，古くから潰瘍性大腸炎などに適応となっていたサラゾスルファピリジンがRAの適応にも認可された．

【臨床】DMARDはNSAIDや副腎皮質ステロイドとは異なりRAの関節病変の進行を遅延化したり，時には寛解させる可能性のある薬物群である．MTXをRAに対して用いる場合には悪性腫瘍に使用するよりもはるかに低用量（日本での承認投与量は<8 mg/週）の経口投与を用いる．MTXはDMARDとしては効果発現が速く（2〜3週間），炎症コントロール作用が強く，なにより副作用が少なく患者の脱落率が低いので，現時点ではDMARDの第1選択薬である．MTX服用患者では軽度の嘔気が60%前後の頻度で生じる．口内炎は3〜10%，最も厄介な血小板減少症は1〜3%の頻度で生じる．間質性肺炎は重篤であるがまれな副作用である．肝機能障害が15%前後の患者で生じるが，肝硬変に至る例はまれである．この薬物は催奇形性があるので，女性患者が服用する場合は避妊が条件である．日本でのDMARDとしてのMTX投与量は週8 mg以下であるが欧米では25 mgまで用いられている．通常1週間単位の投与量を初日と第2日目にかけて12時間間隔で3回に分けて投与し，残りの5日間は休薬する．レフルノミドは活性代謝体の消失半減期が長いため，投与開始後3日間は維持量の10倍近い量（100 mg/日）を導入用錠剤を用いて服用し，以後維持量（10〜20 mg/日）に移行する．欧米での臨床試験では肝障害が重大な副作用であったが，日本では市販後間質性肺炎が多発し問題となった．副作用発現時にはコレスチラミンを投与し胆汁中に排泄されるレフルノミドの活性代謝体を吸着することで速やかに副作用を回復できる．従来，潰瘍性大腸炎などの治療に用いられたサラゾスルファピリジンがRAにも適応となった（ただし，商品名はアザルフィジンEN®など）．軽〜中等症の患者で適応となる．金製剤としては経口剤（オーラノフィン）と注射剤（金チオリンゴ酸ナトリウム：sodium aurothiomalate）が使用できる．正確な抗RA作用の機序は不明である．投与継続約3ヵ月前後で効果が発現する．消失経路は60%が腎排泄である．副作用が40%の患者に生じ，金属味，皮疹，口内炎，蛋白尿，下痢，血小板減少，白血球減少等が生じる．ほとんどの患者は投与開始後3〜5年で，副作用か無効が原因で投与を中止する．D-ペニシラミンは抗菌薬ペニシリンの

分解産物で，化学構造上は-SH基をもつジメチルシステインである．正確な抗RA作用の機序は不明である．効果の強さは金製剤とほぼ同等であり，副作用も類似している．日本では類似のSH化合物であるブシラミンも使用される．副作用には味覚異常，悪心，嘔吐，血小板減少，白血球減少，蛋白尿等がある．その他，最近ではシクロスポリン，アザチオプリン等もDMARDとして使用されることがある（ただし，いずれも保険適用外使用である）．

【相互作用】MTXの主要消失経路は腎の近位尿細管の弱酸トランスポーターを介する能動的排泄である．高齢者や腎障害患者では，投与量を減じる配慮が必要であり，また高用量のアスピリンやプロベネシドを併用すると，この能動的分泌機構を競合的に阻害しMTXの過剰蓄積を生じるので減量などの注意が必要である．

分子標的治療薬→治療戦略③

【代表薬】
インフリキシマブ(遺伝子組換え)(レミケード®)
アダリムマブ(遺伝子組換え)(ヒュミラ®)
エタネルセプト(遺伝子組換え)(エンブレル®)
トシリズマブ(アクテムラ®)

【作用機序】炎症発現にかかわる重要な機能分子を分子標的とする抗体薬が続々と開発されている．最初の標的分子は腫瘍壊死因子α(TNFα)であった．TNFαはRAの関節破壊に重要な関与をしているため，血液中のTNFαに対するモノクローナル抗体(インフリキシマブ，アダリムマブ)が開発された．また，血液中のTNFαに対するおとり(デコイ)標的蛋白としてTNFα受容体とヒトIgGのFc部分との融合蛋白(エタネルセプト)も開発された．さらには，ヒト化抗ヒトIL-6受容体モノクローナル抗体(トシリズマブ)がリウマチ類似のキャッスルマン病の治療に2006年に承認され，2008年には関節リウマチに対しても承認された．

【臨床】これらの分子標的治療は作用が特異的であり従来のDMARDよりも強力である．患者によってはRA病変が完全寛解に至ることさえある．米国では関節リウマチ治療薬の40%を占めている．ただし，TNFαは結核などの感染症の防御反応にも重要な役割を果たしているため，治療開始前に胸部X線写真，ツベルクリン反応などの検査により活動性の結核病変がないことを確認する必要があり，投与中にも敗血症や真菌感染症などの日和見感染に対する注意が必要である．エタネルセプトは心不全を悪化させることがあるので注意が必要である．インフリキシマブを使用する場合は投与中に同薬に対する抗体産生が生じて効果が低減することを防止するためMTXと併用する必要がある．トシリズマブは十分な情報がないが，キャッスルマン症候群に対する臨床試験では感染症，敗血症，アナフィラキシーショックなどの報告がある．

副腎皮質ステロイド→治療戦略②，③

【代表薬】
プレドニゾロン(プレドニン®など)

【作用機序】副腎皮質ステロイド薬は細胞核内の転写調節因子である糖質コルチコイド反応要素(glucocorticoid response elements: GRE)に結合し，種々の遺伝子の転写調節を介して，白血球遊走の抑制，抗原への免疫反応性の低下，アラキドン酸のホスホリパーゼA_2によるPGへの代謝を抑制し，強い抗炎症作用を生じる．

【臨床】副腎皮質ステロイド薬は症状の強い関節内に注射するか経口的に低用量(<10 mg/日)を投与することで即効性の抗炎症効果がある．最近の研究では関節破壊を遅延する可能性も示唆されている．しかし，少量(5 mg/日)でも長期使用すると骨粗鬆症リスクが増加するため，DMARDの効果が発現するまでの対症的治療，強い関節炎症状の再燃，強い血管炎を伴う重症のRA等に短期的に用いることが多い．

【副作用】副腎皮質ステロイド薬の副作用には，下垂体・副腎皮質系抑制による副腎萎縮を始めとして骨粗鬆症，ミオパシー，緑内障，白内障，高血圧，多毛，電解質異常，耐糖能低下，易感染性(特に結核の既往に注意)，消化性潰瘍等がある．特にステロイドは治療初期に10～20%の骨量損失を生じ，25%の患者では骨粗鬆症による骨の脆弱化に関係する病的骨折を生じるとされる．この作用は，ごく少量のプレドニゾロン投与(5～10 mg/日)でも生じるため注意が必要である．米国リウマチ学会のガイドライン(2002)では，ステロイド治療を受ける患者はカルシウムを食事と薬物としての補充を合計して1,500 mg/日摂取し，ビタミンD 400～800 IUも摂取すべきとしている．医学的禁忌がない女性ではエストロゲン補充療法を考慮し，骨吸収抑制作用のあるビスホスホン酸の投与も考慮すべきとしている．毎日30～60分の有酸素運動も勧められる．骨損失の予防効果は腰椎の骨密度を6カ月から1年ごとに測定し評価すべきである．ステロイド薬を数週間以上投与された患者では，副腎萎縮を生じており，速すぎるステロイド薬の減量または中止は，副腎不全によるショックを生じることがある．

42. 骨粗鬆症

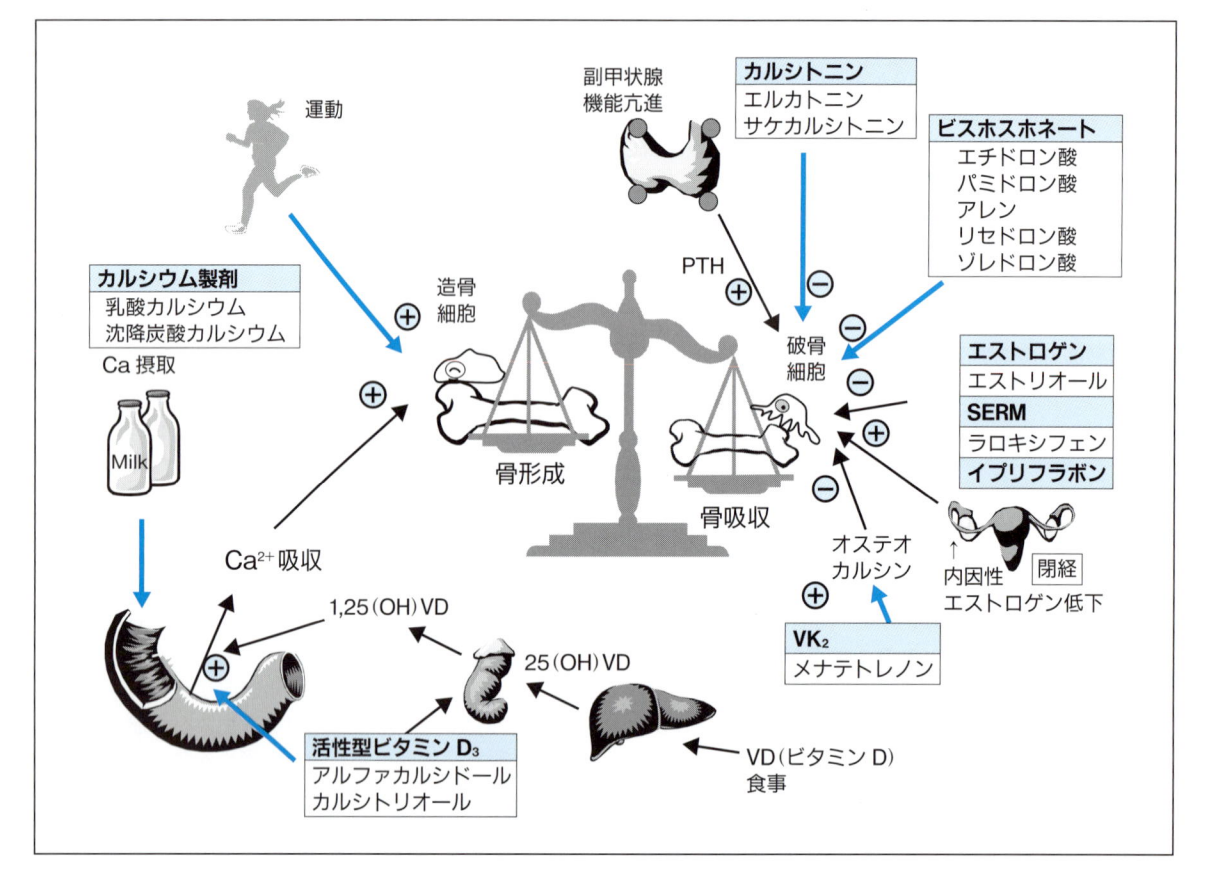

〔病態生理〕骨組織は静的な組織ではなく，造骨細胞による骨組織形成と破骨細胞による骨吸収との間断ない動的バランスによるリモデリング（再構築）が行われている．骨粗鬆症は骨形成と吸収のアンバランスにより骨塩量が減少する，あるいは骨微細構築の破綻が生じるために骨組織が脆弱化し，病的骨折が生じやすくなる病態である．骨粗鬆症は，骨皮質が薄く，内部の骨梁組織が豊富であるため骨組織の表面積が大きい，脊椎椎体骨，腸骨，大腿骨等に強く生じる．骨梁と皮質の菲薄化は骨強度の減少を招くので，軽微な転倒等の外力で骨折を起こしやすい．加齢，カルシウム摂取不足，喫煙，運動不足，エストロゲンの低下，糖質ステロイド投与などが骨吸収速度を増加させ，骨粗鬆症の危険因子となる．近年，破骨細胞分化促進因子(receptor activator of nuclear factor-κB ligand: RANKL)が骨粗鬆症病態の標的分子として注目されており，海外ではRANKLに対する完全ヒト化モノクローナル抗体であるデノスマブ(denosumab)が閉経期骨粗鬆症の治療薬として臨床試験が行われている．

発達期における骨形成は遺伝素因，運動，性ホルモン分泌，カルシウムとビタミンD摂取量等により支配される．男女ともに50歳以降に骨量は減少するが，女性は閉経直後の数年間エストロゲン低下に伴い骨量減少速度が急激に加速する．このため，女性の骨量は男性よりも早期に骨折危険域に到達する．

骨粗鬆症は，病的骨折の生じない限り無症状である．骨粗鬆症による脊椎椎体の骨折は通常前縁部の圧迫骨折により楔（くさび）状変形を生じるため，円背（えんぱい）と身長の低下を生じるとともに脊髄神経根を圧迫し背部痛を生じる．転倒により前腕部と大腿骨の病的骨折を生じることも多い．骨粗鬆症のリスク因子のある患者に対しては腰椎骨量を二重エネルギーX線吸収測定法（DXA，デキサ法）で評価するのが標準的なスクリーニング法であるが，保健所などでは超音波を用いて踵骨（かかと）の骨量を測定する簡易法(QUS法)を用いることもある．骨塩量の測定値が，若年成人平均値(YAM)の80％未満なら骨量減少と診断され，70％未満(YAMの−2.5標準偏差に相当する)なら骨粗鬆症と診断される．

骨粗鬆症の予防には主として造骨を促進させるアプローチが有効であるが，発症後の治療は主として骨吸収を抑制するアプローチが用いられる．閉経期女性に対して

は多くのデータの集積があるが，男性患者または高齢女性に対する薬物治療の評価試験は未だに不十分である．

治療戦略

① 薬物に依存しない造骨促進
② 骨吸収抑制薬
③ 造骨刺激薬

運動療法→治療戦略①

【臨床】骨への力学的負荷は骨芽細胞前駆細胞の動員促進などによる骨形成を促す．したがって，骨量維持のためには骨に対する適切な荷重運動が必要である．したがって運動療法はすべての年齢の健常者，骨量減少者および骨粗鬆症患者に対して勧められる．

カルシウム摂取→治療戦略③

【代表薬】
乳酸カルシウム(乳酸カルシウム®)
沈降炭酸カルシウム(沈降炭酸カルシウム®，炭カル®)
乳製品

【臨床】成長期にできるだけ骨形成を促進し，できるだけ最高骨量を増加させるのが骨粗鬆症に対する最大の予防手段である．成長期には骨形成促進を目的に 900 mg/日，閉経前女性では骨量減少予防を目的に 600 mg/日の食事によるカルシウム摂取が推奨されている．コップ2杯のミルクは約 600 mg のカルシウムを含む．欧米では閉経後に日本より多量のカルシウム(1,000〜2,000 mg/日)と低用量のビタミン D(400 IU)投与を推奨している．米国ではミルクにビタミン D が添加されており，コップ2杯前後でちょうど 400 IU を摂取できる．カルシウムとビタミン D の補充は健康な閉経後女性の骨量の減少をプラセボより有意に少なくすることができるが，骨折発症のリスクを減ずることはできないことが示された(N Engl J Med, 2006)．また，カルシウム服用者では腎結石リスクは 17% 増加した．

ビタミン D→治療戦略③

【代表薬】
アルファカルシドール(アルファロール®，ワンアルファ®)

カルシトリオール(ロカルトロール®)

【作用機序】食事から摂取されたビタミン D は，肝および腎でそれぞれ 1 と 25 位の水酸化を受け，活性形のジヒドロキシビタミン D_3 に変換される．活性形ビタミン D_3 は消化管におけるカルシウム吸収を促進し，血清カルシウム濃度させる．また，カルシウム濃度の増加は骨吸収を促進する副甲状腺ホルモン(PTH)の分泌を抑制する．

【臨床】米国等では主に安価なビタミン D が医療用に投与されているが，わが国では活性形ビタミン D_3 製剤のみが骨粗鬆症に適応がある．市販されているアルファカルシドールなら1日 0.5〜1.0 μg を経口投与する．ビタミン D の効果はカルシウムと併用しないと認められない．過量投与では，高カルシウム血症による悪心・嘔吐，異所性石灰化，尿路結石，血圧上昇等の症状が生じることがあるので定期的な血清カルシウム値のモニターが必要である．

エストロゲン→治療戦略②

【代表薬】
エストラジオール(エストラダーム®)

エストリオール（エストリール®，オバポーズ®など）

【作用機序】エストロゲンは，標的臓器細胞のエストロゲン受容体と結合し，さらに臓器特異的な coactivator または corepressor 蛋白と結合して標的細胞の遺伝子発現を調節している．骨においては破骨細胞の活性を抑制し骨吸収を抑制する．

【臨床】女性の骨量減少は閉経後3～6年の間に特に大きいので，閉経直後からエストロゲンの補充投与（HRT）を開始すると骨粗鬆症による骨折を約50％減少させることができる．すでに閉経期をすぎ，骨量が減少してしまった女性でも，効果は小さいが骨折予防効果は得られる．1990年代の米国ではHRTが全盛であったが，その後大規模な前向き比較試験（WHI: Women's Health Initiative, 2002）により，HRTは骨粗鬆症による骨折と大腸癌リスクは減少させるものの，乳癌，肺血栓症，冠動脈疾患，脳血管障害の発症リスクを高めることが判明し，一時のHRT熱は沈静化した．WHIを含む米国のHRT治療試験には結合型エストロゲン（主としてエストロン硫酸Na，エクイリン硫酸Na等を含む抱合型エストロゲン製剤）と黄体ホルモンの併用が用いられる（黄体ホルモンの併用はエストロゲンによる子宮内膜癌のリスクを減少させるため）が，日本では結合型エストロゲンに骨粗鬆症の保険適応はなく，エストリオールとエストラジオールのみに骨粗鬆症の適応がある．また，日本人の乳癌発症率は白人よりも低い（約1/10）ことなどWHIと日本人の患者背景に差があるため，WHIの結果の解釈には考慮が必要である．いずれにせよHRTを実施する場合には，WHIの結果を説明のうえで投与開始前に乳房疾患の家族歴，乳房，婦人科診断を行い，投与中にも定期的に検診を行わねばならない．

SERM（選択的エストロゲン受容体調節薬）→治療戦略②

【代表薬】

塩酸ラロキシフェン（エビスタ®）

【作用機序】ラロキシフェンはベンゾチオフェン骨格を有する選択的エストロゲン受容体調節薬である．エストロゲンと同様に核内のエストロゲン受容体に結合し，さらに臓器特異的に発現している coactivator あるいは corepressor と結合して組織選択的な標的遺伝子の転写を促進あるいは抑制する．したがって，この薬物は臓器によってエストロゲン作動作用または拮抗作用を発揮する．例えば，骨組織においてはエストロゲン受容体の作動薬として働き，肝細胞のコレステロール代謝に対しても作動薬として働くが，子宮や乳房などではむしろ内因性エストロゲンに対して拮抗的に働く．

【臨床】ラロキシフェンは閉経期女性を対象とした3年間の大規模試験（MORE, 1999）で，椎体骨の新規骨折を55％低下させることが明らかにされた．また，この試験の対象者の追跡調査により乳癌発症も有意に抑制することが判明した．ただし，この試験の結果はカルシウムとビタミンD同時摂取がされたものであることには注意が必要である．したがって，この薬物投与をする場合には必ず十分量の両者の摂取を勧めるべきである．凝固系に対してはピルと同様の作用があり血栓症のリスクが増加するので注意が必要である．特に，手術などで長期臥床状態が予測される場合には事前に服薬を中止する．また，子宮内膜にはわずかな増殖刺激作用があるので不正性器出血などがあれば精査を行う．

カルシトニン→治療戦略②

【代表薬】

エルカトニン（エルシトニン®）

サケカルシトニン（カルシトラン®，サーモトニン®）

【作用機序】カルシトニンは骨吸収を抑制するホルモンである．脊椎椎体骨における骨吸収抑制効果は認められるが，他の骨における効果は弱く，骨折防止効果は示されていない．

【臨床】保険適応は骨粗鬆症の疼痛緩和である．現在，ヒトおよびサケカルシトニン由来の遺伝子組換え製剤が筋肉内注射剤形でのみ利用できるが，米国では鼻スプレー製剤も市販されている．長期投与で抗体産生による効果の抵抗性が出現することがある．

ビスホスホネート薬→治療戦略②

【代表薬】

エチドロン酸二ナトリウム(ダイドロネル®)

パミドロン酸二ナトリウム(アレディア®)

リセドロン酸ナトリウム水和物(アクトネル®)

インカドロン酸二ナトリウム(ビスフォナール®)

ゾレドロン酸水和物(ゾメタ®)

【作用機序】この群の薬物開発は偶然の発見がきっかけとなった．当初，ピロリン酸には組織中での炭酸カルシウムの沈着を抑制する作用があるため，異所性石灰化の治療薬として開発が検討された．しかし，ピロリン酸は生体内のアルカリホスファターゼにより分解されやすいので，ピロリン酸の分子中のP-O-P構造をP-C-Pに改変したビスホスホン酸を動物に投与したところ，意外なことに異所性石灰化を阻害するよりもはるかに低い濃度で骨吸収を抑制することが発見されたのである．この薬物は骨のヒドロキシアパタイトに親和性が高く，破骨細胞が骨表面に接着し，骨組織を溶解・吸収する過程で破骨細胞内に取り込まれるとメバロン酸経路を抑制し破骨細胞のアポトーシスを引き起こす機序で骨吸収作用を抑制する．

【臨床】薬物としては，第1世代のエチドロン酸，側鎖に窒素を有する第2世代アレンドロン酸とパミドロン酸，さらに側鎖に環状構造を有する第3世代リセドロン酸，インカドロン酸が市販されている．薬理作用の力価は世代とともに増強し，エチドロン酸の標準的投与量は200 mg/日であるのに対してリセドロン酸では2.5 mg/日と80分の1となっている．大規模試験で骨密度の増加作用だけでなく，椎体骨の骨折リスクを50％前後抑制することが明らかとなっている．骨粗鬆症に保険適応があるのは，経口剤であるエチドロン酸，アレンドロン酸，リセドロン酸で，他の薬物はすべて注射剤であり(アレンドロン酸のみ経口剤と注射剤形がある)悪性腫瘍の骨転移などに伴う高カルシウム血症の治療にのみ適応となっている．ビスホスホン酸薬は共通して消化管吸収が悪いため，経口投与後のバイオアベイラビリティは5％以下である．飲食物中のカルシウム，Mg，鉄，アルミニウムイオンと不溶性の錯体を形成すると消化管吸収はほとんどなくなる．そのため，起床後，空腹時に服用し，その後少なくとも30分は飲食や他の薬物を服用しないよう指導する．また，酸性度の高い薬物であるため嚥下障害のある患者などで食道内に停留しその部位で溶解すると粘膜を傷害し食道潰瘍を形成することがあるので，立位で十分量の水と服用するように指導する．また，腎排泄性の薬物であるので腎機能障害者では減量が必要であり，高度な腎機能障害(Ccr＜30 mL/分)では投与禁忌である．また，静注投与する場合に5分程度の急速投与を行うと急性腎不全を生じることがあるので，15分以上かけて投与する必要がある．近年，閉経後骨粗鬆症の治療に静注または経口で従来よりも高用量のビスホスホン酸を間欠的に投与する試みが行われている．例えば，ゾレドロン酸5 mg静注を1回静注投与すると3年間の椎体骨折リスクを70％低下できるとされる(N Engl J Med, 2007)．日本でも従来の1日量の7倍を含有する週1回投与の製剤がリセドロン酸とアレンドロン酸について発売された．また，従来の常識には反することであるが，副甲状腺ホルモンは1～2年間短期投与する場合の薬理作用は骨量増加であるため，まず副甲状腺ホルモンを先行投与し，中止後ビスホスホン酸を投与すると良好な骨量増加作用があるとの報告がある(N Engl J Med, 2006)．

ビタミンK→治療戦略③

【代表薬】

メナテトレノン(グラケー®)

【作用機序】メナテトレノンはビタミンK_2群と総称されるキノン化合物の一種であり側鎖に4個のイソプレノイド基を有している．骨基質蛋白であるオステオカルシ

ンは血液凝固蛋白と同様にその生理機能にはCaイオンの結合が必須である．オステオカルシンのCa結合能力獲得には分子中のグルタミン残基がビタミンK依存性カルボキシラーゼによりビタミンK存在化でγカルボキシル化を受ける必要がある．ビタミンK_2はこの反応におけるカルボキシル基供与体として作用し，オステオカルシンによる骨へのCa沈着促進を増強すると想定されている．ただし，オステオカルシン遺伝子のノックアウトマウスでは骨の石灰化はむしろ亢進していたことから上記ような単純な説明が成立するかは疑問である．

【臨床】日本で実施された400名前後の閉経後骨粗鬆症患者を対象としてプラセボ，HRT，ビスホスホン酸，カルシトニン，ビタミンD，メナテトレノンの効果を比較した無作為化比較試験（Yamaguchi Study, 2004）では，メナテトレノンの骨量増加効果はHRTよりも弱いが，骨折予防効果はHRTと大きく変わらない（プラセボ群に対する相対リスク比として0.35 vs 0.44）結果が報告されている．ただし，メナテトレノンの臨床試験は日本でのみ行われており，対象患者数も少なく（比較対象となる対照群と各治療群当たりの患者数が100名以下），国際的な評価を確立するに至っていない．脂溶性が高い薬物であるので，胆汁酸が消化液中に存在しない空腹時の消化管吸収は悪い．したがって，必ず食後に服用するよう説明する．標準治療量が45 mg/日とビタミンKとしては高用量であるためワルファリンを服用している患者に投与するとその抗凝固効果を減弱するので併用は禁忌である．

イプリフラボン→治療戦略②

【代表薬】
イプリフラボン（オステン®）

【作用機序】植物成分中にはエストロゲン様作用を有する物質が存在することは古くから知られていた．イプリフラボンはそのような植物性エストロゲンの一種である．直接的な骨吸収抑制作用，およびエストロゲンのカルシトニン分泌促進作用を増強することによる骨吸収抑制作用を有するとされる．

【臨床】モデル動物における実験では骨量増加が観察され，卵巣摘出後女性を対象とした小規模な臨床試験でも骨量増加効果が報告された．しかし，約500名の閉経期白人女性を対象としたイプリフラボンとプラセボとの4年間前向き対照試験（JAMA, 2001）では，イプリフラボンはプラセボと骨量変化で差がなく，新規骨折予防効果も証明されなかった．このため国際的な観点からは骨粗鬆症治療での位置づけはなされていない．

43. 甲状腺機能異常症

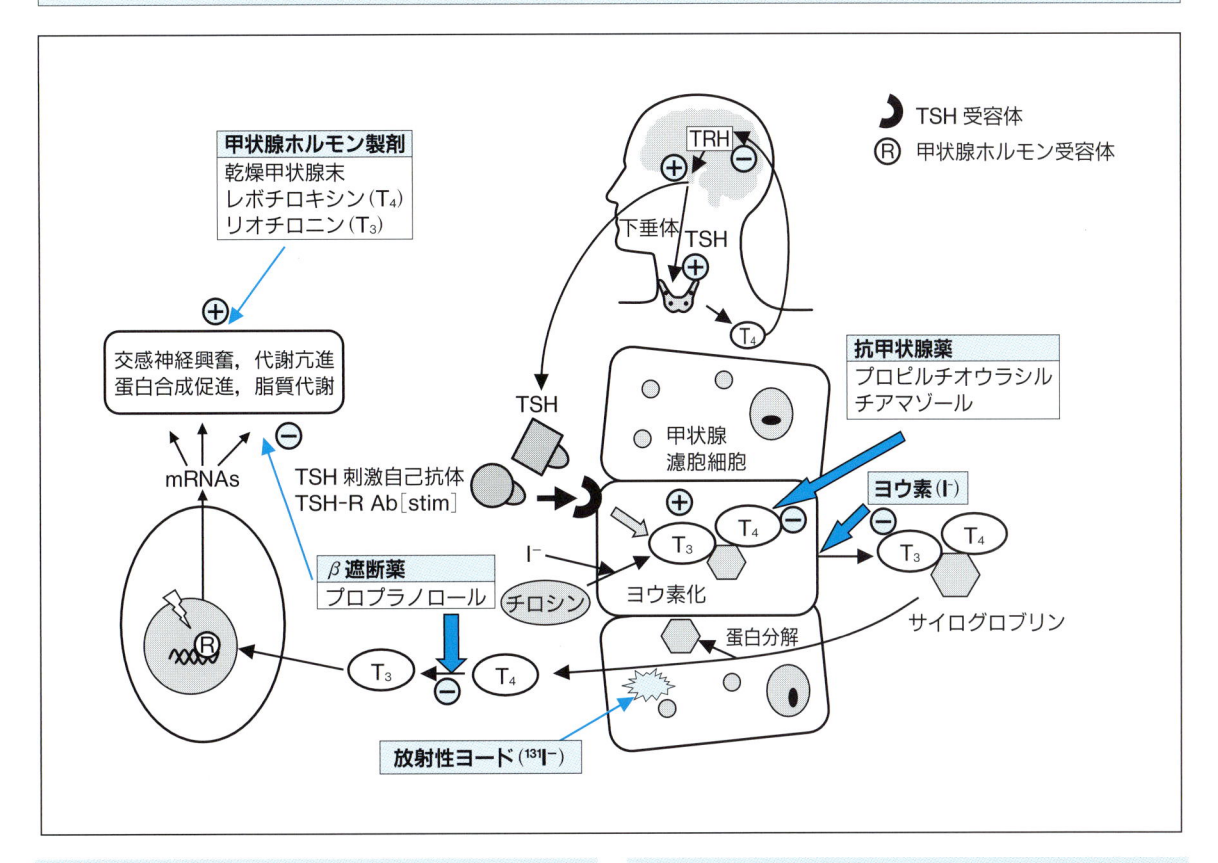

〔病態生理〕甲状腺は頸部の気管前面に位置する血管に富む重量約25gの内分泌組織である．肉眼的には，左右両葉と両者を結ぶ峡部からなる蝶形である．組織的には，甲状腺ホルモン(チロキシン)を分泌する1層の濾胞細胞が分泌された甲状腺ホルモンを貯留するコロイド濾胞を包み込む構造が集合している．また，カルシトニンを分泌する少数の傍濾胞細胞が濾胞細胞に近接して存在する．甲状腺ホルモンの生理作用は，標的細胞表面の受容体蛋白への結合によりブドウ糖とアミノ酸の細胞内取り込みを亢進させる機序と，細胞内のミトコンドリアで標的蛋白と結合し直接ATP産生と酸素消費を増加する機構，さらにはホルモンが核内の受容体蛋白に結合し，mRNAの転写を亢進させ$Na^+/K^+ATPase$等の発現を調節しATP産生と酸素消費を増加させる機序が知られている．甲状腺ホルモン受容体は，このホルモンに対して感受性の高い臓器(肝臓，下垂体，腎臓等)の細胞に特に強く発現している．

チロキシンは分子中に4個のヨウ素(I)を含むためT_4と略されることが多い．甲状腺から分泌されたT_4は末梢組織で1個のヨウ素が脱ヨウ素化反応を受け，30%がT_3に，また50%がリバースT_3(rT_3)にそれぞれ変換される．T_3とrT_3の違いはT_4分子が脱ヨウ素化反応を受ける分子中の位置の違いである．T_3の生理活性はT_4より約4倍高いが，rT_3は生理的活性がない．したがって，前者の代謝過程は甲状腺ホルモンの活性化であり，後者は不活化機構であるといえる．T_3の血漿クリアランスはT_4のそれよりも約20倍大きいため，定常状態の血漿中T_3濃度はT_4濃度より低い．また，甲状腺ホルモンはいずれも血漿中で99%以上が甲状腺ホルモン結合蛋白に結合している．このため，生理的活性作用に関係する遊離形ホルモン濃度を知るためには，これらの遊離形ホルモン(fT_4，fT_3)濃度を測定する必要がある．

甲状腺ホルモンの産生と分泌は下垂体前葉から分泌される甲状腺刺激ホルモン(TSH)により調節されている．さらに，下垂体からのTSHの分泌はより上位の中枢である視床下部から分泌される甲状腺刺激ホルモン放出ホルモン(TRH)により刺激されている．一方，甲状腺ホルモン自身はTRH分泌に対して抑制的作用を有するため，甲状腺ホルモンの分泌調節機構は全体として負のフィードバック回路を構成しており，甲状腺ホルモン濃度が一定濃度に制御されている．また，外因性に大量のヨウ素が摂取されると，甲状腺濾胞細胞からの甲状腺ホルモン分泌を抑制する機構もあるため，これを一時的な甲状腺機能亢進の治療に用いることがある．

甲状腺機能亢進症はグレーブス病(Graves' disease)、またはバセドウ病とも呼ばれ、20〜40歳代の女性(女：男＝4：1)に好発し、甲状腺腫(goiter)、体重減少、熱耐性低下、交感神経系刺激状態(頻脈、発汗、指先の振戦)等の臨床症状を示す、最も頻度の高い内分泌疾患である。しかし、高齢で発症した場合には、典型的な臨床症状に乏しく、不整脈、特に心房細動が唯一の症状であることもある。病因的には自己免疫疾患であり、患者の血清にはTSH受容体刺激作用のある自己抗体〔TSH-RAb(stim)〕が出現する。この抗体は甲状腺のTSH受容体に強固に結合し、持続的な受容体刺激を生じるため甲状腺機能亢進症が生じる。また、甲状腺ホルモン過剰の程度とは関係なく、眼球突出、前脛部粘液水腫(pretibial myxedema)、周期性四肢麻痺(特に男性に多い)が生じることがある。検査値ではコレステロール低値、アルカリホスファターゼ高値を示す。

甲状腺機能低下症では、甲状腺ホルモン欠乏状態により全身のあらゆる機能が低下する。小児でのまれな(1/5,000人)先天性機能低下症はクレチン病と呼ばれる。新生児では生後数週間は母体から移行した甲状腺ホルモンのため症状が発現しないが、その後の新生児・乳児検診等で神経系の発達障害が出現して発見されることが多い。放置すると神経系に不可逆的な発達障害を生じるので、早期の診断と甲状腺ホルモン補充療法の開始が重要である。成人では慢性甲状腺炎(橋本病)、手術、放射性ヨウ素治療等の原因で二次的に甲状腺組織が荒廃し、甲状腺機能低下症を発症することが多い。中年以降の女性で甲状腺機能低下症が徐々に発症する場合には更年期障害や老人性の認知症と誤診されることもある。高齢者では、潜在的な甲状腺機能低下症が感染症等をきっかけとして症状が急速に顕在化することも多い。分子中にヨウ素を含む抗不整脈薬アミオダロン、免疫調節薬インターフェロン、炭酸リチウム等での治療中に薬物誘発性の甲状腺機能亢進症または低下症を生じることがあるので患者の薬歴には注意が必要である。

治療戦略
① 甲状腺ホルモン合成阻害
② 甲状腺ホルモン放出阻害
③ 甲状腺摘除・破壊
④ 交感神経刺激作用抑制
⑤ 甲状腺ホルモン補充

甲状腺ホルモン合成阻害薬→治療戦略①

【代表薬】
プロピルチオウラシル〈PTU〉(チウラジール®、プロパジール®)

チアマゾール(メルカゾール®)

【作用機序】甲状腺ホルモンの合成はありふれたアミノ酸であるチロシンのヨウ素化反応である。まず、濾胞細胞のペルオキシダーゼがH_2O_2と反応して分子中のヘム鉄を＋4価の酸化状態とすると、ヘム鉄はヨウ素と結合して不安定な中間体を形成する。次いでこの中間体からサイログロビンに結合したチロシンに1または2個のヨウ素が転移される。さらに、ヨウ素化チロシンが2分子縮合すると3または4カ所でヨウ素を受けたトリヨードチロニン(T_3)とチロキシン(T_4)が完成する。プロピルチオウラシル(PTU)とチアマゾール(MMI)は、いずれもチロシンのヨウ素化反応に関係する甲状腺ペルオキシダーゼを阻害する機序で、甲状腺ホルモンの合成を抑制し、ホルモン過剰状態を治療する。また、PTUは、甲状腺および末梢組織でのT_4からT_3への脱ヨウ素化反応を阻害する。PTUおよびMMIには甲状腺機能亢進症患者における自己免疫反応を抑制する作用もあり、これらの薬物を投与するとTSH受容体の自己抗体濃度は低下し、甲状腺組織内のリンパ球のアポトーシスを誘導したり、サイトカイン濃度を低下させるなどの作用が観察される。

【臨床】若年者の甲状腺機能亢進症ではPTUまたはMMIが第1選択である(N Engl J Med, 2005)。重症の甲状腺機能亢進症、大きな甲状腺腫、T_3/T_4比が20以上、治療前の抗TSH受容体高値の患者では抗甲状腺薬に対する反応性が悪いとされる。PTUの消失半減期は1〜2時間と短いため、1日3〜4回の投与が必要であるが、MMIの半減期は6〜12時間とPTUより長いため、1日1回投与が可能である(ただし、日本の添付文書ではどちらも維持期は1日1〜2回投与となっている)。抗甲状腺薬の欠点は、濾胞内に貯留されたホルモンの分泌抑制作用がないため十分な効果発現までには2〜4週間と時間がかかることと、治療中止後の再発率が高い(60〜70％)ことである。いずれの薬物も初期治療は高用量で開始し、効果が発現した時点で減量する。日本では

かなり長期間(数年以上)抗甲状腺薬を使用することがまれでないが，欧米では12〜18ヵ月治療し，それで効果が不十分なら^{131}I療法か手術療法に切り替えることが多い．妊婦に投与する場合には，妊娠中期に甲状腺刺激作用のある自己抗体の産生が低下し，病態が自然軽快することがあるので，過量投与に注意する．

【副作用】抗甲状腺薬服用患者の5％に皮疹，関節痛，消化器症状が生じる．最も重篤な副作用は無顆粒球症(0.4％)である．無顆粒球症は投与開始3ヵ月以内に多く，薬物中止とG-CSF製剤の投与により可逆性である．投与開始初期の症状観察と，咽頭炎，発熱等の無顆粒球症の初発症状に関する十分な患者説明が重要である．PTU服用患者では30％前後に一過性の軽度肝機能障害(ALT/AST増加)が認められる．多くは自然軽快するが，0.1〜0.2％の頻度で劇症肝炎に進展する．妊婦および授乳婦にはPTUの胎盤移行および乳汁中移行がMMIよりも少ないこと，およびMMIは胎児頭皮欠損症など先天異常を生じるとの報告があるためPTUが好まれる．

ヨウ素→治療戦略②

【代表薬】
ヨウ化カリウム(経口)(ヨウ化カリウム®)
複方ヨード・グリセリン(ルゴール液®など)

【臨床】甲状腺組織細胞がヨード過剰状態になると甲状腺ホルモン分泌が抑制されるという自己調節機能を甲状腺機能亢進症の治療に利用することがある．作用発現が抗甲状腺薬より速い(4日)ため抗甲状腺薬の効果が発現するまでの間，短期的に使用するのである．待期的な外科的切除術を計画している患者では，ヨウ素の投与が甲状腺組織の血管増生を縮小し，手術処置を容易にする利点もある．しかし，この治療法はあくまでも短期的なものなので，長期的に用いると組織内ヨウ素量が増加するため，抗甲状腺薬の効果を相殺してしまう．

放射性ヨード→治療戦略③

【代表薬】
ヨウ化ナトリウム(^{131}I)(ヨウ化ナトリウム®など)

【作用機序】^{131}Iは放射半減期が8日間のヨウ素同位体であり，組織の最高深達度が2mmのβ線を放出する．甲状腺に集積後，約6ヵ月をかけて甲状腺組織に選択的な組織障害を生じる．したがって治療初期には抗甲状腺薬の併用が必要である．

【臨床】適応対象は，妊娠を望まない患者，すでに外科手術を受けた患者，手術リスクの高い患者，抗甲状腺薬が無効の患者である．放射性ヨードの投与による発癌性，白血病，遺伝上の障害リスクの増加はないことは大規模な調査で証明されている．^{131}I治療に際しての生殖腺の被曝量はバリウムによる注腸検査，腎盂撮影とほぼ同じである．日本では甲状腺機能亢進症の治療は抗甲状腺薬で開始するのが主流であるが，米国では小児と若年者を除いては最初から^{131}I治療を行う場合が多い．副作用は，長期にわたる甲状腺組織破壊により機能低下症の発生率が増加することであり，最初の1年に約10％，以後年2.5％の頻度で甲状腺機能低下症が発生し，20年間の累計では30〜70％に達する．その際には，甲状腺ホルモンの補充投与が必要となる．

βアドレナリン受容体遮断薬→治療戦略④

【代表薬】
プロプラノロール塩酸塩(インデラル®)

【作用機序と臨床】甲状腺機能亢進症の自覚症状の大部分(動悸，不安，発汗，振戦，下痢)はβアドレナリン受容体過剰刺激症状である．したがって，β遮断薬にはこれらの症状に速効性の効果がある．また，周期性四肢麻痺の症状にも機序は不明であるが劇的な効果がある．通常，抗甲状腺薬やヨードと併用して使用される．どのβ遮断薬でも効果があるが，末梢組織でT_4からT_3への変換を阻害する作用があるプロプラノロール20〜40mgを1日3〜4回投与するのが標準的である．

甲状腺亜全摘→治療戦略③

【臨床】薬物療法が禁忌であるか無効な患者に選択される．通常3〜8gの甲状腺組織を残して大部分を切除する．効果は94％と高い．合併症は手術時に反回神経を障害し声帯麻痺が生じるリスクがあること，上皮小体の完全切除のために，上皮小体機能低下症を生じるリスクが1％程度あることである．手術後長期的には5〜75％の患者で甲状腺機能低下症状が生じる．

甲状腺ホルモン製剤→治療戦略⑤

【代表薬】
乾燥甲状腺(チラーヂン®，乾燥甲状腺末®など)
レボチロキシンナトリウム(T_4)(チラーヂンS®)

リオチロニンナトリウム(T_3)(サイロニン®，チロナミン®)

【作用機序と臨床】乾燥甲状腺は安価であるが，含有さ

れる T_4/T_3 量に製剤間変動が大きい欠点があるため，現在では合成甲状腺ホルモン製剤を用いる．T_3 製剤は吸収率が高く，薬効発現が速やかである反面，高価であり，作用が短い(半減期1.5日)ために頻回の投与が必要であり，かつ T_4 製剤よりも心毒性が強い欠点がある．T_4 製剤は吸収に誤差が大きい欠点があるが，安価であり，半減期が長く(7日)，臨床上最も多く使用される．ヘリコバクター・ピロリ菌による萎縮性胃炎やプロトンポンプ阻害薬服用などで胃内 pH が上昇している患者では甲状腺ホルモン薬の消化管吸収が低下するとの報告がある(N Engl J Med, 2006)．

長期間甲状腺機能低下状態が続くと，ホルモン受容体が up-regulation されており，甲状腺ホルモン刺激作用に非常に過敏となっているため，特に心不全，狭心症等の心合併症を有する高齢者では，甲状腺ホルモン治療開始後に狭心症発作増加の危険がある．したがって，甲状腺ホルモン補充療法の初期投与量は低用量(25～50 μg/日)にしなければならない．その後，約4週毎に増量し，平均的な甲状腺ホルモン必要量100～125 μg/日に増量する．重症の甲状腺機能低下症による粘液水腫性昏睡では，二次的な下垂体機能不全症により副腎皮質機能不全も合併することがあるので，甲状腺ホルモンの投与とともに副腎皮質ホルモン(ヒドロコルチゾン50～100 mgを6時間毎)を投与しないと，基礎代謝が回復する際に副腎皮質不全状態となることがある．甲状腺機能低下症の治療に甲状腺ホルモンを服用している女性が妊娠あるいはエストロゲンを服用すると，正常な甲状腺ホルモン濃度を維持するための投与量が増加する．

44. ホルモン

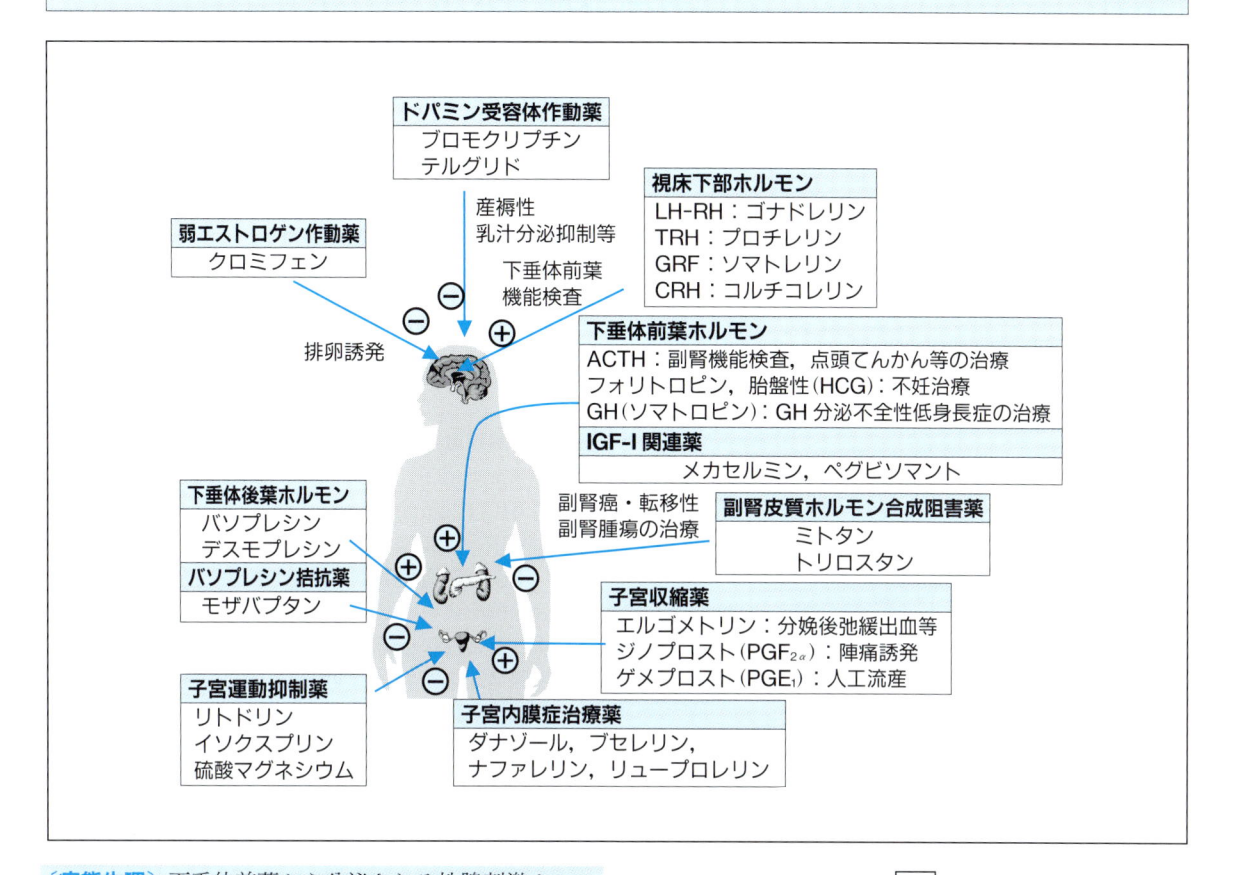

図：ホルモン関連薬

弱エストロゲン作動薬
- クロミフェン
- 排卵誘発 (−)

ドパミン受容体作動薬
- ブロモクリプチン
- テルグリド
- 産褥性乳汁分泌抑制等
- 下垂体前葉機能検査 (−/+)

視床下部ホルモン
- LH-RH：ゴナドレリン
- TRH：プロチレリン
- GRF：ソマトレリン
- CRH：コルチコレリン

下垂体前葉ホルモン
- ACTH：副腎機能検査，点頭てんかん等の治療
- フォリトロピン，胎盤性(HCG)：不妊治療
- GH(ソマトロピン)：GH分泌不全性低身長症の治療

IGF-I 関連薬
- メカセルミン，ペグビソマント

下垂体後葉ホルモン
- バソプレシン
- デスモプレシン

バソプレシン拮抗薬
- モザバプタン

副腎癌・転移性副腎腫瘍の治療

副腎皮質ホルモン合成阻害薬
- ミトタン
- トリロスタン

子宮収縮薬
- エルゴメトリン：分娩後弛緩出血等
- ジノプロスト($PGF_{2\alpha}$)：陣痛誘発
- ゲメプロスト(PGE_1)：人工流産

子宮運動抑制薬
- リトドリン
- イソクスプリン
- 硫酸マグネシウム

子宮内膜症治療薬
- ダナゾール，ブセレリン，ナファレリン，リュープロレリン

治療戦略

① 下垂体前葉ホルモン分泌刺激または補充
② 下垂体前葉ホルモン分泌抑制
③ エストロゲン受容体刺激
④ 下垂体後葉ホルモン補充または拮抗
⑤ 副腎皮質ホルモン合成刺激の阻害
⑥ ソマトスタチン受容体刺激
⑦ インスリン様成長因子関連薬

〔病態生理〕下垂体前葉から分泌される性腺刺激ホルモンの分泌調節を治療に応用する際には脳下垂体ホルモン分泌の生理学を理解することが重要である．脳下垂体ホルモンの分泌は視床下部から分泌される下垂体ホルモン分泌刺激ペプチドにより促進的に調節されている．この機序を利用して合成 LH-RH，TRH などの投与に対する下垂体ホルモンの分泌反応により下垂体内分泌機能を評価することができる．下垂体ホルモンの分泌により，標的内分泌臓器(副腎，性腺など)のホルモン分泌が刺激されると，血液中に増加したそれらのホルモンが，視床下部の脳下垂体ホルモン分泌刺激因子の分泌を抑制する負のフィードバックを生じる．この機構が生理的条件下における下垂体-副腎・性腺系のホルモン分泌の恒常性を維持している．このような分泌調節機構が正しく働かないために生理的な副腎・性腺ホルモンの分泌が障害される場合や，性ホルモン依存性の組織(前立腺など)や腫瘍細胞(乳癌，前立腺癌など)の増殖を抑制するために下垂体からの性腺刺激ホルモンを抑制することが必要となる場合に，外因性の視床下部由来の脳下垂体ホルモン分泌刺激因子の誘導体や下垂体ホルモンの投与が行われる．

視床下部ホルモン（脳下垂体ホルモン分泌因子）→治療戦略①

【代表薬】
酢酸ゴナドレリン（治療用：ヒポクライン®，検査用：LH-RH注射液®）

プロチレリン（検査用：TRH注射液®）

酢酸ソマトレリン（検査用；注射用GRF®）
コルチコレリン（検査用；ヒトCRH®）

【臨床】視床下部から分泌されるLH-RH（ゴナドレリン），TRH（プロチレリン），GRF（ソマトレリン），CRH（コルチコレリン）などは，作用時間が短い下垂体ホルモン分泌刺激因子である．これらの薬物を静注投与し，一定時間の後にそれぞれの分泌因子に対応する血液中下垂体ホルモン濃度を測定し，基準値以上であれば分泌機能は正常と判定する．下垂体ACTH分泌試験のメチラポン（メトピロン®）は例外的に経口投与であり，作用機序も下垂体前葉細胞を直接刺激するわけではなく，副腎皮質ステロイド合成系の 11β 位水酸化反応を阻害することにより，人為的に視床下部・下垂体系にフィードバックをかけ，下垂体からのACTH分泌反応を刺激している．

ヒト成長ホルモン→治療戦略①

【代表薬】
ソマトロピン（遺伝子組換え）（ジェノトロピン®，グロウジェクト®，サイゼン®，ノルディトロピン®，ヒューマトロープ®）
ソマトロピン（遺伝子組換え）（セロスティム®）

【臨床】成長ホルモン（GH）欠乏による小人症には，遺伝子組換え型ヒトGH製剤であるソマトロピンの長期投与が用いられる．視床下部性の性機能低下症の患者では2時間毎にプログラムされた性腺刺激ホルモン放出因子（GnRH）の間欠投与が行われることもある．セロスティム®はヒトGH製剤であるが，オーファンドラッグとして，るいそう症状のある成人のHIV感染患者に対して除脂肪体重（主として筋肉組織）の増加と維持の目的で使用が認められた薬物である．

副腎皮質刺激ホルモン（ACTH）→治療戦略①

【代表薬】
酢酸テトラコサクチド（コートロシン®）

【臨床】酢酸テトラコサクチドは合成された副腎皮質刺激ホルモン（ACTH）であり，副腎皮質機能検査に使用される．その亜鉛水性懸濁製剤（コートロシンZ®）は，筋注局所からの放出を徐放化した製剤で，作用時間が延長するため，点頭てんかん等の治療に用いられる．

胎盤性性腺刺激ホルモン→治療戦略①

【代表薬】
胎盤性性腺刺激ホルモン〈HCG〉（HCG注射用®，ゲストロン®，ゴナトロピン®，プレグニール®，プロファシー®）

【臨床】HCG（human chorionic gonadotrophin：ヒト絨毛性ゴナドトロピン）は，LH（黄体形成ホルモン）作用と弱いFSH（卵胞刺激ホルモン）作用を有しており，女性では無排卵症や中枢性性腺機能障害患者に対して，薬物により直接性腺を刺激して排卵を誘発させたり，男性では性腺発達を促すなどの治療目的で使用される．頭痛，うつ状態，浮腫等が副作用として報告されている．また，血栓症のリスクが高まることがある．

脳下垂体卵胞刺激ホルモン→治療戦略①

【代表薬】
フォリトロピンベータ（遺伝子組換え）（フォリスチム®注）
下垂体性性腺刺激ホルモン〈hMG〉（ヒュメゴン®など）
精製下垂体性性腺刺激ホルモン（フェルティノーム®P注）
ホリトロピンアルファ（遺伝子組換え）（ゴナールエフ®皮下注用）

【作用機序と臨床】フォリトロピンは純粋なFSH作用をもつ遺伝子組み換えヒト卵胞刺激ホルモン（FSH）であり，不妊治療の目的で複数の卵胞を発育させるための調節卵巣刺激または視床下部-下垂体機能障害および希発排卵における排卵誘発に用いる薬物である．この薬物で3個以上の卵胞が平均径13～20 mmまで発育したことを超音波法で確認した後に，LH作用と弱いFSH作用をもつ胎盤性性腺刺激ホルモン（hCG）を投与して排卵を誘発する．この際に5%程度の頻度で下腹部痛，腹部緊迫感，腹水貯留などを伴う卵巣過剰刺激症候群と血栓塞栓症が発症することがあるので注意が必要である．精製下垂体性性腺刺激ホルモンはhMG製剤からLH成分を除去して作用をFSH主体とした薬物である．ホリトロピンアルファ（英名はfollitropin Alfaであるのでフォリトロピンと表記されるべきであるが局方登録名はホリトロピンである）は視床下部または下垂体前葉の機能障害による低ゴナドトロピン性男子性腺機能低下症の治

療に保険適応のある薬物である．胎盤性性腺刺激ホルモン(hCG)の投与により血中テストステロン濃度が正常範囲にあるにもかかわらず無精子である患者に対して精子形成を目的に週3回投与する．

性腺刺激ホルモン放出ペプチド→治療戦略②

【代表薬】
酢酸リュープロレリン(リュープリン®)
酢酸ゴセレリン(ゾラデックス®，ゾラデックスLA®)

【臨床】視床下部の性腺刺激ホルモン分泌刺激因子(GnRH)産生神経細胞は下垂体門脈付近に軸索を投射しており，同部でのGnRHの分泌が下垂体前葉の黄体形成ホルモン(LH)と卵胞刺激ホルモン(FSH)の産生を促進的に調節している．GnRHの構造に基づいて，内因性のGnRHよりも安定で体内消失半減期の長いGnRH誘導体が開発された．当初に想定された臨床適応は視床下部性性機能低下症の薬物治療であったが，治療試験の結果からGnRH誘導体による持続的な下垂体のGnRH受容体刺激は，強い受容体の脱感作現象を生じ，下垂体からのLH/FSH分泌低下が生じることが判明した．GnRH受容体の脱感作現象を利用した医学的去勢術は，中枢性思春期早発症，男性ホルモン依存的に増殖する前立腺癌のホルモン療法，エストロゲン依存性の婦人科疾患(子宮内膜症，子宮筋腫等)の治療に応用されている．

ドパミン受容体作動薬→治療戦略②

【代表薬】
メシル酸ブロモクリプチン(パーロデル®，パルキゾン®)

【臨床】下垂体前葉におけるプロラクチン分泌に対しては，視床下部から分泌されるTRHが促進的に作用する．また，TRHの分泌はドパミンD_2受容体を介して内因性ドパミンにより抑制されている．したがって，高プロラクチン血症による乳汁漏出症を治療する場合や，医学的理由で産褥後の断乳が必要となる場合には，ドパミン受容体作動薬であるブロモクリプチン等を用いることがある．主要な副作用は嘔気である．

排卵誘発薬→治療戦略③

【代表薬】
クエン酸クロミフェン(クロミッド®，セロフェン®)

【臨床】クロミフェンはタモキシフェンと類似の構造を有する弱いエストロゲン受容体作動薬である．この薬物の作用は内因性エストロゲンよりも相対的に弱いため，この薬物を女性に投与すると視床下部における内因性エストロゲンの受容体刺激作用は弱まるので，負のフィードバック回路も弱まり，視床下部からのGnRH分泌を増加するので，下垂体からのLH-FSHの放出を亢進させ，排卵を誘発する作用を発揮する．この作用を利用して，下垂体機能不全や高プロラクチン血症以外の女性不妊症の治療薬として頻用されている．しかし，クロミフェンによる排卵誘発刺激は生理的な刺激よりも強いため，8%前後の患者に多胎妊娠を生じる．副作用として，投与後のほてり(hot flushes)や，時に卵巣過剰刺激症候群を生じることがある．また1年以上連用すると，卵巣癌のリスクを3倍程度増加させるとされる．

バソプレシン→治療戦略④

【代表薬】
バソプレシン(ピトレシン®)
酢酸デスモプレシン〈DDAVP〉(デスモプレシン®)
オキシトシン(アトニン-O®)

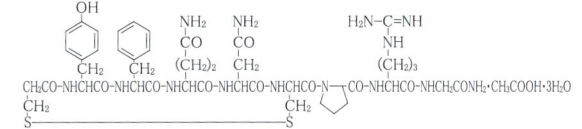

【臨床】下垂体後葉ホルモンであるバソプレシンは，血管平滑筋のV_1受容体に作用して血管収縮作用を，また腎集合管のV_2受容体に作用して水の透過性を増加させ抗利尿ホルモン作用を発揮する．バソプレシンの血管収縮作用は，特に腹腔血管に強いため，門脈血流を著明に減少させる．この作用を利用して，バソプレシンは食道静脈瘤破裂等の消化管出血の止血薬として用いられる．しかし，この目的では高用量を使用するため冠動脈疾患を合併する患者では虚血性心疾患を誘発することがあるので注意が必要である．酢酸デスモプレシン(DDAVP)は，V_1受容体刺激作用が少ないため，中枢性尿崩症や夜尿症の治療に点鼻投与で使用される．また，血管内皮細胞から第Ⅷ血液凝固因子やフォン・ビレブラント因子を放出させる作用があるため，血友病AおよびBの治療に補助的に用いられることがある．

バソプレシン拮抗薬→治療戦略④

【代表薬】
塩酸モザバプタン(フィズリン®)

及び鏡像異性体

【作用機序】 モザバプタンは経口投与可能なヒトバソプレシンV_2受容体に対する非ペプチド性拮抗薬である。腎臓集合管におけるバソプレシンによる水再吸収促進作用を阻害することにより、自由水クリアランスを選択的に亢進し電解質排泄の増加を伴わない利尿作用(水利尿作用)を示す。

【臨床】 保険上の適応症は、異所性抗利尿ホルモン産生腫瘍による抗利尿ホルモン不適合分泌症候群(SIADH)における低ナトリウム血症の改善で、水分制限などの治療で効果不十分な場合とされている。投与後、急激に血清ナトリウム濃度が上昇すると脳細胞から血液への急激な水の移行により橋中心髄鞘崩壊症(central pontine myelolysis)が生じ意識障害と死亡を招くおそれがあるので、治療は入院中の患者に対して血清ナトリウム濃度のモニターをしつつ行う必要がある。米国では同様の作用機序をもつトルバプタンの投与により心不全および肝硬変症に合併した低ナトリウム血症が、少なくとも投与後1カ月間にわたり改善することが報告されている(N Engl J Med, 2006)。

副腎皮質ホルモン合成阻害薬→治療戦略⑤

【代表薬】
ミトタン(オペプリム®)

【臨床】 ミトタンはACTH刺激による細胞内二次メッセンジャーのcAMP増加を阻害する機序で副腎皮質ホルモンの合成を阻害し、副腎皮質組織を萎縮させる。この作用を利用して、転移性副腎癌の治療に使用されているが、延命効果はわずかしか期待できない。手術適応とならないクッシング症候群に対しても使用される。

ソマトスタチン・アナログ→治療戦略⑥

【代表薬】
酢酸オクトレオチド(サンドスタチン®)

D-Phe-Cys-Phe-D-Trp-Lys-Thr-Cys-NH-C-C-CH$_3$・2CH$_3$COOH

【臨床】 ソマトスタチンは系統発生的に極めて原始的な生物にも存在するペプチドホルモンであり、分泌する細胞も腸管上皮、膵臓内分泌腺、内臓自律神経叢等、体内に広く分布している。その作用はホルモンのみならずパラクリンまたはオートクリン作用もあり、下垂体前葉細胞では成長ホルモン(GH)の分泌を抑制し、膵臓ではインスリンとグルカゴンの分泌を抑制する。また、ガストリン分泌抑制を介して酸分泌を抑制するだけでなく、コレシストキニン等の消化管ホルモン分泌抑制を介して胃や胆嚢の蠕動収縮を抑制する。また、腹腔内血管に作用して消化管血流量を減少させる。これら多彩な生理作用を治療に応用しようとする試みは、このホルモンの消失半減期が1〜3分と極めて短いため、消化管出血の治療に持続点滴投与する場合等に限られていた。しかし、近年、消失半減期が80分前後と長いソマトスタチン・アナログであるオクトレオチドが開発され、下垂体性巨人症、消化管ホルモン産生腫瘍、消化管出血の止血等に使用されている。オクトレオチドの投与により手術不能の下垂体GH分泌腫瘍でも、90%の患者でGH低下が認められ、約50%の患者では腫瘍の縮小も認められる。消化管ホルモン産生腫瘍(カルチノイド症候群、VIP産生腫瘍等)では、腫瘍の縮小自体はまれであるが自覚症状の改善が得られる。食道静脈瘤破裂による出血の治療では、バソプレシンよりも副作用が少ないにもかかわらず、止血効果で勝る。消化性潰瘍による出血の止血治療でも、プラセボまたはH_2受容体遮断薬投与と比較して、止血効果および再出血の予防作用で勝ることが報告されている。副作用としては、軽度の腹痛、腹部膨満、悪心等一過性のものが多い。また、コレシストキニン分泌を抑制し、胆嚢収縮を低下させるため、20〜30%の患者で胆石を形成するが、症候性胆嚢炎を報じるのは1%前後にすぎない。

インスリン様成長因子Ⅰ(IGF-Ⅰ)関連分子→治療戦略⑦

【代表薬】
メカセルミン(遺伝子組換え)(ソマゾン®)
ペグビソマント(遺伝子組換え)(ソマバート®皮下注)

【作用機序】 1980年代に成長ホルモンの作用を仲介する生体内物質として発見されたソマトメジンCはプロインスリンに類似した構造をもつ分子量約7,000の成長因子で、後にインスリン様成長因子(IGF-Ⅰ)と同一分子

であることが判明した物質である．IGF-Iはさまざまな臓器，組織で発現しており，組織分化，増殖および腫瘍の発生などに関与している．正常状態ではインスリンの薬理作用は細胞表面のインスリン受容体を介する作用が主体であり，IGF-I（ソマトメジンC）受容体を介する経路は副次的である．しかし，インスリン受容体を介するインスリン作用発現機構に障害があるためにインスリン作用が低下し，高血糖，高インスリン血症，黒色表皮腫，多毛などの症状が生じている患者では遺伝子組換えIGF-I製剤であるメカセルミンを投与することによりインスリン作用を増強し病態を改善することができる．また，下垂体から分泌される成長ホルモンの作用は，大部分が肝細胞の成長ホルモン受容体刺激を介して産生されたIGF-Iによる骨や軟骨に成長促進作用によるため，成長ホルモン補充投与中に成長ホルモン抗体が出現して効力が低下する病態や，成長ホルモン受容体欠損により成長ホルモンによるIGF-Iの分泌刺激が不足している病態では，メカセルミンの投与により成長ホルモン作用を増強することができる．

　成長ホルモンの生理作用は，ホルモンが膜上の特異的受容体に結合し二量体を形成することで惹起される細胞内のシグナル伝達に依存している．受容体に対する成長ホルモンの結合は2カ所の異なる部位（site 1とsite 2）で行われていることが判明している．ペグビソマントは，ヒト成長ホルモンに対して遺伝子組換えにより9カ所のアミノ酸変異を導入したペプチドである．site 1に対しては成長ホルモンよりも高い親和性を有するため，優先的に結合部位を占有し，さらに成長ホルモンのsite 2への結合を阻害することにより成長ホルモンの作用を抑制する．また，ペグビソマントはこの薬理作用を長時間持続させるために，成長ホルモンの遺伝子組換え体ペプチドに大分子であるポリエチレングリコールをアミド結合させることで血液中からの消失を遅延化（ヒト成長ホルモンの消失半減期は30分以内であるが，80時間程度に延長）させている．

【臨床】メカセルミンはインスリン受容体異常症AおよびB型，脂肪萎縮性糖尿病，妖精症，ラブソン・メンデルホール症候群の高血糖，高インスリン血症，黒色表皮腫，多毛症状の改善，および成長ホルモン抵抗性の成長ホルモン単独欠損症 Type 1 Aとラロン型小人症の成長促進に保険適応がある．ペグビソマントは2007年に成長ホルモン過剰症を呈する脳下垂体腫瘍による先端巨大症患者で手術後コントロール不良または手術により十分な腫瘍摘出ができず経口剤（ドパミン作動薬）の効果が不十分な場合に保険適応となった．

45. 移植免疫

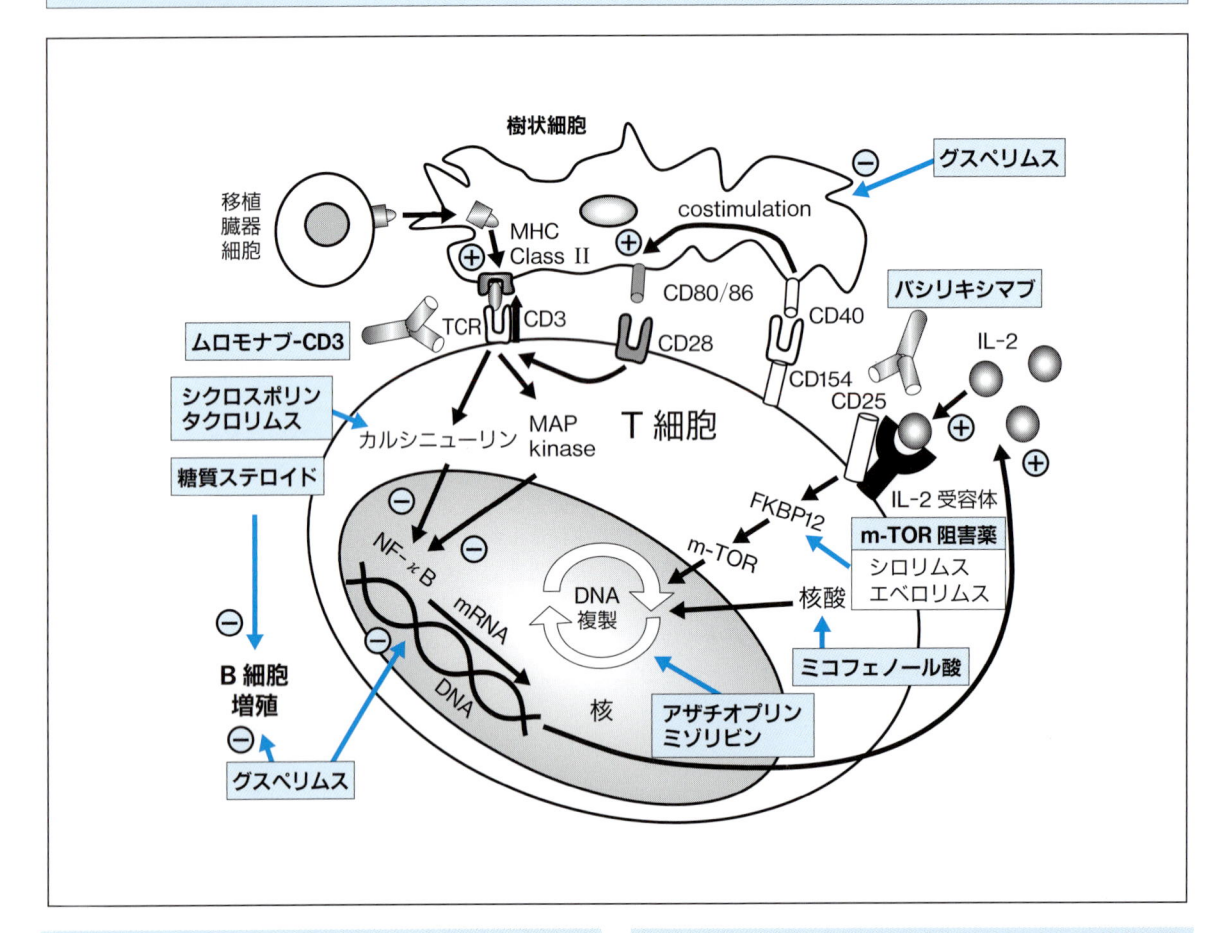

〔病態生理〕免疫系の主要な機能は，「非自己」である外来性の病原体・移植組織および自己内に発生する腫瘍などを不断に監視し，発見した際には速やかに排除することである．免疫系は，抗体，補体，サイトカインの液性成分と免疫担当細胞が相互に影響し合う複雑なネットワークを形成し，その機能の低下は免疫不全疾患を，また機能過剰はアレルギー疾患や自己免疫性疾患の原因となる．移植免疫反応には，移植抗原に対して特異的なT細胞の活性化機構が関与している．その機構の解明から種々の移植免疫抑制薬が開発された．

移植片組織に接触する樹状細胞（dendritic cell）は，外因性抗原を食作用により細胞内に取り込み，エンドゾームで分解すると外来抗原の断片を主要組織適合抗原複合体（MHC）クラスII抗原とともに細胞表面に提示する．これらの細胞がリンパ節のTリンパ球細胞領域に到達すると，naïveあるいはメモリーT細胞が抗原提示細胞表面のMHC IIと外来抗原断片複合体をT細胞受容体（TCR）-CD3複合体で認識し，抗原に特異的なT細胞の活性化シグナル（シグナル1）を発する．しかし，シグナル1刺激のみではT細胞の永続する活性化は生じないので，異なる経路の刺激が必要である．樹状細胞表面のCD80およびCD86抗原がT細胞表面のCD28抗原と結合すると，costimulation（副刺激）経路を活性化し（シグナル2），T細胞の活性化を継続させる．シグナル1と2の刺激はT細胞のキナーゼの活性化とカルシウム動員を生じるカルシウム・カルシニューリン経路，RAS-mitogen-activated protein kinase，MAPキナーゼ経路，nuclear factor-κB経路を活性化させ，遺伝子発現調節機構の活性化により免疫調節分子〔インターロイキン2（IL-2），IL-15，CD154，CD25など〕の転写を増加させる．T細胞から分泌されるIL-2とIL-15はT細胞増殖因子とも呼ばれ，T細胞受容体上の受容体への結合を介してラパマイシン標的経路を活性化し（シグナル3），核酸合成を刺激して外来抗原に特異的なCD4$^+$T細胞のクローン性増殖とCD8$^+$（細胞傷害性）T細胞の増殖，さらには外来抗原特異的な抗体を産生するB細胞のクローン性増殖を誘導する．一方，抗原刺激に対するT細胞の活性化が一定時間持続すると，T細胞表面に細胞傷害性T細胞関連抗原4（CTLA4）が発現し，樹状細胞のCD80/86と結合することにより，T細胞刺激

による免疫機構の活性化に負のフィードバックを発動し，免疫応答を鎮静化する．臓器移植後の拒絶反応を抑制する免疫抑制療法で重要なのは，できるだけ移植臓器抗原に特異的な免疫(拒絶)反応を，上記のシグナル1から3の過程を抑制することで発現し，感染の誘発，悪性腫瘍の発症などのリスク増大を最小限に抑えつつ移植臓器の機能を維持することである．

治療戦略

① 組織適合抗原一致ドナーの選択
② T細胞枯渇性(depleting)抗体によるT細胞免疫系の破壊
③ IL-2受容体抗体刺激の遮断
④ カルシニューリン抑制
⑤ イノシン―リン酸脱水酵素阻害
⑥ ラパマイシン標的蛋白阻害
⑦ 核酸関連物質によるDNA合成阻害

組織適合抗原一致ドナーの選択→治療戦略①

【臨床】ヒトのMHC(主要組織適合遺伝子複合体)またはHLA(ヒト白血球抗原)には10^{13}にも及ぶ著しい多型性がある．HLAの適合度は移植組織抗原認識の鍵であるため，できるだけ適合したドナーを選択することが移植片拒絶反応を抑制する最も重要な手段である．腫瘍性血液疾患に骨髄移植が頻繁に用いられるようになると，HLAの多型性に対応するため，1991年に日本骨髄バンクが設立され，26万人の累計ドナー登録者(1992～2005年)から延べ6,341人の骨髄提供が行われた(骨髄移植推進財団HPより)．日本の移植医療の法的基盤である「臓器移植法」は，1997年に制定され，移植医療が患者の臓器機能障害の回復または付与を目的とすること，臓器を死体から摘出すること，臓器売買を禁止することなどの基本理念を定めている．脳死判定基準は1985年の厚生省研究班基準に準拠し，移植対象臓器は心臓，肺，肝臓，腎臓，膵臓，小腸，角膜とされている．脳死移植を実施するには，15歳以上のドナー本人が臓器提供と脳死判定に従う意思を書面で示し，家族も脳死判定と臓器提供に同意する場合に限られている．このような法的整備にもかかわらず，日本では移植医療が普及していない．献腎(死体腎)移植が可能な腎移植でさえ，年間600～700件の腎移植の70%は血縁者間での生体腎移植である．一方，米国では年間12,000件の腎移植が行われ，その75～80%が献腎による死体腎移植であり，欧州，オーストラリアではほとんどが死体腎移植である現状を考えると，日本における移植医療への社会的な抵抗ともいえる現状は，脳死判定を巡る倫理的な問題以前の日本人の医療不信あるいは他利主義の希薄さにあるといわざるを得ない．

抗リンパ球抗体→治療戦略②

【代表薬】
抗ヒト胸腺細胞ウマ免疫グロブリン(リンフォグロブリン®)
抗ヒトTリンパ球ウサギ免疫グロブリン(ゼットブリン®)
ムロモナブ-CD3(オルソクローンOKT3®)

【作用機序】抗ヒト胸腺細胞ウマ免疫グロブリンと抗ヒトTリンパ球ウサギ免疫グロブリンは，ヒト胸腺細胞により異種動物(ウマなど)を免疫し，得られた血清から血小板や赤血球などに対する抗体を除去したポリクローナル抗体製剤である．ヒトに投与すると，T細胞表面の多種の抗原に結合し，強い免疫刺激を生じる結果，T細胞は大量のサイトカインを放出して自己融解する．この結果T細胞系が回復するまで，1年以上にわたりT細胞数の減少と免疫応答の抑制を生じる．マウス由来のモノクローナル抗体(ムロモナブ-CD3)は，樹状細胞表面の主要組織適合抗原複合体(MHC)クラスⅡ抗原とともに提示された外来抗原断片を認識するT細胞側の受容体(TCR)と共存するCD3抗原に対する特異的モノクローナル抗体である．ムロモナブ-CD3の投与も，T細胞からサイトカイン放出を引き起こし，T細胞の融解と枯渇を生じる．

【臨床】いずれの薬物も，臓器移植2～3日前，または手術当日から3～10日間免疫抑制療法の導入に使用する場合と，術後の経過中に移植臓器に対して強い拒絶反応が生じた場合のレスキュー治療に用いる．副作用としては，血小板減少や発熱，悪寒戦慄，低血圧などのサイトカイン放出症候群(CRS)が必発である．また，抗体製剤であるため，投与から7～12日後に，いわゆる血清病(発熱，発疹，関節痛，リンパ節腫大)を生じることがある．保険適応上は，ムロモナブ-CD3には腎移植後の急性拒絶反応治療の適応があるが，他の2薬剤は再生不良性貧血の治療にのみ適応がある．異種蛋白であるため，患者にこれらの抗体製剤に対する抗体ができると効果が減ずる．また，T細胞による癌細胞監視機構も破綻するため，使用後には悪性リンパ腫などの腫瘍性疾患リスクが増加する．現在では他の免疫抑制薬の登場により使用される頻度は減少した．

Tリンパ球IL-2受容体抗体→治療戦略③

【代表薬】
バシリキシマブ(遺伝子組換え)(シムレクト®)

【作用機序】バシリキシマブ(basiliximab)は，T細胞増殖因子であるインターロイキン2(IL-2)受容体のα鎖を抗原として作成されたマウスのモノクローナル抗体を，遺伝子組換え技術を用いてヒト化したヒト/マウスキメラ型モノクローナル抗体である．IL-2はT細胞の活性化と増殖刺激因子であるため，バシリキシマブの投与によりT細胞の関与する移植免疫が選択的に抑制される．この薬物の利点は，IL-2受容体を介する刺激経路の遮

断がT細胞自体の活性化を起こすわけではないので、サイトカイン放出症候群やTリンパ球の枯渇を起こさないことである.

【臨床】移植後の急性拒絶反応を抑制する目的で、移植前2時間以内に20 mg、移植後4日目に20 mgを投与する。カルシニューリン抑制薬（シクロスポリン等）と併用すると拒絶反応の発症頻度を30%前後減少させる。副作用は少ない.

カルシニューリン抑制薬→治療戦略④

【代表薬】

シクロスポリン(サンディミュン®, ネオーラル®)

-Abu-MeGly-MeLeu-Val-MeLeu-Ala-D-Ala-MeLeu-MeLeu-MeVal-N-C-C-

タクロリムス水和物(プログラフ®)

【作用機序】樹状細胞とT細胞 TCR/CD3抗原との相互作用により生じたシグナル1の刺激は、樹状細胞のCD80/86とT細胞 CD28の相互作用を介するシグナル2（副刺激経路：costimulation pathway）と相まって、カルシウム-カルシニューリン系を刺激し、T細胞のIL-2遺伝子発現の調節を介してT細胞を増殖・活性化する。シクロスポリンはT細胞内のシクロフィリンと複合体を形成し、カルシニューリンを抑制する。一方、タクロリムスはFK506-結合蛋白12（FKBP12）と複合体を形成し、シクロスポリンよりも強力にカルシニューリンを阻害する。カルシニューリン阻害薬は、抗原認識に続くCD4⁺T細胞からのTリンパ球の関与する免疫機能を阻害するが、それ以外の非特異的な免疫応答を阻害しないため、副腎皮質ステロイド薬のような全般的免疫応答抑制による細菌感染症のリスクを増加させない.

【臨床】シクロスポリンは登場以来20年間にわたり臓器移植後の免疫抑制療法の中心薬であり、骨髄移植、腎移植、肝移植、心臓移植などの移植手術後の拒絶反応抑制に広く使用されている。ネオーラル®は、製剤上の工夫により従来のサンディミュンよりも吸収率を改善したシクロスポリン経口製剤である。経口および注射剤が利用できる。シクロスポリンの消化管粘膜吸収は良好であるが、吸収の過程で消化管粘膜表面上に発現しているCYP3A4の代謝で不活性化を受ける。さらに、消化管上皮細胞内に吸収された後にも、脂溶性薬物を腸管上皮細胞から消化管内腔方向に輸送する機能をもつ多剤耐性遺伝子 *MDR1*(multiple drug resistant gene)の転写産物であるP糖蛋白質により、消化管内腔に排泄される。さらに、シクロスポリンは、肝臓でも活発な代謝を受ける。このような3重の初回通過機構の存在により、シクロスポリンの経口投与後のバイオアベイラビリティは低く、さらに極めて個人差が大きく、同一患者でも移植の経過により変動が大きい。また、患者がCYP3A4の活性阻害を介する薬物を併用している場合にはさらに体内薬物量は大きく変動する。シクロスポリンの薬物血中濃度は免疫抑制効果と毒性発現に関係するため、この薬物を服用する患者では初期投与時だけでなく、投与経過中においても薬物濃度モニタリング(TDM)を行う。腎移植後のシクロスポリン製剤としてネオーラルを使用する場合には、投与後2時間後の全血の薬物濃度として$0.8～2.0\ \mu g/mL$が治療域とされる。副作用としては腎毒性、高血圧、脂質異常症、歯肉増殖、多毛を生じる。また、溶血性尿毒症症候群や糖尿病を生じることもある。タクロリムスの適応症はシクロスポリンと同じだが、肝移植ではシクロスポリンよりも効果が強いとされる。副作用には、腎毒性と溶血性尿毒症症候群、糖尿病を生じるが、脂質異常症、高血圧の頻度はシクロスポリンよりも少ないとされる。治療有効濃度範囲は、全血中濃度として移植後早期には$10～20\ ng/mL$、維持投与時では$5～10\ ng/mL$である.

イノシン一リン酸脱水素酵素→治療戦略⑤

【代表薬】

ミコフェノール酸モフェチル(セルセプト®)

【作用機序】*de novo*系のプリン生合成酵素（アデノシンデアミナーゼ）の先天性欠損はマイトジェン刺激によるT細胞増殖反応が欠如するため重大な免疫不全症を発症するが、salvage系プリン生合成経路の酵素(hypoxanthine-guanine phosphoribosyltransferase)の先天的欠損症（レッシュ・ニーハン症候群）ではT細胞系機能は保たれている。このような臨床観察に基づいて *de novo* 系のプリン生合成阻害薬を免疫抑制薬として開発する試みが行われた。ミコフェノール酸モフェチルは経口投与され吸収されると、生体内で速やかにミコフェノール酸(MPA)に加水分解され、*de novo* 系のプリン生合成経路の律速酵素であるイノシン一リン酸脱水素酵素を阻害する。このためDNA合成の阻害を介して移植

臓器の抗原認識により発動するT細胞の増殖を抑制する．

【臨床】カルシニューリン阻害薬と併用するとカルシニューリン単独使用よりも腎移植後の拒絶反応発症，移植片生着率，患者生存率を有意に改善することが報告されている．腎移植後の拒絶反応予防効果ではアザチオプリンに勝るため，臨床上アザチオプリンに取って代わった観がある．副作用は下痢や貧血，白血球減少などである．主要な消失経路は腎排泄であるため，腎機能障害患者では減量の必要がある．

ラパマイシン標的蛋白(m-TOR)阻害薬→治療戦略⑥

【代表薬】
シロリムス(ラパリムス®)
エベロリムス(サーティカン®)

【作用機序】シロリムスとエベロリムスはFKBP12と複合体を形成しラパマイシン標的蛋白(m-TOR)を阻害する．この作用により，IL-2受容体からのT細胞増殖刺激(シグナル3)を抑制する．

【臨床】シロリムスは腎移植後の免疫抑制療法においてシクロスポリンまたはタクロリムスと併用する試みがなされたが，後二薬の腎毒性を増強することが判明し，カルシニューリン阻害薬との併用療法ではミコフェノール酸モフェチルに劣ると評価された．また，経口投与後の血漿濃度には極めて個人差が大きいため，日本では経口投与の使用は行われない．副作用としては，脂質異常症，血小板減少症，創傷治癒の遅延がある．しかし，近年，本薬による創傷治癒抑制作用を利用して，冠動脈インターベンション後の再狭窄予防にシロリムス溶出性ステント(Cypherステント)を冠動脈内に留置することで術後の再狭窄を防止する方法が広く用いられている．

【臨床】エベロリムスは，シロリムスの体内動態上の欠点を改善したm-TOR阻害薬で，心臓移植後の拒絶反応の抑制に用いられる．通常シクロスポリンまたは副腎皮質ステロイド薬と併用される．ただし，本薬はCYP3A4により代謝されるので，この酵素の阻害作用をもつシクロスポリンはエベロリムスのバイオアベイラビリティを2倍程度増加させる．このため，エベロリムス投与患者では投与量の個別化のために薬物濃度モニタリングを行うことが望ましい．有効濃度は十分に確立されていないが，全血薬物濃度のトラフ値が4 ng/mL以下の患者では拒絶反応発症リスクが高い．副作用は白血球減少，血小板減少，脂質異常症などである．まれに，肺線維症や肺胞蛋白症が発症することがあるので注意が必要である．

核酸関連物質によるDNA合成阻害→治療戦略⑦

【代表薬】
アザチオプリン(イムラン®，アザニン®)

ミゾリビン(ブレディニン®)

【作用機序】拒絶反応には移植片を攻撃する移植抗原に特異的なリンパ球の急激な分裂と増殖が必要である．DNA合成阻害薬作用を有する薬物は，リンパ球のクローン増殖に必要なDNA合成を抑制する機序で拒絶反応を阻害する．アザチオプリンは6-メルカプトプリン(6-MP)のイミダゾリル誘導体で，イノシン酸と拮抗してプリンヌクレオチドの生合成を阻害することにより免疫抑制作用を現す．ミゾリビンは，イミダゾール系の核酸関連物質であり，プリン合成系のイノシン酸からグアニル酸への変換を拮抗的に阻害する機序で核酸合成を抑制する．

【臨床】アザチオプリンは臓器移植後の免疫抑制療法が開始された当時に第1選択薬として用いられた薬物である．しかし，その後シクロスポリンが登場すると，第2選択薬となった．ミゾリビンは日本で開発された薬物で1984年から副腎皮質ステロイドと併用され，ステロイド投与量を減量しつつ拒絶反応を抑制する目的で使用されている．海外でのデータはない．核酸合成阻害薬の免疫抑制作用は，移植抗原による免疫担当の増殖刺激に特異的ではなく，他の免疫応答も非特異的に抑制する欠点がある．レシピエントの分裂能の高い細胞(造血細胞，腸管上皮細胞など)の増殖も抑制するため，顆粒球減少，血小板減少等の有害反応を生じやすい．

TおよびBリンパ球成熟抑制→治療戦略②, ③

塩酸グスペリムス（スパニジン®）

H₂NCNH(CH₂)₆CONHCHCONH(CH₂)₄NH(CH₂)₃NH₂·3HCl
　　|　　　　　　　　|
　　NH　　　　　　　OH

【作用機序】グスペリムスの作用機序は標準的な免疫抑制薬とは大きく異なるが，詳細な作用標的分子は不明である．免疫細胞系の nuclear factor-κB 経路への作用を介して，胸腺での細胞障害性Tリンパ球細胞（CTL）の成熟過程における CD4 および CD8 抗原発現を阻害するとともに，骨髄におけるBリンパ球前駆体細胞の成熟を阻害する．また，単球，マクロファージ，樹状細胞に作用して MHC クラス II 抗原の発現も抑制する．

【臨床】グスペリムスは日本で開発された薬物で臨床試験のデータに乏しいが，副腎皮質ステロイドにより抑制できない腎移植後の拒絶反応治療（レスキュー治療）においてムロモナブ-CD3と同等の効果があるとの報告がある（Transplantation, 1993）．

副腎脂質糖質ステロイド→治療戦略②③④

【代表薬】
プレドニゾロン（プレドニン®，プレドニゾロン®）

メチルプレドニゾロン（メドロール®）

【作用機序】糖質ステロイド薬の作用点は広範で，抗原提示細胞の機能抑制，T細胞活性化抑制，さらに多核白血球やマクロファージ機能の抑制を含む．ただし，ステロイドの作用は免疫系だけでなく，骨代謝，脂質代謝，糖代謝など広範であるため，副作用が多い欠点がある．

【臨床】副腎皮質糖質ステロイド（プレドニゾロン等）はシクロスポリンと並んで移植医療における標準的な免疫抑制薬である．一方，糖質ステロイドの免疫抑制作用は非特異的であるため，長期高用量の投与は易感染性，耐糖能低下，骨粗鬆症，白内障，浮腫，高血圧，中枢神経症状（躁状態等）などの有害反応を招く．したがって，移植後免疫抑制療法には副腎皮質ステロイド薬をより作用が特異的な免疫抑制薬と併用し，ステロイド薬の投与量を減量する方法がとられている．特に，小児患者では，長期間のステロイド薬の使用は成長抑制を生じるため，カルシニューリン阻害薬などの併用によりステロイドの投与量はできるだけ少量にする必要がある．

46. 癌　1）殺細胞性抗癌剤

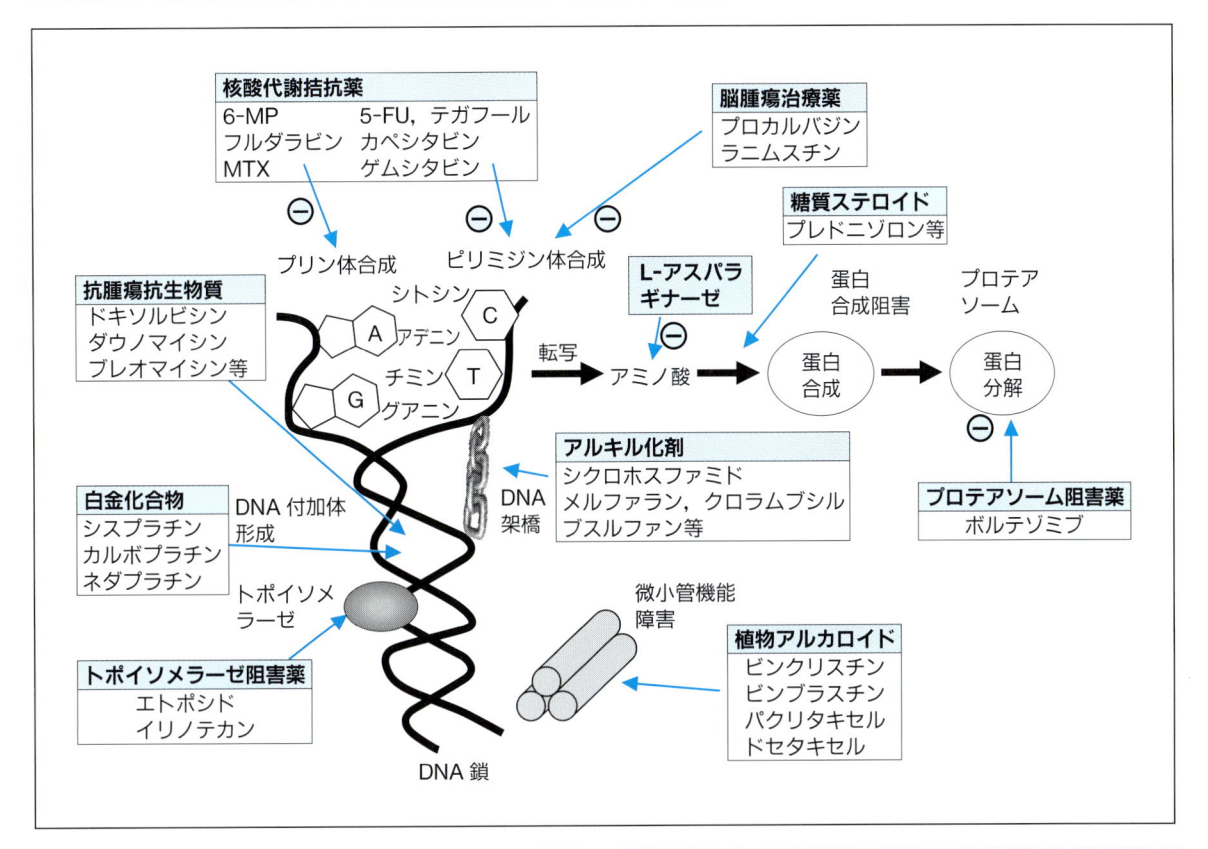

核酸代謝拮抗薬
6-MP　　5-FU，テガフール
フルダラビン　カペシタビン
MTX　　ゲムシタビン

脳腫瘍治療薬
プロカルバジン
ラニムスチン

糖質ステロイド
プレドニゾロン等

⊖ プリン体合成　⊖ ピリミジン体合成

抗腫瘍抗生物質
ドキソルビシン
ダウノマイシン
ブレオマイシン等

シトシン　A アデニン　C
G グアニン　T チミン

L-アスパラギナーゼ
⊖ 蛋白合成阻害　プロテアソーム

転写 → アミノ酸 → 蛋白合成 → 蛋白分解

白金化合物
シスプラチン
カルボプラチン
ネダプラチン

DNA付加体形成　DNA架橋

アルキル化剤
シクロホスファミド
メルファラン，クロラムブシル
ブスルファン等

プロテアソーム阻害薬
ボルテゾミブ

トポイソメラーゼ阻害薬
エトポシド
イリノテカン

トポイソメラーゼ

微小管機能障害

植物アルカロイド
ビンクリスチン
ビンブラスチン
パクリタキセル
ドセタキセル

DNA鎖

〔病態生理〕殺細胞性作用を有する抗癌剤の歴史は，1963 年に Gilman が第一次世界大戦で使用された毒ガス nitrogen mustard の白血球・血小板減少作用に注目して，手術不能かつ放射線抵抗性のリンパ肉腫患者に使用したところ劇的な腫瘍縮小効果を観察した報告に始まる．以来，多くの薬物が開発され，小児リンパ芽球性白血病，悪性リンパ腫，精巣の胚細胞性腫瘍，絨毛上皮癌，急性骨髄性白血病，前骨髄球性白血病，小児固形癌（ウィルムス腫瘍等），ヘアリー細胞白血病等の悪性腫瘍に対しては抗癌剤化学療法により 30% 以上の治癒率が期待できる段階にまで到達した．しかし，これらは全悪性腫瘍のごく一部を占めるにすぎず，ほとんどの場合，抗癌剤投与の目的は治癒や延命効果よりも腫瘍体積を減じ患者の QOL を改善する，あるいは腫瘍再発までの期間（disease-free survival）を遅延化させるレベルに留まっている．1 g の腫瘍組織には約 10^9 個もの癌細胞が存在するので，抗癌剤による腫瘍の肉眼的な縮小は薬理作用の評価にはよい指標であるが，必ずしも生存期間や治癒の可能性の指標になるとは限らない．近年，オンダンセトロン等の 5-HT_3 受容体拮抗薬に代表される強力な制吐薬が市場に導入され，顆粒球コロニー刺激因子や骨髄移植等による白血球減少治療等に対する支持療法が強化されたため，患者の QOL を維持しつつ強力な抗癌剤治療を実施することが可能になった．

殺細胞性抗癌剤は，その作用機序から，細胞周期依存性薬物と細胞周期非依存性薬物に分類される．細胞周期依存性抗癌剤は，細胞が増殖サイクルのある特定の段階に存在する場合に選択的な殺細胞効果を発揮する．例えば，代謝阻害薬（メトトレキサート，フッ化ピリミジン系薬，シタラビン），ヒドロキシウレア，トポイソメラーゼ阻害薬（イリノテカン，エトポシド，アントラサイクリン系薬）は S 期（DNA 合成期）に作用し，ブレオマイシン，ビンカアルカロイド系薬，タキソール系薬等は G_2 から M 期（分裂期）に作用する．この群の薬物の効果と副作用は，総用量よりも，むしろ細胞が薬物に曝露される時間に依存するため，投与スケジュール依存性抗癌作用とも呼ばれる．例えば，メトトレキサート（MTX）は，36 時間以内にロイコボリン救援療法を行う場合には 1 回当たり 20 g/m² もの高用量が投与できるが，持続点滴で投与する場合には骨髄および消化管毒性のため 5 日間で 20 mg/m² 以下の量しか投与できない．この理由は，腫瘍細胞の分裂周期が正常細胞より短いため，ある時点で分裂期にある癌細胞の割合が正常細胞よりも相対的に多く，短期間の MTX 投与では癌細胞への傷害

作用が正常細胞に対するそれを上回るが，長時間抗癌剤が一定量以上存在するとその間に分裂期に入る正常細胞が増加するため殺細胞効果の腫瘍選択性が失われるのである．一方，細胞周期非依存性の代表的抗癌剤としては，アルキル化剤，白金化合物，マイトマイシンC，L-アスパラギナーゼ等がある．これらの薬物の作用機序は細胞分裂の周期に依存しないので，殺細胞効果は投与量に比例し，腫瘍細胞にも正常細胞間にも同程度の傷害を与える．したがって，これらの薬物の殺腫瘍効果を高めるためには，毒性が許容できる範囲で最高用量の投与を行うことが望ましい．

抗癌剤の耐性には，腫瘍細胞が後天的に獲得する抗癌剤標的分子の遺伝変異に起因する問題だけでなく，癌細胞膜に発現する抗癌剤の細胞外への異物輸送蛋白(トランスポーター)分子の活性が関係している．代表的なトランスポーター分子は，多剤耐性遺伝子(multidrug resistance: *MDR1*)がコードするP糖蛋白である．この膜蛋白は，ATP依存的トランスポーターであり抗癌剤をはじめとする様々な物質を細胞内から細胞外へ排出し，癌細胞内の抗癌剤濃度を低下させる機序で抗癌剤耐性に関係している．現在，P糖蛋白阻害薬による抗癌剤耐性の克服が検討されている．

治療戦略
① DNA へのアルキル基などの付加体(adduct)形成
② 核酸代謝阻害
③ 微小管機能阻害
④ トポイソメラーゼ阻害
⑤ リンパ球の栄養遮断
⑥ プロテアソーム阻害

アルキル化剤→治療戦略①

【代表薬】

シクロホスファミド(エンドキサン®)

イホスファミド(イホマイド®)

メルファラン(アルケラン®)

ラニムスチン(サイメリン®)

ダカルバジン(ダカルバジン®)

ブスルファン(マブリン®)

チオテパ(テスパミン®)

塩酸プロカルバジン(塩酸プロカルバジン®)

塩酸ニムスチン(ニドラン®)

テモゾロミド(テモダール®)

【作用機序】これらの薬物は，シクロホスファミド等のように分子内に強い求核反応性に富む2個の官能基(クロロエチル基等)を有するか，チオテパのように求核反応性の強いthiophosphoryl塩基をエチレンイミンにより安定化させた構造を有する．これらの薬物は，それ自体あるいは非酵素的分解や肝臓の代謝酵素で生成される活性代謝体が，DNAのグアニン塩基とN-7位等部位で共有結合しDNAをアルキル化する．この反応は細胞周期非依存的である．アルキル化を受けた細胞が分裂を開始すると，DNAの増幅反応はアルキル化部位で停止

するため細胞増殖が停止し，細胞は死滅する．

【臨床】シクロホスファミドは静注，経口ともに可能であり，悪性リンパ腫や乳癌の標準的なプロトコールで使用されている．骨髄移植の前処置にも使用される．副作用は，骨髄毒性(他のアルキル化剤も同様)，出血性膀胱炎，嘔気等である．また，長期投与により不妊や二次発癌の危険も高まる．イホスファミドは，シクロホスファミドの類似薬で抗腫瘍スペクトラムも同様である．静注投与でのみ使用可能であり，副作用としては出血性膀胱炎が重要である．この副作用には尿中に排泄される該当薬の活性代謝体であるアクロレインが生じるラジカルによる膀胱粘膜傷害が関係するので，ラジカル消去作用のあるチオール化合物であるメスナ(mesna)が副作用予防に使用される．

メルファランは，経口投与で多発性骨髄腫の治療に用いられるが，バイオアベイラビリティに個人差が大きい．このため，投与量は臨床効果または血中濃度を目安に調節する必要がある．副作用は，骨髄抑制，皮疹，肝障害，悪心・嘔吐，下痢，間質性肺炎などである．メルファランの静注製剤は，白血病，悪性リンパ腫，多発性骨髄腫，小児固形腫瘍などの治療に造血幹細胞移植を行う際に，レシピエント側の骨髄細胞を除去する前処置として用いられる．溶解は生理食塩水で行い，組織傷害性が高いので末梢静脈よりも流量の大きい中心静脈から投与することが望ましい．また，薬液に触れると皮膚反応を起こすことがあるので取り扱う際には手袋，防護眼鏡などを使用する．副作用としては，消化器系症状(下痢，口内炎，悪心・嘔吐)が多く，粘膜傷害は発現率が高くかつ重症なので用量規制因子となることが多い．

悪性の脳腫瘍に使用できる薬物は限られている．ニトロソウレア(-N-CO-N-)化合物であるラニムスチン(MCNU)やニムスチン(ACNU)は脂溶性が高く，血液脳関門の透過性が高いため，主として悪性の膠芽腫(glioblastoma)の治療に用いられる．副作用の骨髄抑制は他のアルキル化剤よりも遅れて投与後4〜5週目に生じる(遅延性骨髄抑制反応)ので注意が必要である．プロカルバジンはメチルヒドラジン化合物で血液脳関門透過性がよいため，2005年からニトロソウレア薬との併用で乏突起神経膠腫，あるいは悪性星細胞腫で乏突起神経膠腫の成分が混じっている場合に，プロカルバジン，ニムスチン，ビンクリスチンと併用(PAV療法)で使用することが認められた．2006年に発売されたテモゾロミドは悪性神経膠腫に対して放射線照射と併用で適応となる．比較的副作用が少ないため，海外ではカルムスチンやプロカルバジンが副作用で使用できない場合の代替薬と位置づけられている．

ダカルバジンは，悪性黒色腫と悪性リンパ腫に適応がある．悪性リンパ腫の治療ではアドリアマイシン等と併用されるが，悪心・嘔吐の副作用が強い．インフルエンザ様症状や顔面紅潮が生じる．チオテパは，表層性の膀胱癌に対する膀胱内注入等に使用されることが多い．ブスルファンは，他のアルキル化剤と比べて，特に白血球系の抑制作用が強いため，慢性骨髄性白血病(CML)の治療に使用される．初回治療で75〜80%の反応率がある．白血病細胞数を減少させるが，急性転化までの時間を延長するわけではない．最近のCML化学療法ではヒドロキシウレア，インターフェロン，さらにはイマチニブ(グリベック®)にとって代わられた．悪心・嘔吐の副作用が強いが，長期では肺線維症(busulfan lung)，皮膚色素沈着，女性化乳房等が生じる．CMLに同種造血幹細胞移植(骨髄移植等)を行う場合には，前処置としてレシピエントの骨髄を破壊する目的で大量のブスルファンと放射線全身照射を前処置として行うのが標準的である．

白金化合物→治療戦略①

【代表薬】

シスプラチン(ランダ®，ブリプラチン®)

ネダプラチン(アクプラ®)

オキサリプラチン(エルプラット®)

カルボプラチン(パラプラチン®)

【作用機序】これらの薬物はいずれも水溶性の白金錯体化合物である．細胞内に移行すると，分子内の白金と結合した塩素等と水酸イオンが置換し反応性の高い白金錯体を形成し，DNA鎖と反応して付加体を形成し，DNA鎖の複製を阻害する．この点で作用機序はアルキル化剤と類似している．したがって，作用は細胞周期非依存的である．最近，新たな作用機序として細胞内情報伝達系を介するアポトーシス誘発による細胞障害も注目されている．2005年に発売されたオキサリプラチンは，上記の抗癌機序の他に5-FUの標的分子であるチミジル酸合成酵素(TS)の発現を抑制するため，5-FUと相乗作用を発揮し，大腸癌細胞に抗腫瘍活性がある．

【臨床】白金化合物の治療適応は広く，卵巣癌，睾丸腫瘍，肺癌，膀胱癌，頭頸部の扁平上皮癌等の治療にエトポシド等との併用で使用される．オキサリプラチンは治癒切除不能な進行・再発の結腸・直腸癌への適応がある．シスプラチンは静注投与(時に肝動脈投与)で用いられるが，強い悪心・嘔吐が必発である．投与後24時間以内

の急性嘔吐に対しては 5-HT₃ 受容体遮断薬または副腎皮質ステロイドの単独あるいは併用投与が有効であるが，その後の遅発性嘔吐については有効な予防法はない．シスプラチンなどの白金化合物はアルミニウムと反応し不活性化するため，薬液の調製にアルミニウムを含む金属注射器などを用いないようにする必要がある．また，主要消失経路は腎排泄であるので，腎障害患者では減量が必要である．副作用として，糸球体傷害により糸球体濾過速度（GFR）の低下や腎尿細管傷害により低カリウム・低マグネシウム血症などの電解質異常がしばしば生じる．シスプラチンの腎毒性は腎組織でのシスプラチンの水和反応による活性白金錯体の形成が関係する．この反応は塩素イオンが高い環境では低い環境よりも抑制される．そのため，シスプラチンを投与する場合には尿の塩素イオン濃度を高め，かつ尿中の薬物濃度を低下させるため投与前から十分な生理食塩水輸液を行い，1日 2,000 mL 前後の尿量を確保することが必要である．また，シスプラチンは四肢末端部に強い運動および知覚性神経障害を生じたり，あるいは聴力障害を生じることもある．一方，骨髄抑制と脱毛の発現頻度は少ない．カルボプラチンはシスプラチンと同様に白金錯体であるが，催吐作用，腎毒性，神経毒性がシスプラチンよりも少なく，用量規制因子は骨髄抑制である．

　オキサリプラチン（L-OHP）は，第 3 世代の白金化合物であり，チミジル酸合成酵素（TS）の発現を抑制する性質があるため 5-FU などの TS を標的分子とする薬物と相乗的な抗腫瘍活性を発揮する．近年，切除不能の転移または再発大腸癌に対する標準的化学療法となりつつある FOLFOX 療法は，<u>FOL</u>inic acid（活性型葉酸化合物でロイコボリンの別称）と 5-<u>FU</u> の持続静注投与に <u>Oxaliplatin</u> を併用しており，かつての標準併用療法であったロイコボリンと 5-FU の持続静注投与のみの Mayo レジメンよりも有意に高い腫瘍縮小率（50% vs 22%）と無増悪生存期間（9.0 vs 6.2 カ月）を期待できる（J Clin Oncol, 2000）．FOLFOX 療法には併用薬の投与量の違いにより原法（1994 年）から FOLFOX7（2001 年）までの臨床試験報告があるが，日本で保険適応となっているのは FOLFOX4 である．また，日本ではロイコボリンが筋注用製剤（ホリナートカルシウム）でしか利用できないため，静注にはロイコボリンの L-体光学異性体であるレボホリナートカルシウム（アイソボリン®）を用いている．オキサリプラチンに特有な副作用として 80% 以上の患者で生じる末梢神経障害がある．手，足，口唇部周囲のしびれや感覚異常による知覚障害で，口腔や咽頭部に生じると絞扼感から呼吸困難を訴える．この症状は冷たい空気やものに触れたりすると誘発される．また，投与直後の過敏症やショック，骨髄抑制，視力障害，腎障害なども重要である．

　FOLFOX 療法に用いられるレボホリナートは 5-FU の標的分子である TS の補酵素であり，それ自体には抗腫瘍作用はないが，レボホリナートが TS と複合体を形成すると 5-FU の TS 阻害作用を増強するため 5-FU の抗腫瘍効果を増強する．このような作用をもつ薬物を biochemical modulator（BCM）と呼び，レボホリナートの他にも，血管新生阻害物質であるベバシズマブ（アバスチン®）や上皮成長因子阻害薬 cetuximab などが臨床に導入されている．

葉酸拮抗薬→治療戦略②

【代表薬】

メトトレキサート〈MTX〉（メソトレキセート®）

ペメトレキセドナトリウム水和物（アリムタ®）

【作用機序】 MTX は葉酸と類似の構造を有するためヒト細胞で核酸合成に必須な活性補酵素形葉酸（tetrahydrofolate: THF）を葉酸から合成するジヒドロ葉酸還元酵素を競合的に阻害し，DNA 合成を阻害する．したがって，作用は細胞周期依存的である．ペメトレキセドは，細胞内に取り込まれた後に，メトトレキサートと同様にポリグルタミン酸化を受け，チミジル酸合成酵素（TS），ジヒドロ葉酸還元酵素などの複数の葉酸代謝関連酵素を阻害し，DNA 合成を阻害する機序で抗腫瘍活性を発揮する．

【臨床】 小児の急性リンパ芽球性白血病，小児および成人の悪性リンパ腫，乳癌，肉腫，頭頸部腫瘍等で適応となる．MTX は経口，静注で投与可能であるが，30 mg 以上の用量では消化管吸収が不確実となるため，高用量では静注投与が必要である．また，主要消失経路は腎排泄であるので，腎機能障害患者では減量が必要である．主要な副作用は骨髄抑制と消化管症状（口内炎等）である．高用量で使用する場合には，十分な利尿と尿のアルカリ化〔MTX は分子中にカルボキシル基（–COOH）を有する酸性薬物なのでアルカリ環境でイオン化し水溶性が高まる〕を行わないと，尿細管内で MTX が析出し尿細管を閉塞し腎不全を生じることがある．また，高用量投与に際しては，血漿中 MTX 濃度のモニタリングが必須である．肉腫の治療に MTX・レボホリナート救援療法を行う場合には，大量の MTX 投与 24 時間後に 10^{-5} モル濃度以上，48 時間後に 10^{-6} モル濃度以上，72 時間後に 10^{-7} モル濃度以上の MTX 血中濃度が残存する場合には，重篤な副作用発現の危険性が高いのでレボホリナー

トの増量を考慮する．進行胃癌の標準的化学療法は5-FUの単独持続静注であるが，MTXと5-FU時間差(交代)療法が行われることもある．ペメトレキセドの臨床適応はシスプラチンとの併用で悪性胸膜中皮腫の化学療法に限定されている．

ピリミジン誘導体→治療戦略②

【代表薬】

フルオロウラシル〈5-FU〉(5-FU®, FU®)

テガフール(フトラフール®)

テガフール・ウラシル(ユーエフティ®)

カペシタビン(ゼローダ®)

シタラビン〈Ara-C〉(キロサイド®, サイトサール®)

塩酸ゲムシタビン(ジェムザール®)

【作用機序】フッ化ピリミジン系抗癌剤(5-FUとその類似薬)は，フッ素化されたウラシル誘導体である．5-FUは肝臓で代謝され活性体(5-FdUMP)に変換されるとウラシル代謝系路のチミジル酸合成酵素(TS)を抑制する．またウラシル類似体としてDNAに組み込まれDNA複製を阻害したり，RNAの蛋白翻訳を阻害する作用も有する．したがってこの群の薬物の抗癌作用は細胞周期依存的である．最近，5-FUのプロドラッグであるテガフールと2種類のBCMを配合した合剤を作成し，効果を増強し毒性を減ずる試みがなされている．ティーエスワン(TS1)は，テガフールと第1のBCMとして5-FUの代謝分解酵素であるジヒドロピリジンデヒドロゲナーゼ(DPD)の阻害薬であるギメスタットを配合することにより5-FUの血中濃度を増加させ，さらに，第2のBCMとして5-FUのリン酸化反応阻害薬であるオテラシルカリウムを配合することにより，消化管での5-FUのリン酸化(活性化)による粘膜毒性を減じるとされている．シタラビンとゲムシタビンはシチジン(シトシン-リボース核酸)の誘導体である．これらの薬物は細胞内でリン酸化され活性体となり，DNAの複製と修復にかかわるポリメラーゼを阻害するとともに，DNAに取り込まれ，DNAの伸長反応を阻害するとともに細胞のアポトーシスを誘導するとされている．カペシタビンも巧妙な作用機序をもつ薬物である．経口吸収後肝臓で代謝され，一次代謝体(5'-DFCR)となるが，この物質は腫瘍組織や肝臓のシチジンデアミナーゼで二次代謝体(5'-DFUR)に変換される．この代謝体がさらに細胞内のピリミジンヌクレオチドホスホリラーゼ(PynPase)により最終的な活性体である5-FUに変換される．ところが，腫瘍組織のPynPase活性は正常組織よりも高いため，カペシタビン投与後の腫瘍内5-FU濃度は周囲の正常組織よりも3倍高くなることが報告されている．ゲムシタビンはピリミジン骨格をもつ代謝拮抗薬で，固形癌でも特に膵癌に効果のある薬物である．

【臨床】ピリミジン誘導体は，手術不能あるいは再発性大腸癌，乳癌，頭頸部癌等の治療に使用される．5-FUの消化管吸収は不確実であるため，高用量投与では静注投与が用いられる．5-FUの消化管吸収性を改善したプロドラッグが，テガフール等であり，吸収後体内で5-FUに変換される．近年，5-FUの抗腫瘍効果を増強するために，種々のBCMとの併用が試みられている．活

性形葉酸は 5-FU の活性体である 5-FdUMP とチミジル酸合成酵素(TS)との結合を安定化し，酵素の阻害作用を増強するため，大量の活性葉酸類似体ロイコボリンを 5-FU と併用することで，チミジル酸合成酵素抑制作用を増強する試みや(レボホリナート・5-FU 療法)，MTX の先行投与により，5-FU の抗腫瘍作用を増強する試み〔MTX-5-FU 時間差(交代)療法〕が試みられている．主要な副作用は骨髄抑制と消化器症状(口内炎，下痢)である．

日本では欧米とは異なり胃癌や大腸癌の外科手術後の補助化学療法として，フッ化ピリミジン系薬物の長期低用量経口療法が延命効果のエビデンスがないままに漫然と使用されているとする批判があった．最近，この批判に答えるような報告がいくつかある．まず，stage I の肺腺癌の根治手術後の補助療法にテガフール・ウラシル(UFT)を 2 年間経口投与すると，手術のみと比較して有意に生命予後が改善するとの報告がなされた(N Engl J Med, 2004)．ただし，UFT の効果は小さく，5 年生存率で 1 名の患者を救うために UFT を服用する必要がある患者数(NNT: number needed to treat)は 40 名であった．また，ステージIIIの直腸癌(Dukes C)の手術後に UFT を 1 年間経口投与すると 3 年無再発生存率を有意に改善したとの報告がある(Jpn J Clin Oncol, 2006)．さらに，ステージIIまたはIIIの進行胃癌に対して胃切除と拡大リンパ節郭清(D_2)を行った患者に TS-1 を補助化学療法として投与すると，手術のみと比較して 3 年生存率を 70% から 80% へと有意に改善することが日本人を対象とした研究で明らかとなった(N Engl J Med, 2007)．今後これらの試験結果が白人を対象とした海外の試験でも再現性があるかが問われるだろう．

シタラビン(Ara-C)は急性骨髄性白血病の化学療法で，アントラサイクリン系抗癌剤等と併用される．髄腔内投与で中枢の白血病細胞治療にも有用である．シタラビンの経口吸収は不良なので静注投与でのみ用いられる．細胞周期依存的作用を有するため，通常 100〜200 mg/m² を 24 時間持続点滴投与する．最近，高用量のシタラビン投与により腫瘍細胞内により高い薬物濃度を達成できるとともに，高用量投与時に生成する不活性代謝体であるウラシルアラビノシドがシタラビンの S 期を延長し抗癌作用を増強するという知見から，1 回 2〜3 g/m² もの大量投与を行う方法も検討されている．副作用は，骨髄抑制(特に大量療法では致死的となることもある)と悪心・嘔吐である．投与後 6〜12 時間に発熱，筋肉痛，骨痛，斑状丘疹，胸痛，結膜炎，倦怠感などのシタラビン症候群が発症することがある．大量療法では小脳性神経障害が生じることがある．また，大量投与時には涙液に分泌された薬物により結膜炎を生じることがある．

ゲムシタビンはわが国では非小細胞肺癌，膵臓と胆道癌に適応がある．特に，進行膵癌の化学療法では 5-FU に症状緩和率と生存期間で勝るとされる．また，根治手術後に投与すると無再発期間を有意に延長する(JAMA, 2007)．この薬物は投与スケジュールにより耐容量が大きく異なる特徴がある．現在標準的な投与方法は，週に 1 回 1 g/m²(30 分で静注)を 3 週間連続し 4 週目は休薬とするものであるが，週 2 回投与にすると最大耐容量が 65 mg/m² に激減する．また，投与時間も 60 分以上とすると副作用が増加するとの報告があるので 30 分の投与時間は厳守する．副作用は白血球減少，貧血，悪心・嘔吐，肝障害，発熱，疲労感などである．また，頻度は低いが致命的な間質性肺炎を生じることがあり，放射線療法により頻度が増加するので両者の併用は行わない．

カペシタビンは乳癌治療の標準薬であるタキサン系薬物に耐性となった例にも効果が認められたことから注目された薬物である．日本では 2005 年に手術不能進行乳癌あるいは再発乳癌に適応が承認された．副作用としては，下痢，悪心・嘔吐，粘膜炎，好中球減少などが多い．特徴的な副作用として 11% の患者で手掌や足底に湿性落屑，有痛性紅斑，潰瘍，水疱，疼痛，知覚障害等を症状とする手足症候群(hand-foot syndrome)が生じる．最近，転移性大腸癌の化学療法を外来で行うレジメンとしてカペシタビン(Xeloda®)の経口投与とオキサリプラチン(Oxaliplatin)の間欠的な静注投与を組み合わせた XELOX 療法が評価されている(J Clin Oncol, 2003)．

プリン誘導体→治療戦略②

【代表薬】

メルカプトプリン(6-MP)(ロイケリン®；経口用剤形)

6-メルカプトプリンリボシド(チオイノシー®；6-MP の注射用剤形)

アザチオプリン(イムラン®，アザニン®)

リン酸フルダラビン(フルダラ®)

【作用機序】6-MP は内因性プリン体であるヒポキサンチンの6位炭素に結合している酸素を硫黄で置換した化合物であり、アザチオプリンは 6-MP のプロドラッグである。6-MP は細胞内で hypoxanthine-guanine phosphoribosyltransferase(HGPRT)により 6-MP リボース-1リン酸となりプリン体合成阻害作用を発揮する。さらに3リン酸体に変換されると DNA と RNA に取り込まれ DNA 合成を阻害する。フルダラビンはプリン環にフッ素を導入し代謝抵抗性をもたせたアデニン核酸誘導体である。血液中で脱リン酸化されて細胞内に輸送されると、細胞内のデオキシシチジン・キナーゼで再度リン酸化して活性体となり DNA ポリメラーゼとリボ核酸還元酵素を阻害する機序で抗腫瘍効果を発揮する。この酵素はリンパ球や単球に活性が高いため血液系悪性腫瘍に適応がある。

【臨床】6-MP は急性リンパ芽球性白血病ならびに急性骨髄性白血病に対する多剤併用療法で頻用される。6-MP の主要消失経路はキサンチン酸化酵素とチオプリンメチル転移酵素(TPMT)が関与する肝代謝である。通常 6-MP は散剤で経口投与されるが、経口吸収は不確実(F=5〜40％)で、食事により吸収率が低下する。さらに、高尿酸血症治療薬のアロプリノールは 6-MP 代謝に関係するキサンチン酸化酵素を阻害するため、アロプリノールを 6-MP と併用する場合には 6-MP の投与量を 1/4 に減量しないと強い毒性を生じる。実際、悪性リンパ腫などを治療する際には腫瘍崩壊症候群等により高尿酸血症が生じることがあり、アロプリノールを併用投与する機会が多いので注意すべき相互作用である。また、TPMT 活性の個人差には遺伝多型があり、欧米人では約 10%、日本人では約 0.6% に TPMT の低活性者が存在するため、これらのヒトでは常用量の 6-MP およびアザチオプリンで強い副作用が生じる。主要な副作用は骨髄抑制である。

フルダラビンは、慢性リンパ球性白血病(CLL)に単剤の静注で最も強力な効果を有する。2007年に経口剤が発売され低悪性度 B 細胞性非ホジキンリンパ腫などに用いられている。主要な副作用は骨髄抑制である。遷延性のリンパ球減少によりカンジダ、ニューモシスチス・イロベチー感染など重症の日和見感染が生じることがある。また、原因は不明であるがペントスタチンと併用すると強い肺毒性を生じるため、両者の併用は禁忌となっている。まれに致命的な自己免疫性溶血性貧血が生じることがある。

リボ核酸還元酵素阻害薬→治療戦略②

【代表薬】
ヒドロキシカルバミド〈ヒドロキシウレア〉(ハイドレア®)

【作用機序と臨床】この薬物は、ありふれた内因性物質である尿素のアミノ基を1個水酸化した驚くほど単純な構造を有する。しかし、リボ核酸還元酵素阻害作用により、核酸代謝を阻害し、強い抗腫瘍作用を発揮する。慢性骨髄性白血病(CML)に対して、ブスルファンと同等の効果を有し、かつ副作用が少ないため、頻用される。主要な副作用は骨髄抑制である。消化管吸収は良好で高用量でも経口投与が可能である。

微小管形成阻害薬→治療戦略③

【代表薬】
硫酸ビンクリスチン(オンコビン®)

硫酸ビンブラスチン(ビンブラスチン®, エクザール®)

酒石酸ビノレルビン(ナベルビン®)

【作用機序】これらの薬物は白や赤色の美しい花が咲くニチニチソウ(Madagascar periwinkle)の含有成分で、民間医療では糖尿病に対する効能が喧伝されていたが、実験動物で骨髄抑制作用を見いだしたことから抗腫瘍薬として注目されるようになった。ビンカアルカロイドとも呼ばれるが、これはニチニチソウの古い学名が*Vinca rosea*であったことに由来する。これらの薬物は細胞分裂に際して形成される紡錘糸の構成成分である微小管のβチュブリン分子と結合することによりαチュブリンとの重合反応を阻止するため、正常な紡錘糸が形成されず細胞分裂は中期で停止し、細胞はアポトーシスを生じる。微小管は神経細胞にも豊富で、軸索輸送などに関与している。この薬物群の特有な神経毒性はこのためと考えられる。この群の薬物の化学構造は、インドールアルカロイドの二量体である。化学構造のわずかな差異により、効果と副作用に大きな差異がある。

【臨床】ビンクリスチンは、悪性リンパ腫、リンパ球性白血病、ウィルムス腫瘍等の化学療法の中心薬であり、ビンブラスチンは精巣腫瘍、膀胱腫瘍、ホジキン病等の化学療法の中心薬である。最も新しいビノレルビンは、非小細胞肺癌治療に使用されている。いずれの薬物も主要消失経路は肝代謝で、ビンクリスチンはチトクロームCYP 3A4分子種により代謝される。このため、CYP3A4阻害作用を有する、エリスロマイシン、ケトコナゾール、イトラコナゾール、シメチジン等と併用すると、毒性が増強するので注意が必要である。重症の肝障害に際しては50%程度投与量を減少することが勧められている。ビンクリスチンの主要な副作用は、神経毒性で、しびれなどの末梢性知覚障害が主体であるが、自律神経障害から麻痺性イレウスを生じることもある。一方、ビンブラスチンの主要な副作用は骨髄抑制と口内炎等である。この群の薬物はいずれも静注投与でのみ使用されるが、血管外に漏出すると強い組織傷害を生じるので点滴には細心の注意が必要である。

微小管安定化薬→治療戦略③

【代表薬】
パクリタキセル(タキソール®)

ドセタキセル水和物(タキソテール®)

【作用機序】この群の薬物はイチイの樹皮から得られるタキサン環を有する極めて複雑な構造のアルカロイドである。ビンカアルカロイド薬とは異なる部位で微小管蛋白のβチュブリンに結合し、チュブリン形成を促進・安定化するため、脱重合反応が進行せず、細胞分裂は中期で停止する。

【臨床】パクリタキセルとドセタキセルは卵巣癌、乳癌、非小細胞肺癌などの上皮性腫瘍に使用される。この群の薬物は極めて脂溶性が高く水に不溶であるため、注射溶液には特殊な油性溶媒(ポリオキシエチレン・ヒマシ油)とアルコールを用いている。この溶媒が肥満細胞を刺激しヒスタミン遊離を生じるため、静注投与後に気管支れん縮、低血圧、蕁麻疹等の過敏症様反応を生じる。この副作用の予防のために、タキサン抗癌剤の投与前にヒスタミンH_1受容体遮断薬(ジフェンヒドラミン50 mg)の経口投与、デキサメタゾン20 mgとヒスタミンH_2受容体遮断薬の静注を行う。予防措置を行っても軽度の過敏反応は30%前後の患者で生じる。呼吸困難の自覚症状は重症化の指標であるので注意する。副作用は白血球減

少が強く，必要に応じて顆粒球コロニー増殖因子の投与が必要となるが，回復は1週間程度と早い．末梢神経障害も90%の患者で出現する．50%前後の患者が数日にわたって筋肉痛を訴える．一方，悪心・嘔吐，脱毛の副作用は少ない．パクリタキセルとドセタキセルはともに，主要消失経路は肝代謝でCYP3A4分子種が関与する．CYP3A4阻害薬との併用や，重症肝障害患者での使用には注意が必要である．

アントラサイクリン系抗癌抗生物質→治療戦略④

【代表薬】

塩酸ドキソルビシン〈アドリアマイシン〉(アドリアシン®)

塩酸ダウノルビシン (ダウノマイシン®)

塩酸イダルビシン (イダマイシン®)

塩酸ミトキサントロン (ノバントロン®)

【作用機序】放線菌の培養液中に発見された抗癌作用のある抗生物質である．化学的には平面的なアントラサイクリン環構造にダウノサミン糖構造が付加している．この平面構造部分が二重鎖DNAのすき間に挿入され(intercalation)，DNA複製を阻害する．また，この群の薬物はⅡα型DNAトポイソメラーゼと結合し，その機能を阻害する．トポイソメラーゼはDNA複製時にDNAの捻れを解消するために切断し，複製後に再結合する機能をもった酵素である．アントラサイクリン系薬物はトポイソメラーゼのDNA再結合を阻害するために細胞はアポトーシスを起こす．この群の薬物はテトラサイクリン環の隣り合う環にキノンとヒドロキノン基をもち，この部位で電子の授受が行われるため，体内で活性酸素またはフリーラジカルの発生源となる．ミトキサントロンはアントラキノン構造をもつ類似体である．

【臨床】ダウノルビシンとイダルビシンは，急性骨髄性白血病の治療に用いられる．ドキソルビシンとエピルビシンは，より抗腫瘍活性が広く，急性リンパ球性白血病，悪性リンパ腫，乳癌，肺癌等に使用される．特にドキソルビシン(アドリアマイシン)は悪性リンパ腫治療の標準的併用療法であるABVD(アドリアマイシン，ブレオマイシン，ビンブラスチン，ダカルバジン)やCHOP(シクロホスファミド，ドキソルビシン，ビンクリスチン)療法の要となる薬物である．2007年に，ドキソルビシンをリポソームに封入し腫瘍組織への送達を増加させるドラッグデリバリー製剤(DDS)であるドキシル注®が，AIDS関連カポジ肉腫の治療に適応となった．主要消失経路は肝代謝であるので，血清ビリルビン濃度が>3 mg/dLの重症肝障害患者では減量を行う．主要な副作用は骨髄抑制で，白血球の最低値は投与後1～2週間で，回復に2～3週間を要する．いずれも静注投与で使用されるが，組織傷害性が強いため血管外漏出すると水疱性皮膚病変や壊死が生じるので注意が必要である．長期使用患者では心毒性が最も重要である．急性には不整脈，伝導障害等を生じるが，累積投与量が500 mg/m²を越えると5%以上の頻度で心不全等の心筋障害が現れる．薬物の発生する活性酸素が脂肪の過酸化反応を起こし心筋を障害するためと考えられている．70歳以上の高齢，縦隔部への放射線照射歴，シクロホスファミドやトラスツズマブ(ハーセプチン)の投与が心筋障害リスク因子である．心エコー検査などで心駆出率をモニターし無症候性心機能障害の段階で検出するよう努力する．駆出率が前値よりも10%低下するか，平均値の50%以下となった場合には投与は控える．重症の口内炎が生じることも多い．高頻度で脱毛も生じる．

ポドフィロトキシン誘導体→治療戦略④

【代表薬】
エトポシド(ペプシド®, ラステット®)

【作用機序】 アメリカインディアンが瀉下薬として用いていたアメリカハッカクレン(八角蓮)の根から抽出した成分に，ポドフィロトキシンが含有されている．その誘導体であるエトポシド(VP-16)に強い抗腫瘍活性があることが発見された．作用機序はアントラサイクリン系薬物と類似しており，トポイソメラーゼIIおよびDNAと複合体を形成し，DNAの再結合を阻害する機序で細胞のアポトーシスを誘導する．

【臨床】 悪性リンパ腫，白血病，小細胞肺癌等の治療に使用される．主要な副作用は顆粒球減少と血小板減少である．静注および経口投与が可能で，主な副作用は悪心・嘔吐，脱毛である．

トポイソメラーゼ阻害薬→治療戦略④

【代表薬】
塩酸イリノテカン(カンプト®, トポテシン®)

塩酸ノギテカン(ハイカムチン®)

【作用機序】 この群の薬物は特有な5環構造を有しており，カンプトテシン誘導薬と呼ばれる．DNA，トポイソメラーゼIとともに複合体を形成し，トポイソメラーゼのDNA切断作用は阻害しないが，再結合作用を阻害するためDNA複製反応は阻害され，抗腫瘍作用を発揮する．

【臨床】 イリノテカン(CPT-11)は，小細胞肺癌，非小細胞肺癌，子宮頸癌，卵巣癌，結腸癌，乳癌など多くの癌に適応となる．特に，進行大腸癌に対する世界標準の化学療法として，イリノテカン，レボホリナート，5-FUの併用療法であるFOLFIRI療法〔Folinic acid(レボホリナートと同義) + Fluorouracil + Irinotecan〕が，FOLFOX療法とともに50%前後の高い腫瘍縮小反応率を上げて注目されている．副作用として白血球減少(80%)と下痢(60%)・電解質異常が重要である．イリノテカンは，静注投与されると，肝臓のカルボキシルエステラーゼにより速やかに加水分解され活性代謝物であるSN-38を生成する．SN-38の代謝による不活性化にはUDP-グルクロン酸転移酵素(UGT1A1)が関与するが，この酵素の活性の個人差には遺伝多型が関係している．*UGT1A1*遺伝子上流の発現調節領域のTA繰り返し配列を7回もつ遺伝子型では(*UGT1A1*28*)，グルクロン酸抱合活性が低下する．このため，米国では2005年に*UGT1A1*28*をホモ接合で有する患者では好中球減少と下痢のリスクが高いため，初回投与量を減量すべきである旨が添付文書に記載された．白人の*UGT1A1*28*ホモ接合体頻度は12%，日本人では5%である．一方，アジア人においては，白人には見られない*UGT1A1*6*と**27*もイリノテカンによる副作用リスク増加と関係する可能性が示唆されている．イリノテカンによる下痢は二峰性であるのが特徴である．投与直後の下痢の病態は薬物のアセチルコリンエステラーゼ阻害作用による腸管の副交感神経刺激作用によるため，抗コリン薬やロペラミドが有効である．投与後24時間以降に出現する下痢は，胆汁から消化管に排泄されたSN-38グルクロン酸抱合体が腸管内細菌叢により脱抱合を受けてSN-38が遊離するために生じる消化管粘膜障害によるとされる．白血球減少，感染を伴うと致命的となるので注意が必要である．イリノテカン誘発性の下痢の予防には，炭酸水素ナトリウムなどの投与による腸内のアルカリ化と，酸化マグネシウムによる便通促進などが試みられているが，十分な比較対照研究のエビデンスは報告されていない．ノギテカンは小細胞肺癌のみが適応である．

非アントラサイクリン系抗癌抗生物質→治療戦略①

【代表薬】
ブレオマイシン(ブレオ®)

ブレオマイシンA_2: R=NHCH$_2$CH$_2$CH$_2$S$^+$<$\begin{array}{c}CH_3\\CH_3\end{array}$・X$^-$

・xHCl

マイトマイシンC〈MMC〉(マイトマイシン®)

【作用機序】
ブレオマイシンは梅沢らが真菌産物として発見した塩基性グリコペプチド系抗癌抗生物質で，アントラサイクリンとは異なる複雑な構造を有する．この薬物の抗腫瘍作用は，酸素と還元物質の存在下で薬物が二価鉄イオンと反応し発生した酸素ラジカルがDNA損傷と切断を引き起こすためと考えられている．マイトマイシンはDNAと架橋しDNA複製を阻害するとされる．

【臨床】
ブレオマイシンは扁平上皮癌(子宮頸癌など)や悪性リンパ腫，精巣腫瘍等に強い抗癌活性がある．副作用として，骨髄抑制，免疫抑制作用がほとんどないのが特徴である．一方，特有の副作用として，肺線維症と皮膚症状が問題となる．肺毒性は高齢者，累積投与量が450 mg以上，酸素吸入治療を受けている患者に多い．皮膚症状は，紅斑，角化増進，潰瘍等で，特に皮膚に張力がかかる指や関節部等に症状が強い．これらの部位に毒性発現が多い理由は，ブレオマイシンを不活化するブレオマイシン水酸化酵素の活性が低いためであるとされる．マイトマイシンは血液腫瘍や消化器癌に適応があるが，抗癌活性と副作用の点で新規薬物に劣るため使用頻度は減った．

酵素製剤→治療戦略⑤

【代表薬】
L-アスパラギナーゼ(ロイナーゼ®)

【作用機序】
正常組織は蛋白合成に必要なアスパラギンを合成できるが，ある種のリンパ性腫瘍細胞はこの合成経路を欠くために，血清アスパラギンから供給を受けている．細菌由来のアスパラギナーゼをヒトに投与すると，血清中のアスパラギンを速やかにアスパラギン酸とアンモニアに分解するため，血清アスパラギンは速やかに低下し，以後7〜10日間低値を示す．リンパ球，特にnull細胞とT細胞は，蛋白合成に必要なアスパラギンを細胞外供給に依存しているため，血液中アスパラギン値の低下は，これらの細胞に選択的な毒性を発揮する．このため，L-アスパラギナーゼは急性白血病(リンパ球性白血病，T細胞白血病)，T細胞性悪性リンパ腫の治療に用いられている．主要な副作用は薬物が異種蛋白であるため，5〜20％の患者でアレルギー反応を生じ，時に致命的となることである．反復投与による感作で頻度が高まる．したがって，この薬物を使用する場合には投与後数時間は過敏反応に対する厳重な観察が必要である．一方，骨髄毒性，消化器毒性はほとんどない．

核酸サルベージ回路阻害薬→治療戦略②

【代表薬】
クラドリビン(ロイスタチン®)

ペントスタチン(コホリン®)

【作用機序】先天的なアデノシンデアミナーゼ欠損症（ADA）はT細胞もB細胞も欠損した重症複合免疫不全症を発症するが，その病態研究から生まれた抗癌剤である．ADAでは，アデノシンとデオキシアデノシンが分解されないため細胞内に蓄積するが，後者はリボヌクレオチド還元酵素の阻害作用があるため，DNAの合成が障害され，分裂細胞ではDNA複製反応が阻害される．静止細胞ではDNA修復反応が障害されるため細胞死を起こすとされる．クラドリビンは化学的には 2-クロロデオキシアデノシンであり，クロル基がアデノシンに付加しているためアデノシンデアミナーゼにより分解されず，体内にデオキシクロルアデノシンが蓄積し，リボヌクレオチド還元酵素の阻害作用によりリンパ球傷害を引き起こす．ペントスタチンは化学的には，2'-デオキシコホルマイシンであり，それ自体が強いアデノシンデアミナーゼ阻害薬であるため，ADAと同様の病態を生じる．

【臨床】クラドリビンは，ヘアリーセル白血病と治療抵抗性の低悪性度または濾胞性B細胞性非ホジキンリンパ腫，マントル細胞リンパ腫に適応がある．ペントスタチンは成人T細胞白血病リンパ腫，ヘアリーセル白血病に適応がある．これらの薬物によるアデノシン代謝経路の阻害は，白血病のなかでもアデノシンデアミナーゼ活性が低い病態である上記病態で強く生じるが，他の白血病ではアデノシンデアミナーゼ活性が高いため，臨床的に耐容性のある投与量では十分な治療効果が発揮されない．

プロテアソーム阻害薬→治療戦略⑥

【代表薬】
ボルテゾミブ（ベルケイド®）

【作用機序】真核生物のプロテアソームはユビキチンで修飾された蛋白質を選択的に取り込み分解する分子量250万もの巨大な酵素複合体であり，細胞内の種々の蛋白質（NF-κBなど）の量的調節を介して細胞周期制御，免疫応答，シグナル伝達に関係している．ボロン酸ジペプチド誘導体であるボルテゾミブは初めての26Sプロテアソームの選択的阻害薬である．この薬物はプロテアソームに結合し，その機能を脱制御する機序で細胞増殖を抑制しアポトーシスを誘導する．

【臨床】ボルテゾミブは再発性または難治性の多発性骨髄腫に対する適応が承認されている．週2回，2週間の静注投与の後10日間休薬を1サイクルとして投与を繰り返す．他の治療薬で1～3回治療された病歴をもつ患者に対して使用した場合，標準薬であるデキサメタゾンの奏効率（完全消失＋部分寛解）と効果持続期間の中央値が18％と5.6カ月であったのに対してボルテゾミブでは38％と8カ月であり有意に勝っていた（N Engl J Med, 2005）．ただし，副作用は多く，貧血，白血球・リンパ球・血小板減少，食欲不振，便秘，発熱（投与日から翌日に生じる）は50％以上の頻度で生じ，AST，LDH値上昇も40％前後に生じる．末梢性の知覚および運動性ニューロパシーが40％前後に生じる．重大な肺障害として胸水が12％，間質性肺炎が3％，心嚢液貯留が6％に生じるので息切れ，呼吸困難などの症状をモニターする必要がある．主要消失経路は肝代謝である．

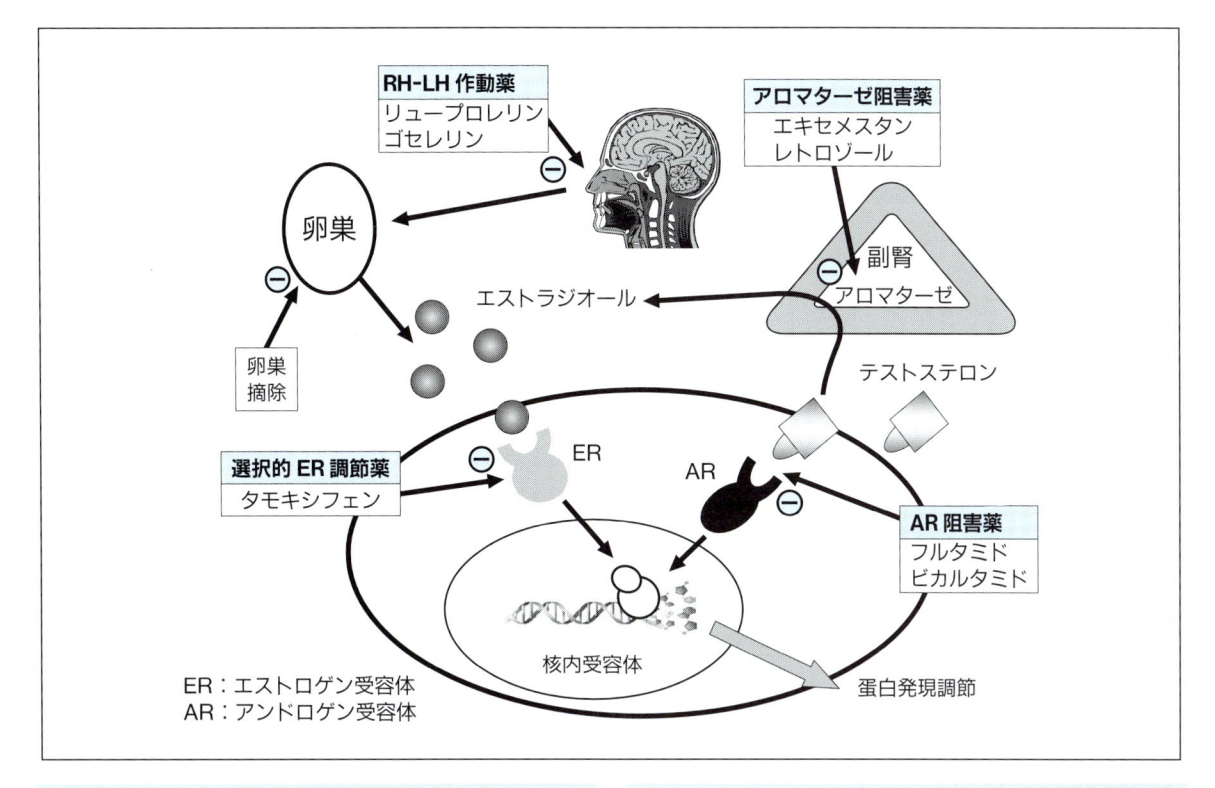

47. 癌　2）ホルモン・サイトカイン療法

RH-LH 作動薬
リュープロレリン
ゴセレリン

アロマターゼ阻害薬
エキセメスタン
レトロゾール

卵巣
エストラジオール
副腎
アロマターゼ
テストステロン
卵巣摘除

選択的 ER 調節薬
タモキシフェン

ER　AR

AR 阻害薬
フルタミド
ビカルタミド

核内受容体
蛋白発現調節

ER：エストロゲン受容体
AR：アンドロゲン受容体

〔病態生理〕悪性腫瘍のホルモン療法は，細胞毒性(cytotoxic)をもつ抗腫瘍薬を用いる抗癌化学療法とは異なり，腫瘍細胞の増殖を抑制し腫瘍と共生することを目的としている．このアプローチは腫瘍細胞の増殖機構の分子生物学的な理解に基づいている．臨床的な観察から第二次性徴の発現とともに発達する乳腺，子宮内膜，前立腺等の腺上皮細胞の増殖には性ホルモンが促進的に働くことは古くから知られていた．早くも1896年にBeatsonは進行乳癌患者に卵巣摘出術を試みて進行抑制効果を報告している．かつては性腺刺激ホルモンの分泌臓器である下垂体を摘除したり，女性ホルモン分泌臓器である卵巣を摘出したり，男性ホルモン分泌臓器である精巣を除睾術で除去するドラスティックな外科的治療法が行われたが，現在では標的とする性ホルモンに選択的な分泌刺激ホルモンの抑制，ホルモン自体の合成抑制薬，ホルモン受容体遮断薬などが開発され，患者のQOLを維持しつつ癌のホルモン療法が行えるようになった．

下垂体前葉からのLH-FSH分泌抑制を合成GnRH（リュープロレリン，ゴセレリン）の投与により行う機序については「44．ホルモン」の項で述べているので参照されたい．女性ホルモンであるエストラジオールの乳癌発癌機構については，エストラジオールに対する細胞内受容体(ER)が1960年代に発見されてから多くの研究がなされた．特に近年のエストロゲン-ERシグナル伝達系に対する研究から，ER-エストロゲン複合体が核内で相互作用する種々の促進性および抑制性の転写調節因子(costimulator, corepressor)の同定，遺伝子発現調節を介して産生される乳腺細胞の増殖とアポトーシス抑制を生じる蛋白が解明された．転写調節因子の研究から臓器選択的エストロゲン受容体調節薬(SERM)が開発されている．また，女性におけるエストロゲン産生経路の研究から卵巣内外の脂肪組織におけるアロマターゼによるアンドロステンジオンやテストステロンからのエストロゲン合成経路の研究は，特異的なアロマターゼ阻害薬によるエストロゲン枯渇治療を可能とした．エストロゲンの代謝過程で生じる反応性に富む代謝体によるDNAの酸化損傷やDNA付加体形成機構の研究は，エストロゲン代謝酵素の遺伝多型から乳癌リスクを層別化する試みにつながっている．さらに，乳腺細胞に対する上皮増殖因子受容体(EGFR)遺伝子HER2/neuの分子生物学的な研究から，トラスツズマブによりこの経路の増殖シグナルを選択的に遮断する治療も可能となった．

副腎皮質ステロイドは免疫担当細胞であるリンパ球の動態に大きな影響をもつ．副腎皮質ステロイド(特に糖質ステロイド)の大量投与は他の殺細胞性抗腫瘍薬との併用で急性リンパ球性白血病，悪性リンパ腫，骨髄腫等の治療の標準的治療法として頻用されている．

かつて，サイトカインの抗腫瘍活性を利用して新たな

抗癌療法を開発する試みが数多くなされたが，期待されたほどの成果は上がっていない．現在では，インターフェロン(IFN)がヘアリー細胞白血病，慢性骨髄性白血病等の造血腫瘍や腎細胞癌，多発性骨髄腫，菌状息肉症等の治療に，インターロイキン-2(IL-2)製剤が血管肉腫や腎癌の治療に使用される程度である．

⇩

治療戦略

① エストロゲン受容体遮断薬
② プロゲステロン薬
③ エストロゲン合成抑制
④ エストロゲン誘導体薬
⑤ アンドロゲン受容体遮断薬
⑥ サイトカイン療法
⑦ ホルモン分泌抑制薬

組織選択的エストロゲン受容体調節薬→治療戦略①

【代表薬】
クエン酸タモキシフェン(ノルバデックス®)

クエン酸トレミフェン(フェアストン®)

【作用機序】これらの薬物は通常抗エストロゲン薬と分類されているが，正確には乳腺外組織では弱いエストロゲン受容体作動作用を有する．したがって，閉経前の女性で内因性エストロゲン分泌が残在する状態で投与されると，乳腺以外の組織ではエストロゲン遮断作用による擬似的な更年期のホルモン状態を示し，子宮内膜増殖抑制，血管拡張(のぼせ)，骨吸収促進等を生じる．一方，閉経後のエストロゲン低下状態では，むしろ弱いエストロゲン作用により，子宮内膜増殖，抗骨粗鬆症作用を生じる．しかし，これらの薬物の乳腺組織での作用は，常に抗エストロゲン的であるため，組織選択的エストロゲン受容体調節薬(selective estrogen receptor modulator: SERM)と呼ぶ．

【臨床】乳癌細胞は乳腺上皮の基底膜への浸潤を開始した時点(*in situ* 癌から stage I への移行時)から微小転移を生じており，全身病として考えるべきである．したがって，早期乳癌は外科的摘除が原則であるが，術後再発のリスクが一定以上あると想定される患者には術後補助療法として化学療法またはホルモン療法を行う．進行乳癌では治療の主体である．乳癌細胞の細胞質にはエストロゲン受容体(ER)およびプロゲステロン受容体(PgR)が発現していることが多く(50～70%)，いずれかが陽性の場合にはホルモン療法に対する効果が期待できる．乳癌細胞の ER および PgR の有無は日常的に検査されており，ER/PgR 両者が陽性の患者では 70～80%にホルモン療法への反応が期待できる．

タモキシフェンは現在乳癌のホルモン療法の標準薬である．診断時にすでに遠隔転移があり手術が適応とならない場合には治癒的治療は期待できないため，治療の目的は患者の QOL を維持した延命効果となる．癌組織が ER または PgR 陽性であればタモキシフェンによるホルモン療法が選択となる．骨や軟部組織への転移はホルモン療法に反応するが，肝臓や中枢神経への転移にはホルモン療法の効果は少ない．

診断時に遠隔転移がなく手術可能な場合には術後補助療法が行われる．治療内容の選択は，患者の閉経の有無，ER/PgR の存在，手術時のリンパ節転移の有無，腫瘍径などによりリスクを層別化して決定される．一般に 50 歳以前の未閉経患者で ER/PgR 陽性で腋窩リンパ節転移がない低リスク患者ではホルモン療法が，リンパ節転移のある高リスク患者では化学療法＋ホルモン療法が推奨される．一方，閉経患者で ER/PgR 陽性であればタモキシフェン単独か化学療法＋タモキシフェンが推奨される．タモキシフェンの標準的な治療期間は 5 年間であり，死亡率を約 30%低下させる．

タモキシフェンは主として肝代謝により消失する．4 位水酸化代謝体はエストロゲン受容体遮断活性があり，タモキシフェンと活性代謝体の半減期は 4～7 日以上と長いため，投与方法としては 1 日 1 回投与が可能である．タモキシフェンは乳腺外臓器に対して弱いエストロゲン作動作用があるため，投与初期には一時的な転移病巣悪化〔フレア(flare)現象〕，高カルシウム血症(3%)が生じたり，のぼせ(hot flushes)等の更年期様症状や不正性器出血(内膜増生)等が生じることがある．タモキシフェンの長期投与では子宮内膜癌発症リスクが増加する．また，血栓症のリスクも増すため，血栓症の既往がある場合にはアロマターゼ阻害薬を選択する．

アロマターゼ阻害薬→治療戦略③

【代表薬】
塩酸ファドロゾール水和物(アフェマ®)

アナストロゾール(アリミデックス®)

エキセメスタン(アロマシン®)

レトロゾール(フェマーラ®)

【作用機序】女性ホルモン(エストラジオール)の産生は，閉経前女性では下垂体前葉から分泌されるLH/FSHの刺激による卵巣での産生が主体であるが，閉経後女性では卵巣機能が低下するため，副腎や乳腺を含む脂肪組織でアンドロステンジオンやテストステロンからアロマターゼにより変換される経路が主体となる．したがって，アロマターゼ阻害薬は，閉経後女性の主要なエストロゲン産生経路を阻害し，血清エストラジオール濃度を85％も低下させる．第1世代薬はアミノグルテチミドであったが副腎皮質のステロイド合成も阻害するために副作用として副腎不全が発症し，市場から姿を消した．第2世代薬であるファドロゾールはアルドステロン合成を阻害する作用があるため電解質異常が生じる副作用がある．また，治療量でのアロマターゼ阻害作用は90％前後であった．アナストロゾール，エキセメスタン，レトロゾールは第3世代のアロマターゼ阻害薬であり，治療量でアロマターゼ活性を97％も阻害する．また，最近乳癌組織中のアロマターゼ活性が腫瘍内エストロゲン濃度を調節することが判明したが，第3世代薬はこの反応も十分に抑制する．エキセメスタンはステロイド構造をもった薬物でアロマターゼを非可逆的に阻害するが，他の2薬は非ステロイド構造をもつ薬物で阻害作用は可逆的である．

【臨床】第3世代のアロマターゼ阻害薬の半減期はいずれも24時間以上あるため，1日1回投与が可能である．術後補助療法におけるタモキシフェンとの比較では，アナストロゾールはタモキシフェンよりも68カ月後の再発率を4％低下させることが報告された(ATAC trial, 2005)．また，術後のホルモン療法としてタモキシフェンを5年間投与した後に中止した群と，その後レトロゾールを投与した群を比べると無病生存率を5％改善することも報告されている(MA.17 trial, 2005)．また，術後2〜3年間タモキシフェンを投与した後に，タモキシフェン継続とエキセメスタン投与に割り付けて予後を比較したところエキセメスタン群は無病生存率でタモキシフェン群を5％上回った(N Engl J Med, 2004)．以上の成績により，第3世代のアロマターゼ阻害薬は閉経後乳癌の術後補助療法においてタモキシフェンと並んでfirst-line治療薬となった．副作用は，のぼせ(hot flashes)，腟乾燥，筋肉痛，頭痛などであり重症なものは少ない．長期治療で子宮体癌や血栓症のリスクを増加させないので，患者に血栓症の既往があれば術後のホルモン療法にはタモキシフェンよりもアロマターゼ阻害薬を選択する．

合成性腺刺激ホルモン作動薬→治療戦略③

【代表薬】
酢酸リュープロレリン(リュープリン®，徐放製剤はSR注射用キット)
酢酸ゴセレリン(ゾラデックス®，徐放製剤はゾラデックスデポ)

【作用機序】視床下部から放出されるペプチドである性ホルモン分泌刺激因子(GH-RHまたはLH-RH)分子に修飾を加えることにより，強力で，かつ生体内半減期が3〜4時間と内因性LH-RHの10〜40分よりはるかに長い合成ペプチド誘導体が作成された．この群の薬物は，生理的な内因性LH-RHのパルス的刺激と異なりLH-RH受容体に持続的な刺激を加えるため，一時的には作動薬作用が発現するものの，長期的には下垂体前葉細胞のLH-RH受容体の強い脱感作(down-regulation)が生じ(受容体数が減少する)，LH/FSH分泌が低下し，結果的に性腺からの性ホルモンの分泌量は外科的卵巣摘除術または除睾術後のレベルまで低下する．

前立腺癌は男性の悪性腫瘍頻度では7位前後であるが，剖検データでは70歳男性の65％前後に無症状の前立腺癌が発見されるとされる．現在，頻度は欧米白人の5分の1程度であるが日本でも頻度は増加している．テストステロンは前立腺組織の増殖と発癌の促進因子であるため，テストステロン分泌抑制薬は前立腺癌のホルモン療法に用いられる．

【臨床】リュープロレリンとゴセレリンは，女性では閉経前乳癌のホルモン治療と子宮内膜症等の治療に使用されている．これらの薬物は専用の注射キットを利用する皮下のデポ製剤の使用が可能で，ゴセレリンでは1カ月に1回の皮下投与，リュープロレリンでは3カ月に1回の皮下投与が可能である．

前立腺癌の治療は病巣が前立腺組織に限局している場

合には，根治的前立腺摘除術が選択であるが，癌組織の前立腺外浸潤が疑われる場合には，通常，内分泌療法と放射線療法が併用される．骨などに遠隔転移がある場合，あるいは手術後の再発例には，ホルモン療法が単独で行われる．初回治療に対する反応性は，ホスフェストロール(体内で強力なエストロゲン作用をもつジエチルスチルベストロールに変換される)とほぼ同等であるが，ホスフェストロールのように副作用として心血管死を増加させることがない．ただし，LH-RH 受容体の脱感作が成立するまで短期間 LH 分泌が亢進する時期に一致して，10%の患者では骨痛が一時的に悪化する flare-up 症状が生じる．また，リビドーの低下と勃起障害が生じることがある．効果と副作用の総合的評価から LH-RH 薬は前立腺癌のホルモン療法の主力となりつつある．リュープロレリンとゴセレリンの効果・毒性には差がないとされる．前立腺癌の内分泌療法に対する応答性は治療経過で変化し，ホルモン療法を数年継続するうちにアンドロゲン受容体の変異などにより耐性を獲得することが多い．その際には化学療法が適応となる．

非ステロイド性経口抗アンドロゲン薬→治療戦略④

【代表薬】
フルタミド(オダイン®)

ビカルタミド(カソデックス®)

【作用機序】男性ホルモンの標的細胞のホルモン受容体で競合することにより抗アンドロゲン作用を発揮する薬物を抗アンドロゲン薬と呼ぶ．かつてはステロイド構造をもつ薬物も使用されたが，現在では非ステロイド構造をもつフルタミドとビカルタミドが主流である．投与すると負のフィードバック機構により下垂体からの LH/FSH 分泌が亢進するので性欲減退が少ない利点がある．
【臨床】経口吸収は良好で，主要消失経路は肝代謝で活性代謝物を生成する．進行前立腺癌に対する初回治療の反応率は 80%前後で，ホスフェストロールや合成 LH-RH 作動薬の単独投与に勝るが，LH-RH 薬との併用療法は，さらに有効性が高いため，米国では前立腺癌治療での適応には併用療法のみが承認されている．この治療法を完全アンドロゲン遮断(complete androgen blockade: CAB)という．副作用としては 70%に女性化乳房が，14%に勃起障害が生じる．まれに肝不全に至る強劇症肝炎を生じるので肝機能検査値に注意が必要である．

除睾術，卵巣摘除術→治療戦略③

【臨床】除睾術は最も確実なテストステロン低下方法であり，歴史的には進行前立腺癌の治療に用いられたが，現在では適応例は少ない．卵巣摘除術も現在ではほとんど行われない．

エストロゲン誘導体→治療戦略④

【代表薬】
ホスフェストロール(ホンバン®)

【作用機序と臨床】進行前立腺癌治療に使用されるホスフェストロールは，体内で脱リン酸化されると強力なエストロゲンであるジエチルスチルベストロール(DES)に変換される．前立腺組織にはこの反応を行う脱リン酸化酵素活性が強く，作用部位である癌組織で活性体に変換される利点がある．DES は進行前立腺癌のホルモン療法に用いるエストロゲン製剤の中では最も広く検討された薬物である．標準的なホルモン療法に耐性となった進行前立腺癌に使用する．ただし，DES を始めエストロゲン薬は，プラセボに比べて明らかに体液貯留作用に基づく浮腫と血液凝固能亢進による血栓性心循環器疾患死亡の頻度を増加させる．この危険は，心疾患を既に合併している高齢者で特に高い．また，高率に女性化乳房と乳房痛と勃起障害が生じる．したがって，この薬物の投与は自覚症状のある転移性前立腺癌患者に限定されるべきであるとの意見が強い．

プロゲステロン→治療戦略②

【代表薬】
酢酸メドロキシプロゲステロン(ヒスロン H®)

【臨床】メドロキシプロゲステロンは抗エストロゲン作用を有するため，進行乳癌でタモキシフェンを副作用等により服用できない患者で適応がある．しかし，内因性のエストロゲン分泌を抑制せずにエストロゲン作用に対抗するためには 1 日 600～1,200 mg もの大量投与が必要であり，副作用として強い Na$^+$ 貯留作用により，体重増加，浮腫が生じる．また，不正性器出血，まれに血栓症を生じるため，あくまでもタモキシフェンの代替薬

と考えるべきである．

インターフェロン→治療戦略⑥

【代表薬】
インターフェロンアルファ(スミフェロン®)
【臨床】インターフェロンは α，β，γ の 3 種類の製剤が利用できるが，悪性腫瘍の治療には主としてインターフェロン α が用いられる．血液腫瘍(ヘアリー細胞白血病，慢性骨髄性白血病，多発性骨髄腫)，カポジ肉腫，腎細胞癌，悪性黒色腫等の治療に適応がある．作用機序は不明であるが，標的細胞上の受容体に結合し，核内の転写調節を経て多彩な生物作用を有する蛋白群を生じるためと推測されている．副作用は「34．ウイルス性肝炎」治療の項参照．

インターロイキン製剤→治療戦略⑥

【代表薬】
テセロイキン(イムネース®)

Met-Ala-Pro-Thr-Ser-Ser-Ser-Thr-Lys-Lys-Thr-Gln-Leu-
                                    10
Glu-Leu-Glu-His-Leu-Leu-Leu-Asp-Leu-Glu-Met-Ile-Leu-
                              20
Asn-Gly-Ile-Asn-Asn-Tyr-Lys-Asn-Pro-Lys-Leu-Thr-Arg-
            30
Met-Leu-Thr-Phe-Lys-Phe-Tyr-Met-Pro-Lys-Lys-Ala-Thr-
   40   50
Glu-Leu-Lys-His-Leu-Gln-Cys-Leu-Glu-Glu-Glu-Leu-Lys-
                            60
Pro-Leu-Glu-Glu-Val-Leu-Asn-Leu-Ala-Gln-Ser-Lys-Asn-
                     70
Phe-His-Leu-Arg-Pro-Arg-Asp-Leu-Ile-Ser-Asn-Ile-Asn-
              80   90
Val-Ile-Val-Leu-Glu-Leu-Lys-Gly-Ser-Glu-Thr-Thr-Phe-
                           100
Met-Cys-Glu-Tyr-Ala-Asp-Glu-Thr-Ala-Thr-Ile-Val-Glu-
                                       110
Phe-Leu-Asn-Arg-Trp-Ile-Thr-Phe-Cys-Gln-Ser-Ile-Ile-
     120   130
Ser-Thr-Leu-Thr
            134

セルモロイキン(セロイク®)
【臨床】インターロイキン-2(IL-2)は，T 細胞前駆細胞に作用し，LAK 細胞(リンホカイン賦活性キラー細胞)へと分化させる作用のあるサイトカインである．IL-2 自体を投与する場合もあるが，患者から採取した白血球を IL-2 とともに培養し，誘導した LAK 細胞を患者に投与する養子免疫療法にも用いられる．直接投与による副作用は強く，毛細血管膜の透過性を亢進させるため毛細血管漏出症候群として知られる低血圧と浮腫，代償性の頻脈等が生じる．したがって，IL-2 の使用は ICU で行わねばならない．

ソマトスタチン誘導体→治療戦略⑦

【代表薬】
酢酸オクトレオチド(サンドスタチン®)

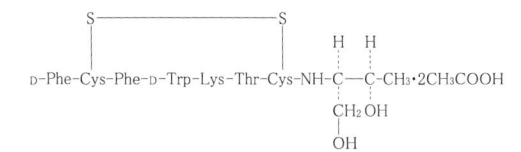

$$\text{D-Phe-Cys-Phe-D-Trp-Lys-Thr-Cys-NH-CH(CH_2OH)-CH(OH)-CH_3 \cdot 2CH_3COOH}$$

【臨床】ソマトスタチンは多くの消化管ホルモン分泌を抑制する薬理作用を有するため，インスリノーマ，ガストリノーマ，VIP 腫瘍，カルチノイド腫瘍等の治療に用いる．腫瘍を縮小する作用はない．悪性腫瘍以外の用途として，下垂体性末端肥大症，食道静脈瘤破裂の止血等にも使用される(「44．ホルモン」の項を参照)．

48. 分子標的癌治療薬

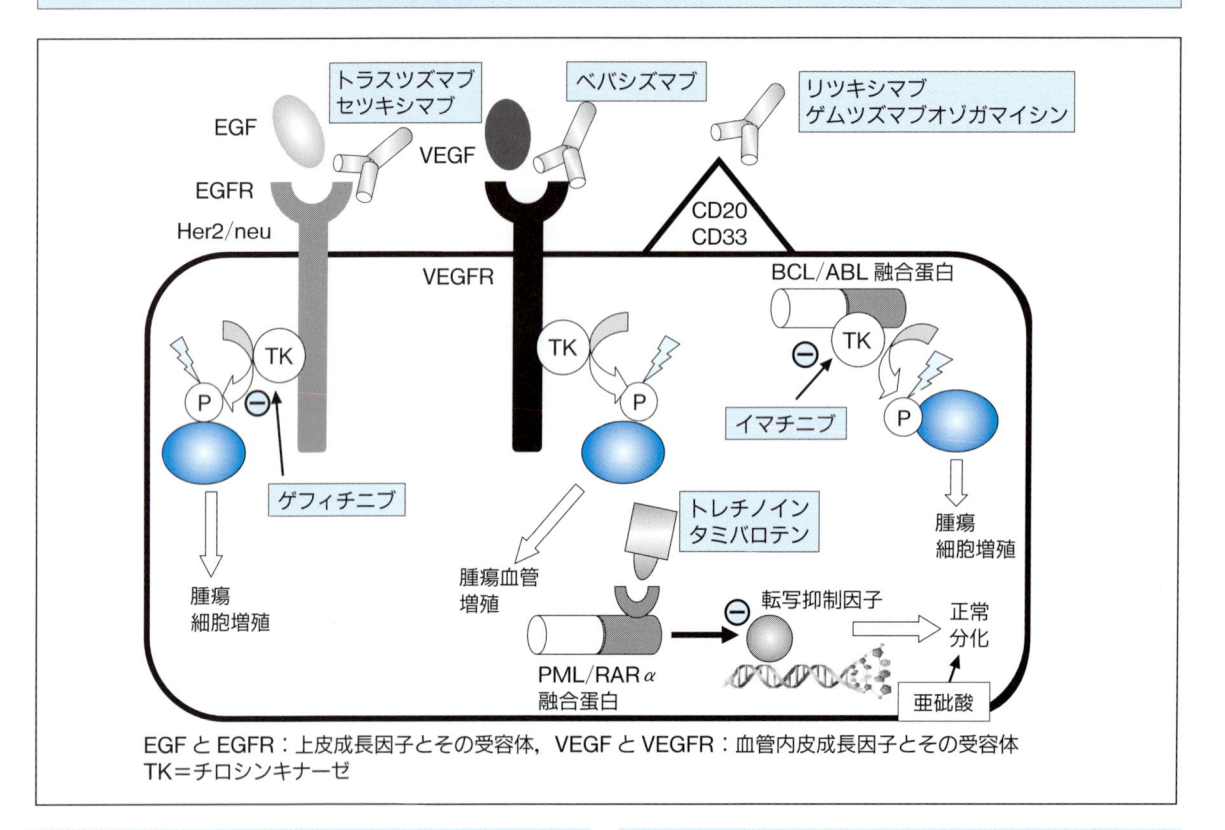

EGF と EGFR：上皮成長因子とその受容体，VEGF と VEGFR：血管内皮成長因子とその受容体
TK＝チロシンキナーゼ

〔病態生理〕近年，悪性腫瘍の薬物治療に大きなパラダイムシフトが起こっている．従来の癌化学療法は殺細胞性薬物が主体であり，正常細胞への傷害も顧みずひたすら癌細胞を最大限に殺傷する total kill cell 理論が主流であった．しかし，発癌機序，増殖機構，癌転移機構の分子生物学的な研究は，それぞれの段階で働くシグナル伝達機構を構成する機能分子を同定し，これらの癌関連分子をピンポイントで攻撃することで癌細胞の増殖を抑制し，転移を遅延化し，あるいは癌細胞を正常の分化経路に誘導する薬物の開発さえ視野に入れつつある．これらの薬物を総称して，分子標的薬という名称が用いられている．現時点で実用化された分子標的薬は，癌細胞の増殖に関与する細胞表面の機能分子等に対するモノクローナル抗体からなる大（高）分子薬と，癌細胞内の増殖情報シグナル伝達に関係する機能分子の活性中心部位に限定的に作用する小分子薬に大別されている．

古典的な分子標的薬は腫瘍細胞膜に特異的に発現する抗原を癌細胞の識別マーカーとしてモノクローナル抗体で攻撃するアプローチである．最近では，腫瘍特異的抗原標識に対する特異抗体に抗癌剤を結合させ殺細胞薬物を癌細胞に効率よく送達する試みもなされている．

より新しいアプローチは癌細胞の腫瘍性増殖に関係している機能分子を標的とするものである．癌細胞の代表的な増殖刺激シグナル伝達系の機能分子は，チロシンキナーゼ（TK）である．ヒトには 90 種以上の TK 分子が知られているが，大きく受容体型 TK と非受容体型 TK に分かれる．受容体型 TK は細胞膜貫通型の糖蛋白であり，細胞外ドメインに上皮成長因子（EGF）受容体をもつ．この受容体ドメインに EGF が結合し二量体を形成すると近接した細胞内チロシンキナーゼドメインがチロシン残基の自己リン酸化反応を生じ，三次元構造が変化して TK は持続的な活性化状態となる．これをきっかけとして細胞内の種々のキナーゼの連動する活性化により腫瘍細胞の増殖が生じる．一方，非受容体型 TK（c-ABL 等）は通常非活性型で細胞質，核内に存在する蛋白であり，他のキナーゼにより活性化される．TK のリン酸化されたチロシン残基が脱リン酸化反応を受けると受容体の活性は低下する．癌細胞の EFG 受容体 TK 活性化とチロシンリン酸化活性の脱抑制は種々の機構で生じる．

TK の異常活性化の第 1 の機序は，慢性骨髄性白血病（CML）などで見られる遺伝子間の相互転座による非受容体型 TK（ABL）遺伝子と特定のパートナー遺伝子との融合遺伝子形成である．CML では BCR（breakpoint cluster region）遺伝子と ABL 遺伝子が転座により融合遺伝子を形成し，BCR-ABL 融合蛋白が四量体を形成す

るため，近接した TK ドメインがチロシン残基の自己リン酸化を生じ，TK の活性部位が変形し持続的な活性化を生じていることが多い．第 2 の機構は，TK 遺伝子内のアミノ酸変異により自己抑制機構が消失する（急性骨髄性白血病等），あるいはリガンドに対する感受性が増加するもの（非小細胞肺癌など）である．第 3 の機序は，癌化に伴い受容体型 TK が細胞に過剰発現するもの（乳癌の HER2 など）である．これらの疾患における TK 蛋白の過剰活性化を小分子化合物で遮断し TK 活性を抑制する試みが行われている．

癌細胞の無制限な増殖を栄養面で支えているのは腫瘍細胞周囲の血管増殖である．腫瘍血管の増殖には癌細胞が産生する血管内皮増殖因子（VEGF）が関係しているが，この蛋白に対する受容体である VEGFR は腫瘍血管の増殖に深く関係していると考えられている．そこで，VEGFR に対するモノクローナル抗体が VEGF の異常活性化を抑制する方法として注目されている．

急性前骨髄球性白血病（APL）は骨髄性白血病の 10% 前後を占める疾患であるが，その癌化の分子機構はよく研究されている．APL 患者では高率に 15 番と 17 番染色体に相互転座が生じ，その結果 PML/RARα 融合遺伝子が形成されている（PML は前骨髄球性白血病遺伝子，RARα はレチノイン酸受容体 α 鎖遺伝子を意味する）．正常な血液細胞で PARα 遺伝子から転写される PARα 蛋白はレチノイド X 受容体とヘテロ二量体を形成し，さらに全トランスレチノイン酸と結合して複合体を形成する．この複合体は白血球分化の調節遺伝子転写を抑制する調節因子を DNA から乖離させる作用があり，結果として白血球の分化を促進している．しかし，APL で発現する PML/RARα 融合遺伝子から転写される融合蛋白はレチノイン酸に対する親和性が低いため生理的濃度のレチノイン酸とは結合性が低く，分化抑制因子を翻訳調節領域から十分に乖離させられないので白血球の分化が抑制され，白血病の癌化が生じると考えられる．このような癌化の分子機序の探求に基づいて癌を分化誘導する多くの薬物や生理的因子が探求されるようになった．

分子標的薬は高価なことが多く，治療効果が改善する反面治療コストが急上昇して新たな問題を生じている．例えば，米国において転移性大腸癌の 8 週間治療に対する費用を比較すると，古典的な Mayo Clinic 療法（5-FU とロイコボリン併用療法）では 63 ドルにすぎないが，現在の標準治療の 1 つである FOLFOX（オキサリプラチン，ロイコボリン，5-FU 併用）療法では 11,889 ドル，FOLFOX 療法に分子標的治療薬のベバシズマブを併用すると 21,033 ドルへとコストが 200 倍以上に増加する．

治療戦略

① 細胞内細胞増殖シグナル発生にかかわるチロシンキナーゼ阻害
② 細胞増殖因子受容体へのリガンド結合阻害
③ 腫瘍血管増殖因子受容体阻害
④ 腫瘍細胞特異的な表面抗原を標的とした抗体攻撃あるいは抗癌剤送達
⑤ 癌細胞の分化誘導

チロシンキナーゼ阻害薬 → 治療戦略 ①

【代表薬】
メシル酸イマチニブ（グリベック®）

ゲフィチニブ（イレッサ®）

エルロチニブ塩酸塩（タルセバ®）

トシル酸ラパチニブ（臨床試験中）
ソラフェニブ（ネクサバール®，承認申請中）

【作用機序】慢性骨髄性白血病（CML）に特徴的な BCR-ABL 融合蛋白は細胞内 TK ドメインの持続的活性化を生じるため，白血球の腫瘍性増殖が生じると考えられている．イマチニブは活性化された TK ドメインに特異的に結合する形状をもった小分子薬物であり，急性転化前の CML に投与すると，血液学的かつ細胞遺伝的な寛解を得ることができる．

非小細胞肺癌では，受容体型 TK である上皮成長因子受容体（EGFR）の細胞内 TK ドメインに生じた変異が受容体リガンド刺激に対する応答性を増加させることにより癌細胞の増殖を促進していることがある．ゲフィチニブは EGFR の細胞内 TK ドメインに結合し，TK 活性を阻害することにより癌細胞の増殖を抑制する小分子薬である．エルロチニブはゲフィチニブと同様の作用機序のある TK 阻害薬である．ラパチニブとソフェニブは複数の細胞内シグナル伝達に関係する標的分子を阻

害する薬物である．ラパチニブは，EGFR と Her 2 を阻害するが，ソフェラニブは Ras 蛋白下流のセリン/スレオニンキナーゼである Raf キナーゼを阻害するとともに腫瘍血管増殖に関係する複数の細胞内 TK を阻害する．

【臨床】現在，イマチニブは CML の第1選択薬である．ACR-ABL 様の TK 活性化が癌化に関係している好酸球増加症候群や全身性肥満細胞症などにも著効を示す．固形癌では消化管運動のペースメーカ細胞である Cajal（カハール）細胞由来の腫瘍である消化管間質腫瘍（gastrointestinal stromal tumor: GIST）では TK の一種である c-KIT 遺伝子の変異が持続的 TK 活性化を生じている場合がある．このためイマチニブは c-KIT 陽性の GIST の治療にも保険適応となっている．イマチニブ副作用としては嘔気（45％），好中球減少（43％），血小板減少症（40.0％），白血球減少症（40％），発疹（40.0％），貧血（27％），嘔吐（26％），眼瞼浮腫（24％），筋痙れん（14％）が生じる．生化学検査値異常としては血清リン低下（73％），血糖値上昇（53％），血清カリウム減少（40.0％），ALP 上昇（31％）が重要である．

　ゲフィチニブは手術不能または再発性の非小細胞肺癌の治療に適応となる．組織型が腺癌で，アジア人，女性，非喫煙者患者の患者では劇的な効果を示すことがある．しかし，進行期の非小細胞肺癌に対して標準的な化学療法への上乗せ効果を検証した大規模試験（INTACT）では統計的に有意な延命効果が証明されず，プラセボ対照の単独効果を評価する試験（ISEL）でもアジア人サブグループを除いては，腫瘍の縮小効果はあるものの延命効果は立証できなかった．また，発売後，重大な副作用として約5％の患者で急性肺障害・間質性肺炎を発症し，約40％の死亡率を示したため，日本肺癌学会からも2005年に本薬のリスク/ベネフィットに関して異例のガイドラインが出された．その他の副作用としては，発疹（17％），肝機能異常（11％），下痢（11％）等が重要である．最近，肺癌組織のヒト上皮増殖因子受容体（EGFR）遺伝子の TK ドメインの変異には人種差があり，アジア人で特定の変異をもつ患者では，ゲフィチニブは進行非小細胞肺癌の腫瘍応答率と生存期間の延長で有意な効果を観察したとする報告もある（J Clin Oncol, 2005, 2006）．また，ゲフィチニブの類似薬であるエルロチニブは，進行性非小細胞肺癌に対するプラセボ対照試験で延命効果（4.7カ月に対して 6.7カ月）が証明され（N Engl J Med, 2005），日本でも2007年に承認された．トシル酸ラパチニブは EGFR と Her 2 両者を阻害するデュアル TK 阻害薬であり，トラスツズマブ不応性の乳癌，腎癌などで腫瘍縮小あるいは生存期間の延長などの報告が欧米からなされている．非受容体型 TK 阻害薬であり，かつ腫瘍血管増殖阻止作用のあるソフェラニブは進行性腎細胞癌の治療に適応が申請されている．

上皮増殖因子受容体遮断薬→治療戦略②

【代表薬】
トラスツズマブ（遺伝子組換え）（ハーセプチン®）
セツキシマブ（アービタックス®）

【作用機序】ヒト上皮増殖因子（Her 2）は正常乳腺細胞でも発現している受容体型 TK 遺伝子であるが，20～25％の乳癌患者では腫瘍細胞に遺伝子増幅あるいは転写活性増加の機序により Her 2 蛋白発現量が増加している．Her 2 が過剰発現している乳癌は転移が多く予後が不良である．したがって，腫瘍細胞に Her 2 が過剰に発現している場合には，Her 2 蛋白の細胞外リガンド結合ドメインに対するマウス抗体を遺伝子組換え技術でヒト化したモノクローン性抗体であるトラスツズマブは Her 2 受容体を介する増殖刺激を遮断するとともに，NK 細胞や単球による抗体依存性細胞障害作用により抗腫瘍作用を発揮する．

【臨床】転移性乳癌に対する標準的な化学療法に加えて組換え Her 2 受容体のトラスツズマブを投与すると明確な生存期間延長効果が得られる（N Engl J Med, 2001）．このため，トラスツズマブは，転移性乳癌患者で腫瘍細胞に Her 2 が過剰発現している場合には臨床適応となる．最近，Her 2 過剰発現の早期乳癌患者に対して術後の補助化学療法終了後に1年間トラスツズマブを投与すると非再発生存率を向上させることも明らかとなった（N Engl J Med, 2005）．副作用は心毒性であり，10％の患者で心機能が低下し，1～4％の患者では心不全が生じる．この副作用は特に化学療法でアントラサイクリン系薬物を使用した患者，胸部に放射線照射を受けた患者に多いため，該当患者では原則投与禁忌となっている．投与時の過敏症も生じることがあるため注意が必要である．その他の副作用では，発熱（45％），嘔吐（17％），悪寒（17％），倦怠感（17％）等がある．

　セツキシマブはヒト EGFR に対する単クローン抗体であり，イリノテカン耐性の進行大腸癌患者に単独あるいはイリノテカンと併用で腫瘍の無進行生存期間を延長することが報告されている（N Engl J Med, 2004）．また，進行性頭頸部扁平上皮癌に対して放射線療法と併用すると腫瘍の局所コントロールを改善し，生存期間を延長するとの報告もある（N Engl J Med, 2006）．投与後3％の患者で気管支痙れんなどの過敏症が生じ，痤瘡（ニキビ）様発疹が10％前後の患者で出現する．低マグネシウム血症の報告もある．米国では既に承認されているが，2007年現在日本では治験中である．

腫瘍血管増殖因子受容体遮断薬→治療戦略③

【代表薬】
ベバシズマブ（遺伝子組換え）（アバスチン®）

【作用機序】ベバシズマブはヒト血管内皮成長因子（VEGF）に対するモノクローナル抗体である．癌細胞は

自分自身で血管新生を誘導物質である VEGF を産生し，かつ癌細胞の増殖因子である EGF を産生する機構を介して増殖と転移を促進している．ベバシズマブは VEFG の受容体部位に対するモノクローナル抗体であり，腫瘍血管の増殖を抑制する．

【臨床】ベバシズマブの転移性大腸癌の一次治療における効果を，IFL 療法（5-FU とロイコボリン，イリノテカンの併用療法）単独と IFL 療法とベバシズマブの併用で比較したところ，併用療法は IFL 単独よりも有意に生存期間を延長した（7.1 カ月から 10.4 カ月）（N Engl J Med, 2004）．また，既に化学療法を受けた進行性大腸癌に対して二次治療として FOLFOX 療法と FOLFOX とベバシズマブの併用療法を比較しても，併用療法が生存期間を有意に延長する．副作用としては，可逆性の高血圧，蛋白尿，神経障害の頻度が増加する程度で耐容性は高い．

癌細胞特異抗原認識抗体薬→治療戦略④

【代表薬】
リツキシマブ（遺伝子組換え）（リツキサン®）
ゲムツズマブオゾガマイシン（遺伝子組換え）（マイロターグ®）

（構造式）
n=1.8〜3.0
*Lys 残基のアミノ基

【作用機序】血液系腫瘍は癌化した血液構成細胞が単クローン性に増殖しているため，腫瘍細胞に特有な表面抗原が存在する場合がある．その際には，該当する腫瘍特異的な標的抗原に対するモノクローナル抗体を投与すると，抗原抗体複合体に対する補体依存性細胞傷害作用と抗体依存性の細胞介在性細胞傷害作用により抗腫瘍活性を発揮することが可能である．リツキシマブは B リンパ球に特異的な表面抗原である CD20 に対する認識部位（可変部領域）がマウス由来，それ以外の部分（定常部領域）がヒト由来（IgG1 κ）のマウス-ヒトキメラ型モノクローナル抗体である．ゲムツズマブオゾガマイシンはヒト化抗 CD33 抗体と抗腫瘍性抗生物質であるカリケアマイシンの誘導体を結合した抗悪性腫瘍薬である．CD33 抗原を発現した白血病細胞に特異的に結合すると細胞内に取り込まれ，その後に細胞内で遊離したカリケアマイ

シン誘導体により殺細胞活性を発揮する．

【臨床】リツキシマブは，CD20 陽性の B 細胞性非ホジキンリンパ腫に対して適応になる．主な副作用は，異種抗原に対する過敏反応で，発熱（64％），悪寒（34％），瘙痒（22％），頭痛（21％），ほてり（20％），血圧上昇（18％），頻脈（17％），発疹（14％）等が生じる．白血球減少（48％），血小板減少（10％）の他肝機能障害（10％）等が生じる．ゲムツズマブオゾガマイシンは，再発または難治性の CD33 陽性の急性骨髄性白血病に適応となる．欧米での臨床試験では該当患者の約 30％で完全寛解が得られたとの報告がある．ただし，CD30 は白血病細胞だけでなく正常の未熟な骨髄球にも出現するため，白血球減少と血小板減少はほぼ必発である．敗血症と肺炎が 17％と 8％で生じる．肝機能異常が 30％に生じる．

分化誘導療法→治療戦略⑤

【代表薬】
トレチノイン（ベサノイド®）

（構造式：all-trans レチノイン酸）

タミバロテン（アムノレイク®）

（構造式）

三酸化ヒ素（亜ヒ酸）（トリセノックス®）
As_2O_3

【作用機序】全トランスレチノイン酸（ATRA）の前骨髄球性白血病（APL）細胞の分化誘導効果は，APL の発癌に関係する分子機構との関連で説明される．APL では PML-RARα 融合形成が発癌機序に関連すると考えられている．この融合蛋白は本来のリガンドであるレチノイン酸に対する親和性が低いため生理的な濃度では十分量の PML-RARα 融合蛋白-レチノイン酸複合体が形成されず，白血球分化抑制因子を遺伝子発現調節部位から排除できない．このため白血球の分化成熟過程に障害が生じ，幼弱な白血病細胞の増殖が生じると考えられる．しかし，高用量の ATRA を投与すれば，たとえ PML-RARα 融合蛋白の親和性が低くても十分量の複合体を形成させ白血球分化を正常に回復させることができると考えられる．タミバロテン（開発コード Am80）は日本で開発されたレチノイド化合物で ATRA よりも高い RARα 蛋白親和性をもつ新規薬物である．

トレチノインが無効となった APL 患者に対する亜ヒ酸（亜砒酸）の効果は中国の研究者により報告された（癌霊 1 号）．高濃度の亜ヒ酸は細胞内でフリーラジカルを産生し癌細胞を傷害するとともに血管新生を抑制する作

用があることが知られている．また，亜砒酸は癌抑制遺伝子であるp53やカスパーゼなどのアポトーシスに関連する分子の発現を亢進させることも報告されている．低濃度の亜砒酸はPML-RARα融合蛋白をユビキチン様蛋白質（SUMO）と結合させ分解する機序で白血球分化能を回復するとされている．

【臨床】1988年に中国の研究グループがビタミンA誘導体である全トランス型レチノイン酸(all-trans retinoic acid: ATRA，薬品名としてはトレチノイン)の投与により前骨髄球性白血病（APL）細胞を成熟顆粒球に分化させ高率に完全寛解を得たとする驚きの論文を発表した．その結果は欧米での試験で確認され，現在APLの標準的治療となっている．通常，APLの寛解導入には45 mg/m²の経口投与を寛解が得られるまで続ける．その後の検討から，アントラサイクリン系薬物との併用により，より高率の完全寛解率(95%)と5年間無イベント生存率(67%)を得られることも明らかとなった．ただし，経過中にトレチノイン耐性となる患者も多く問題となっている．トレチノインの副作用で問題となるのは，発熱，呼吸困難，胸水，間質性肺炎，低血圧，多臓器不全などのレチノイン症候群，白血球増加，血栓症，中枢症状などである．化学構造がビタミンAと類似しているため，ビタミンA過剰症と類似した皮膚症状（乾燥，紅斑，皮膚剝離等）が生じることもある．タミバロテンは皮膚のレチノイン酸γ受容体への親和性がないので皮膚副作用は少ないとされる．ビタミンA誘導体は催奇形性があるためトレチノイン，タミバロテンともに妊婦への投与は禁忌である．

APL患者のトレチノイン耐性は比較的早く誘導され，15～25%の患者は再発を生じる．この耐性機構の一因は，細胞内のレチノイン酸結合蛋白が誘導されるためである．1992年に中国で亜ヒ酸を主成分とする癌霊1号がAPLに有効であることが報告された．その後の研究により，APLに対してレチノイン酸が耐性となっても亜ヒ酸を投与することで約90%の寛解率を得られることが確認された．通常，食事からは0.1 mg程度のヒ素を摂取しているが，APLの治療には1日0.15 mg/kg(60 kgのヒトでは9 mg)を寛解が得られるまで静注投与する必要があり，平均35日で寛解が得られるとされる．亜ヒ酸は肝臓でメチル化され，ほとんどが尿中に排出されるため，肝障害のある患者では投与量に注意が必要である．このようにすばらしい効果のあるヒ素であるが，この物質は古来から知られた毒性物質であり，日本でも1955年に粉ミルク工場での製造過程でヒ素が混入したために多数のヒ素中毒患者が発生した森永ヒ素ミルク事件があった．したがって使用中には慎重な治療モニタリングが必要である．副作用としては，投与中に心電図のQT時間が延長し，トルサード型の危険な心室不整脈(TdP)を生じる．投与患者の50%で500 msec以上のQT時間延長が生じるため，週に2回以上の心電図検査が必須である．消化管症状では悪心，嘔吐，口内炎が生じ，皮膚症状では発赤，水疱，手掌・足底の角化，長期では体幹部の黒い色素沈着が生じる．神経系では末梢神経障害と頭痛，錯乱などの中枢症状が生じる．重篤なヒ素中毒を生じた場合にはジメルカプロール（バル）を投与する．また，亜ヒ酸投与後に急激な白血球，芽球の増加が生じ，DICが悪化することがあるので，その際にはイダルビシンなどの薬物を併用して細胞数増加を抑制する必要がある．もちろん妊婦では禁忌である．

索引

＊は一般名を示す

【欧文】

A

α-グルコシダーゼ阻害薬　167
A 型肝炎　137
A 型ボツリヌス毒素＊　88
ABPC　23
ACE 阻害薬　96, 115
ACEI　96
ACS　103
ACTH　11, 186
acute coronary syndrome　103
acute myocardial infarction　102
ADH 受容体拮抗薬　121
AED　112
all-trans retinoic acid　216
AMPC　23
angina pectoris　102
antacid　127
aPTT　153
Ara-C　199
ARB　97, 115
area under the curve　4
AT-III　153
ATRA　216
ATV　59
AUC　4
AVP　121

B

β アドレナリン受容体遮断薬　183
β 遮断薬　86, 97, 104, 110, 115
β 受容体作動薬　90
β-ラクタマーゼ　20, 24, 44
β-ラクタマーゼ阻害薬　24
β-ラクタム薬　43
B 型肝炎　137
B 型モノアミン酸化酵素阻害薬　81
B 細胞　190
basiliximab　191
BCM　198
BDP　91
biochemical modulator　198
BLNAR　24
BUD　91

C

C 型肝炎　138
CA　119
Ca^{2+} チャネル拮抗薬　116
Ca^{2+} チャネル遮断薬　104
CABG　105
carbonic anhydrase　119
clinical pharmacology　1
CO　16
COMT 阻害薬　81
concentration-response relationship　1
coronary artery bypass grafting　105
COX　8, 126, 169, 172
―――-2 選択的阻害薬　10
―――阻害薬　149
CTRX　20, 24
CTX　24
CYP　4, 6
CYP 分子種　6
Cypher ステント　193

D

D-ソルビトール＊　131
D-ペニシラミン＊　174
D-マンニトール＊　87, 119
d4T　57
DDAVP　187
DES　156
DHA　159
DIC　153
disease modifying anti-rheumatic drug　174
disseminated intravascular coagulation　153
DMARD　172, 174
DNA ジャイレース　37
DNA 複製阻害作用　37
dose-response relationship　1

E

ECT　65
effort angina　102
EFV　58
EGF　212
EGFR　214
encephalitis　19
EPA　151, 158
Escherichia Coli　23

F

first-pass effect　3

FOLFIRI 療法　204
FOLFOX 療法　198
FOLinc acid　198
FP　91
FTC　57
5-FU　198, 199

G

GFR　118
glomerular filtration rate　118
glucocorticoid response elements　11
GLUT2　164
Graves' disease　182
Gray baby 症候群　21

H

H^+-K^+-ATPase　126
H5N1　24
HAV　137
HBV　137
HCG　186
―――注射用　186
HCV　138
HDL　157
Helicobacter pylori　129
Her2　214
HIV 感染症　34
HIV 逆転酵素阻害薬　57
HIV プロテアーゼ阻害薬　58
HLA　191
HMC　190
hMG　186
HMG-CoA 還元酵素阻害薬　159
HRT　177

I

ICD　112
IDL　157
IFL 療法　215
IFNβ　59, 139
IGF-I　188
IL-6　172
implantable cardiac defibrillator　112
ISDN　103
isosorbide dinitrate　103

L

L-アスパラギナーゼ*　205
LDL　157
──── コレステロール　148
LH-RH 注射液　186
LPL　157
LPV/r　59

M

MAO 阻害薬　65
MAO_B 阻害薬　81
MBI 機構　6
mechanism-based inhibition　6
meningitis　19
mexiletine　109
MMC　205
MMI　182
6-MP　193,200
MRSA　17,27,45,49
MS コンチン　9
MSSA　30,45
m-TOR 阻害薬　193
MTX　174,198
──── ・レボホリナート救援療法　198

N

N-アセチルシステイン*　16
NFV　58
NNRTI　58
nonsteroidal anti-inflammatory drugs　10
NPH イスジリン　167
NRTI　57
NSAIDs　10,77,170,173
NVP　58

O

O-157　33
oral rehydration salt　32
oral rehydration solution　132
ORS　132
Oxaliplatin　198

P

P 糖蛋白　4
PCG　25
PCI　105,149
PD　1
PDE　150
PDE III 阻害薬　100
pelvic inflammatory disease　33
PG　8,172
PGE_2　8
PGX　2
pharmacodynamics　1
pharmacogenomics　2
pharmacokinetics　1
PI　58
PID　33
PK　1
PPI　126
prokinetic 薬物　132
proton pump inhibitor　126
PSVT　108
PTU　182

R

RA　172
rheumatoid arthritis　172
rt-PA　105,156
RTV　58

S

SBP　33
selective estrogen receptor modulator　208
SERM　178,208
sexually transmitted disease　34
SIADH　121,188
Sicilian Gambit　107
sick sinus syndrome　107
single nucleotide polymorphism　2
SLE　12
SNP　2
SNRI　64
spontaneous bacterial peritonitis　33
SSRI　64,73

T

ST 合剤　27,41
STD　34
SU 剤　164

T

T リンパ球 IL-2 受容体抗体　191
T_3　181,183
T_4　183
3TC　57
TDF　57
TDM　1,5
TdP　108
TG　157
Th_2 ヘルパー細胞抑制　94
therapeutic drug monitoring　1
TK　212
$TNF\alpha$　172,175
torsades de pointes　108
t-PA 製剤　105,156
TRH　181
──── 注射液　186
TS1　199
TSH　181

U

unstable angina　102

V

variant angina　102
VEGF　214
VLDL　157

W

WPW 症候群　108

X

XELOX 療法　200
Ximelagatran　155

Z

ZDV　57
Zollinger-Ellison 症候群　126

索引

【和文】

あ

アーキンZ 100
アーチスト 97
アーテン 81
アイソボリン 198
アイピーディ 94
アカルディ 100
アカルボース* 167
アクチバシン 105,156
アクテムラ 175
アクトス 166
アクトネル 179
アクプラ 197
アコレート 93
アザクタム 48
アザセトロン* 124
アザチオプリン* 83,193,200
アザニン 83,193,200
アザルフィジンEN 174
アシクロビル* 21,56
アジスロマイシン 26,32,37
アジソン病 12
アジマリン 109
アジャストA 132
アスコルビン酸* 146
アズトレオナム* 48
アスピリン* 10,77,104,149,173
アスピリン喘息 10
アスペルギルス 50
アセタゾラミド* 87,119
アセチルコリンエステラーゼ阻害薬 75,82
アセトアミノフェン* 10,77
アセトアミノフェン中毒 16
アゼプチン 93
アセブトロール* 104
アゼラスチン* 93
アゾール系 52
アタザナビル* 59
アダラート 116
アデノウイルス 33
アテノロール* 104,110,115
アデホビルピボキシル* 141
アドエア 92
アドコルチン 13
アトニン-O 187
アドバフェロン 139
アトピー性皮膚炎 12
アドリアシン 203
アドリアマイシン 203
アトロピン* 15
アトロベント 92
アナストロゾール* 209

アナロック 10
アネキセート 15
亜ヒ酸* 215
アフェマ 208
アブレーション 111
アプレゾリン 98,117
アヘン 9
── アルカロイド・アトロピン配合薬* 135
アポプロン 117
アマリール 164
アマンタジン 25,55,80
アミオダロン* 110
アミカシン* 39
アミカマイシン 39
アミサリン 108
アミトリプチリン 64
アミノグリコシド 39
アミノ配糖体 27,39
アミノペニシリン 45
アミラック 87
アムコラル 100
アムシノニド* 13
アムノレイク 215
アムビゾーム 51
アムホテリシンB* 22,51
アムリノン* 100
アムロジピン* 116
アムロジン 116
アメーバ赤痢 33
アモキシシリン* 23,30,35,45,129
アモキシシリン・クラブラン酸カリウム* 24,45
アモリン 23,30,45
アラキドン酸 8
アラセナ-A 56
アラセプリル* 116
アラバ 174
アリール酢酸 10
アリクストラ 153
アリセプト 75
アリピプラゾール* 62
アリミデックス 209
アリムタ 198
アルガトロバン* 155
アルギニンバソプレシン 121
アルキル化剤 196
アルケラン 196
アルサルミン 127
アルダクトンA 98,120
アルツハイマー病 74
アルテプラーゼ(遺伝子組換え)* 105,156
アルドステロン受容体拮抗薬 98
アルドメット 116
アルファカルシドール* 177
アルファロール 177
アルプロスタジル* 150

アルベカシン* 39
アルミゲル 127
アレディア 179
アレビアチン 68,109
アレルギー性結膜炎 87
アロカ 128
アロシトール 171
アロテック 90
アロプリノール* 171
アロマシン 209
アロマターゼ阻害薬 208
アンカロン 110
アンギナール 149
アンコチル 51
アンジオテンシンⅡ 96
── 受容体遮断薬 115
アンジオテンシン受容体遮断薬 97
アンジオテンシン変換酵素阻害薬（ACEI） 96,115
安息香酸リザトリプタン* 77
アンチトロンビンⅢ 153
アンチレクス 82
アントラサイクリン系抗癌抗生物質 203
アンピシリン* 21,23,28,45
アンピシリン・クロキサシリンナトリウム* 44
アンピシリン・スルバクタム合剤* 34
アンピシリンナトリウム・スルバクタムナトリウム* 46
アンプラーグ 151
アンペック 8,135
アンベノニウム* 82

い

胃潰瘍 125
異型狭心症 102
イコサペント酸エチル* 151,158
移植免疫 190
イスジリン 167
イセチオン酸ペンタミジン 27
イソシンプラノベクス* 59
イソソルビド* 103
イソフェンインスリン水性懸濁* 167
イソプリノシン 59
イソプロピルアルコール 15
イソプロピルウノプロストン* 87
イダマイシン 203
イダルビシン* 203
1型糖尿病 163
一酸化炭素中毒 16
遺伝子組換え型組織プラスミノーゲンアクチベータ 105
遺伝子組換え型プラスミノーゲン活性化因子 156
イトプリド* 132

イトラコナゾール* 52
イトリゾール 52
胃粘膜の防御因子 125
イノシン一リン酸脱水素酵素 192
イノバン 101
イブプロフェン* 10,173
イプラトロピウム* 92
イプリフラボン* 180
イホスファミド* 196
イホマイド 196
イマチニブ* 213
イミグラン 77
イミドール 64,78
イミプラミン* 64,78
イミペネム・シラスタチンナトリウム* 28,48,136
イムネース 211
イムラン 83,193,200
医薬品添付文書 5
イリノテカン* 204
イレッサ 213
インカドロン酸二ナトリウム* 179
インスリン 167
　—— 亜鉛水性懸濁* 167
　—— アルパルト（遺伝子組換え）* 167
　—— グラルギン* 167
　—— 抵抗性 164
　—— 抵抗性改善薬 166
　—— 分泌促進薬 165
　—— 様成長因子Ⅰ 188
　—— リスプロ（遺伝子組換え）* 167
インターフェロン 59
　—— アルファ* 139,211
　—— アルファ-2b* 59,139
　—— アルファコン-1* 139
　—— ベータ* 59,139
インタール 87,93
インターロイキン-6 172
インターロイキン製剤 211
インダシン 10,170
茵蔯五苓散* 143
インテバン 10,170
インデラル 104,110,115,183
インドメタシン* 10,169,170,173
イントロンA 59,139
院内感染 27
インフリキシマブ（遺伝子組換え）* 175
インフルエンザHAワクチン* 55
インフルエンザウイルス 24
インフルエンザ菌 24,25
インフルエンザ脳症 10
インフルエンザワクチン 24

う

ウイルス感染症 54
ウイルス性肝炎 137
ウイルス性下痢症 33
ウインタミン 61,123
植込み型除細動器 112
ヴォーン・ウィリアムズ分類 107
うつ病 63
ウブレチド 86
ウルソ 142
　—— デオキシコール酸* 142
ウロキナーゼ* 105,155
ウロキナーゼ製剤 156
ウロナーゼ 105,155

え

エアロゾル 90
エイゾプト 87
エイムゲン 138
エキセメスタン* 209
エクザール 202
エクセグラン 69
エコチオパート* 86
エコノミークラス症候群 152
エストラジオール* 177
エストラダーム 177
エストリール 178
エストリオール* 178
エストロゲン 177
　—— 誘導体 210
エスポー 146
エゼチミブ* 162
エタクリン酸* 98,119
エタネルセプト（遺伝子組換え）* 175
エタノール 15
エチドロン酸二ナトリウム* 179
エチレングリコール 15
エデト酸カルシウム・二ナトリウム* 15
エトスクシミド* 69
エトポシド* 204
エドロホニウム* 82
エナラプリル* 96,115
エパデール 151,158
エビスタ 178
エピスタ 86
エピネフリン* 86,90
エピビル 57,141
エピリゾール* 10
エビリファイ 62
エピレオプチマル 69
エピレナート 68
エファビレンツ* 58
エフオーワイ 135
エフピー 81
エフペニックス 23
エプレレノン* 98,114
エベロリムス* 193
エポエチンアルファ* 146
エポエチンベータ* 146
エポジン 146
エポプロステノールナトリウム* 150
エマベリン 116
エムトリシタビン* 57
エムトリバ 57
エリーテン 123,132
エリスロポエチン 146
エリスロマイシン* 32,37
エルカトニン 178
エルゴアルカロイド 78
エルゴタミン 78
エルシトニン 178
エルプラット 197
エルロチニブ塩酸塩* 213
エレトリプタン* 77
遠位尿細管 120
塩化アンベノニウム* 82
塩化エドロホニウム* 82
塩酸アザセトロン* 124
塩酸アゼラスチン* 93
塩酸アマンタジン 25,55,80
塩酸アミオダロン* 110
塩酸アミトリプチリン* 64
塩酸イダルビシン* 203
塩酸イトプリド* 132
塩酸イミプラミン* 64,78
塩酸イリノテカン* 204
塩酸オザグレル* 94
塩酸オンダンセトロン* 124
塩酸カルテオロール* 86
塩酸グスペリムス* 194
塩酸グラニセトロン* 124
塩酸クリンダマイシン* 40
塩酸クロニジン* 116
塩酸ゲムシタビン* 199
塩酸サルポグレラート* 151
塩酸ジフェンヒドラミン・ジプロフィリン配合剤* 123
塩酸シプロフロキサシン* 28,32,36
塩酸ジルチアゼム* 105,111
塩酸セフェピム* 47
塩酸セルトラリン* 65
塩酸セレギリン* 81
塩酸ソタロール* 110
塩酸ダウノルビシン* 203
塩酸タリペキソール* 80
塩酸チアラミド* 10
塩酸チクロピジン* 104,149
塩酸テトラサイクリン* 32
塩酸テルビナフィン* 53
塩酸ドキシサイクリン* 26,32,35,38
塩酸ドキソルビシン* 203
塩酸ドネペジル* 75
塩酸ドパミン* 101
塩酸ドブタミン* 101
塩酸トリヘキシフェニジル* 81
塩酸ドルゾラミド* 87

塩酸トロピセトロン* 124
塩酸ナロキソン* 14
塩酸ニフェカラント* 111
塩酸ニムスチン* 196
塩酸ノギテカン* 204
塩酸バラシクロビル* 56
塩酸パロキセチン水和物* 65
塩酸バンコマイシン* 20,27,30,33,
　48
塩酸ピオグリダゾン* 166
塩酸ピレンゼピン* 128
塩酸ピロカルピン 86
塩酸ファドロゾール水和物* 208
塩酸フェニレフリン* 86
塩酸ブプレノルフィン* 9
塩酸ブホルミン* 166
塩酸プラミペキソール* 80
塩酸プロカインアミド* 108
塩酸プロカルバジン* 196
塩酸プロパフェノン* 110
塩酸プロメタジン 123
塩酸ベタキソロール* 86
塩酸ペチジン* 9,135
塩酸ベプリジル* 111
塩酸ベラパミル* 78,104,111
塩酸ペロスピロン水和物* 61
塩酸ミアンセリン* 64
塩酸ミトキサントロン* 203
塩酸ミノサイクリン* 39
塩酸ミルナシプラン* 64
塩酸メキシレチン* 109
塩酸メトホルミン* 166
塩酸モザバプタン* 121,188
塩酸モルヒネ* 8,135
塩酸ラニチジン* 127
塩酸ラモセトロン* 124
塩酸ラロキシフェン* 178
塩酸リドカイン* 109
塩酸ロピニロール* 80
塩酸ロペラミド* 133
塩酸ロメリジン* 78
炎症 11
　── メディエータ 172
　── メディエータ阻害薬 93
エンタカポン* 81
エンテカビル* 141
エンテロバクタ属 27
エンドキサン 196
エンドペルオキシド 8
エンブレル 175
塩類緩下剤 131

お

オイグルコン 164
オイテンシン 98,119
嘔気 122
黄色ブドウ球菌 21

嘔吐 31,122
オーエスワン 32
オーグメンチン 45
オーツカ CEZ 46
オーラノフィン* 174
オキサゼパム* 72
オキサゾリジノン系 42
オキサプロジン 170
オキサリプラチン* 197
オキシカム 10
オキシコドン 9
オキシトシン* 187
オキシトロピウム* 92
オクトレオチド* 188,211
オザグレル* 94
悪心 31
オステン 180
オゼックス 32
オセルタミビル* 25,55
オダイン 210
オテラシルカリウム 199
オノン 93
オバポーズ 178
オピアト 135
オピオイド受容体 9
　── 作動薬 133
オピオイド中毒 14
オピオイド鎮痛薬 8
オピスタン 9,135
オペプリム 188
オメプラール 126
オメプラゾール* 126
オメプラゾン 126
オラセフ 26
オランザピン* 61
オリベス 109
オルシプレナリン* 90
オルソクローン OKT3 191
オルヂス 10
オルノプロスチル* 128
オルベスコ 91
オンコビン 201
オンダンセトロン* 124

か

カイトリル 124
開放隅角緑内障 85
外用ステロイド 12
カイロック 127,135
カイロミクロン 157
核酸系薬物 57
核酸合成阻害薬 36
核酸サルベージ回路阻害薬 205
カコージン 101
下垂体性性腺刺激ホルモン 186
ガスター 127,135
ガストロゼピン 128

ガストロムーン 128
ガスモチン 132
カソデックス 210
カタプレス 116
ガチフロキサシン 25
活性化部分トロンボプラスチン時間
　　153
カテーテルアブレーション 111
カテコール O-メチル転移酵素 81
カテコールアミン 101
ガナトン 132
カバサール 80
ガバペン 70
ガバペンチン* 70
カピステン 10
カフェルゴット 78
カプトプリル* 97,116
カプロシン 153
ガベキサート* 135
カペシタビン* 199
カベルゴリン* 80
カモスタット* 135
カリウム保持性利尿薬 120
カルシウムチャネル遮断薬 78
カルシトニン 178
カルシトラン 178
カルシトリオール* 177
カルシニューリン抑制薬 192
カルテオロール* 86
カルデナリン 117
カルトニック 100
カルバペネム系 48
カルバマゼピン* 68,78
カルビドパ 80
カルベジロール* 97
カルペリチド* 99,118
カルボキシメチルセルロースナトリウ
　ム* 131
カルボプラチン* 197
カルメロースナトリウム* 131
カレトラ 59
カロナール 77
カロマイド Me 146
肝炎ワクチン 138
眼瞼炎 87
眼瞼痙れん 88
癌細胞特異抗原認識抗体薬 215
ガンシクロビル* 21,57
カンジダ 50
冠状動脈バイパス手術 105
肝初回通過効果 4
関節リウマチ 12,172
感染症 17,19,23,29,36,43,50,54
感染性心内膜炎 29
乾燥 HB グロブリン 139
乾燥甲状腺* 183
乾燥弱毒生おたふくかぜワクチン*
　　55

乾燥弱毒生水痘ワクチン*　55
乾燥弱毒生風しんワクチン*　55
乾燥弱毒生麻しんワクチン*　55
乾燥水酸化アルミニウムゲル*　127
乾燥水酸化アルミニウムゲル・水酸化マグネシウム*　127
乾燥組織培養不活化A型肝炎ワクチン*　55,138
乾燥ポリエチレングリコール処理抗HBs人免疫グロブリン*　139
肝代謝酵素活性　6
カンデサルタン・シレキセチル*　97
含糖酸化鉄*　145
冠動脈インターベンション　149
カンプト　204
カンプトテシン誘導薬　204
ガンマグロブリン　139
カンレノ酸カリウム*　98,121

き

気管支喘息　90
キサラタン　87
キサンチン酸化酵素阻害薬　171
キサンチン誘導体　92
キシナホ酸サルメテロール*　90
キシロカイン　109
吉草酸ジフルコルトロン*　13
吉草酸デキサメタゾン*　13
吉草酸ベタメタゾン*　13
吉草酸酪酸プレドニゾロン*　13
キニジン*　108
キニナーゼII　115
キヌプリスチン・ダルホプリスチン*　41
機能性ディスペプシア　132
気分障害　63
偽膜性大腸炎　33
ギメスタット　199
逆流性食道炎　126
キャンディン系　53
急性冠症候群　103,148,149
急性心筋梗塞　102
急性心不全　95
急性膵炎　134
吸入副腎皮質ステロイド/LABA合剤　92
キュバール　91
凝固因子蛋白　152
狭心症　102
強心配糖体　99
胸腺摘出　83
強迫性障害　71
強皮症　12
強力ネオミノファーゲンシー　142
虚血性心疾患　102
巨赤芽球性貧血　145
キロサイド　199

近位尿細管　119
菌交代現象　17
キンダベート　13
金チオリンゴ酸ナトリウム*　174
緊張型頭痛　76

く

グアナベンズ*　116
グアネチジン*　117
クエストラン　160
クエチアピン*　61
クエン酸クロミフェン*　187
クエン酸タモキシフェン*　208
クエン酸トレミフェン*　208
クエン酸フェンタニル*　9
クエン酸マグネシウム*　131
クエン酸モサプリド*　132
グスペリムス*　194
組換え沈降B型肝炎ワクチン*　55,138
グラケー　179
クラスI薬物　108
クラドリビン*　205
グラニセトロン*　124
クラバモックス　24,46
クラビット　26
クラフォラン　20,47
クラミジア　35
──感染症　34
グラム陰性菌　17
グラム陽性菌　17
クラリシッド　128
クラリス　26,35,37,128
クラリスロマイシン　26,35,37,128
クリアクター　156
グリクラジド*　164
グリコペプチド系　48
──抗癌抗生物質　205
グリコラン　166
グリセオール*　119
グリセリン*　87
クリノリル　10
クリプトコッカス　50
グリベック　213
グリベンクラミド*　164
グリミクロン　164
グリメピリド*　164
クリンダマイシン*　40
グルコース・トランスポータ-2　164
グルコバイ　167
グルタチオン*　88
グルトパ　105,156
グルファスト　165
グレーブス病　182
グレープフルーツジュース　4
クレストール　159
クレブシエラ菌　27

グロウジェクト　186
クロストリジウム・デフィシル　33,40
クロニジン*　116
クロピドグレル*　104,150
クロフィブラート*　161
クロベタゾール*　12
クロベタゾン*　13
クロミッド　187
クロミフェン　187
クロモグリク酸ナトリウム*　87,93
クロラムフェニコール*　21,42
クロルタリドン　120
クロルプロマジン*　61,123
クロロマイセチン　21,42
群発頭痛　76

け

経口投与　3
経口生ポリオワクチン*　55
経口補水液　132
経口補水塩　32
経皮的冠動脈インターベンション　105
ケイペラゾン　47
毛ジラミ　34
ゲストロン　186
ケセラン　61,81
ケタゾン　10
血管拡張性プロスタグランジン　126
血管拡張薬　98,117
結合形　5
結晶性インスリン亜鉛水性懸濁注射液*　167
結晶ペニシリンGカリウム　21,25,30,44
血栓溶解薬　155
血栓溶解療法　105
血中濃度時間下面積　4
血中濃度モニタリング　1
血中薬物濃度-効果関係　1
結膜炎　87
結膜感染症　87
ケテック　38
ケトコナゾール*　53
ケトチフェン*　93
ケトフェニルブタゾン*　10
ケトプロフェン*　10,173
ケトライド系　38
ケナコルト-A　12
ケノデオキシコール酸　142
ゲノム科学　2
ゲフィチニブ*　213
ゲムシタビン*　199
ゲムツズマブオゾガマイシン(遺伝子組換え)*　215
下痢　31,130

ケルニッヒ徴候 19
減感作療法 94
ゲンタシン 27,28,30,31
ゲンタマイシン* 27,28,30,31

こ

5-HT$_2$ 受容体遮断薬 151
5-HT$_3$ 受容体刺激 122
5-HT$_3$ 受容体遮断薬 124
抗 Aβ 抗体ワクチン 75
抗 HBs 人免疫グロブリン* 55,139
抗 HBV 薬 141
抗 HCV 薬 141
抗 RA 薬 172
高 TG 血症 158
抗アンドロゲン薬 210
広域ペニシリン 45
抗インフルエンザ薬 55
交感神経作動薬 86
抗凝固薬 105
高血圧症 113
抗血小板薬 104
抗コリン薬 81,124,128
高脂血症 158
鉱質ステロイド 12
甲状腺機能異常症 181
甲状腺機能亢進症 182
甲状腺機能低下症 182
甲状腺刺激ホルモン 181
　　── 放出ホルモン 181
甲状腺ホルモン 181
　　── 合成阻害薬 182
　　── 製剤 183
高浸透圧薬 87
抗精神病薬 61
合成性腺刺激ホルモン作動薬 209
抗生物質
　　── の作用機序 36
　　── の選択 17
　　── の予防的投与 18
抗トロンビン薬 155
高尿酸血症 169
高比重リポ蛋白 157
抗ヒスタミン薬 123
抗ヒト T リンパ球ウサギ免疫グロブリン 191
抗ヒト胸腺細胞ウマ免疫グロブリン 191
高病原性鳥インフルエンザウイルス 24
項部硬直 19
抗利尿ホルモン不適合分泌症候群 121,188
抗リンパ球抗体 191
コートリル 12
コートロシン 186
コートン 12

ゴセレリン* 187,209
骨粗鬆症 176
骨盤内感染症 33
コデイン* 9,133
古典的複素環系抗うつ薬 64
古典的ペニシリン 44
ゴナールエフ 186
ゴナドレリン* 186
ゴナトロピン 186
コハク酸スマトリプタン* 77
コホリン 205
コマタン 81
コリンエステラーゼ阻害薬 86
コルソン 124
コルチコレリン* 186
コルチゾール 11
コルチゾン* 12
コルテス 13
コルヒチン* 170
コレキサミン 160
コレスチミド* 160
コレスチラミン* 160
コレバイン 160
コレラ菌 32
コントミン 61,123
コンドロイチン硫酸・鉄コロイド* 145
コンプライアンス 1

さ

サーティカン 193
サーモトニン 178
細菌性食中毒 31
サイゼン 186
サイトカイン 172
サイトサール 199
サイトテック 128
サイトメガロウイルス治療薬 57
細胞周期依存性抗癌剤 195
細胞壁合成阻害薬 43
ザイボックス 42
サイメリン 196
柴苓湯* 143
サイロニン 183
ザイロリック 171
酢酸オクトレオチド* 188,211
酢酸グアナベンズ* 116
酢酸ゴセレリン* 187,209
酢酸ゴナドレリン* 186
酢酸コルチゾン* 12
酢酸ジフロラゾン* 13
酢酸ソマトレリン* 186
酢酸デスモプレシン* 187
酢酸テトラコサクチド* 186
酢酸パラメタゾン* 12
酢酸フルドロコルチゾン* 12
酢酸フレカイニド* 110

酢酸メドロキシプロゲステロン* 210
酢酸リュープロレリン* 187,209
サケカルシトニン* 178
ザジテン 93
殺細胞性抗癌剤 195
ザナミビル* 25
ザナミビル水和物* 55
サニルブジン* 57
ザフィルルカスト* 93
サフラック 10
サラゾスルファピリジン* 174
サリチル酸 10
サルタノール 90
ザルックス 13
サルファ剤 22,41
サルブタモール* 90
サルポグレラート* 151
サルメテロール* 90
ザロンチン 69
サワシリン 23,30,35,45,129
酸化マグネシウム* 131
三環系抗うつ薬 64,78
三叉神経痛 76
三酸化ヒ素* 215
ザンタック 127
サンディミュン 83,192
サンドスタチン 188,211
サンピロ 86

し

ジアゼパム* 69,72
シアノコバラミン* 146
ジアベン 164
ジウテレン 121
ジェイゾロフト 65
ジェノトロピン 186
ジェムザール 199
シオゾール 174
ジギタリス 99
ジギトキシン* 99
糸球体濾過速度 118
ジキリオン 93
シクレソニド* 91
シクロオキシゲナーゼ 8,77,126,169,172
　　── 阻害薬 149
シクロスポリン* 83,192
ジクロフェナク 173
ジクロフェナクナトリウム* 10
シクロホスファミド* 196
刺激性下剤 132
ジゴキシン* 99
ジゴシン 99
脂質異常症 157
視床下部ホルモン 186
ジスチグミン* 86
シスプラチン* 197

ジスロマック　26,37
ジソピラミド*　109
シタラビン*　199
市中肺炎　25,37
疾患修飾性抗リウマチ薬　174
湿疹　12
自動体外式除細動器　112
ジドブジン*　57
シナジス　55
シナシッド　41
ジピリダモール*　149
ジフェンヒドラミン*　123
ジフラール　13
ジフルカン　22,52
ジフルコルトロン*　13
ジフルニサル*　173
ジフルプレドナート*　13
ジプレキサ　61
シプロキサン　28,32,36
ジプロピオン酸ベタメタゾン*　13
ジプロフィリン*　123
シプロフロキサシン*　28,32,36
ジフロラゾン*　13
ジベトス B　166
ジペペフリン*　86
シベンゾリン*　109
シマロン　13
シムレクト　191
シメチジン*　127,135
ジメルカプロール*　15
臭化イプラトロピウム*　92
臭化オキシトロピウム*　92
臭化ジスチグミン*　86
臭化水素酸エレトリプタン*　77
臭化チオトロピウム*　92
臭化ネオスチグミン*　82
臭化ピリドスチグミン*　82
臭化ブチルスコポラミン*　124
臭化プロパンテリン*　128
重金属中毒　15
重症筋無力症　82
重曹　127
十二指腸潰瘍　125
粥状硬化病変　148
酒石酸エルゴタミン・無水カフェイン*　78
酒石酸ビノレルビン*　202
酒石酸メトプロロール*　104
腫瘍壊死因子α　172,175
腫瘍血管増殖因子受容体遮断薬　214
主要組織適合抗原複合体　190
消化管感染症　31,37
消化管粘膜吸収　3
消化性潰瘍治療薬　125
小建中湯*　143
小柴胡湯*　143
硝酸イソソルビド*　103
硝酸薬　103

小腸コレステロール吸収阻害薬　162
小児喘息　90
上皮成長因子　212
上皮増殖因子受容体遮断薬　214
静脈血栓症　152
初回通過効果　3
食物繊維　131
女性不妊症　187
ジルチアゼム*　105,111
シロスタゾール*　150
シロリムス*　193
シロリムス溶出性ステント　193
真菌感染症　50
心筋梗塞　102,109,149
シングレア　93
神経ブロック　10
腎糸球体濾過速度　6
心室性不整脈　109
侵襲性アスペルギルス症　52
シンセペン　44
浸透圧下剤　131
浸透圧利尿薬　119
腎尿細管排泄阻害　6
シンバスタチン*　159
シンビット　111
深部静脈血栓症　154
心不全　95
心房性利尿ペプチド　118
シンメトレル　25,55,80
シンレスタール　161

す

膵炎　134
膵臓ランゲルハンス島　164
髄膜炎　19
睡眠障害　71
スクラルファート*　127
スターシス　165
スタチン薬　159
頭痛　76
ステロイド性抗炎症薬　12
ステロイドパルス療法　83
ステロイド離脱療法　142
ストックリン　58
ストレス障害　71
ストレプトグラミン系　41
スパニジン　194
スパリコン　124
スパルフロキサシン　25
スピリーバ　92
スピロノラクトン*　98,114,120
スプラタスト*　94
スマトリプタン*　77
スミフェロン　139,211
スリンダク　10,173
スルバクタムナトリウム・セフォペラゾンナトリウム*　47

スルファメトキサゾール・トリメトプリム*　27,41
スルペラゾン　31,47
スルホニル尿素薬　164
スローピッド　92
スローフィー　145
スロンノン　155

せ

性行為感染症　34
生合成ヒト二相性イソフェンインスリン水性懸濁注射液*　167
制酸剤　127
精製下垂体性性腺刺激ホルモン*　186
性腺刺激ホルモン　185
　──　放出因子　186
　──　放出ペプチド　187
生体内利用率　3
性ホルモン分泌刺激因子　209
ゼチーア　162
セツキシマブ*　214
接触性皮膚炎　12
ゼットブリン　191
セドリーナ　81
セパミット　116
セファゾリンナトリウム*　30,46
セファマイシン系　47
セファメジンα　30,46
ゼフィックス　140
セフェピム*　47
セフェム系薬　46
セフォキシチンナトリウム*　46
セフォタキシムナトリウム*　20,24,47
セフォタックス　20,24,47
セフォペラゾンナトリウム・スルバクタム合剤*　31
セフタジジム*　20,27,47
セフチゾキシム*　47
セフトリアキソンナトリウム*　20,24,34,35,47
セフピロム*　47
セフブペラゾンナトリウム*　47
セフロキシムアキセチル*　26
セフロキシムナトリウム*　26,46
セミレンテイスジリン　167
セラチア菌　27
セラトロダスト*　94
セララ　98,114
ゼリット　57
セルシン　69,72
セルセプト　192
セルトラリン*　65
セルモロイキン*　211
セレギリン*　81
セレコキシブ*　10
セレコックス　10

セレネース 61,81
セレベント 90
セロイク 211
ゼローダ 199
セロクエル 61
セロケン 104
セロスティム 186
セロトーン 124
セロトニン受容体刺激 122
セロトニン受容体遮断薬 151
セロトニン・ノルアドレナリン再吸収阻害薬 64
セロフェン 187
線維素溶解系 152
全身性エリテマトーデス 12
喘息 89
選択的エストロゲン受容体調節薬 178
選択的セロトニン再吸収阻害薬 64
全トランス型レチノイン酸 216
センナエキス* 132
センノサイド 132
センノシド* 132

そ

双極性障害 63
造骨細胞 176
総薬物濃度 5
ゾーミッグ 77
組織選択的エストロゲン受容体調節薬 208
組織鉄過剰症 146
組織プラスミノーゲンアクチベータ 105
ソセゴン 9
ソタコール 110
ソタロール* 110
速効型インスリン分泌促進薬 165
ゾニサミド* 69
ゾビラックス 21,56
ソファリン 10
ゾフラン 124
ソマゾン 188
ソマトスタチン・アナログ 188
ソマトスタチン誘導体 211
ソマトレリン* 186
ソマトロピン(遺伝子組換え)* 186
ソマバート 188
ゾメタ 179
ゾラデックス 187,209
ソラフェニブ* 213
ソランタール 10
ソリタT 32
ソリナーゼ 156
ソリブジン 4
ソルシリン 21,28,45
ソルダクトン 98,121

ソルビットT 131
ゾルミトリプタン* 77
ゾレドロン酸水和物* 179

た

ダイアコート 13
ダイアモックス 87,119
ダイクロトライド 114,120
第3世代セフェム系薬 20,25
代謝除去 3
代謝性アシドーシス 32
帯状疱疹ウイルス 21,56
大腸菌 23,27
ダイドロネル 179
体内薬物動態 1
胎盤性性腺刺激ホルモン* 186
ダウノマイシン 203
ダウノルビシン* 203
ダオニール 164
タガメット 127,135
ダカルバジン* 196
タキサン環 202
タキソール 202
タキソテール 202
タクロリムス* 83
タクロリムス水和物* 192
タケプロン 126,128
タゴシッド 49
タズシン 46
タクレーパ 101
多発性動脈炎 12
タミバロテン* 215
タミフル 25,55
タモキシフェン* 208
ダラシン 40
タリペキソール* 80
タルセバ 213
ダルテパリンナトリウム* 153
単塩基変異 2
炭カル 177
胆管炎 31
炭酸カルシウム* 127
炭酸水素ナトリウム* 127
炭酸脱水酵素阻害薬 87,119
炭酸リチウム* 65
胆汁酸吸着剤 160
単純ヘルペスウイルス 21,56
炭疽菌 37
胆嚢炎 31
蛋白結合率 5
蛋白合成阻害薬 36
蛋白分解酵素阻害薬 135
タンボコール 110

ち

チアジド系利尿薬 98,120

チアマゾール* 182
チアラミド* 10
チウラジール 182
チエナム 28,48,136
チエノピリジン誘導体 104
チオイノシー 200
チオキサンチン系 61
チオチキセン* 61
チオテパ* 196
チオトロピウム* 92
チクロピジン* 104,149
チトクロームP450 3,6
チモプトール 86
チモロール* 86,104,110
中間比重リポ蛋白 157
中耳炎 23
注射用GRF 186
中枢作用性ドパミン受容体遮断薬 123
中枢神経感染症 19
中枢性交感神経抑制薬 116
中性インスリン注射液* 167
中毒 14
腸管出血性大腸菌 33
腸チフス 32
超低比重リポ蛋白 157
チラーヂン 183
──S 183
チルコチル 10
チロキシン 181
チロシンキナーゼ 212
──阻害薬 213
チロナミン 183
沈降炭酸カルシウム* 177
鎮痛薬 8

つ

痛風 169

て

低HDL血症 158
ティーエスワン 199
低カリウム血症 120
テイコプラニン* 49
ディスクヘラー 90
低比重リポ蛋白 157
──コレステロール 148
低分子ヘパリン 104,153
テオドール 92
テオフィリン* 92
テオロング 92
デカドロン 12,124
テガフール* 199
テガフール・ウラシル* 199
デキサメタゾン* 12,13,124
テクスメテン 13

テグレトール　68,78
テスパミン　196
デスフェラール　15
デスモプレシン*　187
テセロイキン*　211
鉄剤　145
テトラコサクチド*　186
テトラサイクリン　32
テトラサイクリン系　26,32,38
テトラミド　64
テノーミン　110,115
テノキシカム*　10,173
デノシン　21,57
デパケン　68
デフェロキサミン*　15
デプロメール　64
テモゾロミド*　196
テモダール　196
テラナス　78
テリスロマイシン*　38
テルシガン　92
テルビナフィン*　53
テルペラン　123,132
デルモベート　12,13
テレスミン　68,78
テレミンソフト　132
電解質異常　32
てんかん　67
電気痙れん療法　65
電気的除細動器　112
天然カテコールアミン　90

と

洞結節不全症候群　107
統合失調症　60
糖質コルチコイド　11
糖質ステロイド　11
糖尿病　163
動脈血栓症　148
動揺病　123
投与経路　3
投与量-効果関係　1
ドカルパミン*　101
ドキサゾシン*　117
ドキシサイクリン　26,32,35,38
ドキソルビシン*　203
トクダーム　13
特発性細菌性腹膜炎　33
ドコサヘキサエン酸　159
トシリズマブ*　175
トシル酸スプラタスト*　94
トシル酸トスフロキサシン*　32
トシル酸ラパチニブ*　213
トスフロキサシン　25,32
ドセタキセル水和物*　202
ドネペジル*　75
ドパール　79

ドパストン　79
ドパゾール　79
ドパ脱炭酸酵素　80
ドパミン*　79,101
ドパミン受容体作動薬　187
ドパミン受容体刺激薬　80
ドパミン放出促進薬　80
トピナ　70
トピラマート*　70
トプシム　13
ドプス　79
ドブタミン*　101
ドブトレックス　101
トブラシン　39
トフラニール　64,78
トブラマイシン　39
トポイソメラーゼ　203
　──阻害薬　204
トポテシン　204
ドミン　80
ドメナン　94
トラスツマブ(遺伝子組換え)*　214
トラセミド　120
トラベルミン　123
トリアゾラム*　72
トリアムシノロンアセトニド*　12
トリアムテレン*　121
鳥インフルエンザウイルス　24
トリグリセリド　157
トリクロルメチアジド*　114,120
トリシノロン　13
トリセノックス　215
トリテレン　121
トリプタノール　64
トリプタン系薬　77
トリヘキシフェニジル*　81
トリヨードチロニン　182
トルサード・ポアン　108
トルソプト　87
ドルゾラミド*　87
ドルナー　150
トルブタミド*　164
トレチノイン*　215
トレドミン　64
トレミフェン*　208
ドロキシドパ*　79
トロピセトロン*　124
トロンボキサンA₂　8
　──合成酵素阻害薬　94
　──受容体拮抗薬　94
ドンペリドン*　123,132

な

ナイアシン　161
内因性セロトニン　122
ナイキサン　10,173
ナイクリン　160

ナウゼリン　123,132
ナサルプラーゼ*　155
ナゼア　124
ナテグリニド*　165
ナドロール*　104,110
ナパセチン　10
ナパノール　170
ナファモスタット*　136
ナブメトン　173
ナプロキセン　10,170,173
ナベルビン　202
ナボール　10
ナボバン　124
生ワクチン　55
ナロキソン*　14

に

2型糖尿病　163
ニコチン酸*　160
ニコモール*　160
ニセリトロール*　160
ニゾラール　53
ニトプロ　117
ニトラゼパム*　72
ニドラン　196
ニトロイミダゾール系　40
ニトロール　103
ニトログリセリン*　98,103,117
ニトロプルシドナトリウム*　117
ニトロペン　103
ニフェカラント*　111
ニフェジピン*　116
ニフレック　131
日本脳炎ワクチン*　55
ニムスチン*　196
ニューキノロン薬　25,28,37
乳酸カルシウム*　177
ニューモシスチス肺炎　27
ニューモバックス　25
ニューロタン　115
尿酸合成阻害薬　171
尿酸排泄促進薬　171
尿道炎　35
尿路感染症　27,37

ぬ

ヌクレオシド系薬物　57

ね

ネオーラル　192
ネオシネジン　86
ネオスチグミン*　82
ネオドパストン　80
ネクサバール　213
ネダプラチン*　197

ネビラピン* 58
ネリゾナ 13
ネルフィナビル* 58
ネルボン 72

の

ノイラミニダーゼ 25,55
脳炎 19
脳下垂体ホルモン 185
────分泌因子 186
脳下垂体卵胞刺激ホルモン 186
能動輸送機構 6
ノービア 58
ノギテカン* 204
ノバスタン 155
ノバミン 123
ノバントロン 203
ノボ・ヘパリン 105,153
────カルシウム 153
ノボラピッド 167
ノボリンR 167
乗り物酔い 123
ノルディトロピン 186
ノルバスク 116
ノルバデックス 208
ノルフロキサシン* 28,37
ノルペース 109
ノロウイルス 33
ノンコンプライアンス 2

は

パーキンソン病 79
ハーセプチン 214
パーロデル 80,187
肺炎球菌 23,25
────ワクチン* 25
バイオアベイラビリティ 3
ハイカムチン 204
ハイグロトン 120
バイシリン 35,44
梅毒 34,35
ハイドレア 201
バイナス 94
バイパス手術 105
排卵誘発薬 187
パキシル 65
パキソ 10,173
バクシダール 28,37
バクタ 27,41
バクトラミン 27,41
白内障 88
パクリタキセル* 202
麦粒腫 87
破骨細胞 176
橋本病 182
播種性血管内凝固症候群 153

バシリキシマブ(遺伝子組換え)* 191
バセドウ病 182
バソプレシン* 187
バソプレシン拮抗薬 188
白金化合物 197
パナルジン 104,149
パニック障害 71
ハベカシン 39
パミテプラーゼ(遺伝子組換え)* 156
パミドロン酸二ナトリウム* 179
パム 15
パラクルード 141
バラシクロビル* 56
パラチオン 15
パラプラチン 197
パラミジン 171
パラメゾン 12
パラメタゾン* 12
パリエット 126
バリキサ 57
パリビズマブ* 55
バル 15
バルガンシクロビル塩酸塩* 57
パルキゾン 80,187
バルコーゼ 131
バルサルタン 97
ハルシオン 72
ハルシノニド* 13
バルトレックス 56
パルナパリンナトリウム* 153
バルビツール酸誘導体 69
バルプロ酸ナトリウム* 68
パルミコート 91
パロキセチン* 65
ハロステン 61,81
ハロペリドール* 61,81
パンアト 135
バンコマイシン 20,27,30,33,48
パンデル 13
ハンプ 99,118

ひ

ビ・シフロール 80
非アントラサイクリン系抗癌抗生物質
 205
ビームゲン 138
ピオグリダゾン* 166
非核酸系薬物 58
ビカルタミド* 210
ビグアナイド系薬 166
ビクシリン 21,28,45
────S 44
ビクリン 39
ピコスルファートナトリウム* 132
ピコダルム 132
ビサコジル* 132
微小管安定化薬 202

微小管形成阻害薬 201
ビスダーム 13
ヒスタミン 5-HT$_3$受容体遮断薬
 124
ヒスタミン H$_2$受容体拮抗薬 127
非ステロイド性経口抗アンドロゲン薬
 210
非ステロイド性消炎鎮痛薬 10,77,
 173
ビスフォナール 179
ビスホスホネート薬 179
ヒスロンH 210
ピタバスタチンカルシウム* 159
ビタミンB$_{12}$ 145,146
ビタミンC 146
ビタミンD 177
ビタミンK 154,179
ビダラビン* 56
ヒダントール 68,109
非チフス性サルモネラ 32
非定型抗精神病薬 61
非定型肺炎 25
ヒトCRH 186
ヒト血管内皮成長因子 214
ヒト上皮増殖因子 214
────受容体 214
ヒト心房性ナトリウム利尿ペプチド
 99
ヒト成長ホルモン 186
ヒト白血球抗原 191
人免疫グロブリン* 55,139
ヒドララジン塩酸塩* 98,117
ピトレシン 187
ヒドロキシアパタイト 179
ヒドロキシウレア 201
ヒドロキシカルバミド* 201
ヒドロキシコバラミン酢酸塩* 146
ヒドロクロロチアジド* 114,120
ヒドロコルチゾン* 12
非ヌクレオシド系薬物 58
ビノグラック 161
ビノレルビン* 202
ピバル酸フルメタゾン* 13
皮膚筋炎 12
ビブラマイシン 26,32,35,38
ビブリオ・コレラ菌 32
ピペラシリン・タゾバクタム* 46
ピペラシリンナトリウム* 27,45
ヒベルナ 123
ヒポクライン 186
非麻薬性オピオイド鎮痛薬 9
ピモベンダン* 100
ヒューマトロープ 186
ヒューマログ 167
ヒュメゴン 186
ピラセプト 58
ピラゾロン 10
ピラミューン 58

ビリアード 57
ピリドスチグミン* 82
ピリナジン 77
ピリミジン誘導体 199
ピリメタミン 22
ピルメノール* 109
ピレチア 123
ピレノキシン* 88
ピレンゼピン 128
ピロカルピン 86
ピロキシカム* 10,173
ピロリナ 86
ビンカアルカロイド 202
ビンクリスチン* 201
貧血 144
ビンブラスチン* 202

ふ

ファスティック 165
ファドロゾール* 208
ファモチジン* 127,135
ファロペネムナトリウム* 48
ファロム 48
ファンガード 53
ファンギゾン 22,51
不安障害 71
不安定狭心症 102
フィズリン 121,188
ブイフェンド 52
フィブラート系薬物 161
フィブリン結合型プラスミノーゲン 105
フェアストン 208
フェジン 145
フェナム酸 10
フェニトイン* 68,109
フェニレフリン 86
フェネチシリンカリウム* 44
フェノチアジン系 61
フェノバール 69
フェノバルビタール* 69
フェノフィブラート* 161
フェノプロフェン* 173
フェマーラ 209
フェリチン 144
フェルティノーム 186
フェルム 145
フェロ・グラデュメット 145
フエロン 59,139
フェンタニル* 9
フェンブフェン 170,173
フェンホルミン 166
フオイパン 135
フォスフォリンアイオダイド 86
フォリアミン 146
フォリスチム 186
フォリトロピンベータ(遺伝子組換

え)* 186
フォンダパリヌクスナトリウム* 153
不活化ワクチン 55
副交感神経作動薬 86
副交感神経刺激状態 122
副腎機能不全 12
副腎脂質糖質ステロイド 194
副腎皮質刺激ホルモン 11,186
副腎皮質ステロイド薬 11,124,147,175
副腎皮質ホルモン合成阻害薬 188
複素環系抗うつ薬 64
腹痛 31
複方ヨード・グリセリン* 183
腹膜炎 33
――,腹膜透析患者の 34
服薬指示違反 2
ブコローム* 171
フサン 136
ブスコパン 124
ブスルファン* 196
不整脈 107
ブタマイド 164
ブチルスコポラミン* 124
ブチロフェノン系 61
フッ化キノロン系薬 32,36
フッ化キノロン薬 25
フッ化ピリミジン系抗癌剤 199
ブデソニド* 13,91
ブデゾン 13
フトラフール 199
ブプレノルフィン* 9
ブホルミン* 166
フマル酸クエチアピン* 61
フマル酸ケトチフェン* 93
フマル酸第一鉄* 145
フマル酸テノホビル ジソプロキシル* 57
ブメタニド* 98,119
プラーク 148
ブライアン 15
フラグミン 153
フラジール 21,31,33,34,40
ブラジキニン 8
プラスマフェレーシス 84
プラスミノーゲン活性化因子 156
プラノプロフェン* 170
プラバスタチンナトリウム* 159
プラビックス 104,150
プラミペキソール* 80
プラリドキシム* 15
フランカルボン酸モメタゾン* 13
プランコール 13
フランドル 103
プランルカスト水和物* 93
ブリプラチン 197
プリミドン* 69
プリンゾラミド* 87

プリンペラン 123,132
フルイトラン 114,120
フルオシノニド* 13
フルオシノロンアセトニド* 13
フルオロウラシル* 199
フルコート 13
フルコナゾール* 22,52
フルシトシン* 51
ブルジンスキー徴候 19
プルゼニド 132
フルゾン 13
ブルタール 145
フルタイド 91
フルタミド* 210
フルダラ 201
フルダラビン* 201
フルチカゾン 91
フルチカゾンプロピオン酸エステル＋サルメテロール* 92
フルドロコルチゾン* 12
フルバスタチンナトリウム* 159
ブルフェン 10
フルベアン 13
フルボキサミン* 64
フルマゼニル* 15
フルメタ 13
ブレオ 205
ブレオマイシン* 205
フレカイニド* 110
プレグニール 186
フレスミンS 146
プレタール 150
ブレディニン 193
プレドニゾロン* 11,83,142,147,175,194
プレドニン 11,12,83,142,147,175,194
プレミネント 115
フローラン 150
プロカインアミド* 108
プロカルバジン* 196
プログラフ 83,192
プロクロルペラジン* 123
プロゲステロン 210
プロサイリン 150
プロジフ 52
プロスタグランジン 8,77,169,172
――I₂誘導薬 150
――誘導体 87,128
プロスタサイクリン 8,148
プロスタンディン 150
フロセミド* 98,119
プロタミン* 154
プロチレリン* 186
プロテアソーム阻害薬 206
プロテインキナーゼA 121
プロテカジン 127
プロトンポンプ阻害薬 126,135

プロニカ 94
プロノン 110
プロパジール 182
プロパデルム 13
プロパフェノン* 110
プロ・バンサイン 128
プロパンテリン* 128
プロピオン酸 10
プロピオン酸クロベタゾール* 12
プロピオン酸デキサメタゾン* 13
プロピオン酸フルチカゾン* 91
プロピオン酸ベクロメタゾン* 13,91
プロピルチオウラシル* 182
プロファシー 186
プロブコール* 161
プロプラノロール塩酸塩* 104,110, 115,183
プロプレス 97
プロベネシド* 171
プロメタジン* 123
ブロモクリプチン* 80,187
プロラクチン 187
フロリードF 52
フロリネフ 12
分子標的癌治療薬 212
分子標的治療薬 175

へ

ベイスン 167
閉塞隅角緑内障 85
ベガ 94
ペガシス 59,139
ペグインターフェロンアルファ-2a* 59,139
ペグインターフェロンアルファ-2b* 59,139
ペグイントロン 59,139
ペグビソマント(遺伝子組換え)* 188
ベクロメタゾン* 91
ベザトールSR 161
ベサノイド 215
ベザフィブラート* 161
ベザリップ 161
ベシル酸アムロジピン* 116
ベスナリノン* 100
ベタキソロール* 86
ベタメタゾン* 12,13
ペチジン* 9,135
ベトネベート 13
ベトプティック 86
ペニシリナーゼ耐性ペニシリン 44
ペニシリンG 21
ペニシリンアレルギー 48
ペニシリン系薬 43
ベネシッド 171
ヘパカリン 153
ベバシズマブ(遺伝子組換え)* 214

ヘパトセーラ 139
ヘパリン 104
ヘパリンカルシウム* 153
ヘパリンナトリウム* 105,153
ペプシド 204
ヘブスブリン 139
ヘプセラ 141
ヘプタバックス-II 138
ベプリコール 111
ベプリジル* 111
ヘム鉄 144
ペメトレキセドナトリウム水和物* 198
ヘモクロマトーシス 146
ベラパミル* 78,104,111
ベラプロストナトリウム* 150
ヘリコバクター・ピロリ 38,125,129
ペリシット 160
ベルケイド 206
ペルサンチン 149
ペルタゾン 9
ヘルパーT細胞 94
ヘルペス 34
 ── ウイルス感染症治療薬 56
ヘルベッサー 105,111
ペロスロピン* 61
ベンザリン 72
ベンジルペニシリンカリウム* 21,25, 30,44
ベンジルペニシリンベンザチン* 35
片頭痛 76
ベンズブロマロン* 171
ベンゾジアゼピン系薬 72
ベンゾジアゼピン中毒 15
ペンタジン 9
ペンタゾシン* 9
ペントシリン 27,45
ペントスタチン* 205
便秘 130
ヘンレのループ 119
 ── 下行脚 119

ほ

ボアラ 13
放射性ヨード 183
膨張性下痢 131
ボグリボース* 167
補水電解質飲料 132
ホスカビル 21,57
ホスカルネットナトリウム* 21
ホスフェストロール* 210
ホスフルコナゾール* 52
ホスホジエステラーゼ 150
 ── 阻害薬 100
ホスホマイシン 33,49
ホスミシン 33,49
ボスミン 90

発作性上室性頻拍症 108
ポドフィロトキシン誘導体 204
ポリエチレングリコール 139
ポリエン系 51
ポリクローナル抗体製剤 191
ボリコナゾール* 52
ホリゾン 69,72
ホリトロピンアルファ(遺伝子組換え)* 186
ホリナートカルシウム* 198
ホルカルネット水和物* 57
ボルタレン 10
ボルテゾミブ* 206
ホルモン 185
 ──・サイトカイン療法,癌の 207
ポンタール 10
ホンバン 210

ま

マーロックス 127
マイコプラズマ肺炎 26
マイザー 13
マイテラーゼ 82
マイトマイシン 205
 ── C* 205
マイロターグ 215
マキシピーム 47
マグコロール 131
マクサルト 77
マクロライド系薬 26,37
末梢α-アドレナリン受容体遮断薬 117
末梢性交感神経遮断薬 117
マブリン 196
マプロチリン* 64
麻薬性鎮痛薬 8,135
麻薬中毒 14
マレイン酸エナラプリル* 96,115
マレイン酸チモロール* 86
マレイン酸フルボキサミン* 64
慢性甲状腺炎 182
慢性心不全 95
慢性喘息 90
慢性閉塞性肺疾患 92
マンニゲン 119

み

ミアンセリン* 64
ミオコールスプレー 103
ミカファンギンナトリウム* 53
ミグシス 78
ミケラン 86
ミコナゾール* 52
ミコフェノール酸モフェチル* 192
ミソプロストール* 128

ミゾリビン* 193
ミチグリニドカルシウム水和物* 165
ミトキサントロン* 203
ミトタン* 188
ミノサイクリン* 39
ミノマイシン 39
ミリスロール 98,117
ミルナシプラン* 64
ミルリーラ 100
ミルリノン* 100

む

ムイロジン 171
ムコール 50
ムコフィリン 16
無晶性インスリン亜鉛水性懸濁注射液* 167
ムスカリン受容体 81,83
 ── 拮抗薬 92
ムロモナブ-CD3* 191

め

メカセルミン(遺伝子組換え)* 188
メキシチール 109
メキシレチン* 109
メコバラミン* 146
メサデルム 13
メシル酸イマチニブ* 213
メシル酸ガベキサート* 135
メシル酸カモスタット* 135
メシル酸デフェロキサミン* 15
メシル酸ドキサゾシン* 117
メシル酸ナファモスタット* 136
メシル酸ネルフィナビル* 58
メシル酸ブロモクリプチン* 80,187
メスチノン 82
メソトレキセート 198
メタノール中毒 15
メタボリック症候群 163
メタルカプターゼ 174
メチコバール 146
メチシリン 44
 ── 感受性ブドウ球菌 30,45
 ── 耐性黄色ブドウ球菌 17,27,45
メチルドパ* 116
メチルプレドニゾロン* 12,124,194
メトクロプラミド* 123,132
メトトレキサート 174,198
メトプロロール* 104
メトホルミン* 166
メドロール 12,124,194
メドロキシプロゲステロン* 210
メトロニダゾール* 21,31,33,34,40
メナテトレノン* 179
メナミン 10
メネシット 80

メバロチン 159
メフェナム酸* 10,173
メブロン 10
メルカゾール 182
メルカプトプリン* 200
メルビン 166
メルファラン* 196
メロペネム三水和物* 48
メロペン 48
免疫グロブリン 139
免疫抑制薬 83

も

モキシフロキサシン 25
モザバプタン* 121,188
モサプリド* 132
モダシン 20,27,47
モニラック 131
モノアミン酸化酵素阻害薬 65
モノクローナル抗体 175
モヒアト 9
モメタゾン* 13
モルヒネ 8,135
モルヒネ・アトロピン 9
モンテプラーゼ(遺伝子組換え)* 156
モンテルカストナトリウム* 93

や

薬物感受性 1
薬物血中濃度モニタリング 5
薬物相互作用 5
薬物代謝酵素活性 6
薬物代謝障害 6
薬物溶出性ステント 156

ゆ

ユーエフティ 199
有機リン農薬 15
遊離形 5
ユナシン-S 34,46
ユニフィル 92
ユリノーム 171

よ

ヨウ化エコチオパート* 86
ヨウ化カリウム* 183
ヨウ化ナトリウム(^{131}I)* 183
ヨウ化プラリドキシム* 15
葉酸* 145,146
葉酸拮抗薬 198
ヨウ素 183
四環系抗うつ薬 64

ら

ライ症候群 10
ラキソベロン 132
酪酸クロベタゾン* 13
酪酸ヒドロコルチゾン* 13
酪酸プロピオン酸ヒドロコルチゾン* 13
ラクツロース* 131
ラシックス 98,119
ラステット 204
ラタノプロスト* 87
ラニチジン* 127
ラニムスチン* 196
ラパチニブ* 213
ラパマイシン標的蛋白阻害薬 193
ラフチジン* 127
ラベプラゾールナトリウム* 126
ラマトロバン* 94
ラミシール 53
ラミブジン* 57,140
ラモセトロン* 124
ラロキシフェン* 178
ランサップ 129
ランソプラゾール* 126,128
ランダ 197
ランタス 167

り

リーマス 65
リウマトイド因子 172
リウマトレックス 174
リオチロニンナトリウム* 183
リザトリプタン* 77
リシノプリル* 96
リスパダール 61
リスペリドン* 61
リスモダン 109
リセドロン酸ナトリウム水和物* 179
リソコール酸 142
リツキサン 215
リツキシマブ(遺伝子組換え)* 215
リドカイン 109
リトナビル* 58
リドメックス 13
利尿薬 98,114,118
リネゾリド* 42
リバビリン* 141
リバロ 159
リバンチル 161
リボ核酸還元酵素阻害薬 201
リポソーマル　アムホテリシンB* 51
リポ蛋白リパーゼ 157
リポバス 159
硫酸アタザナビル* 59

硫酸アトロピン* 15
硫酸アミカシン* 39
硫酸アルベカシン* 39
硫酸オルシプレナリン* 90
硫酸キニジン* 108
硫酸グアネチジン* 117
硫酸クロピドグレル* 104,150
硫酸ゲンタマイシン* 27,28,30,31
硫酸サルブタモール* 90
硫酸鉄* 145
硫酸ビンクリスチン* 201
硫酸ビンブラスチン* 202
硫酸プロタミン* 154
硫酸モルヒネ* 9
リュープリン 187,209
リュープロレリン* 187,209
緑色連鎖球菌 29
緑内障 85
緑膿菌 27,37
リレンザ 25,55
淋菌 35
リンコマイシン系 40
リン酸オセルタミビル* 25,55
リン酸コデイン* 133
リン酸フルダラビン* 201
臨床薬理学 1
リンデロン 12
リントン 61,81
淋病 34
リンフォグロブリン 191

る

ループ利尿薬 99,119
ルーラン 61
ルゴール 183
ルネトロン 98,119
ルプラック 120

ルボックス 64

れ

レイアタッツ 59
レキシン 68
レキップ 80
レギュラーインスリン 167
レジオネラ菌 26
レスキュラ 87
レスピラトリーキノロン薬 25
レセルピン* 117
レダコート 13
レッシュ・ニーハン症候群 192
レトロゾール* 209
レトロビル 57
レニベース 96,115
レフルノミド* 174
レペタン 9
レベトール 141
レボチロキシンナトリウム* 183
レボドパ* 79
レボフロキサシン* 25,26
レボホリナートカルシウム 198
レミケード 175
レルパックス 77

ろ

ロイケリン 200
ロイコトリエン 8
—— 受容体拮抗薬 93
ロイコボリン* 198
ロイスタチン 205
ロイナーゼ 205
労作性狭心症 102
ローコール 159
ロータブレーター 105

ローヘパ 153
ロカルトロール 177
6-メルカプトプリン 193
—— リボシド* 200
ロコイド 13
ロコルテン 13
ロサルタン* 97
ロサルタンカリウム* 115
ロサルタンカリウム・ヒドロクロロチアジド合剤* 115
ロスバスタチンナトリウム* 159
ロセフィン 20,34,35,47
ロタウイルス 33
ロタディスク 90
ロノック 128
ロピナビル* 59
ロピニロール* 80
ロプレソール 104
ロペミン 133
ロペラミド* 133
ロメリジン* 78
ロラゼパム* 72
ロレルコ 161
ロンゲス 96

わ

ワーファリン 105,154
ワイテンス 116
ワイドシリン 45
ワイパックス 72
ワクチン 55
ワゴスチグミン 82
ワソラン 78,104,111
ワルファリンカリウム* 105,154
ワンアルファ 177